リハビリテーションのための
神経内科学
―第2版―

安藤一也・杉村公也 著

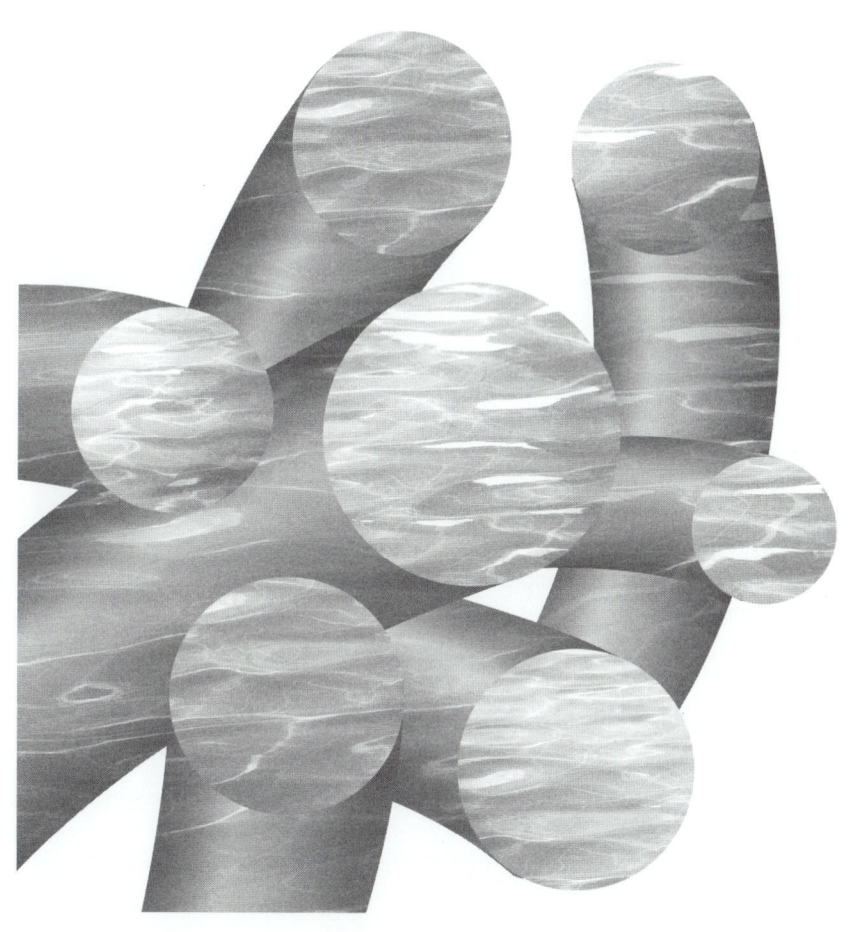

医歯薬出版株式会社

This book was originally published in Japanese
under the title of :

RIHABIRITÊSHON-NO TAMENO SHINKEINAIKAGAKU
(Neurology for Rehabilitation)

ANDO, Kazuya
  Honorary Director, National Chubu Hospital

SUGIMURA, Kimiya
  Specially-appointed Professor, Chubu University College of Life
  and Health Sciences

© 1999 1st ed., 2003 2nd ed.

ISHIYAKU PUBULISHERS, INC.
  7-10 Honkomagome 1 chome, Bunkyo-ku,
  Tokyo 113-8612, Japan

第2版の序文

　本書の初版が発刊されてから4年半の歳月を経過した．この間に本書はPT，OT，ST養成用の神経内科学の教科書として，また，リハビリテーションスタッフやリハビリテーションに関心のある臨床医にも広く利用していただくことができた．

　神経内科学はここ数年の間に分子生物学の分野を中心に急速に進歩して，遺伝子や原因の究明が進み，一方，治療面ではevidence based medicine（EBM）が必須の条件として認識されてきた．本書のように教科書として利用されることが多い出版物は，こうした状況を考慮すると，本来なら年ごとに修正と加筆が必要になってくる．

　本書も毎年増刷の際には誤りの訂正を含め若干の手直しは行ってきたが，今回は全般にわたりかなりの改訂と加筆を行って第2版として出版することになった．改訂ないし加筆をした主な箇所は，主要神経症候のなかの精神症状，臨床検査のなかの画像検査，主な神経疾患のなかの脳血管障害，痴呆性疾患，脊髄小脳変性症，運動ニューロン疾患，脱髄性疾患などである．さらに，神経難病の章も修正後に2003年10月から制度改正の行われることが発表されたので，文末にその大要を付け加え，神経疾患のリハビリテーションの章も新しい障害の分類を加えたほか，杉村先生に脳血管障害，末梢神経疾患，ミオパチーのリハビリテーションの項の分担執筆を依頼してこの章を充実させた．

　本邦では最近になって，リハビリテーションをより効率的に施行するため，医療体制の整備と制度改革が行われ，EBリハビリテーションの重要性の認識も進んできている．

　こうした状況下で，神経疾患のリハビリテーションの発展に本書の神経内科学についての記述が少しでも貢献できれば幸いである．

　2003年　初秋

国立療養所中部病院名誉院長
介護老人保健施設ルミナス大府施設長
安 藤 一 也

第1版の序文

　数年前にPTをめざす学生に神経内科の講義を依頼されて教科書を選ぶことになった．神経内科学の教科書は医学生，看護学生用のものはかなり出版されているが，リハビリテーションスタッフをめざすPT，OT，ST養成用のものは皆無であった．

　そこで，自分の講義内容をまとめてリハビリテーションを志向した神経内科学の教科書を作ってみようかと考えた．一人で全部の執筆も大変なので，後輩で名古屋大学医療技術短期大学部・作業療法学科（現在は医学部保健学科作業療法学）の教授に就任していた杉村公也先生にこの話を持ちかけたところ即座に協力してくれることになった．

　そこで，2人の分担項目を決めて執筆にかかったが，諸般の事情で脱稿がかなり遅れてしまった．この間にSTの養成施設もでき，PT，OT養成校も短大から4年制大学課程に昇格した所も増え，神経内科学も分子生物学を中心にかなりの進歩をとげた．

　このために当初の学生用教科書というイメージを発展させ，より広くリハビリテーションスタッフにも役立つ新しい神経内科学書を作成することとし，書名も『リハビリテーションのための神経内科学』とした．したがって，リハビリテーションとの関係の少ない部分は省略するか簡単な記述にとどめ，リハビリテーションの対象とならない疾患は知識として必要と思われるもの以外は割愛した．

　また，参考のために「第5章　神経難病」，「第6章　神経疾患のリハビリテーション」の章を加えた．

　この本で使用している学術用語は主として1993年に日本神経学会から出版された神経学用語集改訂第2版によったが，その後に出版された1997年のリハビリテーション医学用語集，1998年の内科学用語集第5版も含め筆者らがより適切と思った用語を使用した．なお，現在のリハビリテーション関連の出版物に頻用されているものは，それを優先して用いるように努めた．

　本書は安藤と杉村の2人で分担執筆したもので，その分担項目は目次の中に示してある．分担執筆のため記述方法に不統一なところや重複したところが若干あるが，いずれ次の改訂の時に修正したいと考えている．

　リハビリテーションの対象としては神経疾患の頻度は最も高く，リハビリテーションスタッフおよびそれをめざす学生にとっても重要な分野である．本書がこれらの方々に利用され神経疾患のリハビリテーションに役立てていただけることを願っている．

　1999年　早春

国立療養所中部病院名誉院長
安　藤　一　也

目 次

第 2 版の序文 ―――――――――――――――――――――――――――― iii
第 1 版の序文 ―――――――――――――――――――――――――――― iv

第 1 章　神経内科学序論 ―――――――――――――――――（安藤一也）　1

  1．神経疾患の特徴　*2*
  2．神経内科学と神経内科　*2*
  3．関連各科における神経疾患の診療　*3*
  4．神経疾患の種類および治療の変遷　*6*

第 2 章　主要神経症候 ―――――――――――――――――――（安藤一也）　9

1　運動麻痺　*10*

  1．概　念　*10*
  2．運動ニューロンとその機能　*10*
  3．運動麻痺の部位による分類　*13*
  4．末梢性麻痺　*14*
  5．中枢性麻痺　*14*

2　運動失調　*16*

  1．概　念　*16*
  2．分　類　*16*
  3．病態生理　*16*
  4．症　候　*19*

3　錐体外路症候　*22*

  1．概　念　*22*
  2．病態生理　*22*
  3．パーキンソン症候　*24*
  4．不随意運動　*26*

4　姿勢反射障害と姿勢異常　*28*

  1．姿勢反射障害　*28*
  2．神経疾患と姿勢反射障害　*28*
  3．姿勢異常　*29*

5　痙攣とミオクローヌス　*32*

  1．概　念　*32*

2. 痙　攣　*32*
3. 攣　縮　*32*
4. クランプ　*33*
5. ミオクローヌス　*34*

6　筋萎縮　　*36*

1. 概　念　*36*
2. 神経原性筋萎縮の症候　*36*
3. 筋原性筋萎縮の症候　*37*
4. 廃用性筋萎縮　*37*
5. 筋萎縮症の臨床検査所見　*38*
6. 発症年齢からみた筋萎縮を呈する主な疾患　*39*

7　歩行障害　　*40*

1. 概　念　*40*
2. 歩行障害の種類　*40*

8　感覚障害　　*44*

1. 感覚の分類　*44*
2. 感覚の伝達　*44*
3. 感覚障害とその検査　*46*
4. 感覚障害の種類　*48*
5. 特殊感覚の障害　*51*

9　疼　痛　　*54*

1. 概　念　*54*
2. 疼痛の経路と痛体験　*54*
3. 頭　痛　*55*
4. 神経痛　*57*
5. 特殊な疼痛　*58*

10　脳神経障害　　*60*

1. 眼球運動障害　*60*
2. 三叉神経障害　*61*
3. 顔面神経麻痺　*62*
4. 副神経麻痺　*63*
5. 舌下神経麻痺　*63*

11　構音障害，嚥下障害，球麻痺症候　　*64*

1. 構音障害　*64*
2. 嚥下障害　*66*

3．球麻痺症候　　*67*

12　意識障害　　*69*

　　1．概　念　　*69*
　　2．発現機序　　*69*
　　3．程度と種類　　*70*
　　4．障害レベルの評価法　　*72*

13　めまいと失神　　*73*

　　1．めまい　　*73*
　　2．失　神　　*76*

14　睡眠障害　　*78*

　　1．概　念　　*78*
　　2．不　眠　　*78*
　　3．過眠（睡眠過剰）　　*79*
　　4．睡眠時無呼吸症候群　　*80*
　　5．睡眠時ミオクローヌス症候群　　*80*
　　6．不穏脚症候群　　*80*
　　7．周期性四肢運動症　　*81*
　　8．レム睡眠行動障害　　*81*

15　精神症状　　*82*

　　1．知能障害　　*82*
　　2．情動障害　　*87*

16　高次脳機能障害　　*90*

　　1．概　念　　*90*
　　2．大脳半球優位性　　*90*
　　3．失　語　　*90*
　　4．失読と失書　　*94*
　　5．失　認　　*94*
　　6．失　行　　*96*
　　7．運動維持困難　　*97*

17　自律神経症候　　*98*

　　1．概　念　　*98*
　　2．主な自律神経症候　　*98*

第3章 臨床検査 ―――――――――――――――――――――（杉村公也） 105

1 画像検査 106
1. 単純X線検査 106
2. 造影撮影 107
3. CT（computed tomography） 109
4. MRI（magnetic resonance imaging 核磁気共鳴画像） 113
5. SPECT（single photon emission computed tomography） 117
6. PET（positron emission tomography） 118
7. 脳磁図（MEG） 118

2 電気生理学的検査 119
1. 筋電図 119
2. 末梢神経伝導速度検査 123
3. 誘発筋電図 125
4. 神経筋伝達試験（Harvey-Masland試験） 125
5. 微小神経電図 127
6. 脳　波（EEG） 127
7. 誘発電位 133
8. 事象関連電位 135
9. 運動関連脳電位 136
10. 経皮的運動皮質刺激法 136

3 その他の臨床検査 137
1. 運動学的分析法 137
2. 自律神経機能検査 138
3. 組織病理学的検査法 139
4. 生化学的検査 141
5. 分子遺伝学的検査 141
6. 免疫学的検査 142
7. 心理・知能検査 142
8. 神経耳科学的検査 147
9. 眼科学的検査 148
10. 神経泌尿器科学的検査 148

4 障害評価 149
1. 運動障害評価 149
2. ADL，APDL 151
3. QOL 153

第4章　主な神経疾患 ―――――――――――――――――――――― 155

1　脳血管障害　　　　　　　　　　　　　　　　　　　　（杉村公也）　156
1. 種類と分類　156
2. 成因と病態　157
3. 症　候　159
4. 臨床検査　162
5. 主要疾患　163
6. 脳血管障害のリハビリテーション　172

2　脳腫瘍　　　　　　　　　　　　　　　　　　　　　　（杉村公也）　174
1. 分　類　174
2. 症　候　174
3. 検査所見　175
4. 治療と予後　176

3　頭部外傷　　　　　　　　　　　　　　　　　　　　　（杉村公也）　177
1. 臨床症候　177
2. 続発症と後遺症　178
3. 検査所見　179
4. 治療とリハビリテーション　179

4　中枢神経感染症　　　　　　　　　　　　　　　　　　（安藤一也）　180
1. 髄膜炎　180
2. 急性脳炎　180
3. 遅発性ウイルス感染症　181
4. レトロウイルス感染症　182
5. プリオン病　183
6. 神経梅毒　185

5　パーキンソン病　　　　　　　　　　　　　　　　　　（安藤一也）　187
1. 病　理　187
2. 原　因　187
3. 病態生理　187
4. 症　候　188
5. 自然経過　190
6. 治　療　190
7. レボドパ時代の経過と予後　191

6　パーキンソニズム　　　　　　　　　　　　　　　　　（安藤一也）　192
1. 若年性パーキンソニズム　192

2．薬剤性パーキンソニズム　*193*
3．血管性パーキンソニズム　*194*
4．正常圧水頭症（NPH）　*195*
5．線条体黒質変性症（SND）　*195*
6．進行性核上性麻痺（PSP）　*196*
7．レヴィ小体型認知症（DLB）　*198*
8．大脳皮質基底核変性症（CBD）　*199*

7　不随意運動症　　　　　　　　　　　　　　　　　（安藤一也）*200*

1．ハンチントン病　*200*
2．その他の舞踏病　*202*
3．片側バリズム　*202*
4．アテトーゼを呈する疾患　*203*
5．変形性筋ジストニー（捻転ジストニー）　*204*
6．遺伝性進行性ジストニー（HPD）　*204*
7．痙性斜頸（攣縮性斜頸）　*204*
8．メージュ症候群　*205*
9．遅発性ジスキネジー　*205*
10．トゥレット症候群　*206*
11．本態性振戦症　*206*
12．動作性ミオクローヌス（ランス・アダムス症候群）　*207*

8　認知症　　　　　　　　　　　　　　　　　　　　（安藤一也）*208*

1．老年期認知症の頻度　*208*
2．主要な認知症　*210*

9　てんかん　　　　　　　　　　　　　　　　　　　（杉村公也）*219*

1．臨床型と症候　*219*
2．二次性てんかん　*220*
3．検査所見　*221*
4．治　療　*221*
5．主要疾患　*221*

10　脊髄小脳変性症　　　　　　　　　　　　　　　　（安藤一也）*223*

1．孤発性のもの　*223*
2．遺伝性のもの　*226*

11　運動ニューロン疾患　　　　　　　　　　　　　　（杉村公也）*230*

1．筋萎縮性側索硬化症（ALS）　*230*
2．家族性筋萎縮性側索硬化症（FALS）　*232*
3．遺伝性脊髄性筋萎縮症　*233*

4．運動ニューロン疾患のリハビリテーション　*233*

12　脱髄性疾患　　　　　　　　　　　　　　　　　　　　　　　（杉村公也）　*234*

1．多発性硬化症（MS）　*234*
2．急性散在性脳脊髄炎（ADEM）　*236*
3．adrenomyeloneuropathy　*236*

13　脊椎・脊髄疾患　　　　　　　　　　　　　　　　　　　　　（杉村公也）　*237*

1．変形性脊椎症　*237*
2．脊椎椎間板ヘルニア　*237*
3．腰部脊椎管狭窄症　*238*
4．後縦靱帯骨化症（OPLL）　*238*
5．前脊髄動脈症候群　*238*
6．脊髄出血　*238*
7．アーノルド・キアリ奇形　*239*
8．頭蓋底陥入症　*239*
9．二分脊椎　*240*
10．脊髄腫瘍　*240*
11．脊髄空洞症　*241*
12．若年性一側上肢筋萎縮症　*241*

14　末梢神経疾患　　　　　　　　　　　　　　　　　　　　　　（杉村公也）　*242*

1．分　類　*242*
2．末梢神経障害の一般症候　*242*
3．主要疾患　*243*
4．末梢神経疾患のリハビリテーション　*249*

15　ミオパチー　　　　　　　　　　　　　　　　　　　　　　　（杉村公也）　*250*

1．進行性筋ジストロフィー（PMD）　*250*
2．筋強直性ジストロフィー　*253*
3．先天性ミオパチー　*254*
4．ミトコンドリアミオパチー　*254*
5．多発筋炎（PM）　*254*
6．重症筋無力症（MG）　*256*
7．筋無力症様症候群（Eaton-Lambert症候群）　*257*
8．周期性四肢麻痺　*257*

16　自律神経疾患　　　　　　　　　　　　　　　　　　　　　　（杉村公也）　*258*

1．純粋自律神経不全症（PAF）　*258*
2．シャイ・ドレーガー症候群　*259*
3．パーキンソン病を伴う自律神経不全症　*259*

  4．急性・亜急性汎自律神経異常症 *259*
  5．アディー症候群 *260*

17 先天異常 (杉村公也) *261*

  1．染色体異常症 *261*
  2．神経・皮膚症候群 *263*

18 代謝性疾患 (杉村公也) *264*

  1．リピドーシス *264*
  2．アミノ酸代謝異常 *264*
  3．プリン代謝異常 *264*
  4．ポルフィリン症 *265*
  5．ウィルソン病 *265*
  6．アミロイドーシス *266*
  7．ビタミン欠乏症 *266*
  8．糖尿病性神経障害 *266*
  9．尿毒症性神経障害 *267*

19 中毒性疾患 (杉村公也) *268*

  1．鉛中毒 *268*
  2．有機水銀中毒（水俣病など） *268*
  3．有機リン中毒 *269*
  4．一酸化炭素中毒 *269*
  5．アルコール性神経障害 *269*
  6．麻薬中毒 *269*
  7．スモン *270*
  8．有機溶剤中毒 *270*

第5章 神経難病 (安藤一也) *271*

  1．難病の定義 *272*
  2．神経難病の種類 *272*
  3．神経難病の疫学 *273*
  4．神経難病の治療と予後 *274*
  5．神経難病のリハビリテーションと福祉施策 *276*
  6．特定疾患の制度改正 *277*

第6章 神経疾患のリハビリテーション (安藤一也) *279*

  1．リハビリテーションにおける障害 *280*
  2．能力低下の評価 *280*

3．社会的不利の評価　　*281*
　　4．ADL と QOL　　*282*
　　5．新しい障害の分類　　*283*
　　6．疾患の種類とリハビリテーションの目標　　*284*
　　7．神経疾患と転倒，骨折　　*284*
　　8．脳血管障害のリハビリテーション……(杉村公也)　　*286*
　　9．パーキンソン病のリハビリテーション　　*289*
　10．脊髄小脳変性症のリハビリテーション　　*290*
　11．筋萎縮性側索硬化症のリハビリテーション　　*291*
　12．多発性硬化症のリハビリテーション　　*292*
　13．認知症のリハビリテーション　　*294*
　14．末梢神経疾患のリハビリテーション…(杉村公也)　　*294*
　15．ミオパチーのリハビリテーション……(杉村公也)　　*295*
　　　1）進行性筋ジストロフィーのリハビリテーション　　*295*
　　　2）多発筋炎のリハビリテーション　　*296*

文　献 ―――――――― *297*
和文索引 ―――――――― *303*
欧文索引 ―――――――― *315*

第1章

神経内科学序論

1. 神経疾患の特徴

1) 疾患の種類の多彩性

　神経系は中枢神経系である脳と脊髄，全身の筋と皮膚に広く分布している末梢神経系，および血管，内臓などに広く分布している自律神経系より構成されている．したがって疾患の種類も局所的なものから全身性のものまできわめて多くのものがあり，症候も運動障害，感覚障害，疼痛，痙攣，意識障害，言語障害，嚥下障害，精神症状，自律神経症候など多彩である．疾患の病態や病理に基づいた適切な疾患名がつけにくいものでは，発表者のオリジナリティを尊重して疾患名に人名をつけることが多いが，神経疾患ではこうした人名のついた疾患がきわめて多く，症候群，症候，徴候などにも人名のついたものが他領域より著しく多い特徴がある．

2) 原因の特殊性

　神経疾患の原因も血管障害，外傷，感染症，代謝異常，免疫異常，中毒，腫瘍，心因性などのほか遺伝性のものがかなり多く，さらに神経疾患に特有なものとして変性と脱髄がある．変性は退行変性といわれ原因不明であるが，疾患によって一定の時期から中枢神経系の特定の系統や末梢神経，筋肉などの神経細胞が進行性に変性脱落するもので，神経栄養因子の欠乏やアポトーシスとの関係が検討されている．変性のなかには遺伝性のものがかなり多いが，最近では遺伝子の病態解析が急速に進歩してきている．脱髄は中枢神経や末梢神経で正常に形成された有髄線維の髄鞘が崩壊し，中の軸索は保たれる現象で，代表的なものは多発性硬化症である．このほかに先天的な代謝障害で髄鞘の形成不全を呈する白質ジストロフィーもある．

3) 障害の残存

　神経細胞は胎生期には分裂増殖を繰り返すが，生後は中枢神経細胞は分裂能力を失い，傷害を受けても再生されない．しかも，20歳をこえると細胞数は漸次減少し，50歳以後は減少が加速し80歳になると20歳以前のほぼ3分の1に減少する．このような加齢による神経細胞の減少は脳虚血，ウイルス感染，薬物，外傷ストレス，老年期認知症などの影響を受けるとより顕著となる．また，中枢神経系は高度に分化した機能局在や特定の伝導路が形成され，傷害を受けると他の領域での代償が困難である．したがって，神経疾患では病変部位によってさまざまな後遺症を残しやすく，運動・感覚・言語・知能・排泄などの障害によりADL能力の低下をみるものが多い．

2. 神経内科学と神経内科

　神経内科学はneurology（神経学）の日本的呼称で，neurosurgery（神経外科学）がわが国では脳神経外科学とよばれるのに対し神経疾患を内科学的に取り扱う医学分野である．神経内科学では神経系の器質的疾患，生理学的，生化学的な局所的あるいは系統的機能異常による疾患で手術療法の適応とならないものを主な対象としている．臨床医学のなかで神経内科学と関連のあるものは図1-1に示したようにかなり多く，お互いに部分的には重複しあった領域もある．

　神経内科学の診療科名は神経科とよぶのが適切であるが，わが国では精神科との混同を避けて神経内科の呼称が一般に用いられている．psychiatry（精神科）は脳疾患のなかで精神病や器質

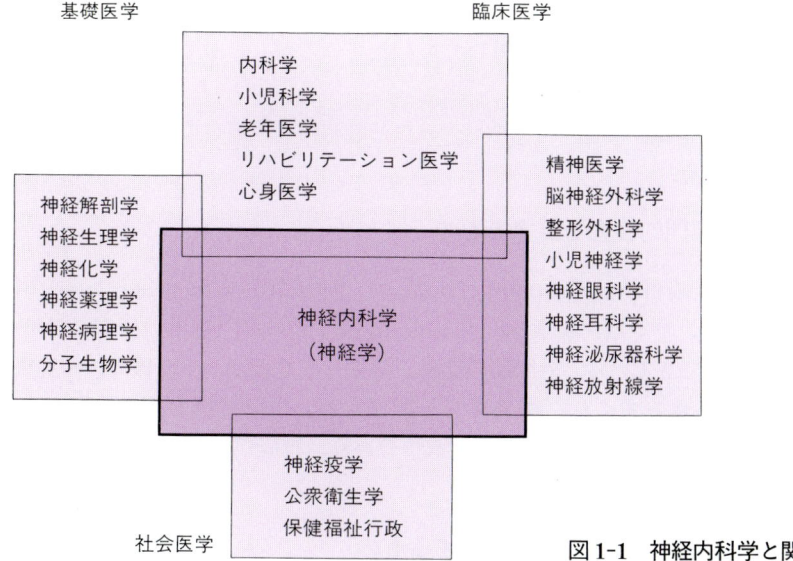

図1-1　神経内科学と関連領域

的病変の明らかでないノイローゼなどの主に心因性の機能的精神疾患を主な対象とする診療科であるが，わが国では精神科というと精神病科と誤解されやすいことから神経科，神経精神科，精神神経科の呼称が慣習的に用いられてきた．このためわが国では神経科というと精神科と誤って受け取られやすい点から神経内科の呼称が普及してきた．

フランスではすでに1882年にパリ大学に神経学講座が誕生しているが，わが国では神経内科は長らく内科の一分野として存在し，1973年になって医療法に基づく正式の診療科名として神経科（神経内科）の標榜が認められた．

この神経内科の診療科の独立の背景として，①わが国ではこの時点までに2, 3の大学の脳研究所に神経内科が設立され，全国的に神経内科学の臨床も研究も活発となり1960年に日本神経学会（当初は日本臨床神経学会）が発足してその活動も年々盛んとなったこと，②パーキンソン病に対するレボドパなどのこれまで的確な薬物治療のなかった疾患に対する薬物治療が進歩し，専門科による適切な治療が必要となったこと，③わが国で多数の患者の発生をみた薬害SMON（亜急性脊髄視神経症）を契機として難病対策が重要な課題となり，神経難病の正しい診断，調査，治療に神経内科が必要となったことなどがあげられる．

3. 関連各科における神経疾患の診療

神経疾患や神経症候を呈する疾患にはさまざまなものがあり，神経内科以外の科での診療の必要なもの，診療や治療についての協力の必要な場合も少なくない．

1）手術の必要なもの

頭部外傷，脳腫瘍，脳動脈瘤，慢性硬膜下血腫，小脳出血，水頭症などは脳神経外科での手術が必要であり，脳動静脈奇形，原発性脳腫瘍の一部，転移性脳腫瘍などは非観血的にガンマーナイフによる定位的放射線治療も行われている．

このほか脳神経外科では錐体外路性疾患や難治性疼痛に対する定位脳手術も施行されている．

脊髄腫瘍，頸椎症，後縦靱帯骨化症，後頭骨頸椎移行部疾患，脊髄空洞症，脊柱管狭窄症などの脊髄・脊椎外科は欧米では神経外科で行われているが，わが国では整形外科あるいは脳神経外科で行われている．

手根管症候群など絞扼性ニューロパチーなどの末梢神経障害で手術の必要なものは主に整形外科で行われている．

2) 特殊な専門的検査を要するもの

最近では神経眼科学(neuroophthalmology)，神経耳科学(neurootology)，神経泌尿器科学(neurourology)，神経放射線学(neuroradiology)などの専門領域の研究や診療に従事するものもしだいに増えてきている．外眼筋の運動，眼振，前庭機能，平衡機能，膀胱機能などについて客観的に記録しうるすぐれた検査機器も開発され，中枢神経の画像診断であるCT，MRI，PETなども日進月歩で進歩し，改良されつつあり，神経疾患の診断にはこれらの各科の専門医の協力を必要とする場合がかなり多い．

3) 精神症状，行動異常対策を要するもの

脳疾患ではなんらかの精神症状や行動異常を伴うことが少なくない．神経症候を訴える抑うつ，不安，転換性障害などの軽いものは神経内科で扱われているが，精神・行動障害の強いもの（統合失調症，躁うつ病，アルコール中毒，薬物中毒，性格異常，精神症状の目立つてんかんなど）は精神科での診療が必要である．脳器質性疾患で暴力，逃亡などの行動異常のため隔離が必要なものは精神科病棟への入院を要するが，老年期認知症の施設療養については国立療養所，精神病院などの認知症高齢者治療・療養病棟，介護老人保健施設や特別養護老人ホーム（介護老人福祉施設）のなかでの認知症棟などで取り扱われている．

認知症性疾患の精神症状や高次脳機能についての研究は最近の行動神経学(behavioral neurology)の主要なテーマで，神経内科学と精神医学の掛け橋として神経内科医と精神科医の協力によりこの面の研究と臨床をより発展させることが必要である．

心と身体の関連を研究する心身医学の診療科として心療科ないし心療内科があり，1996年9月から標榜が認められた．神経疾患のなかで片頭痛，緊張型頭痛，メニエール病，過換気症候群，本態性振戦症，単純チック，痙性斜頸などのなかには心理的ストレスが症候を誘発するものが少なくなく，さらに心因性神経症候もかなり経験される．こうした症例の心理面や性格についての検索や治療には心療科の協力を必要とすることが少なくない．

4) 内科疾患における神経症候

内科疾患では神経症候を呈するものはかなり多い．表1-1にはそのなかの代表的なものを示した．これらのなかには主要神経症候や主な神経疾患の項で述べられているものもある．通常はそれぞれの内科各科で原因となる内科疾患の治療が優先されるが，神経症候が前景となるものや神経症候そのものの治療には神経内科が当たることが多い．

5) 小児と老人

小児期（出生〜満15歳）は出産後の身体的精神的な発育，成長の時期であり，先天的な代謝異常や奇形，出産時の脳障害，遺伝性疾患，発育発達異常，難治性てんかん，発育途上での中枢

表1-1　内科疾患に伴う神経症候

・悪性腫瘍 　転移性脳腫瘍，広汎性髄膜癌腫症，転移性脊髄腫瘍 　傍腫瘍性症候群（非転移性遠隔作用） 　進行性多巣性白質脳症 　亜急性小脳変性症，急性壊死性脊髄症，感覚性ニューロパチー，感覚運動混合型ニューロパチー 　イートン・ランバート症候群，多発筋炎・皮膚筋炎 ・膠原病 　結節性動脈周囲炎：末梢神経（単神経，多発性単神経）障害，脳血栓 　ウエジュナー肉芽腫：多発性単神経障害，脳底髄膜炎による脳神経麻痺，眼球突出，脳出血 　全身性エリテマトーデス：多発性脳梗塞（痙攣，精神症状，意識障害など），末梢神経障害 　慢性関節リウマチ：多発性単神経障害（リウマチ性ニューロパチー） 　リウマチ熱：小舞踏病 ・血液疾患 　悪性貧血：亜急性脊髄連合変性症 　真性多血症：脳血栓，脳静脈血栓，一過性脳虚血発作 　白血病：脳出血，くも膜下出血，髄膜白血病，進行性多巣性白質脳症，脊髄硬膜外浸潤 　再生不良性貧血，血友病，特発性血小板減少性紫斑病：脳出血，くも膜下出血，硬膜下出血 　血栓性血小板減少性紫斑病：多発性脳梗塞・小出血―頭痛，痙攣，意識障害，片麻痺，精神症状，失語症など― 　播種性血管内凝固症候群 　悪性リンパ腫：進行性多巣性白質脳症，脳・髄膜浸潤，多発脳神経障害，多発根神経障害 　骨髄腫：骨打抜き像，骨粗鬆症，脊髄硬膜外圧迫，多発神経障害 　マクログロブリン血症：急性脳障害，くも膜下出血，視神経・聴神経障害，多発神経障害 　伝染性単核球症：髄膜脳炎，多発根神経炎 ・内分泌疾患 　糖尿病：多発神経障害，偽性脊髄癆，手根管症候群，外眼筋麻痺，大腿四頭筋萎縮（大腿神経障害），自律神経障害（瞳孔異常，発汗障害，起立性低血圧，陰萎，四肢末端潰瘍など），糖尿病性昏睡	甲状腺機能亢進症：重症筋無力症，低カリウム性周期性四肢麻痺，甲状腺中毒性ミオパチー 　甲状腺機能低下症：ホフマン症候群，四肢近位筋萎縮，筋力低下，筋痛，嗄声，聴力低下，精神症候，意識障害，認知症 　副甲状腺機能亢進症：嗜眠，筋力低下，筋痛，骨痛，人格変化 　副甲状腺機能低下症：テタニー，四肢異常感覚，上肢有痛性攣縮，痙攣，精神症状，脳浮腫 　インスリノーマ：痙攣，意識障害，精神症状 　原発性アルドステロン症：周期性四肢麻痺，テタニー 　副腎皮質機能亢進症（クッシング症候群）：情動不安定，うつ状態，錯乱，四肢近位筋萎縮・筋力低下 　副腎皮質機能低下症（アジソン病）：易疲労，筋力低下，低血糖発作 　褐色細胞腫：発作性頭痛・嘔吐，視力障害，痙攣 ・腎疾患 　尿毒症：尿毒症性脳症，尿毒症性ニューロパチー 　人工透析によるもの：不均衡症候群―頭痛，悪心，嘔吐，めまい―，透析認知症（透析脳症） ・肝疾患―肝性脳症，肝性昏睡―急速に進行する意識障害，痙攣，除脳強直 　慢性肝不全（門脈大循環脳症―短絡形成）：徐々に進行する知能・人格障害，羽ばたき振戦，動揺性意識障害 ・呼吸器疾患 　閉塞性肺疾患：肺性脳症―頭痛，意識障害，ミオクローヌス，羽ばたき振戦 　過換気症候群 ・循環器疾患 　心調律異常による心拍出量減少：アダムス・ストークス症候群（失神） 　心房細動：脳塞栓 　心筋梗塞（急性期）：心脳卒中―脳血栓，脳塞栓 　感染性心内膜炎：脳塞栓，脳膿瘍，髄膜炎 　僧帽弁狭窄症：脳塞栓 ・その他 　サルコイドーシス：顔面神経麻痺，視力障害，髄膜炎，尿崩症など 　ベーチェット病：神経ベーチェット―中枢神経の血栓，脱髄，炎症―痙性麻痺，脳幹症候，精神症状

神経感染症など成人とは異なった特殊な神経疾患が多い．このため小児神経学(pediatric neurology)として独立した分野をなし，この分野の臨床に携わる専門医も増加しつつある．

　一方，2005年にはわが国の総人口中65歳以上が20.0％を占め，平均寿命も男79歳，女86歳

と世界一の長寿国となっている．神経内科外来でも65歳以上の患者が60％以上を占め老人神経疾患の率が高い．高齢者では骨折，変形性骨・関節症，循環器疾患，認知症などの合併症を伴うものが多く，老化も加わって神経疾患の治療やリハビリテーションの効果にも影響し，看護やケアーが不十分な場合には廃用症候群に陥って障害が増悪し寝たきりに陥りやすい．老年神経学（geriatric neurology）は新しい分野であり，今後は神経内科と老年科の協力で老人の特殊性の理解のうえでリハビリテーション，看護，介護，福祉との連携を深めていくことが重要となる．

6) リハビリテーション科との連携

神経疾患は種々の運動障害，視力障害，疼痛，言語障害，知能障害のほか嚥下，呼吸，排泄障害など多面的な身体機能障害を呈し，しかもこれらの機能障害が後遺症として残存ないし進行し，ADL，コミュニケーションなどの面で能力障害を呈するものが多い．中枢神経細胞は再生しにくいが，発芽やシナプス再形成，機能代償など中枢神経系にはかなりの可塑性があり，機能回復神経学（restorative neurology）の分野で神経系の回復メカニズムの基礎的，臨床的研究が進められている．言語療法を含め中枢神経疾患のリハビリテーションは骨，関節，末梢神経，筋などの末梢組織の機能回復訓練とは異なった技法が必要で，リハビリテーションのなかでも神経リハビリテーション（neurorehabilitation）とよばれる特殊性をもっている．

1996年9月から医療法に基づく診療科としてリハビリテーション科の標榜も認められた．リハビリテーション科は神経内科との密接な協力体制をつくり，神経内科治療と平行して，脳卒中，頭部外傷などの急性非進行性疾患では可及的早期（超早期）からの訓練により機能・能力障害からの回復を図り，慢性進行性疾患や高齢者の神経疾患では能力維持を目的とした訓練を継続し，廃用症候群や寝たきりに陥ることを防ぐことが必要である．

最近ではこの点も考慮して漫然としたリハビリテーションではなくて，急性期，回復期，維持期に分け，それぞれの訓練施設と期間を決め，リハビリテーションの効率化を図る医療体制がとられることになった．

また，2001年からは1980年以来リハビリテーション分野で広く用いられてきた「機能障害」「能力低下」「社会的不利」の3つのレベルでのWHOの国際障害分類が，プラス面を重視して「心身機能・構造」「活動」「参加」の3つのレベルでの生活機能分類に改められることになった．これにより，21世紀のリハビリテーションの理念にも改革がもたらされつつある．

4. 神経疾患の種類および治療の変遷

1960年日本神経学会が発足した頃はわが国の神経疾患は神経梅毒，ポリオ，日本脳炎，化膿性および結核性髄膜炎などの感染症と脳出血が多く，欧米では頻度が高いがわが国にはないといわれていた多発性硬化症の存在が注目されていた．

その後抗生物質の普及とワクチン接種により感染症はしだいに減少したが，脳血管障害は増加し，1970年には年間死亡18万人に達した．脳卒中片麻痺の治療対策としてリハビリテーションの重要性が認識され，1963年日本リハビリテーション医学会が発足するとともにPT，OTの養成施設が開設され，1965年から国家試験による専門職としての資格認定が行われるようになり，リハビリテーション施設がしだいに整備されるようになった．

この頃からわが国の経済情勢も好転し，高度成長期に入って食生活も改善され，血圧の管理も

普及し，1970年を頂点として脳血管障害，とくに脳出血による死亡は減少に転じた．しかし，経済の高度成長の反面，公害としての水俣病と薬害としてのSMONがわが国で多発した．前者は工場の廃液中の水銀，後者は整腸薬のキノホルムが原因であることがつきとめられたが特別な治療法がなく，1972年に厚生省内に難病対策課がつくられ，以後，SMONを初めいくつかの神経疾患が順次難病（特定疾患）として公費による調査と治療研究がなされてきた（p. 272～278）．

1970年にはパーキンソン病の脳内生化学機序の解明に基づいてレボドパ療法が行われるようになり，これを契機として神経伝達物質，神経ペプチドの研究が進み，以後，これまで適切な治療法のなかったいくつかの神経変性疾患にも治療の道が開かれてきた．

これと平行して免疫性神経疾患の発現機序の研究も進み，重症筋無力症，多発性硬化症，ギラン・バレー症候群などの免疫療法，血漿交換療法なども著しく進歩した．

1976年にはCTスキャンが実用化され，数年後にはMRI，SPECT，PETも開発されて中枢神経系の画像診断が著しい進歩をとげ，従来わからなかった脳内の小血管病変，白質病変なども明らかとなり，多発性脳梗塞，ビンスワンガー型白質脳症などの血管病変によるパーキンソン症候や認知症がかなり多いこともわかってきた．さらに多発性硬化症による脳，脊髄の白質病変や脊髄空洞症なども画像でとらえられるようになった．1980年以後は典型的な脳の大出血や大梗塞の減少により，脳血管障害の死亡数は減少したが，脳梗塞とくに多発性脳梗塞などの非定型的脳血管障害は増加してきている．

この頃からわが国でも人口の高齢化が問題となり，平均寿命は世界一となったが，高齢者における認知症と寝たきりが問題となってきた．この認知症はアルツハイマー型認知症と血管性認知症が大多数を占め，65歳以上の人口の約7％に及んでいる．寝たきりの老人も約100万人あり，脳血管障害，パーキンソン病，骨折などによるものが多い．

1986年からは新しい神経疾患としてT細胞白血病を起こすウイルスによる痙性脊髄麻痺であるHAM（HTLV-1 associated myelopathy），HIV（ヒトの免疫不全ウイルス）によるAIDS（後天性免疫不全症候群）による脳障害が注目され，さらに1996年からはイギリスの狂牛病と関連した核酸のない蛋白質性感染因子であるプリオンによる変異型のクロイツフェルト・ヤコブ病が問題となり従来からのクロイツフェルト・ヤコブ病との関連が検討されている．

この30年間に神経疾患の治療は著しく進歩してきたが，なお特別な治療法のない疾患や進行性の経過をとる疾患も多く，医療のほかに福祉対策の重要性が認識され，患者のQOLを重視した施設内および在宅医療と地域リハビリテーションを含めたさまざまな福祉体制が漸次整備されつつある．2000年4月からは介護保険が施行され，介護の対象となっているのは，老年期認知症，脳血管障害，パーキンソニズムなど高齢神経疾患患者が大多数を占め，福祉分野での神経内科の役割が極めて重要となってきた．

また，最近では分子遺伝学の研究の進歩により遺伝性神経疾患の遺伝子解析も著しく進歩し，その成果に基づく新しい分類と将来の遺伝子治療への道を開きつつある．これと同時に10万種類以上あるとされる人間のDNAのフルセットを意味するヒトゲノムの解読がほぼ終了し，21世紀にはアルツハイマー病やパーキンソン病などの非遺伝性疾患についても遺伝子異常が確認され，それに対して治療効果の高い新薬開発（ゲノム新薬）が進められることになろう．また最近では胚性幹細胞（ES細胞）が発見され，従来の移植手術に代わる万能の夢の細胞として再生医学に利用され，神経難病の治療にも光明をもたらすことが期待される．

第2章

主要神経症候

1 運動麻痺 motor paralysis

1. 概　念

　随意運動に直接関与する上位運動ニューロンか下位運動ニューロン，あるいは筋の病変による運動障害で，下位運動ニューロンと筋病変による末梢性麻痺では筋力低下が障害の主体となるが，上位運動ニューロン病変による中枢性麻痺では共同運動など異常運動パターンが運動障害の主体となる．いずれの場合も麻痺の程度が強く随意運動のほとんどできないものは完全麻痺（paralysis），麻痺の程度が比較的軽く随意運動がある程度可能な場合は不全麻痺（paresis）とよばれている．

2. 運動ニューロンとその機能

1) 下位運動ニューロン

　1つの脊髄前角細胞（あるいは脳神経の運動神経細胞）とその軸索および支配されている一群の筋線維は運動単位（motor unit）とよばれている．この運動単位中の神経系の総体が下位運動ニューロンで図2-1のように脊髄前角細胞（あるいは脳神経の運動神経細胞）から骨格筋に分布し，筋を収縮させるα運動ニューロンと筋紡錘を支配するγ運動ニューロンよりなっている．筋紡錘は骨格筋の伸張度を感知してIa群およびII群求心性線維により前角細胞からの発射を調整している．このほか腱にあるゴルジ腱器官（Golgi tendon organ）よりIb群線維も脊髄に情報を伝えている．通常は筋が収縮すると筋紡錘は緩み，ここからの求心性インパルスは減少し，

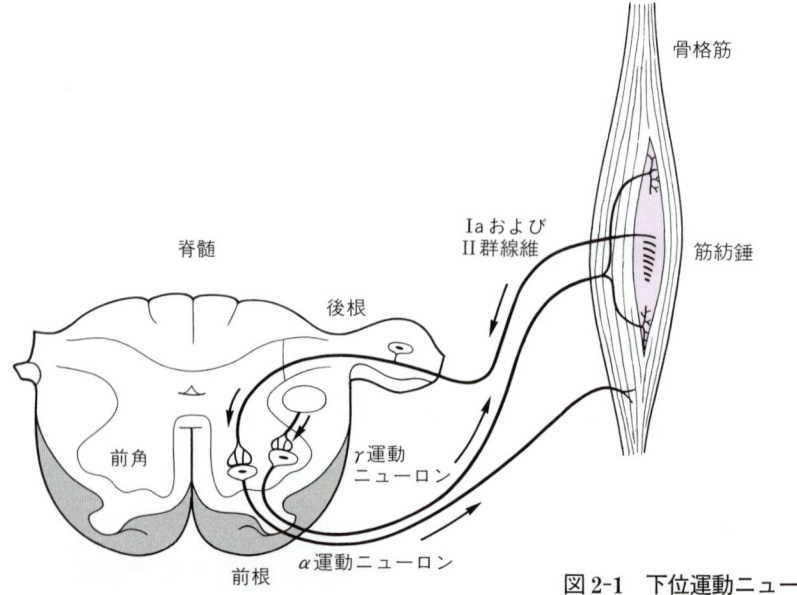

図2-1　下位運動ニューロン

α運動ニューロンの興奮性は低下する．この場合にγ運動ニューロンが興奮すると筋紡錘内の錘内線維は伸展されて，Ia群線維からの発射を生じα運動ニューロンを興奮させる．持続的な筋収縮や強い収縮の必要な運動ではγ運動ニューロンの働きが重要で，α運動ニューロンとγ運動ニューロンが共同して働くことからα-γ連関（α-γ linkage）とよばれている．なおγ運動ニューロンは傍錐体路などの上位からの下行路により支配され調整を受けている．

2) 反　　射

運動の大部分は随意的よりも反射的に営まれている．最も基本的な反射は単シナプス反射である深部反射（deep reflex）で，筋が受動的に伸張されるとインパルスが筋紡錘からIa群線維を通り，前角にある同じ筋のα運動ニューロンをシナプスを介して興奮させ，筋を収縮させる．膝蓋腱反射（大腿四頭筋反射），アキレス腱反射（下腿三頭筋反射）などの深部反射（腱の叩打で筋が伸張されるので腱反射または筋伸張反射ともよばれている）はこの単シナプス反射の代表的なものである．皮膚や粘膜の刺激により筋が反射的に収縮するのは表在反射（superficial reflex）といわれ，2個以上のシナプスが介在してゆっくり起こる多シナプス反射である．

図2-2に示した深部反射と表在反射は正常人でふつうにみられる反射であるが，深部反射関連の反射として正常者ではほとんど出現せず，次に述べる上位運動ニューロン障害による深部反射

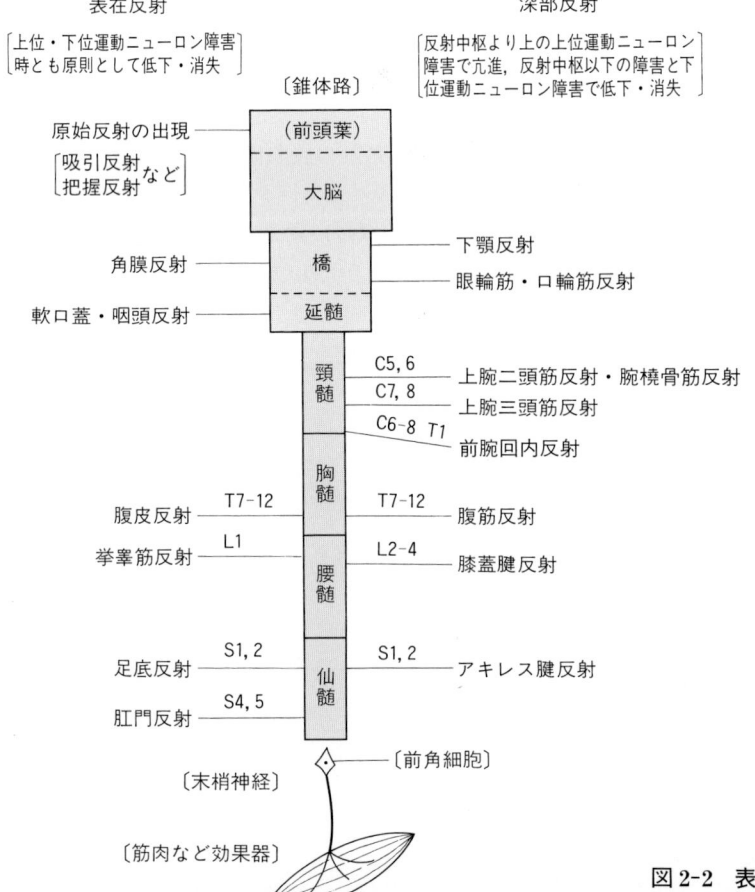

図2-2　表在反射と深部反射およびその中枢

表2-1 深部反射亢進に伴って出現する反射

手指屈曲反射　ホフマン反射 (中枢 C6-Th1)　トレムナー反射 　　　　　　ワルテンベルグ反射	中指の末節をはさみ爪の部分を手掌面にはじく 中指の中節を支え中指先端手掌面をはじく 手指を軽く屈曲させ検者の指を横にあて，ハンマーで叩く	母指内転・屈曲
足底筋反射　ロッソリーモ反射 (中枢 L5-S2)　メンデル・ベヒテレフ反射	足趾のつけねをハンマーで上方に叩く 足背中部外側をハンマーで叩く	足趾の底屈
膝蓋クローヌス（膝蓋間代）	膝蓋をつかんで強く下方に押しつづける	膝蓋の連続した上下運動
足クローヌス（足間代）	足底に手をあて急激に足関節を屈曲しつづける	足関節の連続した屈伸運動

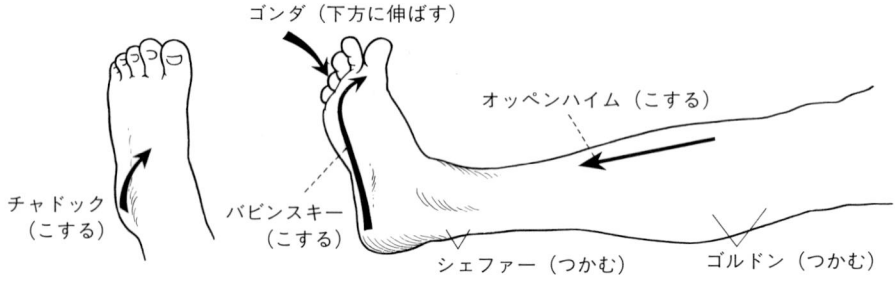

図2-3　下肢の病的反射とその誘発部位

亢進に伴って出現するものとして，表2-1に示した手指・足趾の屈曲反射と膝蓋・足クローヌス（clonus　間代）がある．

病的反射（pathologic reflex）は正常の場合には乳児期以後は認められず，次に述べる上位運動ニューロンの障害で出現する反射で，足底外側部の擦過で母趾が背屈するバビンスキー反射（Babinski reflex）はその代表的なもので，このほか図2-3に示したいくつかの変法がある．下位運動ニューロン障害では図2-2のように深部反射も表在反射も低下ないし消失し，病的反射は出現しない．

3）上位運動ニューロン

上位運動ニューロンの主体は錐体路（皮質脊髄路）で，大脳皮質運動野の第5層のベッツ細胞（Betz cells），第3層の錐体細胞ほか広く前頭葉などからの運動線維も含み，図2-4に示したように扇の要のように集合して内包から大脳脚を経て延髄で80〜90％の線維は交叉して反対側の脊髄側索（錐体側索路）を下行する．残りの線維は非交叉のまま同側の錐体前索路を下行する．この皮質脊髄路には脳幹から赤核脊髄路，網様体脊髄路，前庭脊髄路などの下行路（傍錐体路）が錐体路とともに下行し，下位運動ニューロンを支配している．

この錐体路系は随意運動遂行の基本をなす系であるが，小脳と大脳基底核からの調整が必要で，それによって初めて随意運動は効率的に円滑に遂行できる．

また，上位運動ニューロンは下位運動ニューロンを支配しその機能を調整しているので，その障害が持続すると下位運動ニューロンは抑制から解放されて原始的なパターンで働くようになる．すなわち，多シナプス反射の亢進による痙縮（spasticity），深部反射の亢進，手指・足趾屈

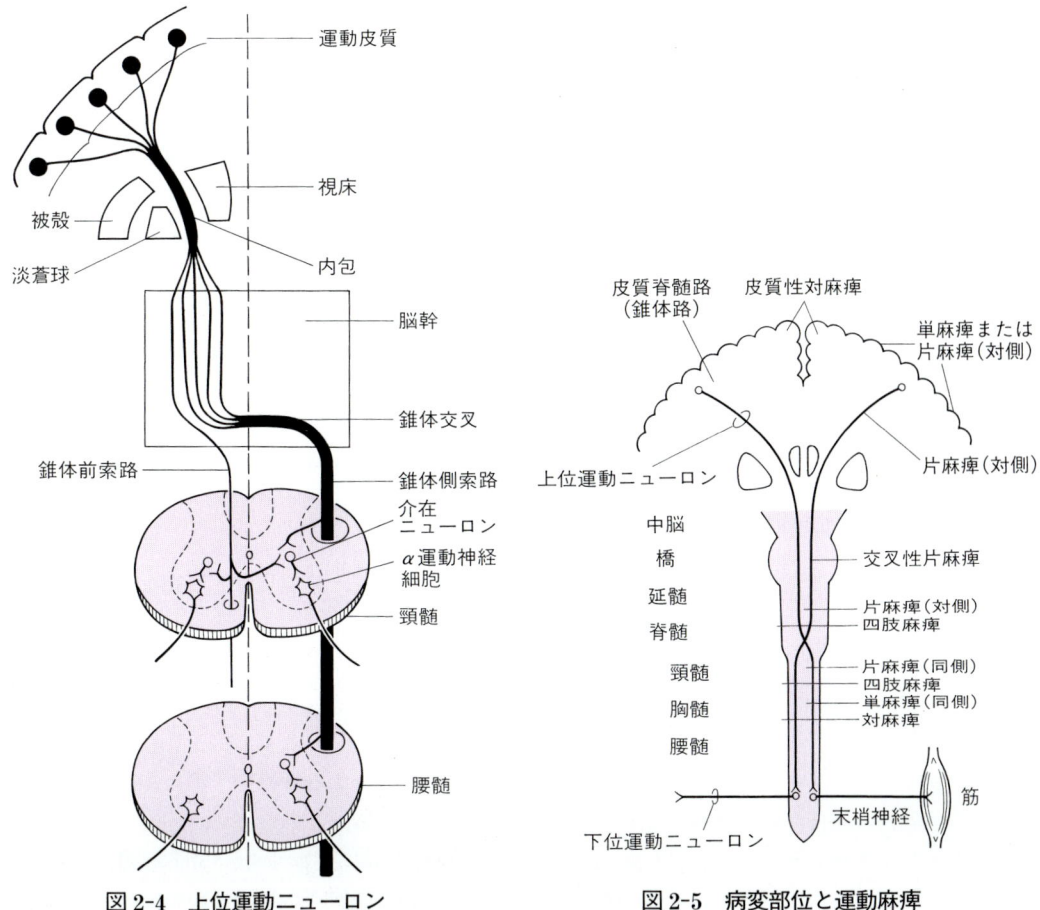

図2-4 上位運動ニューロン　　図2-5 病変部位と運動麻痺

曲反射・クローヌスおよび病的反射の出現，さらに中枢性麻痺の項で述べる（p.14）原始的な運動パターンの出現など正常ではみられない種々の陽性徴候が出現してくる．このような上位運動ニューロン障害による陽性徴候は錐体路徴候（pyramidal sign）ともよばれている．

3. 運動麻痺の部位による分類 （図2-5）

1） 単麻痺　monoplegia

単一の末梢神経あるいは神経幹・神経叢の病変による麻痺で，片側の上肢または下肢あるいは顔面筋，眼筋などに麻痺が起こる．ときに前大脳動脈の一部の閉塞，大脳皮質運動野の局所病変で対側の単麻痺を起こすことがある．

2） 片麻痺　hemiplegia

片側上下肢の麻痺で，脳血管障害などによる一側錐体路か大脳皮質運動野の病変により生ずる．中脳以上の病変では顔面の麻痺も伴うことが多い．頸髄の半側病変による片麻痺もあるが，末梢神経疾患では片麻痺を呈することはきわめてまれである．

脳幹の病変で一側の片麻痺と他側の脳神経麻痺を伴うのを交叉性片麻痺とよび（従来は交代性片麻痺とよばれていた），ウェーバー（Weber）の上交叉性片麻痺では病側の動眼神経麻痺と対側の顔面を含む片麻痺，ミヤール・ギュブレール（Millard-Gubler）の下交叉性片麻痺では病側の顔面神経麻痺と対側の上下肢麻痺を生じる．また，ごくまれに延髄錐体交叉部の病変で一側の上肢と他側の下肢の麻痺を生じることがある．

3）対麻痺　paraplegia

通常は両下肢の麻痺をさし，胸髄以下の脊髄病変や末梢神経病変によるものである．まれに髄膜腫などで大脳皮質中心前回の下肢運動中枢が両側性に圧迫されて対麻痺を生じることがある．

4）両側麻痺　diplegia

両側顔面筋，両上肢など対麻痺，四肢麻痺以外の両側性麻痺の呼称として用いられる．

5）四肢麻痺　quadriplegia

両側上下肢の麻痺で両側性脳病変，頸髄病変のほか多発神経炎，筋疾患など広範な末梢神経や筋病変で出現する．

4．末梢性麻痺

下位運動ニューロンと神経筋接合部，および筋の病変により生ずる麻痺で，筋に神経インパルスを伝える最終共通路が障害されて筋活動が低下ないし消失する．このために，①筋トーヌスと筋力は低下し（弛緩性麻痺　flaccid paralysis），②筋はしだいに萎縮する．③筋電図では病変部位による特有な放電が得られ，下位運動ニューロン病変では安静時に線維性収縮電位，線維束性収縮電位が記録でき，肉眼観察でも筋がぴくぴくと動く線維束性収縮（fasciculation）がみられることがある．④深部反射と表在反射は低下ないし消失する．⑤末梢性麻痺の障害の程度は最大筋力の低下と相応しているので徒手筋力テストが障害の程度の評価と経過の観察に役立つ．一般に下位運動ニューロン疾患では四肢遠位部，筋疾患では四肢近位部の筋力低下が優位のことが多いが例外もある．

5．中枢性麻痺

脳，脊髄の上位運動ニューロンの病変による麻痺で，傷害が急激の場合には初期には弛緩性麻痺となり，筋トーヌス，深部反射，筋力とも低下するが，時間の経過とともにしだいに筋トーヌスも深部反射も亢進し痙性麻痺（spastic paralysis）に移行するのがふつうである．ただし，弛緩性麻痺の時期でもバビンスキー反射など病的反射が陽性となる点は末梢性麻痺と異なっている．痙性麻痺の筋ト

表 2-2　痙縮と固縮の鑑別

	痙　縮	固　縮
病変部位	上位運動ニューロン	大脳基底核
他動運動に対する抵抗	折りたたみナイフ現象	鉛管様，歯車様
速度の影響	速いほど抵抗強い	関係なし
姿勢の影響	あり	なし
深部反射	多くは亢進	正常
治療薬	抗痙縮薬	抗パーキンソン薬

表 2-3 中枢性麻痺と末梢性麻痺の特徴

	中枢性麻痺		末梢性麻痺（弛緩性麻痺）	
	弛緩性麻痺	痙性麻痺	末梢神経性麻痺	筋性麻痺
筋トーヌス	低下	亢進（痙縮）	低下	低下
筋力低下	＋	－〜±	＋	＋
筋萎縮	－	－	＋	＋
線維束性収縮	－	－	＋	－
深部反射	低下	亢進	低下	低下
膝蓋・足クローヌス	－	＋	－	－
病的反射	＋	＋	－	－
共同運動	－	＋	－	－
連合運動	－	＋	－	－
筋電図				
下位運動ニューロン障害所見	－	－	＋	－
筋疾患所見	－	－	－	＋
運動神経伝導速度	正常	正常	低下	正常

ーヌス亢進は痙縮とよばれ，関節を他動的に伸展ないし屈曲するときに初めは抵抗が強いが，途中で突然に抵抗が弱くなる折りたたみナイフ現象（clasp-knife phenomenon）が認められる．大脳基底核障害でみられる固縮（rigidity）との鑑別は表2-2に示したようで，痙縮は関節運動を速くするほど検出しやすく，姿勢により屈筋，伸筋の筋トーヌスが変化する．末梢性麻痺と比べ痙性麻痺の特徴は，①上述の痙縮のほかに，②筋萎縮や線維束性収縮はみられない（麻痺が高度で長期に持続すると廃用性筋萎縮が生じる），③深部反射は亢進し，しばしば膝蓋・足クローヌスがみられ，バビンスキー反射など病的反射が陽性になる，④障害の程度は筋力低下とは相応せず，共同運動パターン（synergy pattern；1つの伸筋を収縮させるといくつかの伸筋が同時に収縮する伸筋共同運動パターンが，屈筋の場合も同様な現象である屈筋共同運動パターンがみられる），連合反応（associated movement；健肢の筋収縮を起こさせると対側の麻痺肢にも類似の筋収縮がみられる），緊張性頸反射，緊張性迷路反射（姿勢による筋緊張の分布の異常な変動）などの発育過程で抑制されてきた原始的な反射や運動パターンが解放されて随意運動や姿勢変換時に出現する（表2-3）．

脳卒中片麻痺の障害の回復過程の評価に用いられるブルンストロームのステージ（Brunnstrom recovery stage, p.149）は，このような共同運動や連合反応の出現とそれから分離した正常な随意運動がどの程度可能であるのかを6段階で評価するものである．

痙性麻痺の場合には，通常は上肢では屈筋，下肢では伸筋の痙縮がより強い．慢性期の脳卒中片麻痺でみられるウェルニッケ・マン肢位（Wernicke-Mann posture）はこれを反映して，麻痺側上肢は屈曲，下肢は伸展位をとる．

2 運動失調 ataxia

1. 概　念

　運動失調という語はa(not)＋taxia(order)というギリシャ語に由来し，整然とした運動の秩序が失われることを意味する．運動が円滑に行われるためには速度，方向，距離などの制御がうまくできる必要がある．このためには視覚，聴覚，平衡覚，位置覚，関節覚，運動覚などからの入力を調整して錐体路を中心とする運動の出力系を制御し，動作に必要な作動筋，共同筋，拮抗筋，固定筋などの諸筋を協調的に働かせねばならない．この円滑な運動に必要な入力系の調整は小脳，脊髄小脳路，後索，前庭系を通して行われ，これらの部位や系に病変が生ずると協調運動障害としての運動失調を生ずることになる．

2. 分　類

　運動失調は臨床的に以下のようなものがある．
(1) 小脳性運動失調　cerebellar ataxia
　小脳皮質と小脳への求心路，小脳からの遠心路の病変によるもの．
(2) 脊髄性運動失調　spinal ataxia
　脊髄後索の病変で深部感覚，識別覚の鈍麻，消失による感覚性運動失調．
(3) 前庭性運動失調　vestibular ataxia
　前庭系の急性の障害ではめまい，眼振が前景に立ち，慢性期には静止立位や歩行時の平衡障害や身体の偏倚がみられる．
(4) 大脳性運動失調
　大脳橋核路の病変による前頭葉性運動失調と両側の視床病変，頭頂葉病変によるものがある．
(5) 末梢神経性運動失調
　ギラン・バレー症候群（Guillain-Barré syndrome）の失調型など末梢神経の中の後索に入る感覚線維の病変が強いときにみられる．

3. 病態生理

1) 小　脳

　小脳は図2-6,7に示したように上小脳脚（結合腕）で中脳と，中小脳脚（橋腕）で橋と，下小脳脚（索状体）で延髄と結合し，①結合腕は腹側脊髄小脳路（求心路）と小脳皮質から歯状核，赤核（小脳赤核路），視床を経て大脳皮質に至る遠心路（小脳視床路）が，②橋腕は大脳皮質から橋核を経て小脳に入る求心路（大脳橋核路）が，③索状体は背側脊髄小脳路（求心路），前庭神経核とオリーブ核からの求心路（オリーブ小脳路＝登上線維）が通っている．さらに脊髄後索を上行する線維の一部が外側楔状束核を経て索状体を通り小脳に入っている．

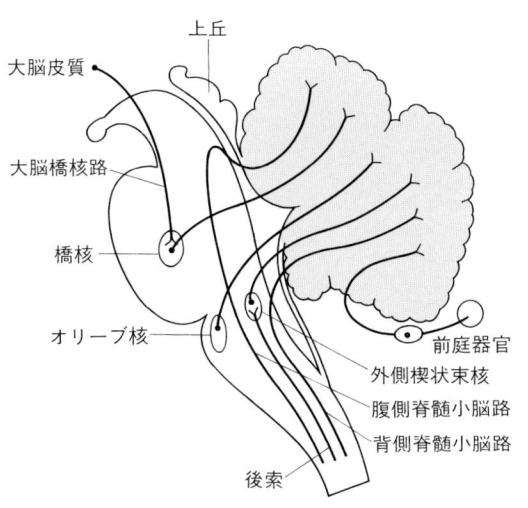

図 2-6　小脳の求心性線維

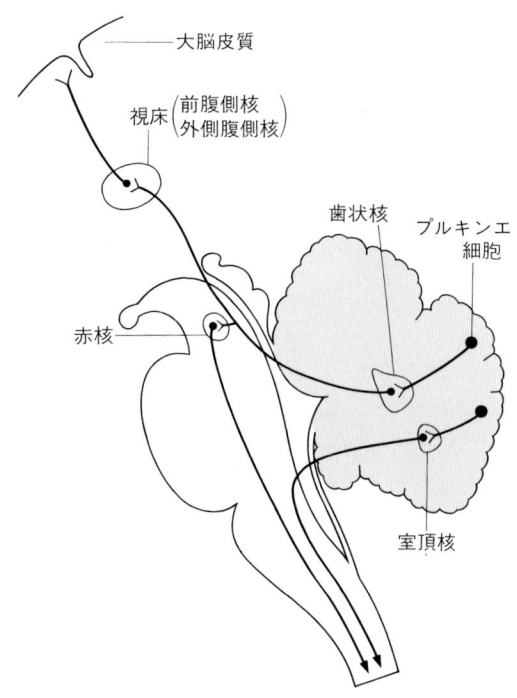

図 2-7　小脳の遠心性線維

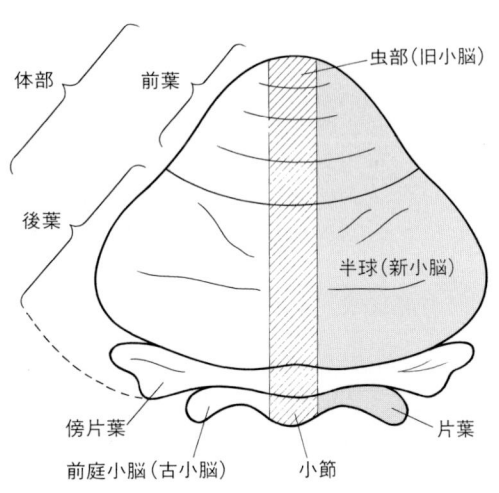

図 2-8　小脳の区分

　小脳の後面の小節と片葉（古小脳）は前庭小脳とよばれ，前庭神経核と関連した部分で主として静止位での平衡維持に必要である．小脳の正中にある虫部（旧小脳）は脊髄小脳とよばれ，脊髄からの求心線維の入力を受け姿勢調整，体幹の運動，さらに歩行と関連した部分である．小脳半球の大部分（新小脳）は大脳橋核路の入力を受けるとともに大脳への出力系を形成し，橋小脳とよばれ，大脳小脳連関ループにより四肢の随意運動を円滑に行うのに重要な部分である（図2-8）．

　小脳はこのような線維結合により，筋，関節，眼，前庭などからの情報により筋活動や姿勢の変化を敏感に感知し，また上位中枢の大脳皮質からの情報を受け，必要な筋が適切に収縮または弛緩し，運動が円滑に行われるように反射的にチェックし調整する作用をもっている．したがって小脳は運動や姿勢のエラーを制御し調整するコンピュータで，このコンピュータが狂うと小脳性運動失調が惹起される．

　小脳の伝導路の機能をつかさどる神経伝達物質もしだいに解明が進み，図2-9のように促通性伝達物質としてグルタミン酸，アスパラギン酸，抑制性伝達物質としてγアミノ酪酸（GABA）が，さらに苔状線維のアセチルコリン，青斑核からのノルアドレナリン，縫線核からのセロトニン含有線維などが明らかにされている．このほかにTRH（thyrotropine-releasing hormone）などペプチドについての研究も進められているが，こうした生化学的知見と機能と

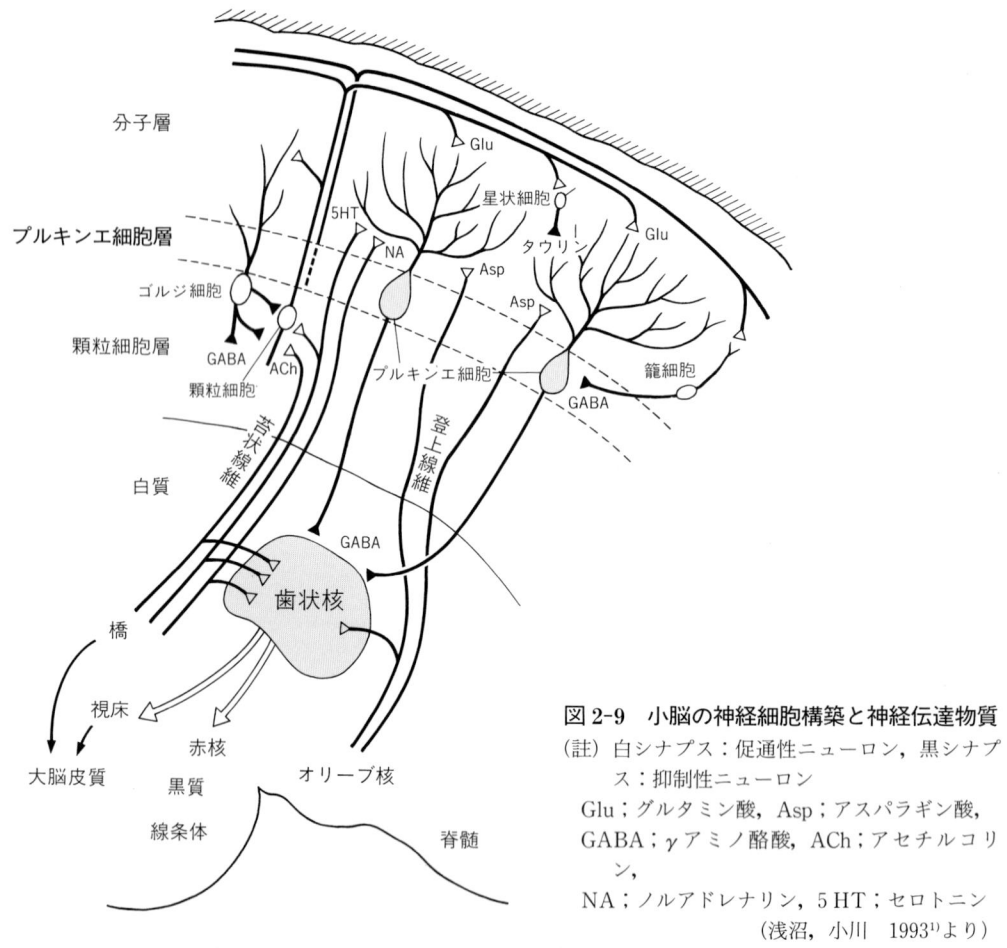

図 2-9 小脳の神経細胞構築と神経伝達物質
(註) 白シナプス：促通性ニューロン，黒シナプス：抑制性ニューロン
Glu：グルタミン酸，Asp：アスパラギン酸，
GABA：γアミノ酪酸，ACh：アセチルコリン，
NA：ノルアドレナリン，5HT：セロトニン
(浅沼，小川　1993[1]より)

の結びつきはなお不明な点が少なくない．

2) 脊髄後索

　運動覚，位置覚，圧覚，振動覚などの深部感覚と触覚を伝える後根線維は脊髄後索を上行する．図 2-10 に示した後索の内側の薄束（ゴル束）は第 7 胸髄以下の線維が，外側の楔状束（ブルダッハ束）は第 6 胸髄以上の胸頸髄からの線維が上行し，延髄の薄束核，楔状束核を経て左右交叉し反対側の内側毛帯を形成して視床の後外側腹側核に至り，一部は頭頂葉感覚中枢まで上行する．また，一部の線維は索状体を経て小脳にも入っている．薄束の病変では下半身の，楔状束の病変では主に上肢の深部感覚の低下，消失により感覚性運動失調を生じる．

3) 前　　庭

　前庭（迷路）は水平線に対する頭の位置を敏感に認知し，必要に応じて眼球を動かし，主に体幹上部の筋トーヌスを変えて頭の位置を正しく保持するのに重要な器官である．このために小脳，眼球運動に関係した動眼・滑車・外転神経核と，さらに前庭脊髄路を通して脊髄前角の運動ニューロンと密接に関連している．病変の急性期のめまいと眼振は慢性期には中枢により代償されやすいが，平衡障害，姿勢の偏倚など前庭性運動失調が残存することも少なくない．

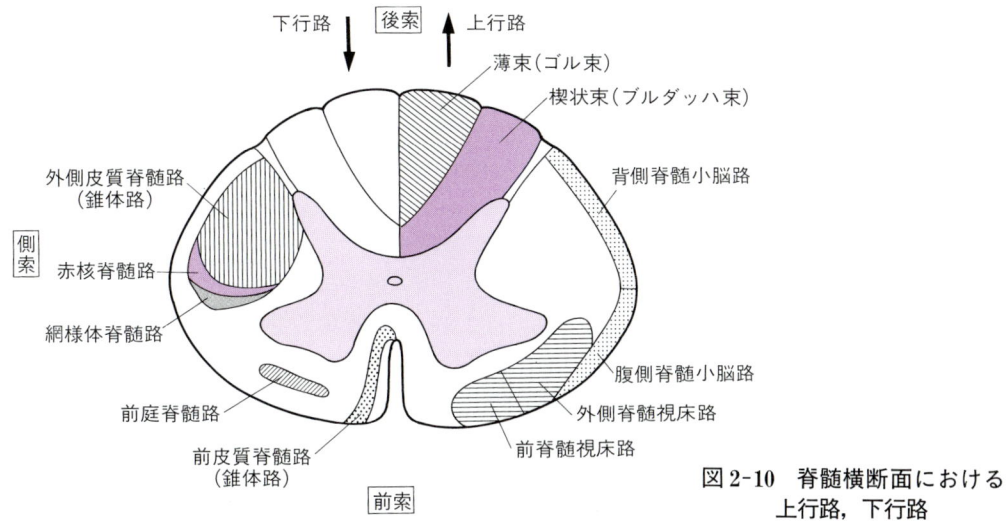

図 2-10 脊髄横断面における上行路，下行路

4）大　脳

前頭葉性運動失調は大脳前頭葉皮質から小脳に入る大脳橋核路の障害，視床性運動失調は小脳から視床を経て大脳皮質に向かう小脳視床路の視床での病変により，頭頂葉性運動失調は大脳皮質感覚中枢での深部感覚の認知障害によるものである．

5）末梢神経

深部感覚を伝える末梢神経線維が障害されると，感覚性運動失調を生じる．

4．症　候

1）小脳症候

(1) 起立位の障害（体幹運動失調）
truncal ataxia

起立位で身体は前後左右に不規則にゆれ動き，この不安定さのため両足を

正常者

開眼　　　　　　閉眼

 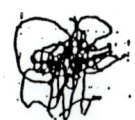

小脳性運動失調症

開眼　　　　　　閉眼

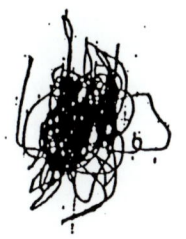 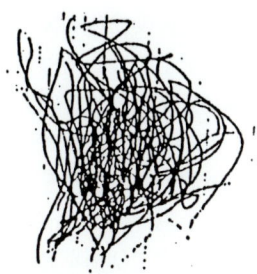

図 2-11 立位重心動揺の軌跡
（眞野，祖父江　1978[2)]より）

左右に広げて支持面を広くし，上肢を外転させて平衡を保とうとする．軽症例でも継足位や片足起立はきわめて困難である．立位保持の可能なものは閉眼によって動揺の幅は若干大きくなるが倒れることはない（ロンベルグ徴候（Romberg sign）は陰性）．この体幹運動失調は図2-11で示した重心動揺計（p.137）による立位での重心移動の軌跡を記録すると客観的に把握できる．

小脳の片側障害例は，起立位では病側に身体が動揺し傾き，その側に倒れやすい．

　(2) 筋トーヌス低下　hypotonia

　小脳半球の病変では筋トーヌスが低下しやすい．筋トーヌスの低下は，安静時における関節の急速な他動運動に対する抵抗の減弱である被動性亢進や，立位での肩ゆすりテストによる上肢のゆれ，高い台に腰かけさせて下腿のゆれをみる振子様動揺性の亢進などで認められる．運動にあたっても作動筋と拮抗筋の迅速で動的な筋トーヌスの変動が必要であるが，筋トーヌス低下があると作動筋の弛緩と拮抗筋の収縮が迅速に起こらず遅延する．ホルムズの反跳現象（Holmes-Stewart phenomenon；検者の抵抗に抗して肘を屈曲させ，顔や胸に向かって力一杯引っぱらせておいて，急に抵抗をとると顔や胸を強く打つ）はこのような機構で生ずる．

　(3) 測定異常　dysmetria

　深部感覚障害がないのに運動が目的点を越える現象を測定過大（hypermetria），逆に目的点に達しないのを測定過小（hypometria）とよぶ．指鼻テスト，指鼻指テスト（患者の示指を検者の指と患者の鼻の間を繰り返し往復させる），踵膝テスト（片側の踵を対側の膝につける）などで速く指や踵を動かさせると観察しやすい．

　(4) 運動分解　decomposition

　運動にあたって作動筋と拮抗筋の相互の筋収縮のタイミングに異常があり，2関節以上の同時運動では各関節運動のパターンが協調的でなく，ばらばらであるために，運動そのものが三角形の一辺を通ればよい場合に二辺を通るように何段階かに分解された異常なパターンで，ぎこちなくなる．これを運動分解とよび，小脳障害による協調運動障害の基本をなしている．

　(5) 協働運動不能　asynergia

　上肢と体幹あるいは下肢などの相互にまたがる運動を同時に協調して行う能力が失われた状態が協働運動不能で，起立位で頭と体幹を弓状に後方にそらす場合に，股・膝・足関節をある程度屈曲させて平衡を保つことができず，上半身のみ後にそらすので後方に倒れやすい．背臥位で上肢を胸の上で組み合わせたまま上半身を起こす場合も，股関節を屈曲して下肢のみが高くあがるが，上半身が持ち上がらない．歩行にあたっても下肢のみが前に出て上半身が後に残り転倒しやすくなる．

　(6) 反復変換運動障害　adiadokokinesis

　上肢や下肢の回内回外運動，足先でのタッピングなど作動筋と拮抗筋を反復して交互に迅速に連続して運動させることの障害を反復変換運動障害とよんでいる．固縮や痙縮などの筋トーヌス亢進のある場合にも運動は緩慢になるが，小脳半球障害の場合には変換運動を反復する時間的間隔が不規則で，運動そのものが拙劣になる．

　(7) 小脳性振戦　cerebellar tremor

　小脳障害では指を鼻につける，上肢を前方に挙上するなどの運動の終了時に一時的な不規則なゆれがみられることがある．このような動作と関連した不規則なゆれが小脳性振戦である．多発性硬化症などで上小脳脚に病変のあるものでは指を目的のところまで動かすと，目的に近づくほど激しく動揺する企図振戦（intention tremor）がみられる．

　(8) 大字症　macrographia

　書字は線が揺れたり，方向が傾いたり，行きすぎたりして拙劣となり，字を続けて書いているとしだいに大きくなる傾向が目立つ．

(9) 小脳性失調性歩行

　足を左右に大きく開き（歩隔が広い），下肢を伸展して大きく踏み出し，体幹が右へ左へとゆれ，次の一歩も踏み出しが過度となって，左または右に大きくよろめく．平衡をとるために上肢は外転する．酔っぱらいがよろめいて歩くような歩行なので，酩酊歩行（drunken gait）またはよろめき歩行（staggering gait）ともよぶ．軽症の場合は一直線上の継足歩行（tandem gait）をさせると動揺が強く，線上歩行は困難である．

(10) 眼振　nystagmus

　上下側方を注視させた場合に誘発され，小脳半球障害では側方注視による水平性眼振が，虫部から脳幹にかけての病変では垂直性眼振が生じやすい．

(11) 言語障害

　構音筋の協調が悪く，言語が不明瞭でとぎれとぎれの断綴性発語（scanning speech）となり，音の強さも急に変わりやすく，ときに爆発性発語（explosive speech）となる．

2) 脊髄後索障害

　深部感覚障害により身体位置や運動の認知が障害され，立位保持や歩行が不安定となる．ただし身体位置関係の情報は視覚によりかなり代償されるので，後索障害の場合には開眼時には立位での動揺が目立たず，両足をそろえて閉脚位で立ち閉眼すると著しく動揺し転倒する（ロンベルグ徴候陽性）ことが多い．歩行でも同様に軽症の場合には異常さは目立たなくても閉眼や暗がりでの歩行では動揺が激しくなる．障害が進むと足を高く持ち上げて前に放り出すように歩く（p. 41）．楔状束がおかされると上肢にも失調を生じ巧緻運動が拙劣となる．

3) 前庭障害

　一側の前庭障害では立位で閉眼させると身体が患側に傾き，踵は強く床にたたきつけられる．この場合に頭を回転し患側を前にすると前方に，患側を後にすると後方に傾き倒れやすい．直線上を歩かせると身体が患側に彎曲し偏倚する．ときどき矯正すると軌跡はジグザグとなる．閉眼して歩かせるとこの傾向はより著明となる．閉眼での足踏み検査(50回)でも身体の回転，偏倚が顕著にみられる．

4) 大脳障害

　前頭葉，視床，頭頂葉病変で病巣と反対側の半身小脳性運動失調がみられる．両側視床の病変では体幹運動失調が高度で起立，歩行が不能となることも少なくない（視床性失立）．

5) 末梢神経障害

　深部感覚障害によるもので脊髄後索障害と同様の症候を呈する．

3. 錐体外路症候 extrapyramidal symptoms and signs

1. 概念

　大脳の中央基底部にある被殻，尾状核，淡蒼球，視床下核などの灰白質は中脳黒質と連携して1つの回路をなし，大脳基底核としての運動の調整に重要な役割を演じている．

　被殻と尾状核は新線条体，被殻と淡蒼球はレンズ核，被殻と尾状核および淡蒼球を合わせて線条体とよんでいる．

　大脳基底核の機能は運動の発動，速度，大きさ，量の調整など錐体路系の出力に対する運動の安全装置的調節の役割が重要であると考えられ，安全装置が効きすぎるとパーキンソン症候が，安全装置が効かなくなると不随意運動が出現する．この2つの正反対の症候は錐体外路症候とよばれている．

2. 病態生理

　大脳基底核の生理，生化学，薬理学的研究は著しく進歩してきている．図2-12に示したように黒質緻密層でチロシンから生成されたドパミンは黒質線条体ニューロンの軸索を流れて線条体に運ばれ，ここに蓄積され必要に応じて放出される．ドパミンとアセチルコリンとは拮抗関係にあり，線条体では前者が優位となると不随意運動が，後者が優位となるとパーキンソン症候が惹

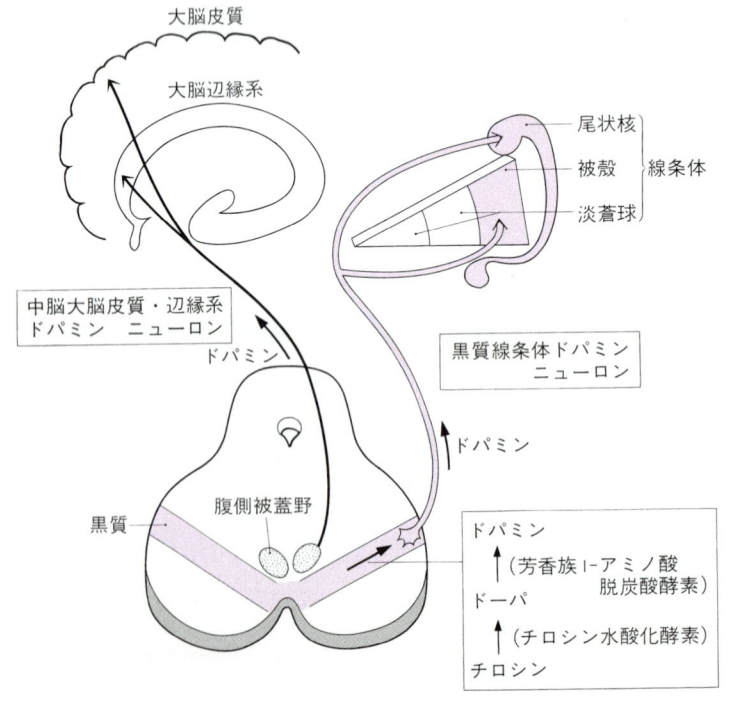

図2-12　中脳からのドパミンニューロン

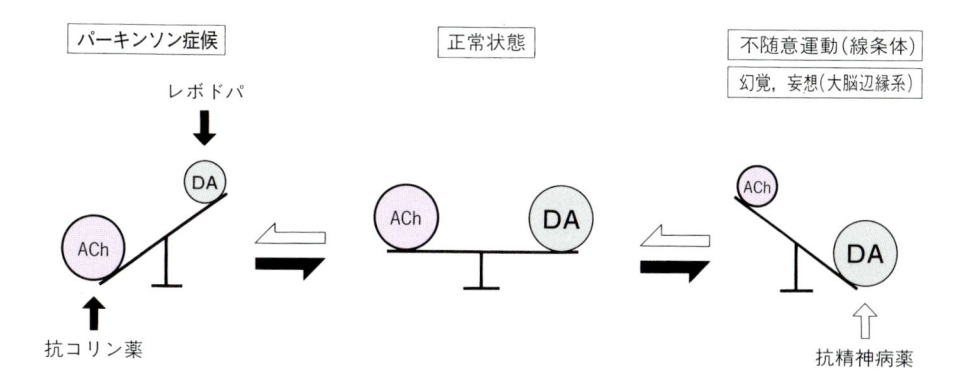

図 2-13 線条体と大脳辺縁系におけるドパミン（DA）とアセチルコリン（ACh）のバランスと神経症候

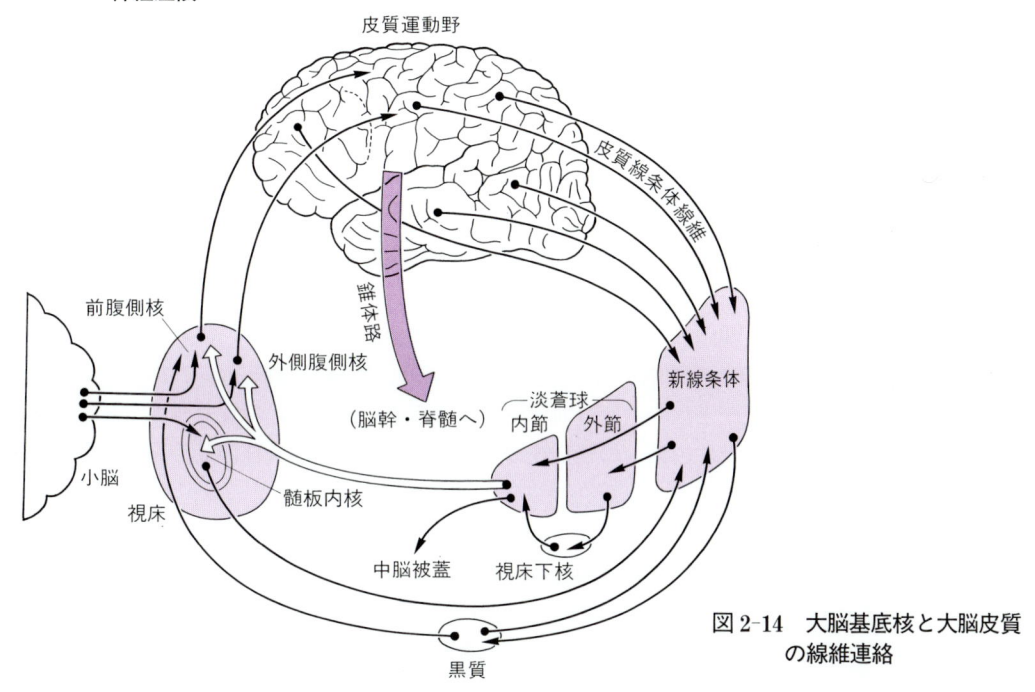

図 2-14 大脳基底核と大脳皮質の線維連絡

起される（図 2-13）．現在ではドパミンが結合する受容体は 5 種類知られ，このなかの D_1, D_2 受容体は主に新線条体に分布し運動に関連している．

図 2-14 は大脳基底核と大脳皮質との関連，図 2-15 は大脳基底核の機能的線維結合（回路）の模式図で，正常状態ではドパミンは新線条体の D_1, D_2 受容体に結合し，直接路と間接路を経由して大脳基底核の出口にあたる淡蒼球内節と黒質網様層の働きを調整し，視床を経由して大脳皮質の運動野，前運動野，補足運動野に影響を与えている．黒質緻密層でのドパミンの産生が減少すると図 2-15 の左のように間接路の視床下核から淡蒼球内節と黒質網様層に至るグルタミン酸を伝達物質とする興奮性経路の働きが強化され，GABA を伝達物質とする直接路の抑制性の働きは低下し，抑制系である淡蒼球内節から視床の外側腹側核（VL）への抑制作用が増強し，大脳皮質運動野の働きは抑えられて動きが乏しくなり，無動を主体とするパーキンソン症候が出現する．逆にドパミン系の作用が増強すると，図 2-15 の右のように直接路の抑制性の作用は強化，

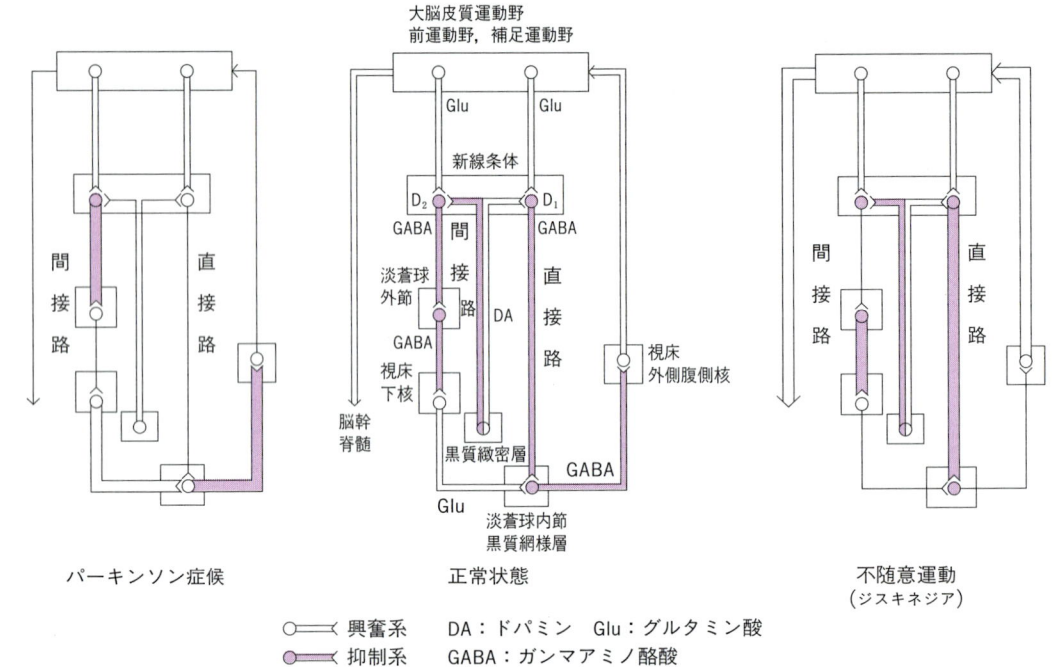

図 2-15 大脳基底核の機能的線維結合

間接路の視床下核から淡蒼球内節と黒質網様層への興奮性の作用は減少し，淡蒼球内節の抑制性作用が弱くなるため，視床から大脳皮質への入力は増強し，不随意運動としてのジスキネジー（異常運動）を生じる．視床下核の病変（血管障害によることが多い）で反対側のバリズムが起こるのも同様な機構で，淡蒼球内節への興奮性の経路の遮断により淡蒼球内節の抑制作用が乏しくなることによる．

次項で述べるパーキンソン症候のなかで，振戦のリズム形成の中枢機構としては視床の中間腹側核（Vim）が知られ，姿勢反射障害は淡蒼球内節および視床の髄板内核と線維連絡のある脳幹の脚橋核（pedunculopontine nucleus：PPN）の障害が関与するとされている．また，すくみ現象にはノルアドレナリン系の低下の関与もあるとされている．

3. パーキンソン症候

1) 固縮（筋強剛，筋硬直） rigidity

筋トーヌスが増強し他動的関節運動で鉛管を曲げるように一様な，あるいは歯車を回すようながくがくとした断続的な抵抗である歯車様固縮（cogwheel rigidity）が認められる．一般に伸筋より屈筋のトーヌスがより高いことが多い．

2) 静止振戦 resting tremor

パーキンソン症候のなかでは唯一の運動過多の症候であり，パーキンソン病（Parkinson disease）に特徴的である．静止位で手指，手関節，前腕，足，膝，下顎，口唇などにみられる 4

表2-4 無動の内容

1．運動減少（寡動）：自発運動の乏しさ，運動の振幅の減少，正常な連合運動の消退
2．運動緩慢：運動速度の緩徐
3．すくみ現象：動作開始時のすくみ，動作中のすくみ，すくみ足歩行，すくみ手など
4．体軸失行：長軸での回旋運動の障害
5．運動の切換困難
6．2つの異なった運動の同時遂行困難

～6 Hzの粗い律動的なふるえで，屈筋と伸筋が交互に収縮するので交代性振戦とよばれ，振戦部位を動かすとその部の振戦は軽減ないし消失し，振戦のない部位の動作や心理的負荷を与えると振戦は増強する．例えば歩行や立位回旋運動時に，あるいは計算などさせると手の振戦が増強する．

3）無動　akinesia

動作が乏しくなる運動減少（hypokinesia），速度の遅くなる運動緩慢（bradykinesia），動作の切りかえの困難，動作のはじめや経過中にみられるすくみ現象（freezing phenomena）などを含んだ統括的な症候である（表2-4）．

すくみ現象にはすくみ足歩行（frozen gait），すくみ手（frozen hand），開眼失行（apraxia of lid openning；閉眼から開眼ができない），すくみ言語（frozen speech）などがあり，動作を意図してもできなくなるので運動遮断（motor block）ともよばれている．ところがなんらかのトリックを加えることにより動作が容易にできるようになる（矛盾性運動 kinésie paradoxale）．例えばすくみ足歩行では歩行開始時に足が床に凍りついたようになって踏み出せないが，足の前に平行線を引いたり，またげる程度の障害物をおくと容易に踏み出しができる．号令をかけたり，片足をあげたり，両足を前後にずらした位置から歩かせたりするとすくみ足歩行が回避できることもある．平地歩行は困難でも階段昇降は容易である．すくみ手で書字が困難な場合も枠の中に書かせると比較的書きやすく，すくみ言語もリズムをとってゆっくり発音させると話しやすい．

体軸失行（axial apraxia）は主として長軸での回旋運動の障害で，立位回旋や寝返りが困難で，また，深いソファーからの起立動作もむずかしい．この場合も手を患者の身体に少しふれてやると動きやすくなるといわれている．

4）姿勢反射障害　postural instability

立位で前後左右に上体が倒されたり姿勢が崩れたときの立ち直り反応の障害で，重度のものでは体幹を軽く押したり引いたりするだけで棒や彫像のようにその位置で倒れる彫像現象が認められる（p.29）．

体幹を押されたり引かれたりするとその方向に足をとんとんと踏み出して突進する現象は突進現象（pulsion）とよばれ，方向により前方突進（propulsion），側方突進（lateropulsion），後方突進（retropulsion）があり，姿勢反射障害と関連した現象である．

5）加速現象　festination

動き始めはゆっくりしているが漸次速度が早くなり，運動の周波数が早くなるのに比例して振幅は小さく小刻みとなり，すくみが起こって運動が停止してしまう現象である．歩行の場合も，

次第に小刻みとなりすくみ足を生じて上体のみ前に出てつかまるものがないと倒れてしまう。この加速歩行は下り坂などでは自然に起こりやすく，前述の突進現象と同一の機構によるものと考えられる。また，この加速現象は上肢や下肢の急速な反復回内外変換運動，歯みがき，タッピング，書字，会話などでもみられる。書字は小字症（micrographia）とよばれ，しだいに文字が小さく字間が狭くなり，ついには判読できないほどの小文字となる．

すくみ言語も会話のはじめより話しているうちにしだいに早口となって聞きとれなくなることが多いので加速言語であることが多い．

4. 不随意運動

意志に反して身体部位が自然に動いてしまう症候で，律動的な動きは振戦，非律動的な動きは

律動性不随意運動

本態性振戦

パーキンソン型振戦

非律動性不随意運動

バリズム

舞踏病運動

アテトーゼ

ジストニー

1秒

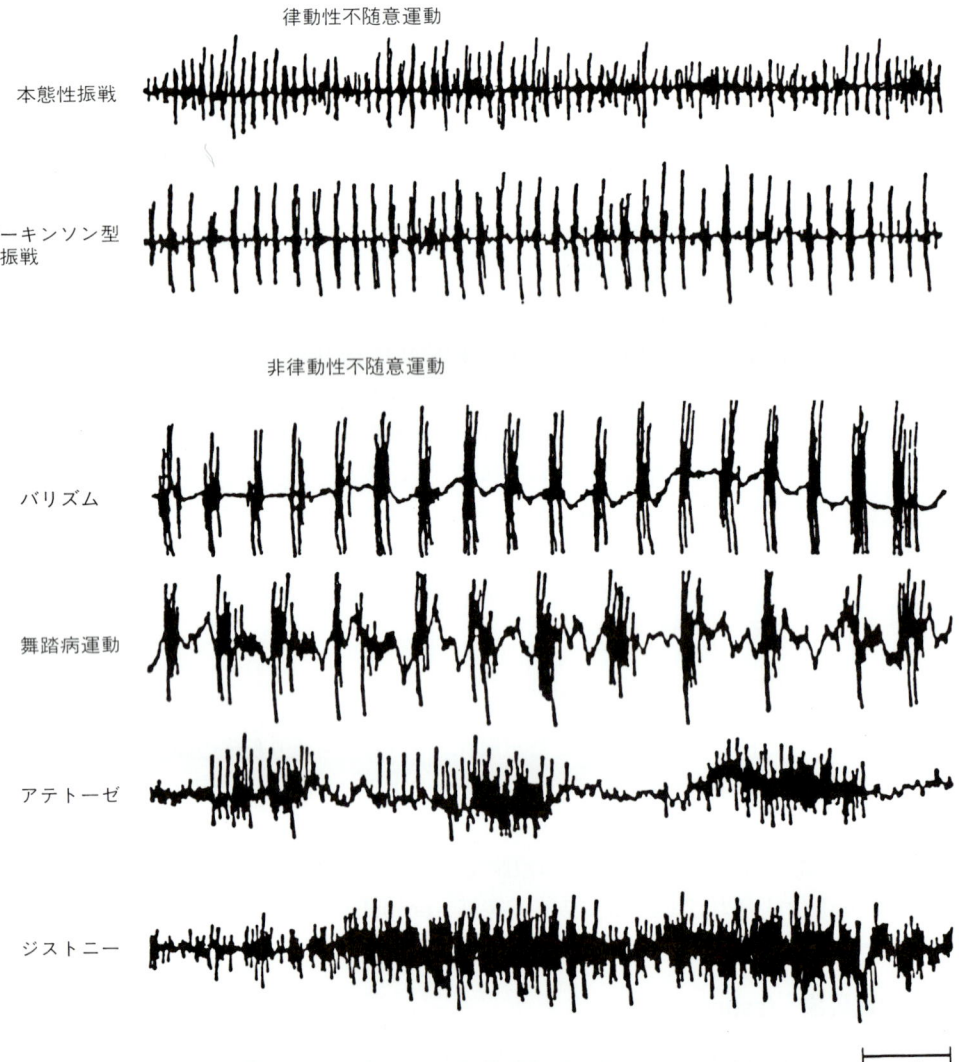

図2-16　律動性および非律動性不随意運動の典型例の表面筋電図記録
（間野　1972[3]より）

異常運動（dyskinesia）とよばれている．これらの症候は図2-16のように表面筋電図でそれぞれに特徴的な波形がえられる．

1）振　戦

錐体外路症候としての振戦にはパーキンソン病でみられる静止振戦のほかに姿勢振戦（postural tremor）がある．姿勢振戦は上肢水平挙上などの一定の姿勢，肢位により主に手指や上肢に出現する6〜15 Hzの速い振戦で屈筋と伸筋は同期して収縮する．この種の振戦は主として本態性振戦症（essential tremor）でみられ，安静時にはほとんど認められないが，立位や座位での頭部（横ゆれ），挙上した上肢や下肢など姿勢による筋トーヌスの増加で出現し，心理的緊張で増強され，飲酒で軽快する特徴がある．

2）バリズム　ballism

四肢近位部にみられる根部から投げるような，物を打つような，激しい持続の短い不随意運動で，片側にみられるヘミバリズムであることが多い．

3）舞踏病　chorea

顔しかめ，舌の出し入れ，体幹，四肢の踊るような滑らかで柔らかな動きである．

4）アテトーゼ　athetosis

主に四肢遠位部にみられるゆっくりした振幅の小さい不規則でくねるような運動で，舞踏病より力の入った間欠期のない持続性の運動である．

5）ジストニー　dystonia

アテトーゼよりさらに緩徐で持続の長い力強い主に長軸を中心としてねじるような運動で，顔面，頸，体幹，四肢など全身にみられるものと局所的なもの（痙性斜頸など）がある．安静時には筋トーヌスは低いが，不随意運動が起こるとその部の筋トーヌスは著しく増加する．

6）チック　tic

顔しかめ，またたき，舌出し，肩すくめ，首ふり，溜息，唸り声など突発する瞬間的な身振りや習癖と関連した運動で，一時的には意志で抑えうるが，抑えると不安，緊張が増加する．

7）口舌ジスキネジー　orolingual dyskinesia

口の左右へのもぐもぐやとがらし運動，舌の前後左右への不規則な動きや口唇のなめ回しなどが不随意に起こる．頬，下顎など顔面下部のさまざまな部の運動を伴うこともあるので，頬舌下顎ジスキネジーあるいは口顔ジスキネジーとよばれることもある．

類似したものでメージュ症候群（Meige syndrome）では両側眼瞼攣縮と激しく口をとがらし舌を突出する正中方向への常同的な運動を繰り返す．また，兎が口をぱくぱくさせるのと同様な口をすぼめ口唇を突き出す速い規則的な運動であるラビット症候群（rabbit syndrome）もある．この症候群は薬剤誘発性のもので上下口唇のパーキンソン型振戦と口舌ジスキネジーの移行型ないし中間型のものと考えられている．

4. 姿勢反射障害と姿勢異常 impairment of postural reflex and abnormal posture

1. 姿勢反射障害

　健常人では立位で姿勢を崩されたときに倒れないように立ち直り，バランスを保つ反応が働くが，この反応が悪いと歩行時につまずいたり，姿勢が崩れると転倒しやすくなる．この症候は欧米では postural reaction, postural response, postural reflex の障害，あるいは postural instability, postural imbalance, balance disorder, loss of reflex postural adjustment などのさまざまな用語が用いられているが，わが国では最近は姿勢反射障害の用語が普及している．

　通常立位で検者が前から両肩ないし上胸部を押したり，後ろから両肩ないし両側の側胸部を引いたり，側方に押したりして前後左右に急激に上体をゆさぶってそれに対する患者の反応を検査する．立位で後方に上体を倒されると健常人では下腿屈筋群が収縮して足関節と足指が背屈し，同時に下腿伸筋群の収縮で，踵で体重を支えて踏んばり，足先は床から持ち上がり後ろに倒れるのを防ぐ反射がみられる．この反射により後方へ1，2歩まで下がってもその位置に踏みとどまって倒れることはない．前方へ押された場合には足先で踏んばって体重を支え，側方へ押された場合もその側の下肢は外転して1，2歩まで側方に動く程度で踏みとどまって倒れることはない．

　後方へ押したり引いたりした場合に1，2歩まで後退しても倒れないものは正常，倒れないが3歩以上後退するもの（後方突進のみのもの）を軽度，後退してから倒れるものを中等度，押されたり引かれた位置でそのまま倒れるものを高度の姿勢反射障害として判定することができる．

　このほかに踏台の上に直立で立たせたまま踏台を前後側方方向に種々の角度で急に傾斜させ，どの角度まで踏みとどまるかを検査する定量的な方法もある．

　一般に65歳以上になると神経疾患はなくても姿勢反射障害を示すものが出現し，より高齢になるほど上述の基準での陽性率が高く，80歳以上では半数近くは陽性となる．

2. 神経疾患と姿勢反射障害

1) 痙性麻痺

　下肢に痙性麻痺がある患者では立位で上体を後方に倒すと下肢の伸筋群の筋トーヌスが亢進し，足関節は底屈して足底は床に強く押しつけられ（磁石反応），足指も底屈（toe clawing）する（陽性支持反応）．この状態でさらに後方に押されると踏みなおしてとどまることができずに倒れてしまう．前方，側方に押されたときも同様に健常人でみられる反射が働かないため押された方向に倒れやすい．脳卒中による片麻痺では健側下肢には正常な姿勢反射が働くので，健側で踏んばって比較的姿勢反射障害は起こりにくい．痙性対麻痺や多発性脳梗塞などの両側性障害では姿勢反射障害を呈するものが多い．

2) パーキンソン症候群

　パーキンソン病ではある程度病期が進みステージIII以上となると姿勢反射障害がみられ，しだ

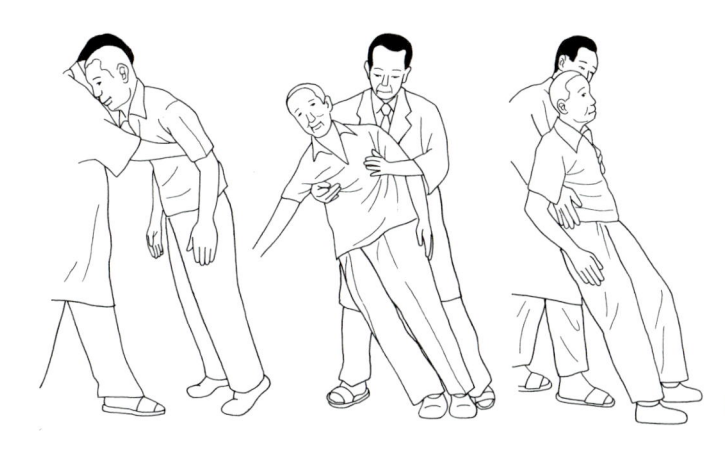

図 2-17　彫像現象

いにその程度は強くなる．上体が後方に倒されたときに下腿屈筋群とくに前脛骨筋の収縮が遅れ，健常人のように有効に足先が持ち上がらない．足底は床についたままであるが，痙性麻痺のように強く床に押しつけられることはない．前後左右に押されると押された方向にそのままトントンと足を踏み出し突進する突進現象の程度の強いものは，突進するにつれてしだいに歩幅が小さくなり足がすくんで倒れてしまう．さらに進行すると押されるとその位置で棒や彫像のようにすぐに倒れてしまう（彫像現象，図 2-17）．

　パーキンソン病以外にも類似した症候を呈するが病因や病理所見の異なるいくつかのパーキンソン症候群がある．このなかで進行性核上性麻痺や正常圧水頭症では病初期から姿勢反射障害がめだち，転倒しやすい特徴がある．血管性パーキンソニズム，線条体黒質変性症なども経過とともに姿勢反射障害の程度がしだいに増悪する．

3）小脳性運動失調

　純粋の小脳実質病変による小脳性失調では立位で上体が倒されたときの下肢の反射は健常者に近く，比較的姿勢反射は正常に保たれ，立位や歩行は不安定でも比較的倒れにくい．しかし，脊髄小脳変性症としてまとめられている小脳性運動失調を呈する疾患は痙性麻痺やパーキンソン症候が加わっているものが多いので，このために姿勢反射障害を呈するものが少なくない．

3. 姿勢異常

　神経疾患では筋トーヌスの分布の異常などから姿勢異常を呈するものが多く，これが慢性化して固定すると関節拘縮，変形を呈してくる（図 2-18）．

1）脳血管障害など

　上位運動ニューロンが大脳脚より上の一側の大脳半球レベルで障害されると反対側の上腕は内旋し，上肢全体は屈曲，下肢は外旋し伸展するウェルニッケ・マン肢位（Wernicke-Mann posture）がみられる．同様な部位が両側性に病変に陥ると両上肢は屈曲し，両下肢は伸展する除皮質硬直姿勢が，中脳や橋上部被蓋の両側性病変では四肢とも伸展する除脳硬直姿勢が，さらに下部の脳幹被蓋の病変では上肢は伸展し下肢は屈曲する姿勢を呈する．これらの両側性の異常姿勢は両側にまたがる重篤な病変により意識も失われた状態でみられることが多く，痛刺激を与える

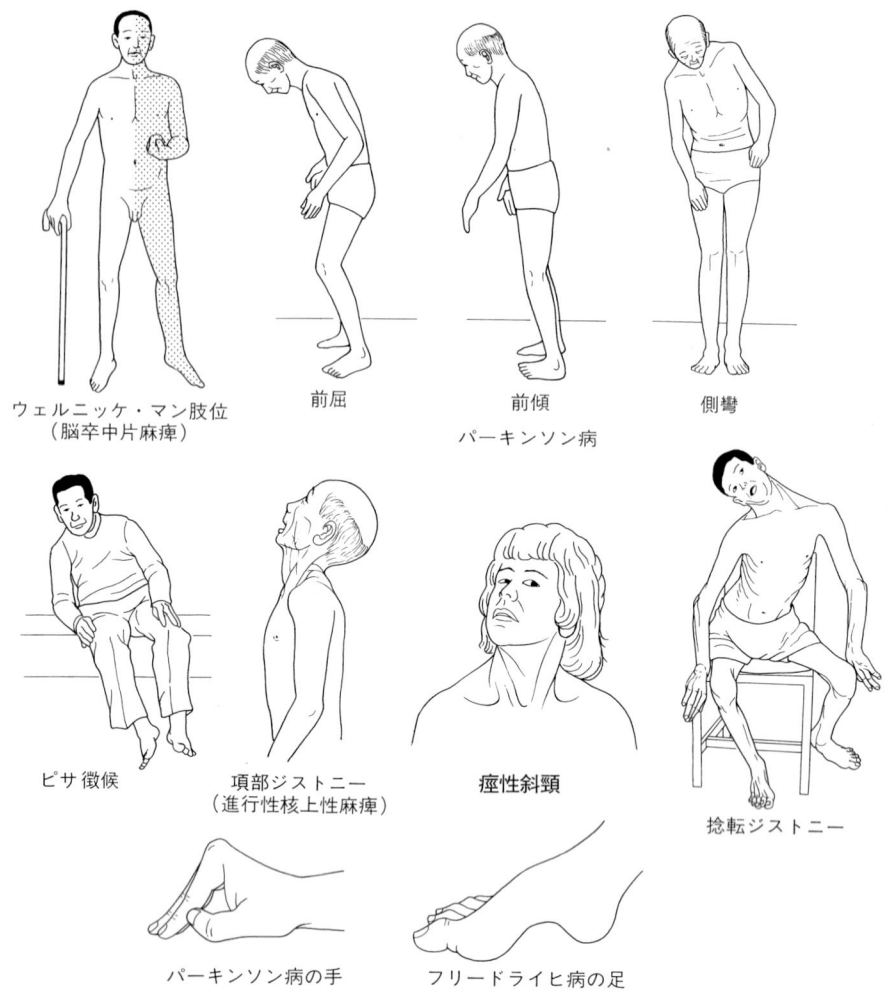

図中ラベル:
- ウェルニッケ・マン肢位（脳卒中片麻痺）
- 前屈
- 前傾
- 側彎
- パーキンソン病
- ピサ徴候
- 項部ジストニー（進行性核上性麻痺）
- 痙性斜頸
- 捻転ジストニー
- パーキンソン病の手
- フリードライヒ病の足

図2-18 姿勢異常と手足変形

とより顕著になる．

　脊髄の横断性障害では慢性期に両下肢の屈曲対麻痺（paraplegia in flexion；両側股関節・膝関節屈曲，足関節背屈）を呈することが少なくないが，この屈曲対麻痺による両下肢の屈曲拘縮は脳の広範な病変でもみられ，とくに高齢者の寝たきりの状態では頻度が高い．脳卒中片麻痺でも立位のとれる時期には一側のウェルニッケ・マンの肢位をとっていたものが寝たきりになると麻痺側下肢がしだいに屈曲位となり，健側下肢も廃用症候群に陥って曲り屈曲対麻痺となることが多い．多発性脳梗塞，パーキンソン症候群や痴呆などでも寝たきりとなると同様な状態に陥りやすい．これには褥瘡などの疼痛刺激による屈曲反射，下肢逃避反射の亢進，布団の重みによるマリー・フォア後退徴候（錐体路病変のあるもので，臥位での足指・足背への圧迫により，股・膝関節が屈曲する）なども関与しているといわれている．

2) パーキンソン症候群

　パーキンソン病では体幹の前傾前屈を呈するものが多い．この前屈は胸部ないし腰部でみられ，

なかにはこの疾患に多い骨粗鬆症による脊椎の圧迫骨折を伴ったものもあるが，脊椎骨折のない円背姿勢も少なくない．なかには起立時と歩行時にのみ著明な腰曲り（90°の円背）を呈し，仰臥位では円背が完全に消失する脊椎前屈症候群（bent spine syndrome）[4]を呈することがある．この場合に脊椎には異常はなく側彎を伴うこともあることから起立による体幹の軸性ジストニーではないかとの仮説[5]も提唱されている．

本症では傍脊柱筋の筋トーヌスの分布の不均衡による脊椎側彎もしばしばみられ，パーキンソン症候の優位側が凸になり，脳卒中片麻痺の側彎とは逆になる．座位では自然に身体が側方に傾きピサの斜塔に似ているのでピサ徴候（Pisa sign）とよばれる現象もみられる．

さらに，本症では手関節と中手指節関節が屈曲し，母指は内転していわゆるパーキンソン型手，あるいは執筆者の手といわれる肢位をとることが多いが，末期には四肢は全体に屈曲し強い固縮で全身の屈曲拘縮に陥る．足趾の変形もみられ，とくに母趾の著しい内転，趾節関節の屈曲をみることがある．

進行性核上性麻痺では頭部を後屈（過伸展）する項部ジストニーが特徴的で，これには下方注視麻痺の影響もあるといわれている．

逆に頭部を前屈する首下り（頸部前屈）は線条体黒質変性症でしばしばみられ，他動的に正中位に戻そうとすると筋トーヌスが増強して抵抗が強い．この種の首下りはパーキンソン病で抗パーキンソン薬内服により生ずることがあり，この場合は薬の減量・中止で首下りが改善する．

3） その他

痙性斜頸では頭をねじるような回旋，前屈，側屈，後屈などを繰り返すものと固定した斜頸があり，局所的なジストニーと考えられている．捻転ジストニーは変形性筋ジストニーともよばれ，斜頸のほか体幹の捻転による脊椎の前彎，側彎などの変形がみられ，とくに歩行時に異常姿勢が増強する．

進行性筋ジストロフィーもデュシェンヌ型では股関節，膝関節，肘関節の屈曲，拘縮，尖足，脊椎側彎などの姿勢異常がみられ，先天性筋ジストロフィーは早期から多発性関節拘縮を生じる特徴がある．また，重症筋無力症，多発筋炎，筋強直性ジストロフィー，顔面肩甲上腕型ジストロフィーおよび筋萎縮性側索硬化症などで頭部が下垂する首下り症候群（dropped head syndrome）をみることがあり，中には非進行性の頸部傍脊椎筋障害により著明な首下りのみを呈する限局性頸部伸展筋ミオパチーも報告されている．

脊髄小脳変性症の一型であるフリードライヒ運動失調症では脊椎後側彎と足の著明な凹足と足趾の屈曲（フリードライヒ足）がみられる．

5 痙攣とミオクローヌス convulsion and myoclonus

1. 概念

痙攣は突発的に起こる不随意な筋収縮で，通常はてんかんに伴う持続性ないし反復する広い範囲の筋収縮を convulsion，局所的に起こるものを spasm（攣縮），痛みを伴うものを cramp（有痛性痙攣）として区別しているが厳密なものではない．

電撃的瞬間的な筋収縮を不規則なリズムで反復するミオクローヌス（myoclonus）は錐体外路症候と関連したものとして取り扱われるものもあるが，実際にはてんかんと関連したもののほうが多い．

2. 痙攣 convulsion

持続的に四肢を伸展してつっぱる強直性痙攣（tonic convulsion）と屈筋と伸筋が交互に収縮を繰り返す間代性痙攣（clonic convulsion）がある．全身的に起こるのを全身痙攣，体の一部に限局しているのを局所痙攣とよんでいる．全身痙攣の多くはてんかんの大発作で強直性痙攣に始まって間代性痙攣に移行する．局所痙攣が同側の他の部位に波及しさらに反対側にも伝播するのはジャクソン痙攣（Jacksonian convulsion）といわれるものである．全身痙攣では意識が失われるが，半身ないし局所痙攣では意識は保たれる．

3. 攣縮 spasm

身体各部に起こる不随意な筋収縮の繰り返しで，特徴的なものを**表 2-5** に示した．

なんらかの局所的刺激，感染症，中毒，内分泌疾患，心因性のものなどさまざまな原因で起こる．最も頻度の高いのは眼瞼攣縮（blepharospasm）と吃逆（hiccup）である．片側の眼瞼攣縮は片側顔面攣縮（hemifacial spasm）の部分症候である．両側眼瞼攣縮と口をとがらせたり下顎をねじる運動（blepharospasm oromandibular dystonia）はメージュ症候群（Meige syndro-

表 2-5 主な攣縮と原因疾患

眼球	眼球回転発作	脳炎後パーキンソニズム，薬物中毒
	輻輳攣縮	脳幹脳炎，心因性
顔面	片側顔面攣縮	特発性，小脳橋角部の小動脈瘤・くも膜炎，ベル麻痺後
	両側眼瞼攣縮	メージュ症候群，心因性
	痙笑，咬痙	破傷風，テタニー，狂犬病
	舌・咽頭・喉頭攣縮	破傷風，テタニー，狂犬病
横隔膜	吃逆	呼吸中枢・横隔膜刺激
四肢・体幹	有痛性強直性攣縮	多発性硬化症
	手足攣縮	テタニー，過換気症候群
	弓なり反張	破傷風，狂犬病，心因性（ヒステリー）

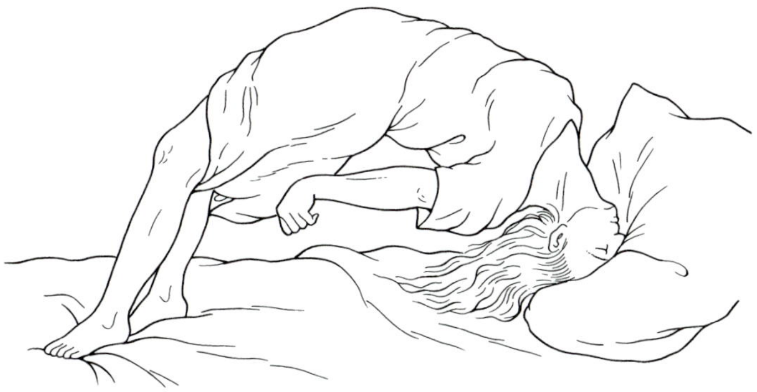

図 2-19 弓なり反張 (Richer 1885 より)

me) とよばれるもので錐体外路症候と関連したものである.
　吃逆は横隔膜の攣縮で，呼吸は一過性に停止し，声門閉鎖と強制的な吸気が起きる．横隔神経ないし延髄迷走神経中枢のなんらかの刺激で誘発される．
　表 2-5 の四肢・体幹の部のなかで有痛性強直性攣縮 (painful tonic spasm) は cramp にあたるもので，多発性硬化症の上肢または下肢の刺激で疼痛が広がり 2，3 秒遅れて攣縮が起きる特異な短時間の症候である．また，手足攣縮 (carpopedal spasm) はテタニーや過換気症候群 (hyperventilation syndrome：p.88) でみられる産科医または助産婦の手とよばれる各指をすぼめ中手指関節を屈曲し末節を伸展する攣縮で足趾も同様な肢位をとる．弓なり反張 (opistotonus)（図 2-19）は全身を反りくり返る強直性全身痙攣であるが，破傷風やヒステリー性の過換気症候群でみられるもので[6]，手足攣縮の発展したものであることから攣縮のなかに含められている．

4. クランプ cramp（有痛性痙攣）

　健常者でみられるこむら返り（腓腹筋クランプ sural cramp）は就床中や水泳中に急に下肢を伸展したり力を入れる（等尺性収縮）時に起こる激しい痛みを伴った腓腹筋の攣縮である．とくに激しい運動時，多量の発汗後，妊娠中に起きやすいといわれている．糖尿病や末梢神経障害，腰椎異常のあるものには起きやすい．まれな疾患であるが繰り返し全身にこむら返りを呈する全身こむら返り病（里吉病）もある．
　職業性ないし心因性に起こる書痙 (writer's cramp)，職業痙 (occupational cramp) はそれぞれ特定の動作のときのみ起こる痙攣（こわばり）と振戦で，痛みを伴うこともあることからクランプとよばれている．書痙は書字のときのみ指に余分の力が入り，ときにふるえて書字が障害され，職業痙はピアニスト，バイオリニスト，理髪師，タイピスト，裁縫師などにみられるそれぞれ特定の職業動作時のみ指の円滑な動きができないもので，なんらかの失敗体験が動機になって発現していることが多い．これらの疾患はいずれもかなり難治性で心因性の要素の強いものと局所性ジストニーであろうと考えられるものがある．

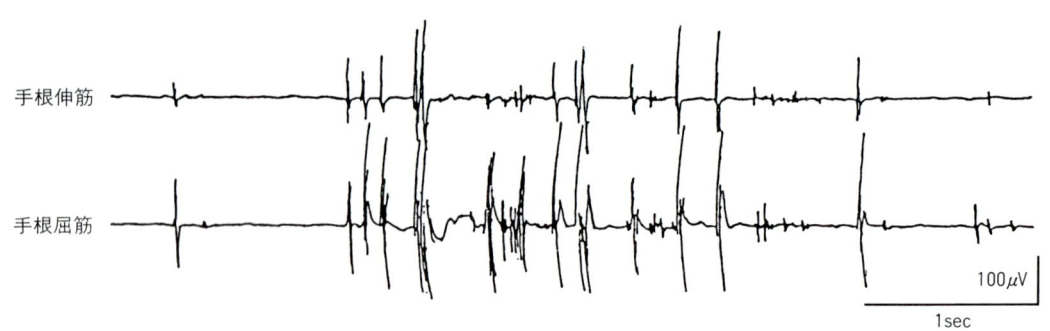

図2-20　ミオクローヌスの表面筋電図（当間　1986[7]）より）

表2-6　ミオクローヌスの主な原因疾患

1. てんかん性ミオクローヌス
   点頭てんかん，レノックス症候群，幼児期・若年性ミオクローヌスてんかん
2. 変性性ミオクローヌス
   歯状核赤核淡蒼球ルイ体萎縮症（DRPLA）
   ハラーフォルデン・シュパッツ病，アルツハイマー病
3. 蓄積症，脂質症に伴うミオクローヌス
   ラホラ病，ガングリオシドーシス，シアリドーシスなど
4. 感染症に伴うミオクローヌス
   クロイツフェルト・ヤコブ病（CJD），亜急性硬化性全脳炎（SSPE），単純ヘルペス脳炎
5. 代謝疾患に伴うミオクローヌス
   ランス・アダムス症候群，肝性脳症
   ウィルソン病，尿毒症，ミトコンドリア脳筋症（MERRF）
6. 中毒性ミオクローヌス
   水俣病，レボドパなど薬剤によるもの
7. その他
   入眠時ミオクローヌス（生理的なもの），睡眠時ミオクローヌス症候群

5. ミオクローヌス　myoclonus

　急激で持続の短い（通常1〜2秒）瞬間的な筋攣縮（ピクピクとした動き）が繰り返し不随意に起こるもので関節の動きは比較的少ない．筋運動の大きさ，持続などは不規則で，非律動的に出現し，四肢，顔面，頸部などいずれの部位にもみられる．

　表面筋電図では 図2-20 のように短い持続時間の群化放電がときには単一スパイクの形で作動筋と拮抗筋に同期性に出現する．

　ミオクローヌスは大脳皮質から脊髄に至る中枢神経系の多くのレベルから発生し，このなかにはさまざまなものが含まれている．発生レベルから，皮質性ミオクローヌス，皮質下性ミオクローヌス，網様体性ミオクローヌス，脊髄性ミオクローヌスなどに分類され，さらに通常の不随意な筋収縮を呈する陽性ミオクローヌスのほかに，局所的に筋収縮が抑制されトーヌスが消失して伸展し，上肢または下肢の全部あるいは一部が落下する姿勢保持困難（asterixis）のような陰性ミオクローヌスもある．

　正常人では入眠期に一過性の生理的ミオクローヌスが四肢，体幹にみられる．また，睡眠時ミオクローヌス症候群（p.80）は睡眠中に繰り返し下肢にミオクローヌスが出現し睡眠が障害さ

れるもので，高齢者になるほど頻度が増加するといわれている．

　ミオクローヌスは原則として非律動的に出現するものであるが，軟口蓋ミオクローヌス（palatal myoclonus）とよばれるものは律動的である．この軟口蓋ミオクローヌスは小脳歯状核と反対側の赤核，下オリーブ核を結ぶ三角形（ギラン・モラレの三角 Guillain-Mollaret triangle）連結の遮断で起こるといわれ，軟口蓋の片側または両側の 0.5～3 Hz の律動的な動きで，しばしば，舌，喉頭，顔，眼球，頸にも及ぶ．最近では，この症候はミオクローヌスではなく振戦で，原因不明のものは本態性軟口蓋振戦（essential palatal tremor）とよばれることが多くなってきた．

　安静時に自発的に出現するものと点滅する光や大きな音などの感覚刺激によって誘発されるものがあるほかに，一定の姿勢をとったり，起立，上肢の伸展や挙上などの動作をするとき，さらに動作企図のみでも激しい筋攣縮が起こる動作性ミオクローヌス（action myoclonus）がある．この動作性ミオクローヌスは低酸素脳症の回復後に起こることが多く，ランス・アダムス症候群（Lance-Adams syndrome）とよばれている．

　ミオクローヌスはさまざまな中枢神経疾患でみられるが，その主な原因疾患を**表 2-6**に示した．

　大別すると，てんかん性のものと非てんかん性のものがあり，前者は発作性脳波異常と関連して出現し，抗てんかん薬が奏効するが，後者ではこうした特徴はみられない．

6 筋萎縮 muscular atrophy

1. 概念

　筋萎縮は筋の容積が減少した状態で，下位運動ニューロンの病変による神経原性萎縮（neurogenic atrophy）と筋自身の病変による筋原性萎縮（myogenic atrophy）に分けられる．このほかに長期臥床，関節拘縮，ギプス固定などで筋を長期に使わないときに生じる廃用性萎縮（disuse atrophy）がある．

2. 神経原性筋萎縮の症候

　脊髄前角細胞とその軸索突起である末梢運動神経の変性により緩徐に筋萎縮が進行するものと外傷，機械的圧迫による末梢神経損傷で急速な萎縮が起こる場合がある．
　この変性による神経原性筋萎縮は四肢の遠位部から始まる遠位筋優位の萎縮を示すことが多く，手掌では母指球，小指球が萎縮し扁平化し，手背では骨間筋が萎縮し，進行すると指は屈曲し猿手（ape hand）様となる（図2-21）．筋萎縮部では筋力は平行してしだいに低下するが，進行の遅い良性の変性疾患の場合は筋萎縮の著明なわりには筋力は比較的保たれていることが多い．
　病の進行につれて筋萎縮は遠位部からしだいに近位部にも及び，運動ニューロンの系統的変性疾患のなかでとくに進行の速い筋萎縮性側索硬化症（amyotrophic lateral sclerosis）では筋萎縮はしだいに全身に及び，四肢，体幹から舌筋，咬筋にも及ぶ．この舌筋，咬筋の萎縮は遺伝性の球脊髄性筋萎縮症（bulbospinal muscular atrophy）でもみられる．これらの筋の萎縮部では不随意に筋がピクピクと動く線維束性収縮がみられ，この現象はハンマーや指でその部を軽く叩打すると出現しやすい．
　神経原性筋萎縮で四肢近位筋優位の萎縮を示すのは遺伝性で思春期以前に発症することが多いクーゲルベルグ・ウェランダー病（Kugelberg-Welander disease）と20歳代後半から発症しや

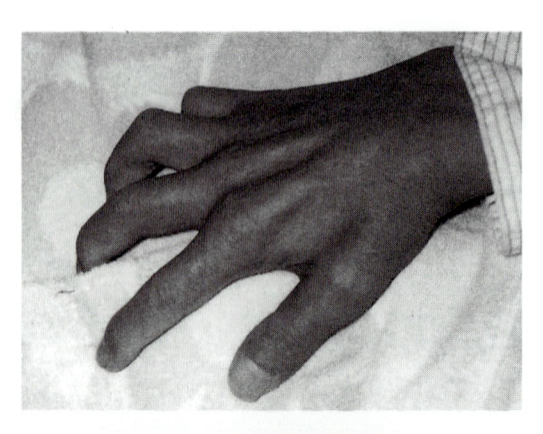

図2-21　猿手様筋萎縮　　　　　　　　　図2-22　翼状肩甲

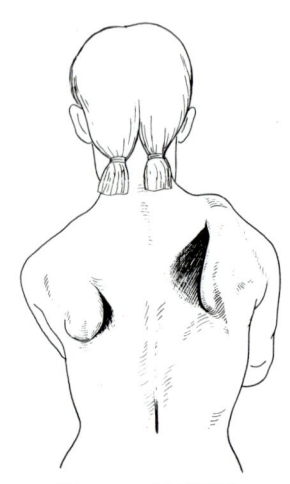

すい球脊髄性筋萎縮症で，腰帯，大腿，肩甲帯，上腕が萎縮し，翼状肩甲（scapula alata；上部背筋群の萎縮で肩甲骨の内線が突出してみえる）（図2-22）を認める．

頸部脊椎症（頸椎症），頸椎後縦靱帯骨化症などでも頸神経の慢性の圧迫により上肢の遠位筋優位あるいは近位筋優位の筋萎縮がみられ，脊髄空洞症では両側手筋の萎縮が，肘管症候群による遅発性尺骨神経麻痺では一側小指球と骨間筋が萎縮し，中手指節関節が伸展，遠位手指および指節間関節が屈曲して鷲手（claw hand）を生じてくる．

シャルコー・マリー・トゥース病（Charcot-Marie-Tooth disease）では両下肢の大腿中央部以下に急に著しい筋萎縮を呈し，鳥脚，コウノトリの肢（p.245）ないし逆シャンペンボトル型萎縮とよばれ，後に上肢遠位筋にも筋萎縮が出現する．

3. 筋原性筋萎縮の症候

筋疾患にはさまざまなものがあるが，神経筋接合部の病変である重症筋無力症や一過性の筋性運動麻痺を呈する周期性四肢麻痺を除き，筋萎縮が認められる．一般に筋力低下が先行し，緩徐に筋萎縮が進行する．神経原性筋萎縮と比べると，筋萎縮の程度に比し筋力低下が著明であり，原則として四肢近位筋と体幹筋優位の筋萎縮を呈する．萎縮のある筋は柔らかく，線維束性収縮はみられない．

進行性筋ジストロフィーの代表であるデュシェンヌ型では下肢の脱力，腰帯・大腿筋の萎縮と腓腹筋の偽性肥大（脂肪による肥大）に始まり，しだいに体幹，肩甲帯，上腕筋の筋力低下と萎縮が進行する．肢帯型では腰帯または肩甲帯のいずれかより筋萎縮が始まり，顔面肩甲上腕型では眼輪筋の筋力低下（閉眼不全）や，顔面筋，上腕肩甲帯のいずれかの筋萎縮に始まって，漸次他の部の筋萎縮を呈してくる．きわめてまれに四肢遠位筋優位の筋ジストロフィーも起こりうる．

筋強直性ジストロフィーは筋がいったん収縮するとすぐに弛緩できない筋強直現象（myotonia）に次いで上肢遠位筋，胸鎖乳突筋，頬筋，咽頭筋に筋萎縮を生じてくる．

多発筋炎では筋痛，筋力低下に次いで四肢近位筋，体幹筋の萎縮と，咽頭筋，舌筋の筋力低下がみられる．

先天性筋ジストロフィー，先天性ミオパチーでは全身の筋萎縮を呈することが多い．

4. 廃用性筋萎縮

不動ないし不使用による心身機能の低下ないし退化は廃用症候群（disuse syndrome）とよばれ，筋萎縮，筋力低下，骨萎縮，関節拘縮，心肺機能低下などを生じるが，廃用性筋萎縮はこのなかでも重要なものである．上位運動ニューロンの病変やパーキンソン症候群のみでは筋萎縮は生じないが，運動麻痺や無動の程度がひどいと不使用の部位に廃用性筋萎縮を生じてくる．脳血管障害による片麻痺の健側も寝たきりや運動量が少ないと筋萎縮を生じ，萎縮に相応した筋力低下が認められる．

高齢者では手術や内臓疾患などで安静状態を続けると比較的速く廃用性筋萎縮と筋力低下を生じてくる．

廃用性筋萎縮では筋断面積の減少は個々の筋線維径の減少によるもので，筋線維数は減少しない．

5. 筋萎縮症の臨床検査所見

1） 血清酵素活性

　筋細胞が変性するとその酵素であるCK（クレアチンホスホキナーゼ），アルドラーゼ，GOT，GPTなどが血清中に遊出してくる．このなかでCKの上昇が診断的価値が高く，とくに顔面肩甲上腕型以外の進行性筋ジストロフィー，多発筋炎で高値を呈する．神経原性筋萎縮症では軽度上昇することもあるが，正常範囲のことが多い．

2） 電気生理学的検査（p.119）

　針筋電図による検査では筋の弛緩した安静時には筋原性筋萎縮では通常は活動電位はみられないが，神経原性筋萎縮では不規則な自発電位である線維性収縮電位（fibrillation voltage），線維束性収縮電位（fasciculation voltage）をみる．筋強直性ジストロフィーでは針電極刺入時に長く続く挿入電位（insertion voltage）がみられる．

　随意収縮時には神経原性筋萎縮では高振幅で持続時間の長い多相性電位がみられ，強く収縮すると運動単位電位が減少しまばらになる．筋原性の場合には低振幅で持続時間の短い運動単位電位がみられ，強い収縮でも運動単位数は正常で，低振幅の干渉波を生じる．

　運動神経伝導速度は末梢運動神経線維の病変による筋萎縮では遅延する．

3） 筋組織のCTスキャン

　四肢体幹の種々のレベルでの横断CTスキャンをとると個々の筋の萎縮の程度や筋萎縮の範囲を確認できる（図2-23）．

4） 筋 生 検（p.139）

　神経原性筋萎縮では正常筋線維束の中に萎縮し角張った小径線維の群が散在し，群集萎縮（group atrophy）または島状萎縮（insular atrophy）とよばれる．

　筋原性筋萎縮では筋線維の大小不同，中心核の増加，筋線維の変性，壊死，再生などがみられ結合織や脂肪も増加する．多発筋炎ではさらに血管周囲にリンパ球の浸潤がみられる．

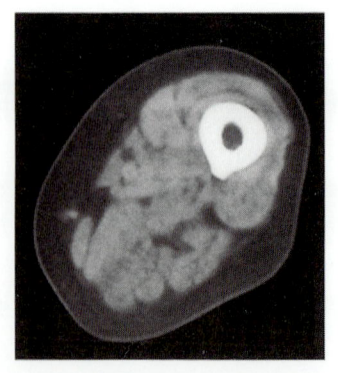

図2-23　大腿中央部横断筋CTスキャン
（左：筋萎縮性側索硬化症，右：正常者）

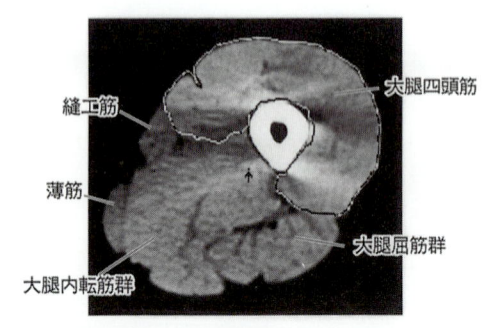

表2-7 発症年齢段階からみた筋萎縮症の種類

	神経原性筋萎縮	筋原性筋萎縮
乳幼児期 （0〜6歳）	ウェルドニッヒ・ホフマン病*	先天性ミオパチー 先天性筋ジストロフィー デュシェンヌ型筋ジストロフィー*
小児後期〜思春期	若年性一側上肢筋萎縮症 シャルコー・マリー・トゥース病* クーゲルベルグ・ウェランダー病*	肢帯型筋ジストロフィー* 顔面肩甲上腕型筋ジストロフィー*
成人期〜老年期	球脊髄性筋萎縮症* 筋萎縮性側索硬化症	多発筋炎・皮膚筋炎 筋強直性ジストロフィー* 甲状腺中毒性ミオパチー

＊遺伝性疾患　　----境は不明確

6. 発症年齢からみた筋萎縮を呈する主な疾患

　筋萎縮を呈する疾患は先天性のもの，遺伝性のもの，系統的変性疾患，自己免疫疾患，内分泌疾患に伴うもの，さまざまな原因による脊髄・脊椎疾患，末梢性神経疾患，廃用性のものなど多彩である．ここではこのなかの重要な筋萎縮性疾患の種類を発症年齢段階を3つに区分して**表2-7**に示した．

　一般的に神経原性筋萎縮は思春期以降，成人期から初老期に起きるものが多く，筋原性筋萎縮のなかの進行性筋ジストロフィーは乳幼児期から思春期に起きることが多い．この表で思春期から成人期にかけて発症するものはその発症年齢段階は明確に区分できない．

7. 歩行障害　gait disorders

1. 概念

　神経疾患ではさまざまな歩行異常のパターンがみられ，歩行障害の程度もさまざまである．歩行状態の観察は疾患の診断に役立ち，歩行能力は障害度の評価に重要である．
　まずふつうに歩かせ，姿勢，四肢の肢位，足の踏み出し（swing），歩幅（step length），両足の開き（歩隔 step width），足の着地様式（図2-24），足の離床，膝の屈曲，骨盤と体幹の動揺，上肢の振り，速度（10 m最大歩行速度の測定）などについて十分に観察する．
　次に必要に応じて踵歩行，つま先歩行，一直線上の継足歩行（tandem gait），方向転換，回旋歩行，階段昇降などを行う．この特殊な歩行条件での観察は下肢屈筋群や伸筋群の筋力低下，運動失調，パーキンソン症候群などの軽い段階での診断に役立つ．
　独立歩行ができない場合には歩行能力の評価として一本杖，松葉杖，歩行器や手押車の使用，下肢装具装着などの条件下で歩行の可能性と歩行パターンを観察しておく必要がある．
　また，現在では薬物療法や運動訓練による歩行の変化を定量的に解析するため歩行時の床反力計，重心移動，下肢関節角度記録，足跡記録（図2-25）などさまざまな器具による歩行分析が利用されている．

2. 歩行障害の種類

1) 動揺歩行（あひる歩行）　waddling gait

　体幹を左右に動揺させて歩く歩行である．腰帯筋の筋力低下のため，スイング側の骨盤が落下し，代償的に上体は反対側に傾く．後ろからみると殿部はあひるの歩くように左右にふれ，上体は反対側にゆれる．腰椎前彎が著明で腹部を前に突き出し，両肩を後に引き，足を広げてよたよたと歩く．この歩行は進行性筋ジストロフィーや多発筋炎のように下肢近位筋が強く侵されるときにみられる．

2) 麻痺性歩行　paretic gait

　末梢神経障害などで下肢の筋力低下のあるときの弱々しいスイングの歩行で，片側性のことも両側性のこともある．

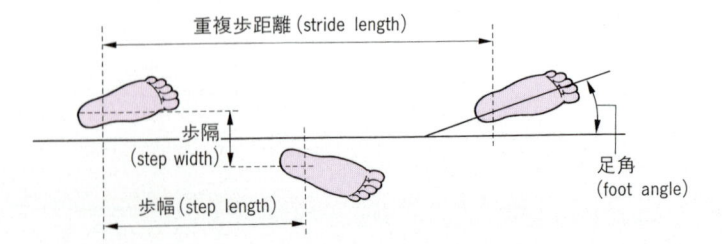

図2-24　足の着地様式

3) 鶏歩　steppage gait

垂れ足（drop foot）のあるときみられる歩行で，足尖が垂れるのを補うために下肢を正常以上に高くあげて鶏の歩くようにペタンペタンと歩く．それでも足尖は地面より離れず，ひきずるようにして前へ出る．この歩行は腓骨筋群（とくに前脛骨筋）の筋力低下のあるときみられ，代表的なものはシャルコー・マリー・トゥース病である．

4) 運動失調性歩行　ataxic gait

歩隔が広く（wide base），足をあげるリズムやあげる高さ，歩幅などが一定でなく体幹は前後左右に不規則に動揺する．体幹の動揺からくるバランスの崩れを代償するように上肢は外転する．運動失調性歩行には脊髄性失調性歩行と，小脳性失調性歩行とがある．

(1) 脊髄性失調性歩行

障害が比較的軽いと，開眼時には歩行に目立った異常はないが，閉眼させると動揺が激しくなる．障害がひどくなると踏み出しにあたり下肢を異常に高くもちあげ，前に放り出し，踵を放りつけるように床につけてから足尖を床につける．

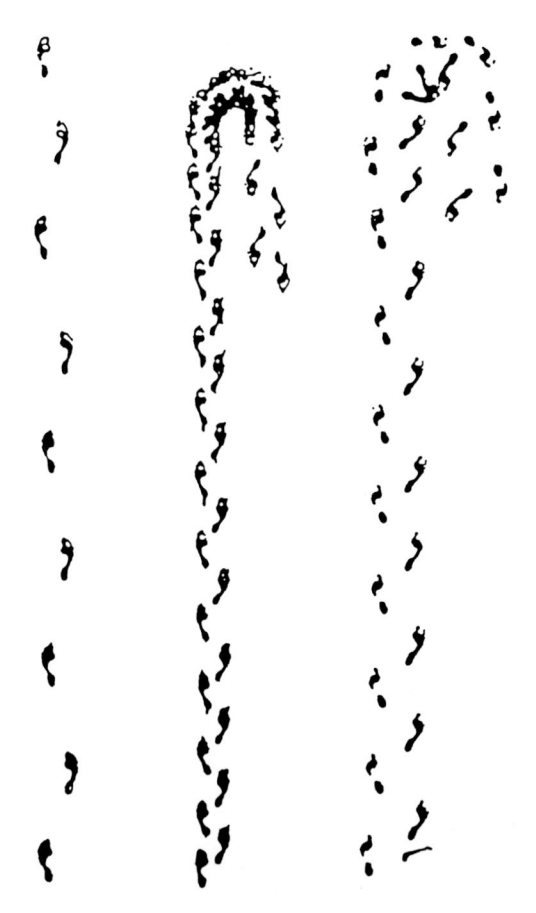

正常者　　　パーキンソン病　　小脳性運動失調症

図2-25　代表的な歩行足跡（眞野　1994[8]）より）

(2) 小脳性失調性歩行

起立時や歩行時，体幹にガクガクとした動きがみられることが多く，大きく左右に両足を広げ，必要以上に足を高くあげて大きく踏み出してよろめく．よろめいて倒れるのを防ぐため上肢を外転し，壁や手すりの近くを歩こうとする．酩酊歩行，よろめき歩行とも呼ばれている軽い場合でも継足歩行（一直線上を左右の足を交互に前後させて歩く）をさせるとよろめきがみられる．

5) 痙性歩行　spastic gait

歩行時に膝関節の自然の屈曲が少なく伸展したままであり，足関節は尖足の傾向を示し，下肢全体がつっぱって棒のような印象を与える．歩幅は小さく，つま先はほとんど地面を離れず，こするようにして前へ進む．歩行時に大腿内転筋の緊張が強いために両下肢を交叉させて歩く"はさみ脚歩行（scissor gait）"もしばしば観察される．

6) 痙性片麻痺歩行　spastic hemiplegic gait

脳血管障害など大脳半球の片側性の病変でみられる歩行で，ウェルニッケ・マンの肢位を示し，歩行時は麻痺側の下肢を外側から内側に向かって弧を描くようにして前へ出す分回しあるいは草

刈り歩行（circumductory gait）となる．麻痺側の膝関節は伸展したままで，足関節は尖足と内反を呈する．

7） 痙性運動失調性歩行　spastic-ataxic gait

　錐体路障害に脊髄後索または小脳の障害が加わったときにみられる．痙性歩行に示したような特徴のほか歩隔が広く，歩幅は小さく，不安定で速度ものろい．スモン，多発性硬化症，脊髄小脳変性症などでみられる．

8） パーキンソン型歩行　parkinsonian gait

　パーキンソン病患者に特徴的な歩行である．上体は前傾姿勢を示し，上肢は体幹につき，肘で軽く屈曲し，前腕は回内している．歩きはじめはしばしばすくみ足のため時間がかかり（すくみ足歩行），両足の歩隔がせまく，歩幅は小さく，スピードはのろく，つま先で地面をするように足をひきずってチョコチョコと歩く（すり足歩行 shuffling gait）．両上肢の振りは欠如する．歩いているうちに歩行がだんだん速く，より小歩症となり，自分で止まることができず，壁や物につかまってやっと止まる加速現象（festination）がみられることがある．方向転換や立位回旋をしてみるとすくみ足がめだつことが多い．

9） 小歩症　marche à petit pas（short step gait）

　歩幅が小さく，小きざみにチョコチョコと歩く歩行はパーキンソン型歩行と同様であるが，両足の歩隔が広く，前進はゆっくりで，歩幅は極端に小さく，足は地面を離れず地面をすべらすように前に出る．通常はすくみ足や突進現象を示さない．大脳基底核の両側性多発性脳梗塞病変のある患者に特徴的である．筋トーヌスは亢進していることが多く，痙縮と固縮の混在（rigospasticity）を示す．高齢者の歩行（senile gait）といわれるのも筋トーヌスの亢進はないが同様な歩行の型である．

10） 歩行失行　apraxia of gait

　前頭葉病変によりすくみ足歩行と同様に踏み出しや回転が困難で，すり足，小歩症を呈するが，すくみ足歩行と異なり，①第1歩のみでなく以後の踏み出しも遅くぎこちない，②足底が床につくとこわばり，足指の屈曲，糊を付けたように床につく（磁石様歩行），③号令などで多少改善されることはあっても，視覚的刺激ですくみ足歩行が回避されるようなトリック（矛盾性運動，p. 25）はみられないなどの特徴が指摘されている．

　このように立位での歩行はかなり困難であるが，臥位や座位での下肢の運動は円滑で，自転車のペダル踏みの動作や足踏みも普通にできることから歩行失行といわれている．この種の歩行異常は正常圧水頭症，前頭葉腫瘍，前大脳動脈閉塞などでみられることがあり，前頭葉性歩行（frontal gait）ともよばれているが，失行という呼称の適否については意見が分れている[9]．

11） 不随意運動を伴う歩行　gait with dyskinesia

　舞踏病，ジストニーなどの不随意運動のあるものでは，歩行時の緊張によりジスキネジーが増強し踊るように身体がゆれ動く舞踏病歩行（choreic gait），あるいは首や身体をねじり顔をしかめ，過度に腰を曲げ飛ぶように進むジストニー歩行（dystonic gait）などがみられる．

12) ヒステリー性歩行　hysterical gait

　これまでのどの特徴にも合わないヒステリー患者にみられる奇妙な歩行で，体を不規則に動揺させたり，奇妙な足の運びを示したり，倒れそうになりよろめいたり，下肢をふるわせたりさまざまな一定しない異常歩行を示す．人前ではこうした異常歩行を示しても誰もみていないところではふつうに歩く．ひどくなると立つことも歩くこともできない失立失歩（astasia-abasia）を呈する．

13) 脊髄性間欠性跛行　intermittent claudication of spinal cord

　腰部の脊柱管狭窄，脊髄血管奇形，脊髄虚血などで，歩行すると下肢の脱力や異常感覚を生じ，数分の休息や腰の前屈で回復して歩行が可能となる．

　下肢動脈の閉塞するビュルガー病の跛行と異なって跛行時の疼痛は強くない．歩行による腰椎の伸展で腰仙椎の神経根が圧迫されたり，腰仙髄部の虚血の増強によるものと考えられている．

8. 感覚障害 sensory disturbance

1. 感覚の分類

感覚 (sensation) とよばれるものは表 2-8 に示したものがあり，特殊感覚はそれぞれ特殊感覚器を有し，脳神経により伝えられ，内臓感覚は内臓より生じ自律神経によって伝えられる．通常感覚障害というのは主として体性感覚の障害をさしている．この体性感覚は表在感覚（皮膚感覚）と深部感覚（筋，腱，関節などからの固有受容覚）および複合感覚（2つ以上の受容系からの感覚を複合して識別する）に分けられる．

2. 感覚の伝達

1) 感覚線維

痛覚，温度覚は C および，Aδ 線維のような無髄または小径有髄線維により，触覚と固有受容覚は，Aα，Aβ のような大径有髄線維により伝えられる．圧迫や低酸素症では後者が先に侵され，局所麻酔薬では前者が先に侵される．

2) 痛覚，温度覚の伝導路（図 2-26）

一次ニューロンは後根から脊髄後角に入り，ここから二次ニューロンとなって白前交連を斜上方に交叉して反対側の外側脊髄視床路（新脊髄視床路ないし最近では単に脊髄視床路とよばれ

表 2-8 感覚の分類

A	体性感覚	1. 表在感覚 superficial sensation	①触覚	tactile sensation
			②痛覚	pain sensation
			③温度覚	temperature sensation
		2. 深部感覚 deep sensation	①運動覚	sense of passive movement
			②位置覚	sense of position
			③振動覚	vibration sense, pallesthesia
			④圧覚，圧痛	pressure sensation, pressure pain
		3. 複合感覚 combined sensation	①二点識別覚	two-point discrimination
			②立体覚	stereognosis
			③局在覚	topognosis
			④皮膚書字認知能	skin writting, graphesthesia
			⑤重量覚	barognosis
B	特殊感覚	1. 嗅覚		smell, olfactory sense
		2. 視覚		vision, visual sense
		3. 味覚		taste, gustatry sense
		4. 聴覚		hearing, auditory sense
		5. 平衡覚		sense of equilibrium
C	内臓感覚	1. 臓器感覚（膨満感，尿意，便意など）		viseral sensation
		2. 内臓痛		viseral pain

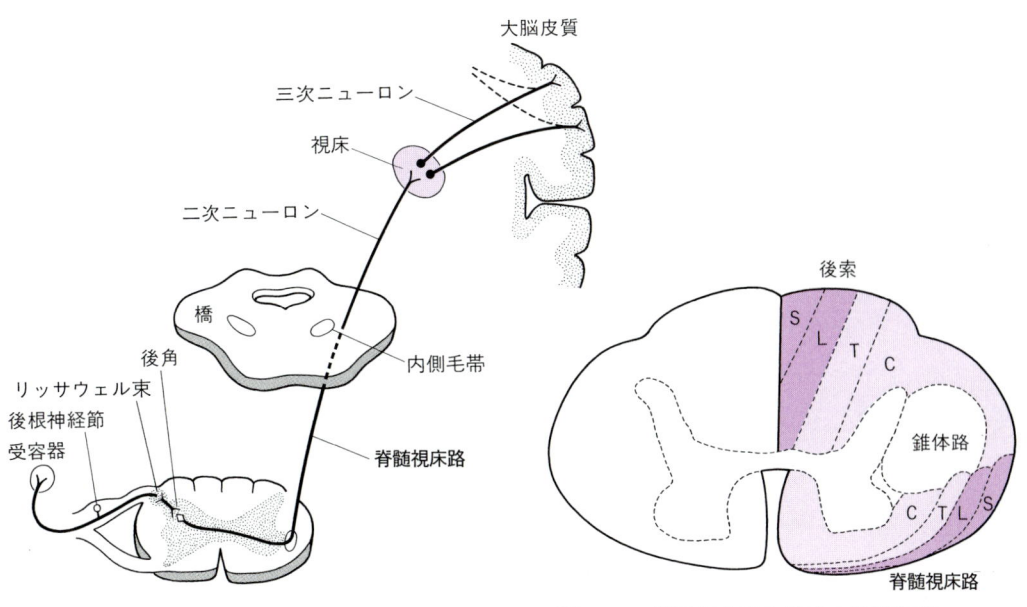

図 2-26　痛覚および温度覚伝導路

図 2-27　脊髄視床路と後索の線維配列
（頸髄断面）
C：頸髄，T：胸髄，L：腰髄，S：仙髄

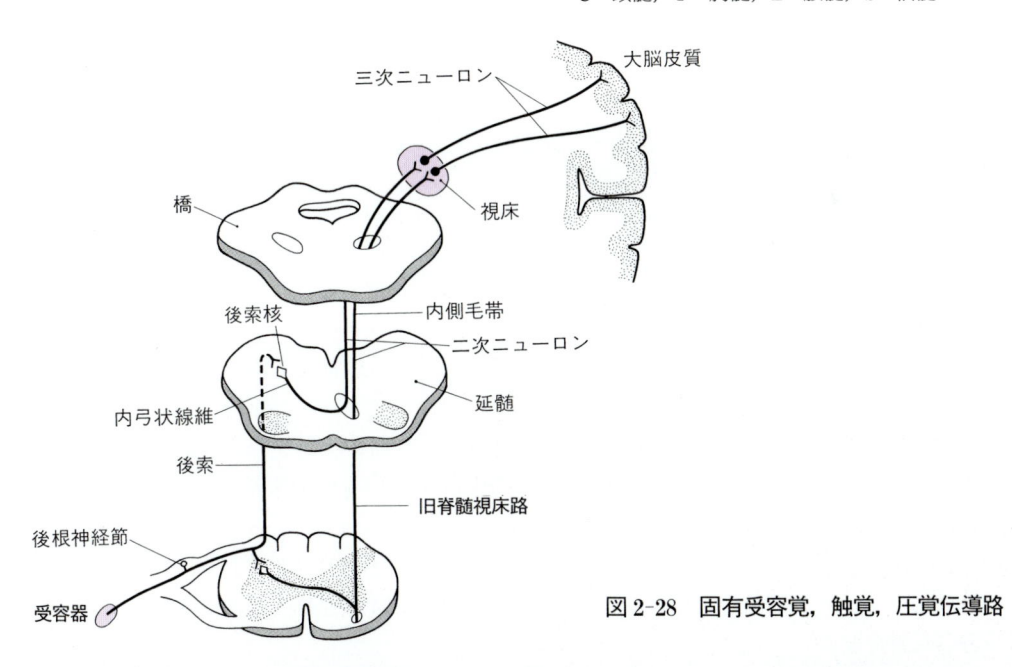

図 2-28　固有受容覚，触覚，圧覚伝導路

る）となって上行し，視床後腹側核（VP）に終わる．三次ニューロンは内包後脚を通り大脳皮質感覚野に至る．脊髄視床路は図2-27のように仙髄領域のものほど外側に位置し，上肢，頸からのものは内側に位置する．この伝導路は膀胱，尿道からの感覚も伝達する．

　顔面の痛覚，温度覚の一次ニューロンは三叉神経脊髄路核に終わり，二次ニューロンは三叉神経脊髄路を下行し，延髄で反対側に渡って細径性三叉神経二次路となり，脊髄視床路と合流して上行し，視床後腹側核の内側（VPM）に終わり，三次ニューロンは大脳皮質感覚野の顔面部に

図2-29 大脳皮質感覚中枢における身体各部位の分布
（Penfield, Rasmussen 1950[10]より）

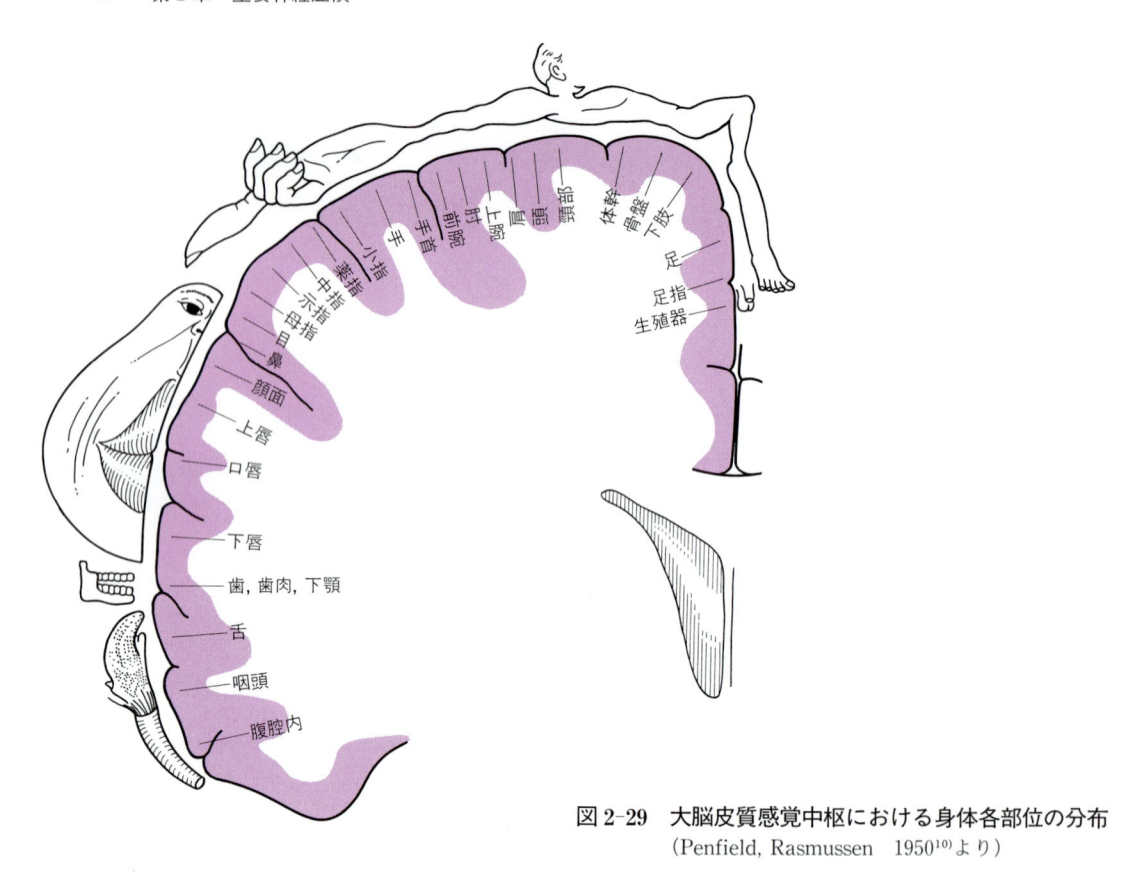

至る．

3）触覚，深部感覚の伝導路（図2-28）

一次ニューロンは後根から脊髄後索を上行し延髄の後索核に終わり，ここからの二次ニューロンは毛帯交叉で反対側にわたって内側毛帯を上行して視床VP核に終わり，三次ニューロンとして大脳皮質感覚野に至る．後索では図2-27のように下方からの線維ほど内方の薄束に位置し，上肢，頸部からのものは外方の楔状束を上行する．

軽い触覚（light touch），痒み，くすぐったさ，性感などの局在能の乏しい情動的要素のある触覚は白前交連より反対側にわたり，前側索の前脊髄視床路（旧脊髄視床路ともよばれる）を上行している．

顔面からの触覚と深部感覚の一次ニューロンは橋の三叉神経主知覚核に終わり，二次ニューロンは反対側に交叉し，上行して内側毛帯に合流し，視床のVPM核を経て三次ニューロンとして大脳皮質感覚野に至る．

複合感覚もこの触覚，深部感覚伝導路によって成立し，大脳皮質感覚野では図2-29のように精細な識別機能を必要とする部位ほど面積が広い．

3. 感覚障害とその検査

感覚障害には患者の訴える異常感覚と検査による他覚的な感覚障害がある．

1) 異常感覚

自発的な感覚異常は異常感覚（dysesthesia），外からなんらかの刺激により異常な感覚の惹起されるのは錯感覚（paresthesia）として区別する場合と両者とも異常感覚として一括される場合もある．異常感覚には表在感覚的なもの（びりびり，じんじん，ちくちくなど）と，こわばる，しめつけるなど深部感覚的なものがある．

2) 表在感覚障害

触覚は柔らかい毛筆，羽根，綿などで触れ，痛覚は針，ピンなどで軽くついて反応を調べ，図2-30に示した末梢神経性分布，脊髄分節性または根性分布のどの範囲に異常があるかをみる．障害の程度は触覚または痛覚の消失，鈍麻，過敏で判断する．痛覚過敏は放散するような不快な痛みのことが多く，弱い痛刺激では痛覚はなく（痛閾値の上昇），強い刺激で激しい不快な痛みを感じる場合はhyperpathiaとよび，視床病変などでみられる．

温度覚は試験管などに種々の温度の温冷水を入れ皮膚温を基準にして温，熱感および涼，冷感

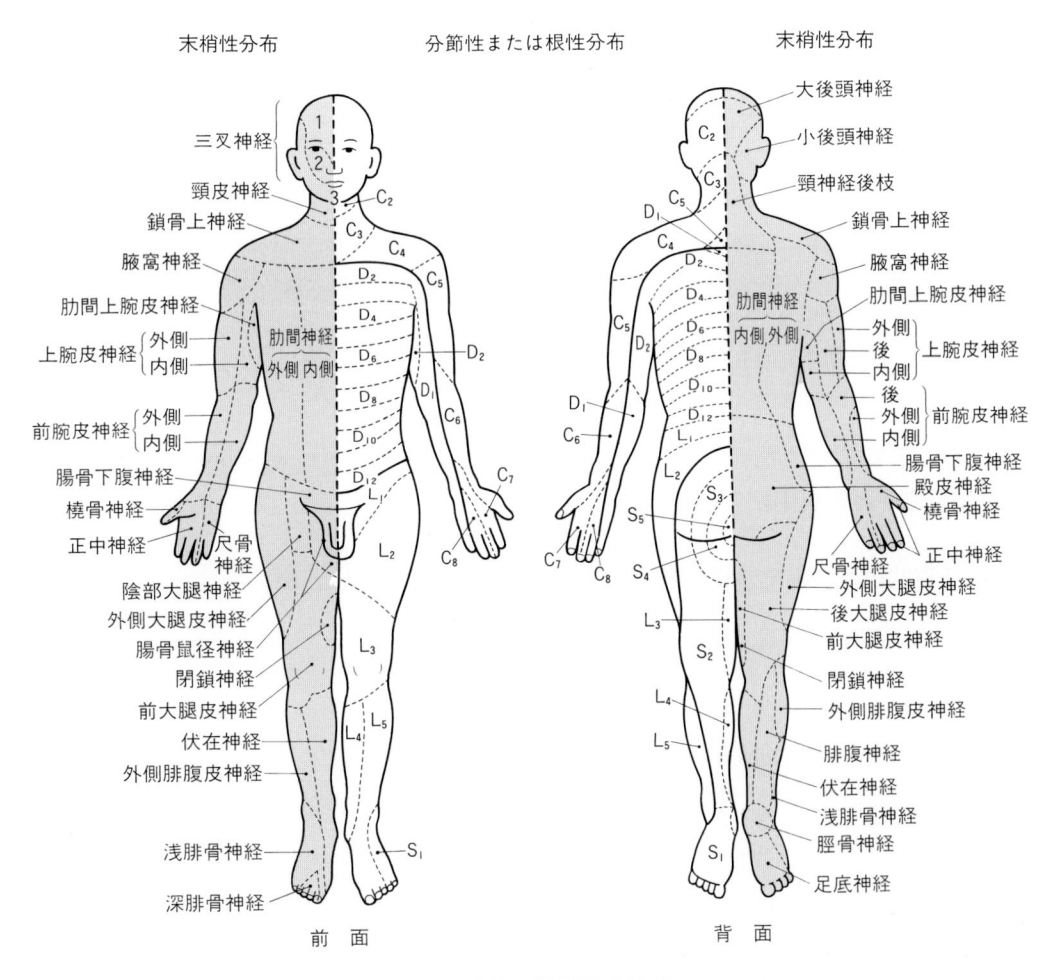

図2-30 全身の皮膚感覚分布図

に分けて検査するが，痛覚とほぼ平行して障害される．

3) 深部感覚障害

振動覚は C 音叉（毎秒 128 振動）を振動させ，手指末節，手根，肘頭，足趾末節，足背，脛骨外顆，膝蓋骨などの骨部にあてて検査し，振動を感じなくなったらすぐ合図させる．音叉に残っている振動の程度から患者の被検部の振動覚を正常，軽度鈍麻，高度鈍麻，消失の4段階で判定する．

運動覚は通常は閉眼させ，足指，手指を検者がわずかにゆっくり動かして動きを感じたら合図させる．速度と他動的動きの大きさの組み合わせから障害の程度を判断する．位置覚は閉眼のうえ，指定の角度に関節を屈曲させたり，片側障害の場合には健側の関節を適度に屈曲しておいて，患側の同じ関節を健側と同じ角度に屈曲させるように命じて両者のずれの程度を調べる．

4) 複合感覚障害

二点識別覚は皮膚に同時に加えられた2つの触刺激を識別しうる最小の距離を測定して判定する．通常はウェーバーの触コンパスによりそれぞれ2点間距離について2点刺激と1点刺激をアトランダムに10回ずつ与え，1点か2点かを答えさせ，誤りがあれば2点間距離をしだいに大きくして正解の閾値を求める．身体部位で正常閾値に差があり，指尖は2 mm，前腕・大腿は5 cm，下腿は4.7 cm，足背は2.6 cm である．

立体覚はプラスチックまたは木製の種々の大きさの円錐，球，円柱，立方体などを閉眼した患者の手に与え，手探りでその形を答えさせる．消しゴム，スプーンなどの日常用品でもよい．表在感覚が保たれているのに物体の識別のできない場合を立体覚消失（astereognosis）とよぶ．

局在覚は閉眼で小さな触刺激を与え，刺激除去後に患者にその点を定位させて刺激点とのずれを測る．

このほか皮膚に検者が字を書いて答えさせる skin writing test，種々の重量の重りを手にもたせて軽重を判別させる重量覚テストなども行われる．

4. 感覚障害の種類

1) 自覚的訴えのみで感覚検査で異常のない場合

発作性の感覚異常は過換気症候群（p.88），てんかんの感覚発作，片頭痛前兆，一過性脳虚血発作などで出現し，一定の体位での異常感覚の誘発は手根管症候群，頸椎症，肩部神経脈管圧迫症候群などでみられるが，いずれも感覚検査では異常は認められない．夜間異常感覚症，不穏脚症候群（restless legs syndrome, p.80），心気症，うつ病の感覚異常なども同様である．

2) 末梢神経障害

単神経の障害では表在感覚は末梢神経分布に相応して鈍麻し，神経叢障害，脊髄後根障害では脊髄分節性または根性分布に一致した感覚障害を示す．

多発ニューロパチーでは図2-31のように手袋靴下型の感覚障害を呈し，末端ほど障害の程度が強い．通常は表在感覚がより強く冒されるが，糖尿病性ニューロパチーなど振動覚のほうが障

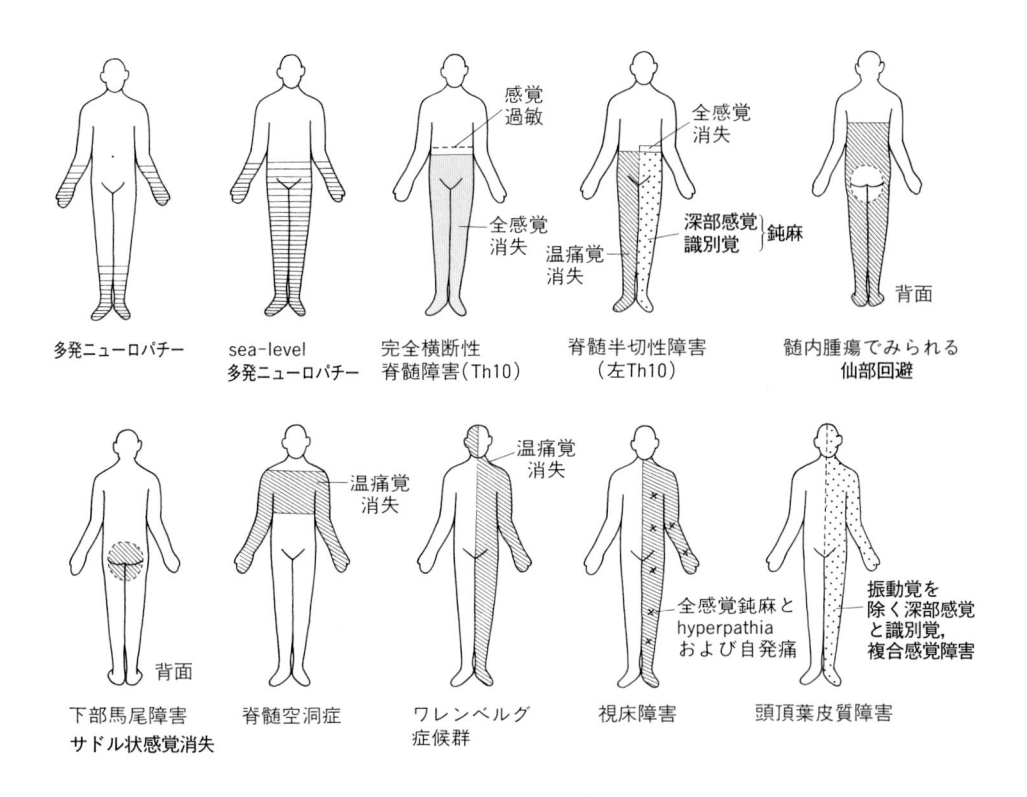

図 2-31　代表的な感覚障害の型（安藤　1979[11]）より）

害されやすいものもある．脊髄横断型や sea-level 型障害を示す場合でも四肢末端ほど障害の程度が強い末端優位性の場合は多発ニューロパチーによるものである．

3）脊髄障害

　脊髄実質内の図 2-32 に示した病変部位により特徴ある感覚障害の型を示す．
　横断性障害：障害髄節以下の全感覚が鈍麻ないし消失する．
　半切性障害：ブラウン・セカール症候群（Brown-Séquard syndrome）とよばれ，障害側のそのレベル以下の触覚，深部感覚，識別覚障害と反対側の温痛覚障害を生じる．
　前 2/3 の障害：前脊髄動脈症候群でみられるもので，障害レベル以下の温痛覚が消失し，触覚・深部感覚・識別覚は保たれる．
　中心灰白質障害：脊髄空洞症や髄内腫瘍で中心管前部で交叉する温痛覚線維が障害されてその髄節の温痛覚が消失する（図 2-33）．
　後索障害：深部感覚・識別覚・触覚の障害で，薄束に限局した病変では下半身のみが障害される．後根病変を伴うと根性分布の表在感覚障害，電撃痛などを伴う．
　仙部回避とサドル状感覚消失：髄内腫瘍では脊髄視床路の最も外側を上行する仙髄部からの線維は侵されにくいためこの部の感覚が保たれる仙部回避（sacral sparing），逆に馬尾神経障害では肛門，陰部，大腿内側に限局したサドル状感覚消失（saddle anesthesia）が特徴的である．

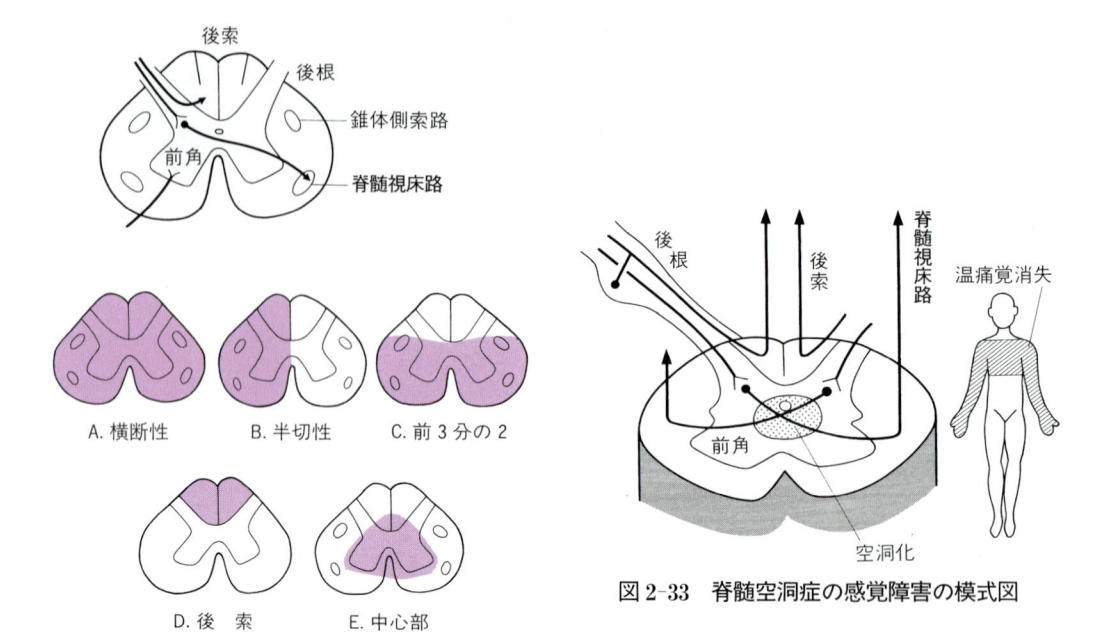

図 2-32 脊髄性感覚障害の病変部位

A. 横断性　B. 半切性　C. 前3分の2　D. 後索　E. 中心部

図 2-33 脊髄空洞症の感覚障害の模式図

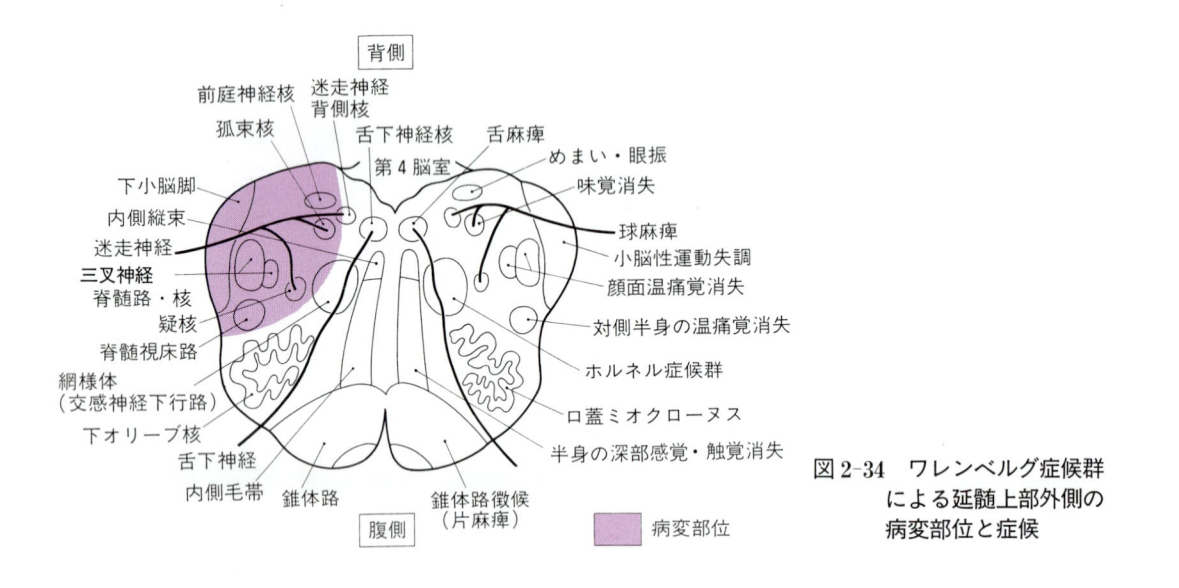

図 2-34 ワレンベルグ症候群による延髄上部外側の病変部位と症候

4) 脳幹障害

　脊髄から上行する感覚伝導路に三叉神経からの伝導路が加わり，障害部位により特徴ある感覚障害を呈する．
　延髄・橋の内側障害では内側毛帯が両側性に障害されやすく，触覚・深部覚が障害され，外側障害は延髄ではワレンベルグ症候群（Wallenberg syndrome）（図2-34），橋下部では前下小脳

動脈症候群を呈し，病側顔面と健側頸以下の交叉性温痛覚消失（非定型例もある）を，橋中部以上では病側顔面の全知覚鈍麻と健側頸以下の温痛覚消失をみる．

大脳脚では内側毛帯は外側寄りとなり，両側性に障害されることは少なくなる．

5) 視床障害

視床の後腹側核が侵されると視床症候群（thalamic syndrome）を生じ，病巣反対側の半身の感覚鈍麻と激しい不快な自発痛（視床痛 thalamic pain），hyperpathia がみられる．表在感覚障害よりも深部感覚，識別覚障害がより強く，立体覚消失をみることが多い．表在感覚は四肢遠位部ほど障害が強く，約半数例では顔面の感覚は保たれる．後腹側核の障害のされ方により頬，口唇のみのしびれや半側の口周辺と手掌のみの感覚障害（手口症候群）を呈することもある．

6) 頭頂葉皮質障害

頭頂葉皮質の感覚中枢の病変では病巣の広がりによって半身または限局した部位の感覚障害がみられるが，温痛覚と振動覚は侵されない．識別覚の障害が最も強く，複合感覚としての感覚要素がすべて障害される．

7) 感覚解離

部位によって温痛覚と触覚・深部感覚・複合感覚が分離してどちらかのみ障害されるか障害程度に著しい差のあることを感覚解離（sensory disociation）とよんでいる．

末梢神経障害では侵される神経線維の太さに差がある場合，例えばアミロイドニューロパチーでは温痛覚が早期から優位に障害される特徴がある．

脊髄や脳幹では脊髄視床路と後索が離れているので病変部位により感覚解離がみられる．代表的なものは脊髄では脊髄空洞症，脊髄半切性障害，脊髄の前2/3の梗塞である前脊髄動脈症候群，延髄ではワレンベルグ症候群などである．これらの疾患のように感覚解離では温痛覚のみが障害されることが多いが，脊髄半切性障害では障害側では触覚，深部感覚，複合感覚が，反対側では温痛覚のみが侵される．

5. 特殊感覚の障害

1) 嗅覚障害

臭いは鼻粘膜から嗅神経により前頭葉底面の嗅球に伝えられ，嗅索から側頭葉に達する．嗅覚障害は鼻疾患によることが多いが，一側の嗅覚障害では嗅球部の脳腫瘍が疑われ，頭部外傷後にしばしば嗅覚消失（anosmia）が起こる．パーキンソン病では嗅覚が低下しているものが多い．

2) 視覚障害

視力低下と視野欠損がある．前者は角膜，水晶体，網膜などの眼球内病変か視神経病変によることが多く，後者は視神経交叉部から後頭葉視中枢に至る視覚伝導路の病変による．

(1) 視力低下

眼科疾患，高血圧，糖尿病，ベーチェット病（Behçet disease）による視力低下は別として，

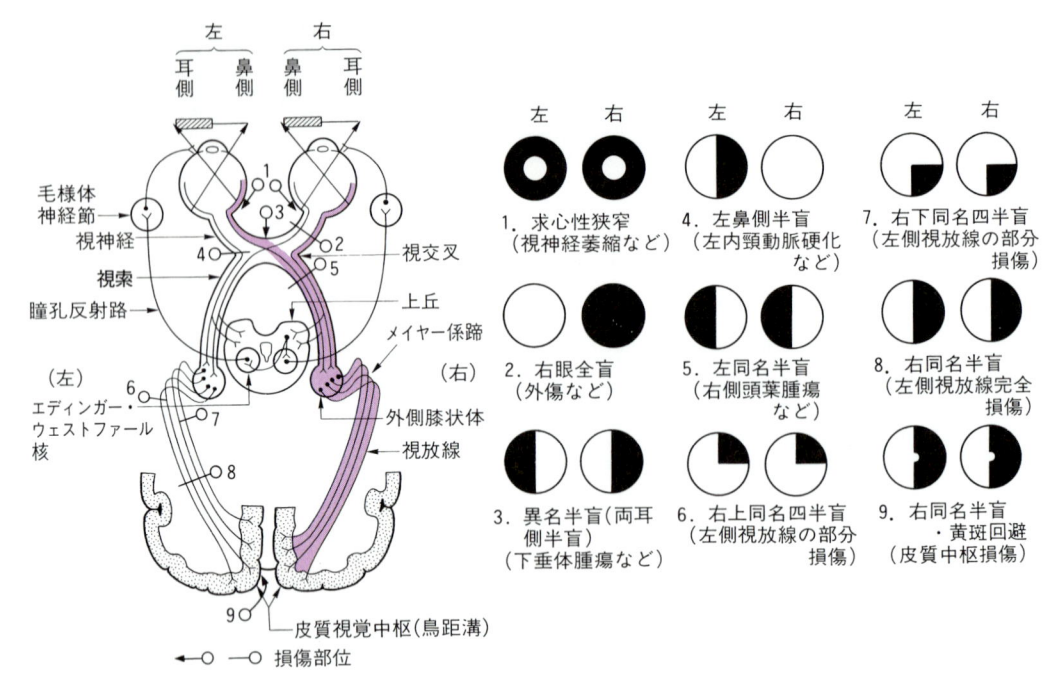

図 2-35 視路障害部位と視野の変化

神経疾患では遺伝性，代謝性神経疾患に伴う白内障，網膜色素変性症，脳腫瘍，髄液循環障害，脳炎，髄膜炎，脳血管障害によるうっ血乳頭，多発性硬化症による視神経炎，血栓，塞栓による網膜中心血管閉塞，梅毒，砒素，エサンブトール，キノホルム（スモン），クロラムフェニコールなどによる視神経萎縮，外傷，腫瘍，血腫による視神経圧迫などさまざまな病態で視力低下ないし失明が起こる．

(2) 視野異常

視野欠損は視覚経路の障害部位によって図 2-35 のような種々の欠損パターンを呈してくる．このうち 3 の視交叉正中前部からの圧迫（下垂体腫瘍など）では両側耳側半盲が，5 の視索から 9 の後頭葉にかけての障害では右または左半分の視野欠損である同名半盲がみられる．また，6，7 のように視放線の上部または下部の障害では同側の 1/4 の視野の障害（同名四半盲）を生じる．なお，後頭葉視中枢の障害では 9 のように黄斑部に対応する視野の中心部は障害されない（黄斑回避）ことがしばしばある．

3）味覚障害

味覚は舌，咽頭の味蕾によって感知され，延髄の孤束核から視床を経て側頭葉に伝えられる．舌の前 2/3 は顔面神経に，後 1/3 と咽頭は舌咽神経に支配されている．一側の味覚障害は末梢性顔面神経麻痺（舌の前 2/3），ワレンベルグ症候群（舌の後 1/3 と咽頭）でしばしばみられ，両側の障害は薬剤の副作用（金属排泄促進薬のペニシラミン，抗パーキンソン薬のレボドパ，三環系抗うつ薬，消炎鎮痛薬，筋弛緩薬，抗癌薬など）で血清中の微量金属（とくに亜鉛）が低下して起こることが少なくない．

4) 聴覚障害

　内耳の蝸牛から蝸牛神経，延髄の蝸牛神経核を経て一部は同側，一部は交叉して対側の外側毛帯に入り，下丘，内側膝状体を経て側頭葉の聴覚中枢に至る．したがって神経系病変による聴覚障害は蝸牛神経核より高位では一側性病変では起こらない．

　難聴はストレプトマイシン，カナマイシンなどの薬剤や騒音によるもの，老人性難聴，突発性難聴，外傷などのほか神経疾患ではメニエール病（Ménière disease），聴神経腫，脳底部の髄膜炎，梅毒，椎骨脳底動脈の血管障害，ミトコンドリア脳筋症などでみられる．

　反対に音が強く不快に響く聴覚過敏は顔面神経麻痺によるアブミ骨筋障害，三叉神経運動枝の麻痺による鼓膜張筋の障害で起こりうる．

9 疼痛 pain

1. 概念

　疼痛は生体外からの有害刺激や生体内の異変を認知する1つの感覚要素（痛認知-痛覚）であるが，他の感覚要素と異なって"痛み苦しむ"という不快な情動反応（痛反応）を伴っている．痛認知はこの痛反応により色づけられて強化される．神経内科領域で扱われる疼痛としては頭痛が最も多く，ほかに神経痛，中枢性疼痛などがある．

2. 疼痛の経路と痛体験

　痛みの経路は図2-36のように脊髄視床路を通り，視床の後腹側核から大脳皮質感覚中枢に至る外側系（特殊系）と旧脊髄視床路を通り，視床の髄板内核群を経由して広く視床下部，大脳辺縁系に分布する内側系（非特殊系）があり，前者は痛認知を，後者は痛反応を引き起こし，この2つの系のインパルスが統合されて痛体験を形成する．内側系と外側系は脳幹レベルでも視床レベルでもお互いに影響を受け，また脊髄後角膠様質では無髄線維を通る痛刺激は太い有髄線維によりMelzakらの関門制御（gate control）を受け，さらに図2-37に示したように脳幹（中脳，延髄）から脊髄後角に下行性の抑制経路が働いている．中脳水道周辺の灰白質にはエンドルフィンなどの内因性麻薬物質が含まれ，この灰白質の電気刺激で鎮痛作用が認められる．

　このようにして末梢からの痛みのインパルスは脊髄，脳幹，視床のレベルでかなり抑制され調整されて痛体験を形成するが，この内因性の疼痛抑制機構は個人差が強く，生育過程でこの痛体験とそれにまつわる心理体験によりさまざまな痛反応の閾値を形成する．したがって，痛認知の閾値は個人差が少ないが，痛反応の閾値は個人差が強く，状況や心理状態によって著しく異なってくる．とくに慢性頭痛などの慢性の疼痛の場合には心理的要因が関与しやすい．

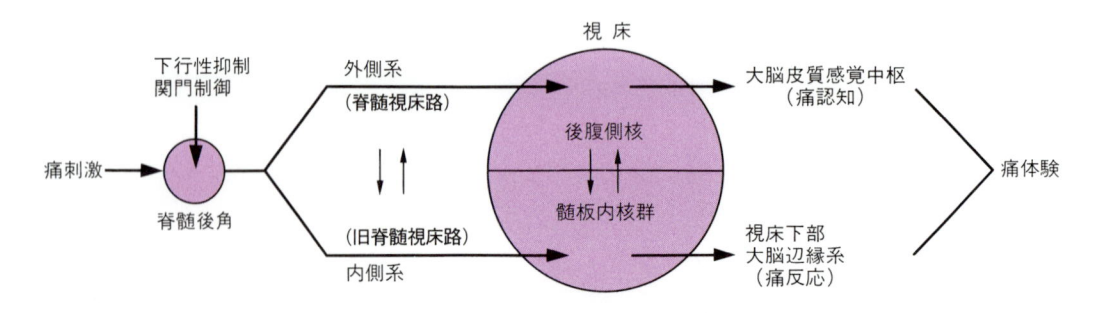

図2-36　疼痛の経路と痛体験の成立

　旧脊髄視床路は脊髄網様体視床路ともよばれ，以前には前脊髄視床路とよばれていたものと脊髄・脳幹網様体路が含まれる．これに対し，脊髄視床路は以前に外側脊髄視床路とよばれていたものである．

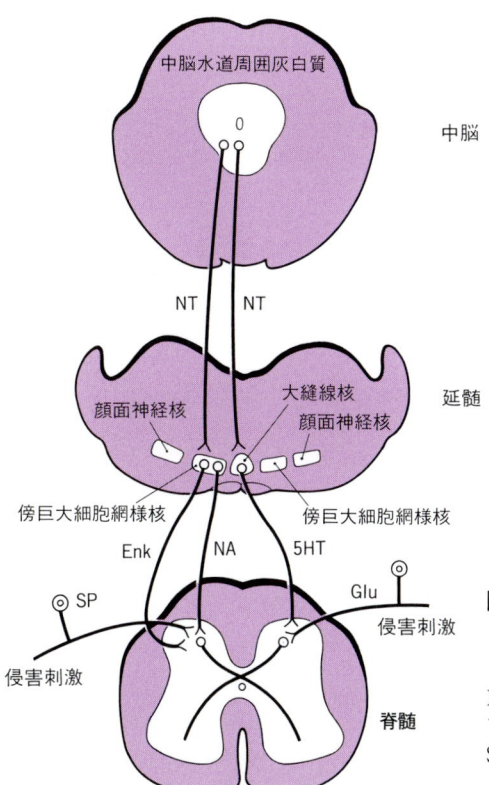

表 2-9　頭痛の起こり方からみた分類

A．急性頭痛
　クモ膜下出血，小脳出血，脳静脈洞血栓症，高血圧性脳症，髄膜炎，脳炎，急性緑内障，一酸化炭素中毒，高炭酸ガス血症，低脳圧症候群など
B．亜急性頭痛
　脳腫瘍，脳膿瘍，慢性硬膜下血腫，副鼻腔炎および中耳炎の急性増悪期，側頭動脈炎など
C．慢性頭痛
　反復性：片頭痛，群発頭痛
　持続性：緊張型頭痛，頸椎症，慢性副鼻腔炎，慢性耳性および眼性頭痛など

図 2-37　脳幹から脊髄後角に至る疼痛の下行性抑制系
（高木　1989[12]）を一部修正）
NT：ニューロテンシン，NA：ノルアドレナリン，5HT：セロトニン，SP：サブスタンスP，Glu：グルタミン酸，Enk：エンケファリン

3. 頭痛　headache

　頭部に感じる深部痛で，眉より下の顔の痛みは顔面痛，脳神経の刺激による痛みは脳神経痛とよばれる．頭蓋内外で痛覚を感受するのは硬膜，クモ膜，動脈の一部と筋，筋膜，脳神経，上部頸神経などで，これらの痛覚感受組織の牽引，圧迫，炎症，頭蓋内外の血管拡張，頭蓋筋の収縮，眼・耳・鼻・歯の病変による投射痛，情動障害などの機序により各種の頭痛が発現する．

1）起こり方からみた分類

　頭痛は急に起こる重篤な基礎疾患による急性頭痛，進行性の疾患により当初は軽くてもしだいに増悪する亜急性頭痛，慢性に長期にわたり反復ないし持続する慢性頭痛に分けられ，そのおのおのに属する頭痛の種類は**表 2-9** に示したようなものがある．この急性および亜急性頭痛はほとんどが緊急治療を要する危険な頭痛で，頭痛以外に複視，視力低下，運動麻痺，痙攣，意識レベルの低下，発熱などなんらかの症候を伴うことが多いので，一刻も早く基礎疾患を確定して治療する必要がある．日常臨床での頭痛の種類別頻度からは慢性頭痛が圧倒的に多い．

2）国際頭痛学会による分類

　頭痛はその原因も発現機序もさまざまでかなり多彩なものである．1962年のAd Hoc委員会による頭痛の分類が長年にわたり国際的に用いられてきたが，その後の頭痛研究の進歩により改訂が必要となり，1988年国際頭痛学会の委員会により**表 2-10** の分類が作製された．このなかの

表 2-10 頭痛，頭蓋神経痛，顔面痛の分類（国際頭痛学会・頭痛分類委員会　1988[13]）

1．片頭痛 　a．前兆を伴わない片頭痛 　b．前兆を伴う片頭痛 　c．眼筋麻痺性片頭痛 2．緊張型頭痛 　a．反復発作性緊張型頭痛 　b．慢性緊張型頭痛 3．群発頭痛および慢性発作性片側頭痛 4．器質的病変を伴わない各種の頭痛 　a．特発性穿刺様頭痛 　b．頭部圧迫，寒冷刺激による頭痛 　c．良性咳嗽性頭痛 　d．良性労作性頭痛 　e．性行為に伴う頭痛 5．頭部外傷に伴う頭痛 　　外傷後の急性または慢性頭痛 6．血管障害に伴う頭痛 　a．急性虚血性脳血管障害 　b．頭蓋内血腫 　c．クモ膜下出血 　d．未破裂血管奇形，動脈炎，静脈血栓 　e．高血圧	7．非血管性頭蓋内疾患に伴う頭痛 　a．髄液圧亢進または低下 　b．頭蓋内感染症 　c．髄腔内注射に伴う頭痛 　d．頭蓋内腫瘍 8．原因物質あるいはその離脱に伴う頭痛 　a．原因物質の急性（慢性）摂取または曝露による頭痛（アルコール，酸化炭素，エルゴタミン，亜硝酸塩など） 　b．原因物質離脱頭痛（急性または慢性使用の薬剤中断） 9．頭部以外の感染症に伴う頭痛（全身および局所感染） 10．代謝障害に伴う頭痛 　　低酸素血症，高炭酸ガス血症，低血糖，貧血など 11．頭蓋骨，頸，眼，耳，鼻，副鼻腔，歯，口あるいは他の顔面・頭蓋組織に起因する頭痛あるいは顔面痛 12．頭部神経痛，神経幹痛，求心路遮断性疼痛 　a．脳神経障害による持続性痛み 　b．三叉・舌咽・後頭神経痛 　c．視床痛 13．分類できない頭痛

下位分類（a，b，…）は主要なものだけ

1〜3は器質的な基礎疾患がなくて頭痛そのものが主症状となるいわゆる原発性頭痛ないし精神疾患によるもので，4はなんらかの原因による一過性のものである．5〜7は頭蓋内疾患によるもの，9，10は内科的疾患によるもの，11は頭蓋，頸，顔面の病変によるもの（顔面痛も多い），12は脳神経痛である．

3） 主な慢性頭痛

(1) 片頭痛　migraine

若年の女性に多く，思春期から更年期まで反復して発作性に出現し，悪心，嘔吐，羞明，音恐怖を伴いやすい．頭の前半部の片側性または両側性の拍動性頭痛で2〜数時間（ときに2，3日）頭痛が続く．閃輝暗点，視野欠損，異常感覚などの前兆に次いで頭痛の起こるもの（以前には典型片頭痛とよんでいた）と，前兆がなく頭痛発作のみのもの（以前には普通型片頭痛とよんでいた）や眼筋麻痺や片麻痺を伴うものがある．

頭痛発作は生活条件の変化やストレスと関連して起こることが多く，患者の性格は野心的で自尊心が強い傾向があるといわれている．

本症の前兆は頭蓋内の血管収縮，頭痛は頭蓋内外の血管拡張によるものとされているが，この機序としてノルアドレナリン系の機能低下と受容体過敏，セロトニン代謝異常，大脳皮質機能の拡延性抑制（spreading depression），三叉神経と硬膜血管が関連しサブスタンスPなど血管作動性ペプチドが遊離するとする三叉神経血管説などさまざまな学説が提唱されている．

従来から頭痛発作に持続性の血管収縮薬である酒石酸エルゴタミンが使用されてきたが，最近ではセロトニン受容体のなかの5HT$_{1B}$と5HT$_{1D}$の選択的作動薬であるトリプタン系薬剤が本

症の発作の治療に有効であることが実証され，セロトニン説の裏づけが進んできている．
　また，本症はとくに母系の家族性に起きやすいことから遺伝子異常についての研究も進められている．
　(2)　群発頭痛　cluster headache
　一側の眼の奥や周辺を中心とする突発する激痛発作で，15分～2時間の発作が2～6週にわたり連日1～数回おき，6～12カ月の間欠期を経て再び発作を繰り返す．夕方から夜半に多く，各個人で一定の時刻に起きやすく，頭痛と同側に結膜充血，流涙，眼瞼下垂，縮瞳，鼻閉，顔面の発汗などを随伴しやすい．20～30歳代の男性に多く，過度の飲酒者や喫煙者が多い．
　発作時には100％のO_2吸入が有効で，一側の内頸動脈系（ことに眼動脈）と外頸動脈分岐の発作性拡張による機序が推測されている．
　(3)　緊張型頭痛　tension type headache
　以前に緊張性頭痛，筋収縮性頭痛，心因性頭痛，抑うつ性頭痛などとよばれていたものを総括した新しい命名法で，頭蓋と頸筋の持続的収縮を伴うものと伴わないものがあり，さらに心理的要因，顎関節機能，姿勢，頸椎異常などをチェックして細分化することが提唱されている．この型の頭痛の中核は，緊張性格（一度緊張すると長く持続して弛緩できない性格）の者が心理的緊張，仕事量の増加，長時間の同一姿勢保持などによって筋緊張が高まって持続的に引きしまった圧迫性や緊縛性の頭痛を自覚するもので，午後から夕方にかけて頭痛が増強する．患者には鎮痛薬の乱用を避け，日常生活のなかに弛緩と休息を取り入れ，体操やゆっくりした入浴など，筋弛緩を図るような生活指導が必要である．
　うつ病による頭痛（抑うつ性頭痛）は朝方が最も悪く，うつ状態による多彩な心身の症状を伴い，抗うつ薬で軽快する．神経症の症状としての頭痛である心因性頭痛，心気性頭痛などは筋収縮を伴わない不定の頭痛で，抗不安薬投与と心理療法が必要である．

　4)　側頭動脈炎　temporal arteritis

　側頭動脈の巨細胞性動脈炎で，50歳以上の女性に多く，発熱，倦怠，体重減少についで一側または両側の側頭部の激しい頑固な痛みを生じ，側頭動脈は肥厚し，圧痛がある．進行すると虚血性視神経炎により視力低下を生じる．

4. 神経痛　neuralgia

　神経痛は末梢神経の走行に一致した痛みで，原因不明の真性ないし特発性のものとなんらかの器質的病変による症候性のものがある．
　現在，真性神経痛として認められているものは三叉神経痛と舌咽神経痛のみで，坐骨神経痛，肋間神経痛，後頭神経痛などはなんらかの器質的病変による症候性のものである．

　1)　三叉神経痛　trigeminal neuralgia

　神経痛の代表でmajor neuralgiaともいわれ，繰り返す激しい痛みで顔をしかめることからフランス語でtic douloureuxともよばれる．50歳以上の女性に多く，急激に一側の三叉神経第2枝（上顎神経）か第3枝（下顎神経）の領域にその走行に沿って瞬間的なキアッとした激痛が放散する（図2-38）．

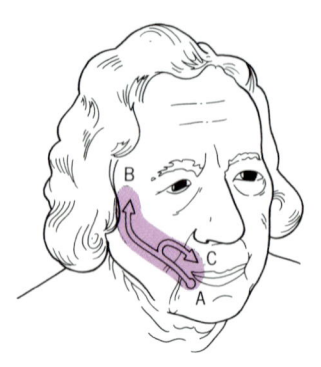

1. 三叉神経痛（第3枝）
AからBときにCに放散，逆方向への放散はまれ

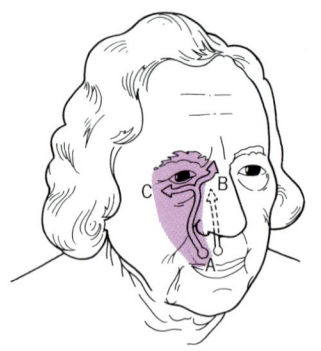

2. 三叉神経痛（第2枝）
AからBまたはCに放散，BとCは疼痛誘発点となる

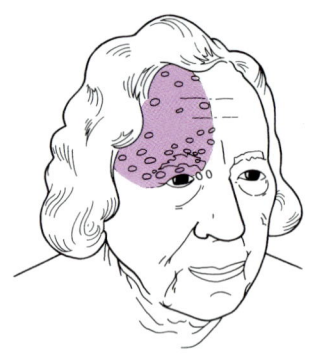

3. ヘルペス後神経痛
瘢痕部感覚消失，周辺は痛覚過敏，持続性灼熱痛で触刺激で増強

図2-38　三叉神経痛の部位（Patten　1996[14]より）

何日か痛みが繰り返すと間欠期に入る．食事，熱いか冷たい飲み物，会話，歯みがき，洗顔などの刺激や指などで誘発点に触れると痛みが起こる．

帯状ヘルペス後の神経痛は大多数は三叉神経第1枝の持続的な痛みで，瘢痕部の感覚消失，周辺の痛覚過敏を伴う．これと対照的に三叉神経痛の場合には疼痛部位の感覚は正常に保たれ，なんらの他覚的所見も認められない．通常の鎮痛薬は効果がなく，神経ブロック療法が最も奏効する．

2）舌咽神経痛　glossopharyngeal neuralgia

片側の舌根部，咽頭，舌，耳，歯，下顎などに放散する激しい発作性の数秒から数分続く疼痛で，嚥下で誘発されることが多い．数日続く発作を年2，3回繰り返すことが多く，10％コカインの局所塗布で一時的に痛みは消失する．

5. 特殊な疼痛

1）中枢性疼痛　central pain

中枢神経内の痛覚伝導路ないし中継核の器質的病変により起こる不快な灼熱性の引きさかれたり放散するような激痛である．接触，風，雑音，寒冷，運動，情動刺激などが誘因となり疼痛を誘発ないし増悪させる．この中枢性疼痛の代表が視床痛（thalamic pain）で脳卒中による視床後腹側核の傷害で発現することが多い．

この種の疼痛の発現機序は，脊髄視床路の中継核である視床の外側および内側後腹側核の不完全な破壊により非特殊核である髄板内核への抑制が失われ，内側系に歪んだ賦活を生じて痛覚のインパルスのパターンが乱れることによると推定されている．

2）幻肢痛　phantom limb pain

四肢近位部の切断，ことに事故による切断後に起きやすく，多くは切断直後より灼熱性，ねじ

れるよう，引きつるよう，あるいは電撃性の疼痛が切断端や切断されて存在しない幻肢に起こる．疼痛は持続性のことも発作性のこともあり，幻肢を動かそうとしたり，発熱，排泄，咳，情動刺激などで疼痛が誘発されたり増悪する．この種の疼痛は断端の細いC線維からの自発性発射と脊髄後角のグルタミン酸受容体の過剰興奮，太い脊髄線維の求心路が遮断されgate controlが失われる求心路遮断性疼痛（deafferentation pain）などの機序による．

3) カウザルギー causalgia

末梢神経の外傷や手術後数日から数週間以内に生ずる四肢の持続性，灼熱性で局在の不明確な激痛で罹患部皮膚の光沢，落屑，萎縮，色調の変化，発汗異常などを伴う．物理的，心理的な各種の刺激，運動などで誘発され，情動不安定となり，性格の変化を生じてくる．この種の疼痛は損傷された感覚神経線維の入る脊髄後角での幻肢痛と同様の機序による求心路遮断性疼痛に属するもので，疼痛部位の自律神経症状は交感神経刺激による反射性交感神経ジストロフィーによるものとされている．

4) 肩手症候群 shoulder hand syndrome

肩と手の疼痛と運動制限，手の腫脹と皮膚温上昇を起こしてくるもので脳卒中片麻痺の麻痺側に発作後3カ月以内に起きやすい．
頸部交感神経刺激による反射性交感神経ジストロフィーによるものとされている．

5) 慢性疼痛症候群 chronic pain syndrome

器質的病変は明らかでないのに6カ月以上にわたり治療に抵抗する慢性の痛みを訴えるもので，ヒステリー性の疼痛嗜好患者（pain prone patients），長期にわたる抑うつ状態のもの，鎮痛薬嗜癖患者など心理面で問題をもったものが多い．どの程度の痛認知にどの程度の痛反応（疼痛顕示行為）を示しているのかの判断が重要で，痛認知が少ないと判断されるのに痛反応の大きいものは心理的要因の関与が強い．

最近，ストレスが原因で慢性に全身痛を訴えるものの中に，線維性筋痛症があり，髄液サブスタンスP濃度が高値で，中枢神経系セロトニン濃度が低下しているなど疼痛伝達物質の異常もみいだされているので，心身両面からのアプローチが必要と考えられる．

10 脳神経障害 impairment of cranial nerves

図2-39に示したように12対の脳神経は脳幹を出て主に頭部各所に分布し，表2-11のようなさまざまな機能を営んでいる．このなかで嗅神経と視神経は末梢神経というより脳の伝導路であり，副神経は頸髄上部より出る脊髄副神経が主体で頸や肩の運動を分担している．脳神経のなかで特殊感覚（p.51〜53）と球症候（p.67〜68）に関するものはそれぞれの項で述べてあるので，それ以外のものの障害について概要を述べる．

1. 眼球運動障害

動眼神経（III）は眼瞼挙筋，上直筋，下直筋，内直筋，下斜筋に分布し，眼瞼の挙上，垂直方向と鼻側への水平方向の眼球運動と輻輳（遠方視から近見視になるほど両眼が内転）を行い，さらに瞳孔括約筋により縮瞳を起こす．滑車神経（IV）は上斜筋を支配し，内転眼の下転を行い下斜筋（内転眼の上転）と拮抗する．外転神経（VI）は外直筋に分布し耳側への眼球の外転を行う（図2-40, 41）．

輻輳と開散（近見視から遠方視になると両眼が外転）を除き左右の眼球は同じ方向へ動くように共同運動が働く．水平性の共同眼球運動の中枢は橋網様体傍正中部（PPRF）にあり，ここを

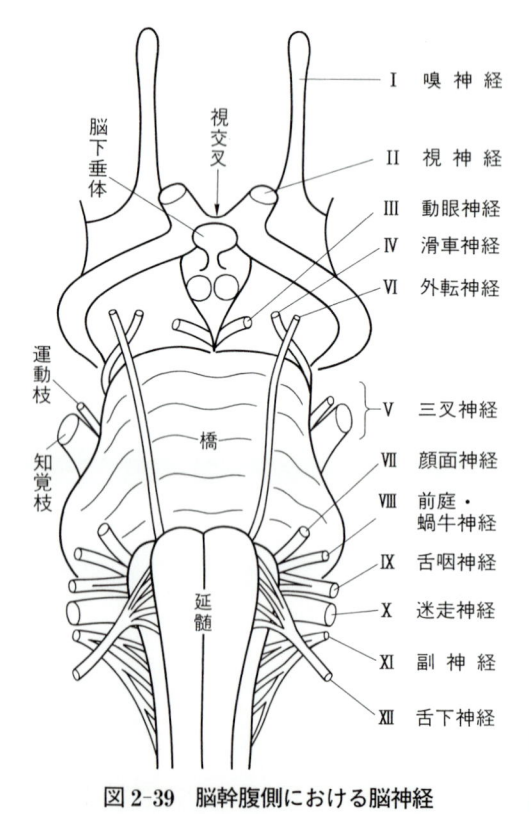

図 2-39 脳幹腹側における脳神経

表 2-11 脳神経とその機能

特殊感覚	I	嗅神経	嗅覚
	II	視神経	視覚
	VIII	前庭神経	平衡覚
		蝸牛神経	聴覚
眼球運動	III	動眼神経	眼瞼挙上，眼球内転・上転・下転，瞳孔縮小
	IV	滑車神経	内転眼の下転
	VI	外転神経	眼球外転
純運動	XI	副神経	頭回転，肩挙上
	XII	舌下神経	舌の運動
混合	V	三叉神経	感覚：顔面，歯，口腔
			運動：咀嚼
	VII	顔面神経	運動：顔面
			味覚：舌前2/3
			分泌：涙，唾液
	IX	舌咽神経	味覚・表在感覚：舌後1/3
			運動：嚥下
			分泌：唾液
	X	迷走神経	感覚：外耳道，喉頭，食道など
			運動：嚥下，反回神経（発声，呼吸）
			内臓運動：副交感神経

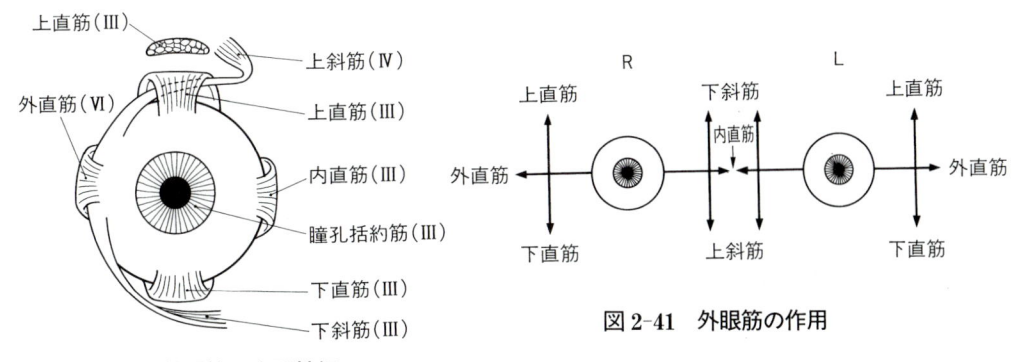

図2-40　外眼筋と支配神経

図2-41　外眼筋の作用

刺激すると同側への共同偏視が，破壊すると同側への共同注視麻痺が起こる．垂直性眼球運動中枢は中脳網様体にあり，中脳の血管障害や進行性核上麻痺などでは垂直性眼球運動が障害される．

Ⅲ，Ⅳ，Ⅵの脳神経かその支配する外眼筋が左右不対称に障害されると正面視ないし上下左右の注視時に左右の眼球の位置がずれて複視（diplopia）を生じる．このような末梢性の眼球運動障害（外眼筋麻痺）は一側のⅢ，Ⅳ，Ⅵ脳神経の単独麻痺のことも，ギラン・バレー症候群（Guillain-Barré syndrome），フィッシャー症候群（Fisher syndrome），海綿静脈洞症候群でみられる複合神経麻痺のこともある．神経筋接合部の障害である重症筋無力症では変動性の眼瞼下垂と左右不対称な外眼筋麻痺により複視を訴えることが多いが，慢性進行性に外眼筋麻痺を起こすミトコンドリア脳筋症などでは高度な眼球運動制限でも両側対称性のため複視を自覚しないことが多い．

大脳半球の前頭葉から内包を通り対側のPPRFに至る側方注視の経路があり，被殻出血などでこの経路が破壊されると病巣をにらむ水平性共同偏視が一過性に生じる．この経路の刺激性病変の場合は病巣と反対側をにらむ共同偏視となる．視床出血では上方への注視麻痺により下方または鼻先をにらむ共同偏視がみられ，橋出血では両眼の正中位固定やocular bobbing（間欠的に起こる両眼の下方への急速な沈下とゆっくり元の位置にもどる運動）をみることがある．

2. 三叉神経障害

三叉神経の2つの神経根のなかで大きいほうは感覚枝で小さいほうは運動枝である．感覚枝の神経細胞体は三叉神経節（ガッセル神経節 gasserian ganglion）でここを出てから3枝に分かれる．第1枝の眼神経，第2枝の上顎神経，第3枝の下顎神経は図2-42に示した顔面の表在領域に分布するとともに，第1枝は結膜，角膜，鼻腔，副鼻腔に，第2枝は上顎の歯肉，軟口蓋，鼻咽頭，硬口蓋，上顎洞に，第3枝は下顎の歯肉，舌，口腔底粘膜に分布し表在感覚を伝える．この感覚枝は

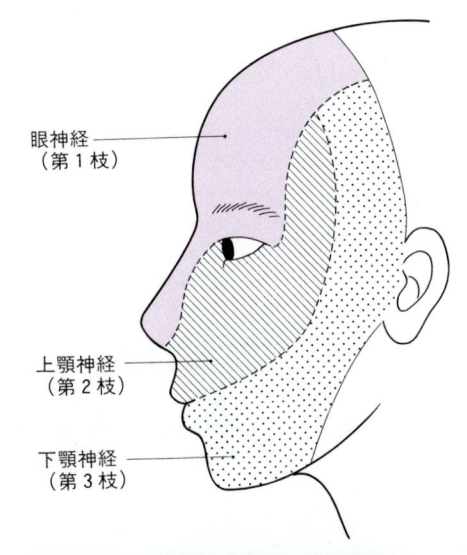

図2-42　三叉神経感覚枝の支配領域

原因不明の特発性三叉神経痛（p.57）を起こすほか，帯状ヘルペス，多発性硬化症による症候性三叉神経痛や痛みよりも感覚鈍麻を主徴とする三叉神経ニューロパチーを生じることもある．三叉神経感覚枝の核は橋の中央被蓋に位置し触覚，深部感覚を伝える中継核の主知覚核と橋から第3～4頸髄まで長くのび温痛覚の中継核である脊髄路核があり，二次ニューロンはいずれも対側にわたり視床の後内側腹側核に至る．橋，延髄部の血管障害などではこれらの伝導路と脊髄からの感覚伝導路の侵され方によりさまざまな型の感覚障害がみられる（p.50, 158）．

運動枝は側頭筋，咬筋，外側・内側翼突筋，顎二腹筋などの咀嚼筋に分布し主として咀嚼運動を行っている．一側の運動枝の末梢性障害では，下顎は開口すると患側に偏位するが，咀嚼筋は両側の運動野から支配されているので橋の運動核より上の中枢性麻痺では下顎の偏位は起こらない．

3. 顔面神経麻痺

顔面神経の大部分は顔の表情などをつかさどる顔面筋に分布する運動枝であるが，ほかに副交感神経線維と感覚線維よりなる中間神経が含まれる．中間神経中の副交感神経線維は膝神経節と翼口蓋神経節を経由して涙腺に，鼓索を経由して顎下腺，舌下腺に分布し，鼓索には他に舌の前2/3の味覚を伝える舌神経も含まれている．

顔面神経運動枝は内耳アブミ骨筋への枝を出し，鼓索と分かれた後に顔面の前頭筋（額にしわよせ），眼輪筋（閉眼），口輪筋（閉口），頤筋（下口唇を前に突き出す）などの顔面筋や顎下部の広頸筋に広く分布している（図2-43）．

前頭筋，眼輪筋などの顔面の上方の筋は左右両半球から両側性の投射を受けているが，頬部以下の筋は対側からの投射のみであるので，橋中央の顔面神経核より上の病変による中枢性顔面麻

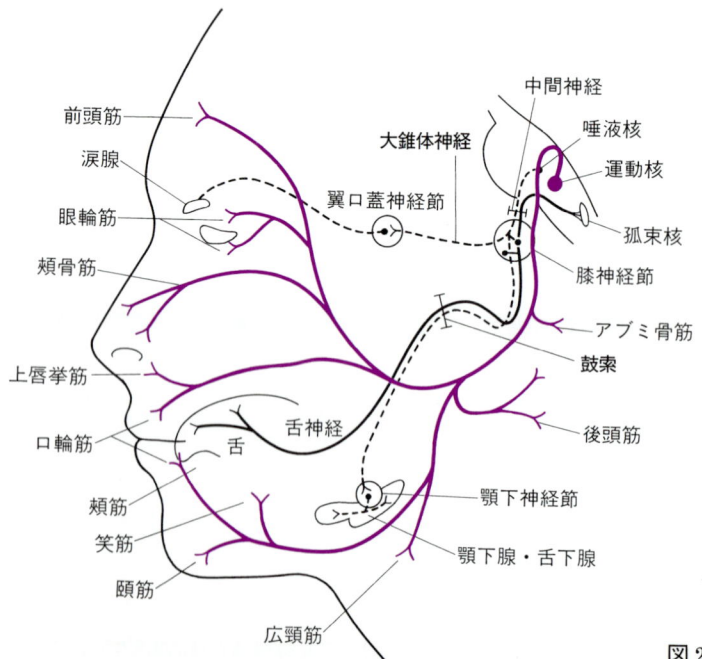

図2-43 顔面神経運動枝の分布

痺では顔の下半分のみ麻痺に陥り，上半分には麻痺はみられない．これに対し末梢性顔面神経麻痺では病側のすべての顔面筋に麻痺が起こる．この末梢性顔面麻痺のなかで最も頻度の高い特発性で通常片側の顔面神経麻痺であるベル麻痺（Bell palsy）では，その病変部位によって図2-44のように顔面筋麻痺以外の症候に差がみられる．

4. 副神経麻痺

　副神経は頸髄上部より出る脊髄副神経と延髄疑核より出る延髄副神経があり，後者は咽・喉頭筋の一部に分布するが役割は小さく，前者の役割が主体である．脊髄副神経は胸鎖乳突筋と僧帽筋上部1/3を支配し，頭の対側への回転と肩すぼめを行う．この神経の麻痺の検査は頬に検者の手をあてて抵抗を与えつつ頭を対側に回転したり，肩に手をあてて上からの押しに抗して肩をすぼめさせる．麻痺がある場合は立位にすると病側の肩は下がり，肩甲骨上内側端が胸郭より少し離れて外下方に偏位している．

　副神経もかなり両側半球からの支配を受けているので，中枢性麻痺では障害は少なく，末梢性麻痺が継続すると胸鎖乳突筋と僧帽筋に萎縮がめだってくる．

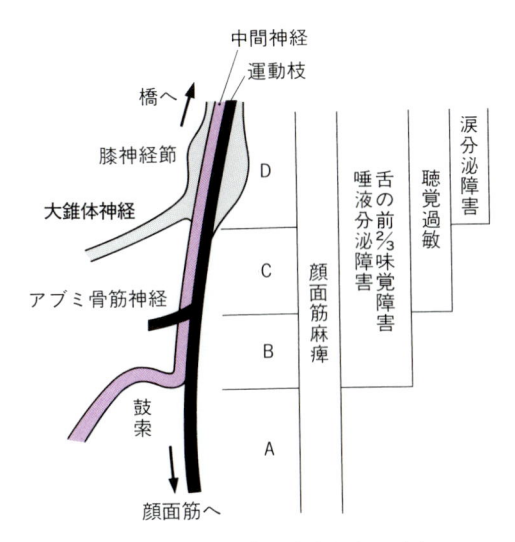

図2-44　ベル麻痺の病変部位と症候

5. 舌下神経麻痺

　舌下神経は舌筋群に分布して舌の運動を営み，このなかの挺舌は頤舌筋により行われる．舌下神経核は延髄背側にあり，これ以下の末梢性麻痺では病側の舌萎縮と線維束性収縮がみられ，挺舌させると舌先は病側に曲がる．核上性病変による中枢性麻痺では萎縮はみられず対側への軽度の偏位がみられる．これは核上性支配は対側半球からのものが主で両側性支配は部分的であるためである．両側性の舌下神経麻痺では舌の運動ができないので，サ，タ，ナ，ラ行などの舌音が不明瞭となり，舌の先で頬と歯の間にたまった食物の操作や咽頭に食物を送ることが困難となる．

11 構音障害，嚥下障害，球麻痺症候
dysarthria, dysphagia and bulbar palsy syndrome

1. 構音障害 dysarthria

1) 概　念

　発語に必要な筋群の運動障害による speech の異常で，言語理解も話そうとする言葉の内容にも異常はないが，思うように円滑な発語ができない状態である．声帯でつくられた音声（voice）は口唇，歯，舌，鼻腔，咽頭，喉頭などの口腔と鼻腔により共鳴，調音されて語音（word）に形成される．この過程が構音または構語（articulation）で，この機能が障害されて語音の形成が異常となったのが構音障害で，高度の場合には構音不能（anarthria）となる．

2) 種　類

(1) 筋性構音障害

　a．顔面肩甲上腕型筋ジストロフィーでは口輪筋，頬筋が侵され，口唇音（パ行，バ行，マ行）が不明瞭となる．

　b．先天性筋ジストロフィーでも顔面筋が侵され口唇が厚く舌も肥大し，開口したままとなり言語発達も遅く，発語は不明瞭である．

　c．筋強直性ジストロフィーでは顔面筋，咬筋が萎縮し，下口唇は下垂し，軟口蓋や咽頭筋も弱くなり，発語は軽度に鼻声（nasal voice）で不明瞭となる．舌筋の筋強直現象で舌音（とくにラ行）が障害される．

　d．多発筋炎も 60％に構音障害があり鼻声で不明瞭となりやすい．

　e．重症筋無力症では話を続けるとしだいに音声が弱く鼻声で不明瞭となり，休息すると再び明瞭となる．進行すると鼻咽腔閉鎖機能が失われて音声は鼻腔に流れ（開放性鼻声），構音に必要な口腔内圧を高めることができなくなる．高度の場合は構音不能状態に陥るが，テンシロン（コリンエステラーゼ阻害薬）静注で一過性に発語は正常となる．

(2) 麻痺性（弛緩性）構音障害

　橋，延髄の下位運動ニューロンの障害により構音に関与する筋群の麻痺をきたしたもので，障害される脳神経により特徴ある構音障害を示す．

　a．顔面神経麻痺では口輪筋と頬筋が麻痺し，片側の場合には口唇音が変化し，口の中に粥を入れたまま話すような話しぶりになる．両側性麻痺では口唇音は発語できなくなる．

　b．咀嚼筋麻痺は三叉神経運動枝の病変で生じ，両側性麻痺では下顎は下垂し閉口できず，語音は不明瞭となる．

　c．舌下神経麻痺では舌音（サ，タ，ナ，ラ，ダの各行）が障害され，とくにラ行の障害が目立つ．高度の両側性麻痺では構音不能となる．

　d．舌咽・迷走神経麻痺では軟口蓋が麻痺し，頬をふくらませると鼻に抜け，鼻をつまむと頬

をふくらませうる．音声は鼻に抜け開放性鼻声となる．迷走神経の枝である反回神経が侵されると片側障害では嗄声（hoarsness），両側障害では失声（aphonia）となる．

　e．広汎性球麻痺は脳神経Ⅴ運動枝（三叉神経），Ⅶ（顔面神経），Ⅸ（舌咽神経），Ⅹ（迷走神経），Ⅺ（副神経），Ⅻ（舌下神経）の両側性病変による典型的な球麻痺を生じ，顔面下部，舌，咽頭，喉頭の諸筋が広汎に侵され構音不能となる．しかし，比較的最後までア音のみ発音が可能である．

　(3)　痙性構音障害

　皮質延髄路の両側性病変に基づく偽性球麻痺（仮性球麻痺 pseudobulbar palsy）によるもので，通常片側病変では構音障害はみられない．しかし，内包病変による片麻痺では病初の短期間に軽い舌音の障害を示すことがあり，また，脳底部，内包膝部，ときに大脳皮質の小梗塞（ラクナ）で構音障害と反対側手の巧緻運動障害を呈する構音障害・手不器用症候群（dysarthria-clumsy hand syndrome）をみることもある．

　偽性球麻痺では構音筋群の痙性麻痺のため発語が円滑でなくなり，発語は遅く，耳障りで精一杯の努力を要し，短く区切ってそれぞれの語は引きのばされしだいに聞きとれなくなる．とくにガ行の発音が悪いといわれている．

　筋萎縮性側索硬化症では広汎性球麻痺による麻痺性構音障害に痙性構音障害が加わった複合型構音障害で，しだいに構音不能の状態となる．

　(4)　運動失調性構音障害

　小脳性運動失調の一症候で，軽症のものでは子音が不明瞭で音声の強さの動揺がみられ，進行すると，一語ずつとぎれた発音（断綴性または断続性発語 scanning or staccato speech）となり，さらに進行すると音の強さの変化が急激で，酔っぱらいがほえるような爆発性発語（explosive speech）となる．

　(5)　パーキンソン型構音障害

　パーキンソン症候の1つで音量が減少し小声で単調となる．話し始めにどもったり，話し中にしだいに早口となり（加速言語）ついには聞きとれなくなるすくみ言語（frozen speech）や，同じ言葉を繰り返す同語反復（palilalia）の傾向もみられる．

　(6)　不随意運動性構音障害

　意志に反して反復する不随意運動が口唇，舌，頬，咽喉頭，呼吸筋などに起こると構音が乱れ，ときどき急に音声が高くなったり強くなったり（jerky），子音や母音が歪んだりして会話はぎくしゃくしてくる．とくにジストニーでは語音をしぼり出すような努力性の発語で音声が大きくなったり小さくなったりし，発語が途絶しやすい．全身性チックであるジル ド ラ トゥレット症候群（Gilles de la Tourette syndrome）ではうめくような吠えるような声を立てたり，シーシー，クークーなどの音声をもらしたり，同語反復や反響言語（echolalia；言われたことをそのまま繰り返す），さらに汚言（coprolalia）も多い．

　(7)　失行性構音障害（発語失行 apraxia of speech）

　大脳皮質性構音障害で頭の中での言語形成（内言語）は保たれ構音器官にも異常はないが，話すときに調音がうまくできず的外れの調音が起きる．とくに命令されたり模倣したりする会話で音節の長いものほど誤りが多くなる．自分の誤りを自覚し，誤りを避けようと努力すると会話速度も遅くなり，語や音節の間隔があき円滑さが失われる．発語失行は命令により舌や口唇の運動，口笛を吹くなどの動作ができない口部失行（oral apraxia）を伴いやすい．

2. 嚥下障害　dysphagia

　嚥下は口腔内の食塊や液状物が口腔から咽頭腔に送られる第1相，咽頭腔から食道口まで送られる第2相，食道口から噴門を通して胃に送られる第3相に分けられる．第1相は随意運動により咽頭腔に飲食物が運ばれる時期で，軟口蓋の動きにより鼻咽腔への逆流が防がれ，第2相では不随意な生理的咽頭反射により飲食物は食道口に送られ，喉頭閉鎖により誤嚥が防がれる．この第1，第2相を合わせて口腔・咽頭相（図2-45），第3相を食道相とよんでいる．口腔・咽頭相での嚥下に関与する筋群は構音筋とほとんど共通しており，神経症候として食道相のみ障害されることはないので，神経疾患による嚥下障害は原則として構音障害を伴っている．
　軟口蓋が麻痺すると鼻咽腔への逆流が起こり，喉頭の閉鎖障害により液状物が気道内に入り誤飲を生じる．片側軟口蓋麻痺はワレンベルグ症候群では突発し，頭蓋底に浸潤する悪性腫瘍，軟骨腫，上咽頭腫瘍では緩徐に発現する．
　緩徐に起こる両側性軟口蓋麻痺で舌萎縮を伴う場合には，筋萎縮性側索硬化症，球脊髄性筋萎縮症などがあり，舌萎縮のない場合は両側性ないし多発性脳梗塞，進行性核上性麻痺などによる偽性球麻痺であることが多い．比較的急性に起こる場合にはギラン・バレー症候群，多発筋炎，重症筋無力症などがある．
　偽性球麻痺では固形物より液状物が飲み込みにくい傾向があり，主として嚥下の第1相が障害され，食物を咽頭腔へ進めることができず，流涎もみられるが，第2相の嚥下反射は比較的保たれる．しかし，病期が進むと第2相も障害される．ことに進行性核上性麻痺では早期からこの傾向が明白で口腔内にたまった食物を急に勢いよく吐き出す吐食がしばしば認められる．
　パーキンソン病，脊髄小脳変性症では軟口蓋麻痺は明らかではないが，構音障害が進行して程度が強くなるとしだいに嚥下障害も出現し，むせたり誤飲するようになるものも少なくない．

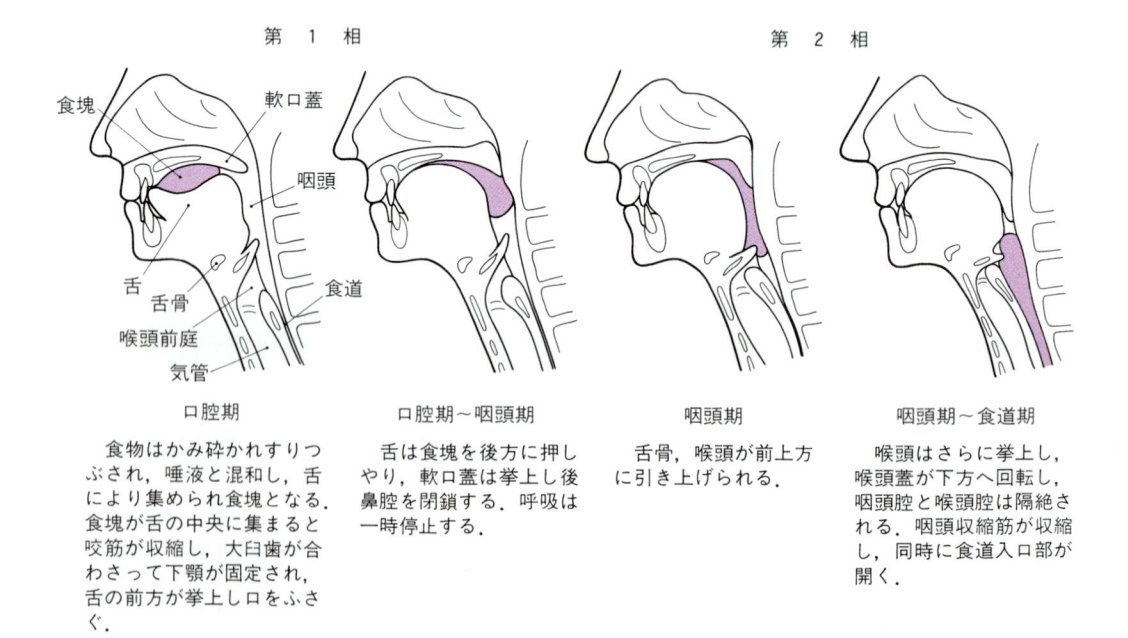

第　1　相

食塊　軟口蓋　咽頭　舌　舌骨　喉頭前庭　気管

口腔期
食物はかみ砕かれすりつぶされ，唾液と混和し，舌により集められ食塊となる．食塊が舌の中央に集まると咬筋が収縮し，大臼歯が合わさって下顎が固定され，舌の前方が挙上し口をふさぐ．

口腔期〜咽頭期
舌は食塊を後方に押しやり，軟口蓋は挙上し後鼻腔を閉鎖する．呼吸は一時停止する．

第　2　相

咽頭期
舌骨，喉頭が前上方に引き上げられる．

咽頭期〜食道期
喉頭はさらに挙上し，喉頭蓋が下方へ回転し，咽頭腔と喉頭腔は隔絶される．咽頭収縮筋が収縮し，同時に食道入口部が開く．

図2-45　嚥下の口腔・咽頭相（才藤　1994[15]）より一部修正）

3. 球麻痺症候 bulbar palsy syndrome

1) 概念

延髄からでる運動性脳神経またはそれにより支配される筋群の麻痺を球麻痺（真性球麻痺），その上位運動ニューロンである皮質延髄路の病変による核上性障害を偽性球麻痺（仮性球麻痺）とよび，主要症候はいずれも構音障害と嚥下障害である．

咀嚼筋を支配する三叉神経運動枝や顔面筋を支配する顔面神経も一緒に傷害されることもある．

2) 球麻痺 bulbar palsy

脳神経のIX，X，XIIの主として両側性病変（核の病変も含む）ないし咽頭筋，舌筋の病変で構音と嚥下が障害される．咀嚼筋，胸鎖乳突筋，僧帽筋麻痺を伴うこともある．

発語は不明瞭で抑揚が乏しく，音量も小さく，鼻声または嗄声となる．嚥下も困難となり，初めに固形物が飲み込みにくくなるが，やがて流動物も飲み込めず鼻腔への逆流がみられるようになる．肺への誤飲も起こりやすい．脳神経病変によるものでは舌は萎縮し，線維束性収縮を認め，挺舌も困難となる．咽頭反射，下顎反射も低下ないし消失する．

球麻痺を呈する主な疾患は表2-12の左側に示してある．

3) 偽性球麻痺 pseudobulbar palsy

皮質延髄路は図2-46のように延髄の疑核（舌咽・迷走神経の運動核）と顔面上部を支配する顔面神経核に対しては両側性支配で，これらの核は交叉，非交叉の線維を半々に受けているので一側の病変では症状は出現しない．これに対して舌下神経核と顔面下部を支配する顔面神経核に至るものは大部分が交叉性であるので一側病変でも症状が出現する．したがって明確な構音・嚥下障害を呈する偽性球麻痺は両側皮質延髄路に病変がないと出現しない．

球麻痺との症候の相異点は表2-13に示したようで，構音障害は軽いものでは低音で音量が小さく不明瞭で球麻痺に類似するが，漸次円滑さを欠き，音量調節が悪く，うなったり叫んだりす

表2-12 球麻痺，偽性球麻痺の原因となる主な疾患

	球麻痺		偽性球麻痺
筋疾患	先天性筋ジストロフィー 筋強直性ジストロフィー 多発筋炎 重症筋無力症	脳血管障害 変性疾患	両側性脳出血・梗塞 多発性脳梗塞 進行性核上性麻痺 多系統萎縮症 筋萎縮性側索硬化症*
下位運動ニューロン病変	筋萎縮性側索硬化症* 球脊髄性筋萎縮症 ウェルドニッヒ・ホフマン病 ギラン・バレー症候群	脱髄性疾患 その他	多発性硬化症 脳炎，脳梅毒 脳腫瘍 正常圧水頭症など
延髄病変	脳幹脳炎，髄膜炎 ワレンベルグ症候群 実質内および周辺の腫瘍		

*複合型球麻痺

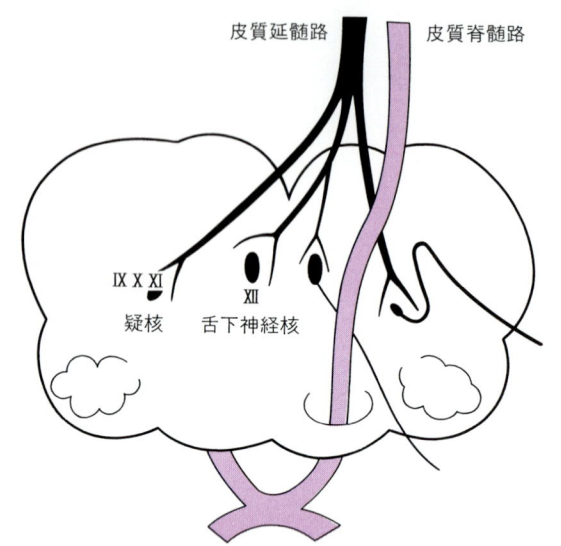

図 2-46　延髄の運動性脳神経核の上位運動ニューロンによる支配

表 2-13　球麻痺と偽性球麻痺の相異点

	球麻痺	偽性球麻痺
病変部位	脳神経IX，X，XIIまたは舌，咽喉頭筋	両側性皮質延髄路
構音障害	低音，単調，鼻声，嗄声	音量調節不全，努力性でうなり叫ぶ
嚥下障害	先に固形物が障害されやすい	先に液状流動物が障害されやすい
舌萎縮	あり	なし
情動失禁（強制泣き・笑い）	なし	あり
下顎反射	低下	亢進
口とがらし反射（snout reflex）	なし	あり

る力の入った努力性発語となり，ときに吐き出すような発語になる．嚥下も始めは液状物のほうが飲みにくくなる傾向があり，些細な刺激で急に感情を伴わずに泣いたり（強制泣き forced crying）笑ったり（強制笑い forced laughter）する情動失禁（emotional incontinence）がみられる．

　この偽性球麻痺を呈する主な疾患を**表 2-12**の右側に示した．筋萎縮性側索硬化症は球麻痺に偽性球麻痺を伴った複合型球麻痺である．

12 意識障害 disturbance of consciousness

1. 概　念

　意識の清明さは覚醒していて，自己および周囲の状況を認識し，刺激に対し適切に反応することで示される．このうちの覚醒レベルを保つには図2-47に示した上行性網様体賦活系による大脳皮質の賦活が必要であり，状況認識と適切な反応には大脳皮質の正常な働きが必要である．意識障害はこの網様体賦活系ないし大脳皮質の機能障害によって刺激に対する反応が低下ないし失われた状態をさしている．睡眠の場合は網様体賦活系の活性は低下し意識は失われているが，刺激によって容易に覚醒できる可逆的な生理現象であって，刺激によって覚醒できないか覚醒が不十分な病的な意識障害とは異なっている．また，脳血流の一過性低下によるごく短時間の意識喪失は失神として区別されている．

2. 発現機序

1) 上行性網様体賦活系の病変

　脳幹網様体は視覚，聴覚，触覚，痛覚，深部感覚などの感覚系からの側枝を受け，上方では視床，視床下部を経て広く大脳皮質に分布し，皮質の働きを賦活し意識レベルの維持に重要な役割を果たしている．この系が延髄，橋，中脳，視床下部のいずれかの部位で病変に陥ると小病変でも高度の意識障害が出現する．とくに中脳，橋領域の傍正中被蓋灰白質は意識の中枢として重視されている．

2) 大脳皮質を主とする大脳病変

　上行性網様体賦活系は扇子の要にあたり，大脳は広がった扇の紙の部分にあたる．扇子の要がこわれると使用できなくなるが，扇の紙は広く破れなければ使用できる．大脳の病変は皮質を含めてある程度以上広汎になると意識障害を生じ，正しい状況認識や適切な反応ができなくなり，

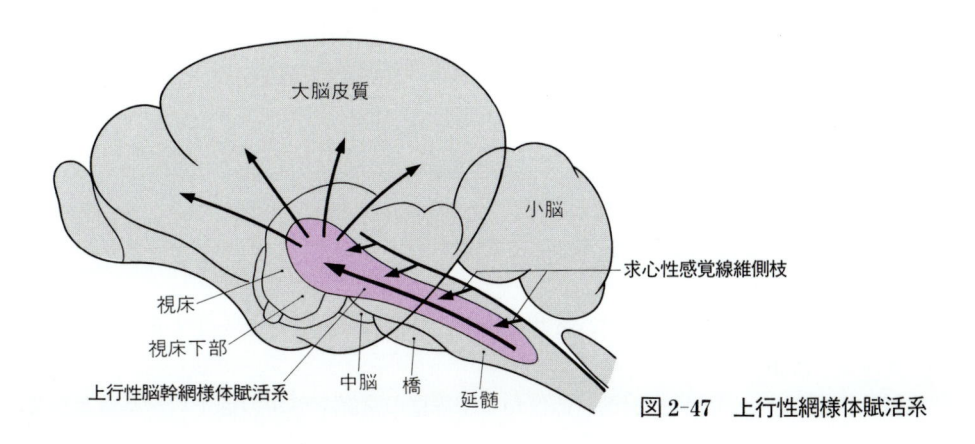

図2-47　上行性網様体賦活系

病変の程度が強いものでは意識障害は高度となる．

3) 中毒，代謝，循環障害

急性アルコール中毒，睡眠薬中毒，一酸化炭素中毒，糖尿病性昏睡，低血糖昏睡，尿毒症，肝性脳症，肺性脳症，粘液水腫昏睡，急性心不全，高血圧性脳症，高熱，脱水，日射病などさまざまな全身性疾患により脳酸素消費量が低下して意識障害が惹起される．脳酸素消費量は正常では 3.3 ml/100 g 脳/分であるが，軽度な意識障害では 2.5〜3.0 ml/100 g 脳/分に，昏睡では 2.0 ml/100 g 脳/分以下となる．この脳酸素消費量の低下と脳波の全般的徐波化には相関が認められ，酸素消費量が低下するほど脳波の徐波化は高度となる．脳への血流が遮断されると 6〜7 秒で意識は失われ，5〜8 分持続すると脳に不可逆的変化をきたす．これに対し脳にはブドウ糖は少量ではあるが蓄積されているので，低血糖昏睡は 60 分以内なら脳に不可逆的変化を残さずに耐えうるといわれている．

4) てんかん

てんかん大発作では痙攣発作と同時に意識は失われ（通常は 1 分程度），痙攣後は深い昏睡に入る．発作が重積すると意識消失の時間は長くなる．欠神発作（absence）は数秒から 30 秒間の意識消失でこの間行動は停止する．ミオクロニー発作では全身のミオクローヌスと意識消失が，精神運動発作ではもうろうとした意識状態で自動症（automatism）としての特異な運動，動作がみられる．

3. 程度と種類

1) 意識レベルの低下

(1) 傾眠　somnolence
刺激を与えないと眠り込む．
(2) 昏迷　stupor
強い刺激で覚醒し，単純な動作はできる．
(3) 半昏睡　semicoma
痛み刺激や身体をゆすることで逃避反応や体動がみられる．
(4) 昏睡　coma
どんな刺激を与えても反応がない．

2) 意識の変容

(1) もうろう状態　twilight state
意識の広がりが狭くなり意識の混濁による錯覚もあって思考，行動がピント外れの状態になる．
(2) 錯乱　confusion
意識レベルは低下し，錯覚，幻覚，妄想を呈し，徘徊など異常行動を呈する．
(3) せん妄　delirium
急性錯乱状態で，一過性意識混濁（軽度から中等度の意識レベルの低下）を基盤として，不安，

恐怖，苦悶，興奮など活発な感情の動きと周囲状況の誤認，錯乱した思考，支離滅裂な会話，幻覚，妄想に基づく異常行動などを呈するものである．通常は短時間，長くても数時間以内のことが多く経過中症状は変動しやすい．こうした活動過剰型のほかに言動の乏しくなる不活発型と両型が相互に移行しつつ出現する混合型もある．アルコール中毒の禁断時にみられる振戦せん妄，高齢者に多い夕方から夜半に起こる夜間せん妄は代表的なものである．

3） 特殊な意識障害

(1) 無動性無言　akinetic mutism

物をみつめたり，追ったりする眼球の動き以外は自発運動も命令に対する反応もなく，発語もない．強い痛み刺激に対して若干の逃避反応はみられる．傾眠状態ではあるが，睡眠と覚醒のリズムは保たれている．食物を口に入れてやると嚥下はできる．脳幹網様体賦活系と前頭葉皮質間を遮断する病変でみられる意識障害の一型で，脳波は全般に徐波化している．

(2) 失外套症候群　apallic syndrome

一酸化炭素中毒，低酸素脳症，頭部外傷，脳炎などによる大脳半球の広汎な病変により刺激に反応せず，無動無言の状態で，視線は固定したままか無意味に動くが注視することはない．食物を口に入れてやるとある程度の嚥下は可能なことも少なくない．睡眠と覚醒のリズムは障害され，脳波は平坦波に近い．この状態では上肢屈曲，下肢伸展の除皮質硬直をとっていることが多い．

(3) 意識障害関連状態

a．植物状態　vegetative state

頭部外傷，脳血管障害など重篤な脳障害の進行が停止した後も精神活動は失われ，生命維持に最低必要な脳幹の機能（植物機能）のみが保持されている状態である．したがって自分で呼吸し，口に入れてもらった食物の嚥下はできる．睡眠と覚醒のリズムは保たれている．意味のある発語はできず，刺激に対し開眼する，手を握るなどの簡単な反応はみられることもあるが意思の疎通はできず，尿便は失禁状態である．脳波は全般にα波が主体であるがほぼ正常範囲である．こう

表2-14　グラスゴー昏睡尺度（Glasgow Coma Scale：GCS, Jennett et al　1977[24]より）

		スコア
A．開眼 （eye opening）	自発的に	E 4
	言葉により	3
	痛み刺激により	2
	開眼しない	1
B．言葉による最良の応答 （best verbal response）	見当識あり	V 5
	錯乱した応答	4
	不適当な言葉	3
	理解できない言葉	2
	発声がみられない	1
C．運動による最良の応答 （best motor response）	命令にしたがう	M 6
	痛み刺激部位に手足をもってくる	5
	四肢を屈曲する　逃避	4
	異常屈曲	3
	四肢進展	2
	まったく動かさない	1

表 2-15 Japan Coma Scale（3-3-9度方式）による意識障害の分類

(太田ほか 1974[25]より)

> I．刺激しなくても覚醒している状態（1桁で表現）
>   1．だいたい意識清明だが，今ひとつはっきりしない．
>   2．見当識障害がある．
>   3．自分の名前，生年月日が言えない．
> II．刺激すると覚醒する状態－刺激をやめると眠り込む－（2桁で表現）
>   10．普通の呼びかけで容易に開眼する．
>   合目的な運動（例えば，右手を握れ，離せ）
>   をするし，言葉も出るが，間違いが多い．
>   20．大きな声または体を揺さぶることにより開眼する．
>   簡単な命令に応ずる（例えば手を握ったり離したり）．
>   30．痛み刺激を加えつつ呼びかけを繰り返すと辛うじて開眼する．
> III．刺激しても覚醒しない状態（3桁で表現）
>   100．痛み刺激に対し，はらいのけるような動作をする．
>   200．痛み刺激で少し手足を動かしたり，顔をしかめる．
>   300．痛み刺激に反応しない．

註　上枠の意識レベルの数値に加えて，落ち着きがなく不穏状態のものはR（restlessness），尿便失禁のあるものはI（incontinence），無動性無言（akinetic mutism）ないし失外套症候群（apallic state）に該当するものはAを付加し，100-I，20-RIなどと表現する．

した状態が3カ月以上続いてほぼ固定しているものを遷延性植物状態，植物人間などとよんでいるが，通常は社会的ないし行政上の用語である．

　b．閉じ込め症候群　locked-in syndrome

　意識や精神機能は保たれているが，脳底動脈血栓症などで橋底部が病変に陥って両側性に皮質延髄路と皮質脊髄路が障害され，顔面も四肢も完全麻痺状態で発語も表情の変動もまったくできないため意思の表現ができない．わずかにまばたきと上下方向の眼球運動により多少の意思の疎通ができることもある．本症候群はこのように意識障害ではなく，身体の中に意識が閉じ込められ反応のできない特殊な状態であり，ときにはある程度改善することもあるが，通常は数時間から数日で高度の意識障害に進展して死亡することが多い．

4. 障害レベルの評価法

　意識障害の評価には自発運動があるのか，ない場合にはどのような刺激にどんな反応を示すかにより判断される．

　イギリスで開発されたグラスゴー昏睡尺度（Glasgow Coma Scale：GCS）の1977年の改訂版（表2-14）は開眼を4段階，言葉による応答を5段階，運動による応答を6段階に分けて点数化し，各項目ごとの評価を3項目の合計点で判定する方法をとっている．

　わが国では1974年に太田らにより提唱されたJapan Coma Scale（JCS，3-3-9度方式ともいう）が一般に用いられている．この方法は表2-15に示したように意識清明を0とし，覚醒しているものをI，閉眼しているが刺激で覚醒するものをII，刺激しても覚醒しないものをIIIと大きく3群に分け，さらに各群を3段階に分け，1〜300までの9段階で評価するものである．

13 めまいと失神　vertigo, dizziness and syncope

1. めまい　vertigo and dizziness

1) 概　念

めまいは自分ないし周囲のものが動いていないのに動いているように感ずる錯覚（運動幻覚ともいう）で，空間における位置感覚の破綻した状態である．このために立位でめまいを生じた場合にはふらついたり転倒しやすい．

2) 分　類

めまいは英語では vertigo（回転性めまい）と dizziness（浮動性めまい，めまい感）に分けられている．前者は自己ないし周囲の回転する感覚で真性めまいともいわれ，後者は非回転性でふわふわする浮動感（floating sensation）あるいはふらふらする動揺感（swaying sensation），くらくら感（giddiness）などのめまい様感覚で偽性めまいともいわれている．このほかに一瞬ふわっと気が遠くなりかける立ちくらみ感ないし眼前暗黒感（light headedness）は前失神（presyncope）としてめまいと失神との中間的な症候で，失神型めまいとよばれることもある．

3) 病態生理

迷路は蝸牛とともに内耳を形成し（図2-48），平衡機能をつかさどっている．このうちで前庭は耳石の動きで重力と加速を感知し，リンパ液の入った半規管は頭の回転を感知する．迷路の機能は左右の迷路のバランスが重要で，一側の迷路が急速に障害されると自発眼振とともに vertigo が誘発される．しかし，時間とともに中枢性代償機構により vertigo は軽快し，眼振もなくなり，若干の dizziness を自覚するが，やがて症状は消退する．

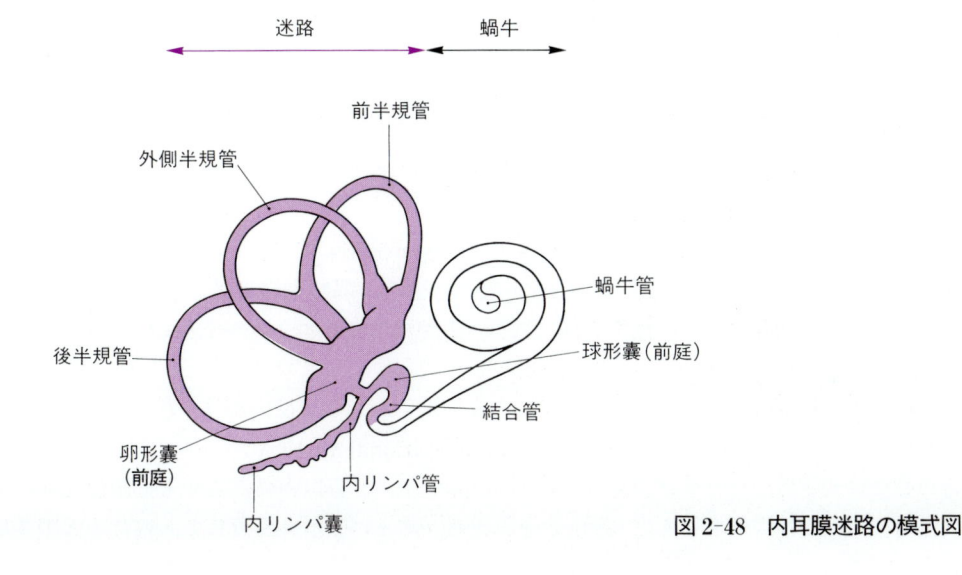

図 2-48　内耳膜迷路の模式図

迷路とその求心路である前庭神経および橋下部から延髄上部にある前庭神経核までを末梢前庭系，それより上の中枢経路を中枢前庭系とよんでいる．末梢前庭系の障害で起こるめまいは末梢性めまいとよばれ，急激な障害では vertigo を訴え，自発眼振を生じ，その頻度と一致し方向の一定した回転感ないし傾斜・転倒感を生じ，隣接した蝸牛系にも障害が及んで難聴，耳鳴りを伴うことが多い．これに対し，中枢性前庭系の障害による中枢性めまいは通常は dizziness として訴えられ，相応した眼振や蝸牛症候は伴わない．

めまい患者に対し迷路機能に異常があるかどうかをみるための簡単な検査としては通常は次のようなものが行われる．

(1) 自発および注視眼振検査

正面視で自発眼振の有無をみ，次いで上下左右を注視させて現れる眼振をみる．一側迷路の急性病変では定方向性の水平・回旋混合性眼振をみ，通常眼振の緩徐相側に病変がある．

(2) 誘発眼振検査

a. 頭位変換眼振：頭位を前後左右に急速に変換して現れる眼振をみる．

b. 温度眼振：一側の外耳道に温水または冷水を注入すると健常者では眼振が誘発されるが，迷路障害がある側への注入では低反応ないし無反応となる．

(3) 書字検査

机の前に座らせて机上の紙に閉眼でアイウエオなどの文字を数行縦書きさせる．著しく斜めに傾く場合は偏側に迷路障害がある．

(4) 足踏み検査

立位で両足をそろえ，両腕を前方にあげたまま閉眼で同じ位置で足踏みを50回行う．45°以上身体が回旋するとその側の迷路障害が疑われる．

4) 主な疾患

めまいを呈する疾患は数多くあるが，便宜的に主として vertigo を起こすものと dizziness を起こしやすいものに分けて表2-16に示した．このうち主要なものについて述べる．

(1) メニエール病　Ménière's disease

vertigo が発作性反復性に出現し，悪心，嘔吐を伴い，同時に耳鳴，難聴，耳閉塞感，音過敏などの蝸牛症候がめまい発作に伴って反復消長する．vertigo は数時間持続することが多く，難聴は初期には少なく発作を反復するにつれて出現し増強する．30～50歳代に起こりやすく，原因不明の内耳の特発性内リンパ水腫によるものとされている．中耳炎，薬物中毒，梅毒などの原因既知の疾患や厚生省特定疾患調査研究班の診断基準に一致しないがその疑いがあるものはメニエール症候群として扱われている．

(2) 前庭ニューロン炎（前庭神経炎）　vestibular neuronitis

上気道炎罹患後7～10日して突然 vertigo を起こし悪心，嘔吐を伴うことが多い．数日間は体動によりめまいが増強するが，蝸牛症候（耳鳴，難聴）は伴わず，2～4週で軽快し，その後 dizziness，頭重感が残りやすい．

温度眼振検査で片側の温度刺激に対する反応の高度低下ないし無反応がみられる．

(3) 良性発作性頭位めまい　benign paroxysmal positional vertigo

特定の頭位に変化させたときに誘発される vertigo で1，2分以内に消失する．頭位変換後数秒間の潜時後に回旋性眼振とともに vertigo を訴える．めまい頭位を反復してとらせると眼振は

表 2-16 めまいを生ずる主な疾患

vertigo	dizziness
1．内耳疾患 ・メニエール病 ・薬物の副作用（ストレプトマイシン，カナマイシン，ゲンタマイシンなど） ・外傷 ・耳石疾患（良性発作性頭位めまい） ・炎症（迷路炎，梅毒） ・突発性難聴 2．第8脳神経障害 ・前庭ニューロン炎 ・小脳橋角部腫瘍（聴神経鞘腫） 3．脳幹障害 ・椎骨脳底動脈循環不全症 ・ワレンベルグ症候群 ・多発性硬化症 ・小脳出血 4．その他 ・頸椎症 ・頭蓋底陥入症 ・転換障害（ヒステリー）	1．循環障害 ・脳循環障害（脳梗塞，脳出血，一過性脳虚血，脳循環不全症，高血圧性脳症） ・高血圧 ・低血圧 2．脳の器質的疾患（腫瘍，炎症，外傷など） 3．眼科疾患（眼精疲労，外眼筋麻痺，動揺視） 4．頸性のもの（むち打ち損傷，頸椎症など） 5．精神障害（うつ状態，不安状態など） 6．中毒（アルコール，睡眠薬，鎮痛薬など） 7．高所めまい 8．加速度病 9．その他

誘発できなくなる．中年のものに多く，蝸牛症候は伴わない．原因として耳石障害が推定されている．既往症に薬剤中毒，頭部外傷，迷路炎のあるものもある．脳室内腫瘍で類似のめまいを呈することがあるので注意する．

(4) 突発性難聴　sudden deafness

特別の原因なく突然に一側の難聴が発生し，ときに同時または前後して耳鳴りや vertigo を生じ，悪心，嘔吐を伴うこともある．この場合 vertigo は一過性である．

(5) 薬剤性めまい

内耳毒性のあるストレプトマイシン，カナマイシン，ゲンタマイシンなどのアミノ酸配糖体薬剤の反復注射でめまいを生じてくるが，緩徐な発症のため vertigo は少なくほとんどが dizziness で，難聴，耳鳴りを伴うことが多い．しかし，なかには少数回の注射で vertigo や早期難聴を呈することもありうる．

(6) 脳血管障害

a．椎骨脳底動脈循環不全　vertebrobasilar insufficiency

椎骨動脈系の動脈硬化のある高齢者に多く，椎骨動脈系の一過性脳虚血発作によるもので，vertigo であることが多いが，dizziness のこともある．蝸牛症候は伴わない．意識を保ったまま急に倒れる脱力発作（drop attack）や構音・嚥下障害，複視，手足の脱力，しびれ，運動失調などの局所神経症候のいずれかを随伴することもある．

b．延髄・橋外側症候群

ワレンベルグ症候群（p. 50）は延髄外側の梗塞性病変でこのなかに前庭神経核も含まれるので病初期には vertigo は必発する．その他，橋外側の梗塞である上小脳動脈症候群や前下小脳動脈症候群でも vertigo が発現する．

c．小脳出血

vertigo と激しい後頭部痛を訴え，運動麻痺はないが起立，歩行ができなくなる．

d．慢性脳循環不全症　chronic cerebrovascular insufficiency

60歳以上の者に脳の循環障害によると考えられる頭重感や dizziness などの自覚症状が動揺性に出現するが，局所神経症候はみられない．MRI，CT でも脳室周囲の白質の軽度の変化程度で明らかな器質的病変は認められない．

2. 失神　syncope

1) 概　念

脳血流の減少による一過性の意識消失で，立位では筋緊張が失われて姿勢が崩れ，しゃがみ込んだり倒れたりする．英語では faint または fainting ともいう．通常，血圧が低下し徐脈となり，顔面蒼白となるが，2，3分以内に後遺症状を残さずに回復する．

2) 主な原因

(1) 血管緊張低下性失神　vasodepressor syncope

血管迷走神経性失神（vasovagal syncope）ともいわれ，最も頻度の高い失神である．若年者に多く，不安・恐怖，疼痛，高温・多湿，雑踏の中，疲労などの条件下で立位にあるときに起こる．当初，頭がぽうっとし，あくび，冷汗，悪心などに次いで顔面蒼白となり，意識がうすれて崩れるようにしゃがみ込んだり倒れたりする．血圧は低下し，当初頻脈となるがまもなく徐脈となり，収縮期血圧が 60 mmHg 以下となると脳血流不全となって意識が消失する．臥位にするとまもなく回復する．

(2) 起立性低血圧　orthostatic hypotension

臥位または座位から起立するときに健常者では血中ノルエピネフリン値が約2倍に上昇して，反射性交感神経緊張により末梢動脈の収縮を生じ血圧の低下を防ぎ，心拍数も増加する機構が働くが，このような正常な自律神経反射が障害されていると起立時の血圧低下により脳血流量が 1/2 以下に低下し失神を生じる．

起立性低血圧による失神は通常臥位から起立すると収縮期血圧は 30 mmHg 以上，あるいは拡張期血圧は 15 mmHg 以上低下し，それにより失神を生じた場合で，起立するたびに繰り返し起こる特徴がある（p.98）．

(3) 咳嗽性失神　cough syncope

慢性の呼吸器疾患ないしヘビースモーカーの男性に多く，激しい咳を連発している途中で意識が失われる．胸腔内圧の上昇による心臓への静脈還流の減少，静脈圧上昇に伴う頭蓋内圧上昇により一過性の脳血流低下をきたすことによるものである．

(4) 排尿性失神　micturition syncope

男性に多く，飲酒後に入眠し，夜半覚醒してトイレで立位排尿中ないし終了直後に失神するものである．排尿により急に膀胱内圧が低下し血管迷走神経反射により夜半睡眠により低下している血圧がさらに低下するためと考えられている．

(5) 頸動脈洞性失神　carotid sinus syncope

　頸動脈洞の刺激により舌咽神経，延髄孤束核を介し心臓，血管の交感神経が抑制され，迷走神経が興奮して，反射的に徐脈，血圧低下，心停止などを生じる．動脈硬化のある高齢者や大動脈炎症候群（脈なし病）の若年者の頸部の圧迫や頭の回旋によって失神が誘発される．

(6) 心原性失神　cardiac syncope

　心拍出量低下をきたす心疾患のある高齢者に多く，体位との関連はない．房室ブロック，徐脈・頻脈症候群，完全脚ブロックなどの徐脈性不整脈によるものが多い．調律異常による失神はアダムス・ストークス症候群（Adams-Stokes syndrome）といわれている．

14 睡眠障害 sleep disturbance

1. 概　念

　意識障害のない健常人は覚醒と睡眠の一定したリズムで1日の生活が営まれている．睡眠は成人の場合には図2-49に示したポリグラフのパターンで脳波の徐波化（p.131）の程度により浅睡眠から深睡眠まで4段階で進み，このあとにレム（REM：rapid eye movement　急速眼球運動）睡眠（p.131）を経て再び前のノンレム（non-REM：NREM）睡眠を繰り返す．

　このような周期が一夜に数回繰り返され，ノンレム睡眠は睡眠の前半で深く，レム睡眠は後半で長くなる．レム睡眠期には急速眼球運動と鮮明な夢の体験があるが，健常人では全身の筋トーヌスは低下するため夢に伴う行動は表出されない．

　睡眠障害は睡眠の時間，深さなど睡眠そのものの障害と睡眠に随伴した異常症候に分けられる．

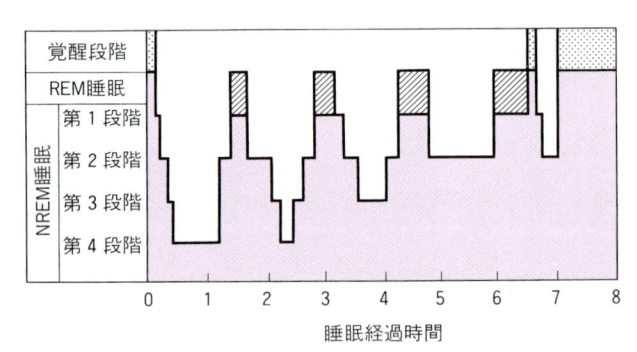

図2-49　健康成人の睡眠ポリグラフ

2. 不眠　insomnia

　睡眠時間にはかなりの個人差があり，高齢になるとNREM睡眠の深睡眠は減少し，REM睡眠も少なくなる．不眠の訴えは本人の睡眠に対する不足感の自覚症状に基づいたもので，頑固に不眠を訴えても実際にはたいして支障のないものもあり，高齢者では昼寝をするため夜寝れないものもある．

1）不眠の型

　不眠には次の3つの型がある．
　(1) 入眠障害：就床してから眠るまでにかなりの時間がかかるもので，環境の変化，心配事，身体的苦痛などの一時的な原因は別として通常はノイローゼ型の不眠で，不安，焦燥，緊張の強いものに多い．
　(2) 熟眠障害：眠りが浅い（浅眠）か，夜半しばしば目覚める（中途覚醒）もので翌朝に熟眠感がえられない．
　(3) 早朝覚醒：平生より少なくとも2時間以上早くめざめて，その後寝れずに床の中で悶々とするもので，うつ病に特徴的である．
　熟眠障害と早期覚醒を一括して睡眠持続障害としてまとめられている．

2) 不眠の原因

(1) 精神生理学的要因

入院，旅行などの環境の変化，精神的ショック，心配事，興奮などによる一過性のもので，馴れたり原因が解消されれば良くなるが，神経質なものでは不眠に注意が固着し慢性化することも少なくない．

(2) 精神疾患に伴うもの

ノイローゼでは入眠障害と熟眠障害が特徴的で睡眠ポリグラフでは覚醒段階の増加と徐波睡眠の減少がみられることが多い．しかし，訴えのわりにはポリグラフでの客観的所見の乏しいものが少なくない．

うつ病では早朝覚醒と寝起き不良が特徴的で，熟眠障害もあってしばしば睡眠が中断する．睡眠ポリグラフでは徐波睡眠の著明な減少とREM睡眠潜時の短縮がみられ，睡眠覚醒リズムが健常人より前進している．

(3) 身体疾患に伴うもの

疼痛，瘙痒，頻尿，下痢，発熱などによる二次的な不眠，甲状腺機能亢進症，クッシング病（Cushing disease）などの内分泌疾患，脳幹，視床下部の腫瘍，外傷などによる病変，パーキンソン病や脳卒中後のうつ状態などで不眠を生じる．特異なものとして後述する睡眠時無呼吸症候群，睡眠時ミオクローヌス，不穏脚症候群では不眠が必発する．

(4) 薬物頻用やアルコール中毒

中枢神経刺激薬では入眠障害，中途覚醒を生じ，バルビツール酸系および非バルビツール酸系睡眠薬では耐性を生じ，運用によりREM睡眠が抑制され，離脱によりREM睡眠が反跳的に増加して悪夢を生じる．

アルコール中毒では早朝覚醒を生じることが多く，断酒によりREM睡眠が急に増加してせん妄状態となることがある．

(5) 高齢者

高齢者では睡眠時間が短くなり早朝覚醒を生じやすい．深睡眠（第4段階）とレム睡眠は少なくなる．昼寝が多く，夜間不必要に長く床についていることも不眠の原因となる．

3. 過眠（睡眠過剰）　hypersomnia

1) ナルコレプシー　narcolepsy

次の4主徴を呈する．

(1) 日中の強い眠気と睡眠発作：日中活動時でも意志の力では抗しがたい強い眠気に襲われ眠り込んでしまう．数分から十数分で覚めるが，1日中繰り返し発作が起こる．

(2) 脱力発作（cataplexy）：笑う，怒るなどの情動により一過性の脱力が全身または身体の一部に起こり数分以内に回復する．

(3) 入眠時幻覚：寝入りばなに鮮明で現実感のある恐ろしい幻覚が体験される．

(4) 睡眠麻痺：入眠時になお覚醒しているのに全身が麻痺して手足が動かず声も出ない．数秒で回復する．朝覚醒時に起こることもある．

このなかで(1)は必発症状で主症状，(2)，(3)，(4)は副症状であり伴わないこともある．思春期の男性に多く，健常人の睡眠ポリグラフのパターンと異なり，REM睡眠が入眠直後に出現することが特徴的である．

最近，本症では，髄液中に神経ペプチドの一種のヒポクレチン-Ⅰが欠如し，この神経活性の低下と原因との関連が追究されている．

2) 筋強直性ジストロフィー

本症患者は日中もしばしば眠り，夜の睡眠時間も長く，全体として過眠傾向を呈する．知能低下を示すものが多く，こうした例ほど過眠に陥りやすい．

3) パーキンソン病

治療薬としてのレボドパ，ドパミン受容体刺激薬の用量の多いもの，治療期間の長いものでは，ナルコレプシー同様の日中の睡眠発作や過眠の頻度が高い．

4. 睡眠時無呼吸症候群　sleep apnea syndrome

肥満，上気道の狭窄をきたす疾患，高齢者の軟口蓋下垂などによる閉塞型のものと脊髄小脳変性症，偽性球麻痺などの神経疾患による中枢型のものおよび両者の混合型がある．覚醒時は呼吸は正常であるが，睡眠中に10秒以上の呼吸停止が1時間に5回以上か一夜の睡眠中に30回以上起こり，激しい鼾と不眠症，昼間の眠気，集中力低下，怒りやすいなどの症候を呈する．著しい肥満のために肺胞低換気を生じ動脈血CO_2蓄積で傾眠と呼吸コントロールの障害に加えて，睡眠時に上気道までが閉塞して起こる睡眠時無呼吸症候群はピックウィック症候群（Pickwickian syndrome）として有名である．

本症候は65歳以上の高齢者では頻度が高く，正常老化に伴う生理現象か病的現象かが問題とされているが，1時間20回以上となると高血圧，心肥大などの障害が起こり死亡率が高くなる．

5. 睡眠時ミオクローヌス症候群　nocturnal myoclonus syndrome

入眠時にみられる一過性のミオクローヌスは健常人にみられる生理的なものであるが，睡眠中に母趾と足関節の痙攣性の背屈運動（前脛骨筋の30回以上反復する筋収縮）が一夜に3回以上起こり，このために不眠となるものを睡眠時ミオクローヌス症候群とよんでいる．ときにはミオクローヌスが膝や股関節に波及することもあり，高齢になるほど発現頻度が高くなり，一種の老化現象とも考えられている．

6. 不穏脚症候群　restless legs syndrome

夕方以降横になったり夜間就床後間もなく両下肢深部に虫が這うような，むずむずするような不快な異常感覚や牽引痛を生じ，じっとしておられなくて歩き回ると一時的に軽快する症候で，このために睡眠が妨げられる．静止しておれないことから下肢静止不能症候群ともよばれている．なかにはミオクローヌスを伴い，睡眠時ミオクローヌス症候群を伴うものもある．患者は寝床に

入ってから両足をすり合わせたり，足を布団から出して寝ることが多い．成人期のどの年齢層にもみられ，悪性腫瘍，末梢循環障害，尿毒症（とくに長期透析患者），糖尿病性ニューロパチーなど末梢の循環・神経障害のあるものと家族性にみられ末梢障害のないものもある．パーキンソン病でも本症候群をみることが少なくない．本症候群はレボドパなどの抗パーキンソン薬がかなり奏効する．

7. 周期性四肢運動症　periodic limb movement disorder

睡眠中に反復して起こる股・膝・足関節の不随意な屈曲と母趾伸展運動で，不穏脚症候群に合併してみられることも少なくない．通常 30 秒程度の間隔で 0.5〜5 秒持続する運動により覚醒が頻回に起こる．

8. レム睡眠行動障害　REM sleep behavior disorder

健常人ではレム睡眠期に夢による情動興奮が起きても筋トーヌス低下により異常言動は惹起されないが，四肢・体幹の運動，寝言，叫び，徘徊，暴走，暴力などがレム睡眠期にみられ，呼びかけやゆり動かしで覚醒すると異常言動が止まる現象をみることがある．この現象はレム期に筋トーヌス抑制機構が働かないもので，レム睡眠行動障害とよばれ，夜間せん妄との関連も推測されている．

15 精神症状 mental symptoms

1. 知能障害 disorders of intellectual function

1) 種　類

知能（知的機能）は学習とそれからえられた知識を活用して環境に適応するために必要な記憶，理解，思考，判断などの総合的な認知機能である．生後に学習によって獲得し発達するもので，生まれつきあるいは発達期に知能低下のみられるものは精神発達遅滞（mental retardation），正常に発達した知能が脳の障害により減退するものは知的退行ないし精神衰退（mental deterioration）とよばれている．この知的退行を中核とする代表的な症候が認知症（dementia）で，50歳〜64歳に起こるものを初老期認知症（presenile dementia），65歳以後に起こるものを老年期認知症（senile dementia）とよんでいる．

2) 知能検査

知能の程度は標準化された知能検査によって測定される．小児には田中ビネー式，WISC-R（Wechsler Intelligence Scale for Children-Revised）が，成人（16〜74歳）にはWAIS（Wechsler Adult Intelligence Scale）ないしその改訂版であるWAIS-R（-Revised）が用いられ，年齢に応じた標準値により知能指数（intelligence quotient：IQ）がえられる．WAISでは言語性IQと動作性IQに分けたIQと全体のIQがべつべつにえられる．

なお，小児の精神発達遅滞はIQ 70以下と定められている．

3) 認知症のスクリーニングテスト

認知症のスクリーニングテストとしてわが国では改訂長谷川式簡易知能評価スケール（HDS-R, p.143）とMini-Mental State Examination（MMSE, p.144）が頻用され，いずれも30点満点が正常で，HDS-Rは20点以下，MMSEでは23点以下の場合に認知障害がありと判定して認知症の疑いをもたれる．

4) 記憶とその障害

学習した新しい情報を覚え（記銘），それを保持し，必要に応じて想起（再生）する過程が記憶（memory）である．

(1) 記憶の種類

記憶はそれが形成される時間的経過から，秒単位のきわめて短時間のもの（短い文やいくつかの物品名の復唱，数字の順唱・逆唱など）は即時記憶（immediate memory），数日以内の出来事などの近時記憶（recent memory），古い過去の出来事などの遠隔記憶（remote memory）に分けられる．また，記憶の内容からは体験した出来事などのエピソード記憶，学習して得た知識や概念などの意味記憶（semantic memory）と自転車に乗る，ピアノを弾くなど習得して身体で覚えている手続き記憶（procedural memory）に分けることもできる．

(2) 記憶障害

記憶の障害された状態を健忘（amnesia）とよび，ある時点より以前の記憶の失われることを逆向性健忘（retrograde amnesia），新しく見聞したことが覚えられないことを前向性健忘（anterograde amnesia）とよんでいる．

また，時間，場所，人についての記憶の失われるのを見当識障害，または失見当識（disorientation）とよぶ．

(3) 健忘症候群　amnestic syndrome

器質的脳障害により近時および遠隔記憶が障害されるが抽象的思考や判断の障害がなく人格は保たれる．また，即時記憶は原則として侵されない．したがって，認知症やせん妄は除外される．間脳や側頭葉内側の病変によるもので，栄養障害，無酸素脳症，脳炎，頭部外傷，後大脳動脈梗塞などで惹起される．

a．コルサコフ症候群　Korsakoff syndrome

主としてアルコール中毒者にみられるビタミンB_1欠乏によるウェルニッケ脳症（Wernicke encephalopathy：眼球運動障害，運動失調，錯乱，健忘などを呈する）に次いで前向性健忘，逆向性健忘，時間と場所の失見当識，作話（架空の話をする）を呈する．乳頭体と視床背内側の病変による症候とされている．

b．外傷性健忘

脳振盪，側頭葉の挫傷による錯乱状態，前向性健忘から回復後も逆向性健忘を呈し，受傷までの全記憶が失われるが，しだいに記憶欠落の期間は短縮し，受傷直前の短時間のみとなることが多い．

c．一過性全健忘　transient global amnesia

高齢者の一過性脳虚血発作による両側海馬の一過性虚血や片頭痛の前兆と同様の拡延性抑制（spreading depression, p. 56）などによるもので，突発する前向性健忘を生じ，自分のおかれた状況が理解できず，同じ質問や行動を繰り返す．

同時に数日から数ヵ月間のエピソード記憶の逆向性健忘を伴う．意識障害はなくADLは保たれる．通常は数時間以内に回復し，予後良好であるが，2，3日続くこともあり，発作中および発作前短時間の記憶は回復しない．

(4) 老年健忘

健常人でも50歳をすぎると物忘れを自覚し，より高齢になるほど人の名前，物の名前など忘れやすく，記銘力も低下して，新しいことが覚えにくくなる．しかし，日常生活に必要な記憶はほぼ保たれ，見当識は侵されず，ADLに支障をきたすことはない．このような記憶障害は，良性老年健忘（benign senescent forgetfulness），あるいは年齢相応の記憶障害（age-associated memory impairment）とよばれている．

(5) 軽度認知障害　mild cognitive impairment (MCI)

高齢になると単に年齢相応の記憶障害のみでなく，判断力，思考力，問題解決能力などの知的機能にもわずかながら障害がみられることも少なくない．この場合も通常の日常生活に支障のない場合は，軽度認知障害（MCI）としてまとめられている．このMCIは年齢相応の記憶障害と認知症との中間に位置するもの（図2-50）で，年間10～15％は認知症に移行し，数年後に約半数は認知症化するといわれている．

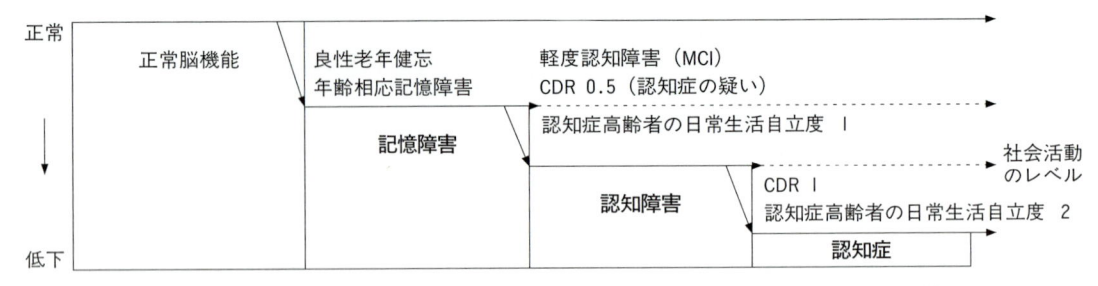

図 2-50　老年期の記憶障害，認知障害と認知症（武田ほか　2001[16]）を一部修正）

(6) 血管性認知障害　vascular cognitive impairment（VCI）

脳血管障害後の経過中にも，高次脳機能障害とは別にMCIと同じ程度の認知障害がみられることがかなりあり，血管性認知障害（VCI）とよばれ，MCI同様，ほぼ半数は後に認知症化するといわれている．

5) 認知症　dementia

(1) 定義と臨床判定基準

国際的な疾患分類であるICD-10では認知症は，①一度獲得された知能が後天性脳器質性疾患により慢性持続性に低下した状態で，②記憶，思考，見当識，理解，計算，学習能力，言語，判断などの全般的認知機能の障害により日常生活に支障をきたしているもので，③意識混濁はないもの，と定義されている．

このような認知症を呈する疾患は脳の変性疾患のほか血管障害，脳炎（プリオン病，AIDSを含む），中毒，腫瘍，外傷，代謝性疾患などさまざまなものがあるが，最も頻度の高いのは老年期認知症を呈するアルツハイマー型認知症（Alzheimer type dementia）と血管性認知症（vascular dementia）である．

これらの認知症では上述の全般的認知機能障害を中核症状として生活上の遂行機能と社会性が低下してくるが，この他に図2-51に示した周辺症状としての精神症状と行動異常（問題行動とよばれることが多い）がみられることが多い．

主として面接で評価される精神症状と行動

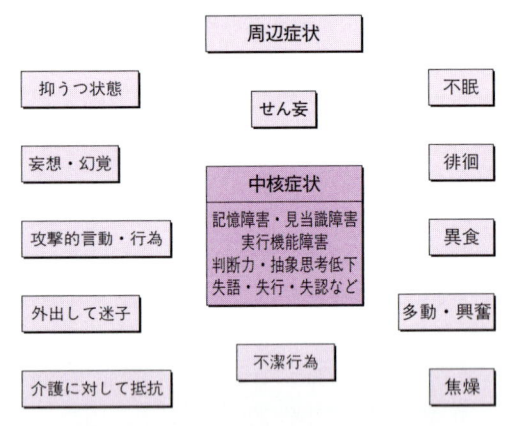

図 2-51　認知症の中核症状と周辺症状

表 2-17　認知症の行動心理学的症候（BPSD）

認知症の精神症状
　焦燥，不機嫌，抑うつ，アパチー（無感情），幻覚，妄想，せん妄（意識レベルの低下による錯乱―身体変調，薬剤性など），性格変化，病識欠如
　　妄想：物盗られ妄想，金盗られ妄想，いじめられ妄想，捨てられ妄想，嫉妬妄想など
　　　　　血管性認知症では被毒妄想，怪しい人の侵入・のぞき見・襲われるなどの妄想
　性格変化：
　　①従来の性格の尖鋭化・硬直化（頑固，猜疑心，過潔癖など）
　　②人格の弛緩（自発性欠如，無関心，無頓着，だらしない，思いやりなし）
認知症の問題行動
　不穏，叫び，暴言，暴行，布破り，徘徊，介護抵抗，過食，盗食，異食，拒食，放尿，放便，弄便，収集癖，性的脱抑制，偽性作業（無目的反復行為），誤認行動，昼夜逆転，水火の不始末，投げ捨て，下半身露出，唾吐き，つきまとい

表 2-18　認知症の程度と日常生活能力

	認知症の程度			
	正　常	軽症	中等症	重症
社会活動	できる	できない	できない	できない
家庭内活動	できる	不十分	できない	できない
身のまわりのこと	できる	できる	不十分	できない

観察で評価される行動異常を含めて，国際老年精神医学会の国際会議（1996，1999）では認知症の行動心理学的症候（behavioral and psychological symptoms of dementia：BPSD）とよぶことが合意された[17]．この BPSD は，認知機能の障害に基づく不安と混乱のなかで，環境からの刺激に対して不適切で異常な反応を呈するもので，その詳細については 表 2-17 に示してある．

中核症状は認知症では必発の症状で，認知症の進行は中核症状の程度の悪化を意味する．中核症状の程度がひどくなるほど日常生活能力は低下し，認知症の程度は重度となる（表 2-18）．

一方，BPSD は認知症の必発症状ではなく個人差が極めて多い．一般に精神症状は認知症の初期から中期に，問題行動は中期に出現しやすく，末期には少なくなる．家族などの認知症を理解しない不適切な対応・虐待や不馴れな環境，身体機能の不調などが誘因となって発現することが多く，治療，看護，介護上からは中核症状より重要な症状である．

表 2-19　認知症高齢者の日常生活自立度判定基準

痴呆度	
	ランクⅠ…何らかの認知症を有するが，日常生活は家庭内および社会的にほぼ自立している
	ランクⅡ…日常生活に支障をきたすような症状・行動や意志疎通の困難さが多少みられても，誰かが注意していれば自立できる
	a．道に迷う，買物や金銭管理などこれまでできたことにミスが目立つ（家庭外での生活障害）
	b．服薬管理，電話の対応，訪問者との対応などができない（家庭内での生活障害）
	ランクⅢ…日常生活に支障をきたすような症状・行動や意志疎通の困難さがときどきみられ，介護を必要とする
	a．日中を中心として，着替え，食事，排泄などに介護を要し，さまざまな精神症状や行動異常がみられる
	b．夜間を中心として上記精神症状や行動異常がみられる
	ランクⅣ…日常生活に支障をきたすような症状・行動や意志疎通の困難さが頻繁にみられ，常に介護を必要とする
	ランクM…著しい精神障害や問題行動あるいは重篤な身体疾患がみられ，専門医療を必要とする

認知症の程度の判定は現在の介護保険では厚生労働省の認知症高齢者の日常生活自立度判定基準（ランクⅠ～M の 7 段階）（表 2-19）が用いられている．このほか国際的に広く使用されているものに 表 2-20 の clinical dementia rating（CDR）がある．

(2) 偽性（仮性）認知症　pseudodementia

認知症は慢性持続性で進行性に経過する器質性脳疾患である．老年期のうつ病（senile depression）のなかには思考制止が前景に立ち，記憶力低下を呈し，ときに妄想を伴うことがあり，しばしば認知症ではないかと疑われることがある．このようなうつ病による認知症様状態でうつ状態の改善に伴って軽快するものは，うつ病性偽性認知症とよばれている．しかし，最近の長期追跡調査では，非可逆的な認知症への移行例も少なくないといわれているので経過の遷延するものでは注意が必要である．

(3) 治療可能な認知症　treatable dementia

老年期認知症を疑われる患者のなかで 10％程度は前項のうつ病性偽性認知症を含め治療可能

表 2-20 CDR (clinical dementia rating) (Hughes et al 1982[18] より)

	健康 CDR 0	認知症の疑い CDR 0.5	軽度認知症 CDR 1	中等度認知症 CDR 2	重度認知症 CDR 3
記憶	記憶障害なし，ときに若干のもの忘れ	一貫した軽いもの忘れ 出来事を部分的に思い出す 良性健忘	中等度記憶障害，とくに最近の出来事に対するもの 日常活動に支障	重度記憶障害 高度に学習した記憶は保持 新しいものはすぐに忘れる	重度記憶障害 断片的記憶のみ残存
見当識	見当識障害なし		時間に対しての障害あり，検査では，場所，人物の失見当なし，しかしときに地理的失見当あり	常時時間の失見当 ときに場所の失見当	人物への見当識のみ
判断力と問題解決	適切な判断力，問題解決	問題解決能力の障害が疑われる	複雑な問題解決に関する中等度の障害 社会的判断力は保持	重度の問題解決能力の障害 社会的判断力の障害	判断不能 問題解決不能
社会適応	仕事，買い物，ビジネス，金銭のとりあつかい，ボランティアや社会的グループで，普通の自立した機能	左記の活動の軽度の障害もしくはその疑い	左記の活動のいくつかにかかわっていても，自立した機能がはたせない	家庭外（一般社会）では独立した機能ははたせない	
家庭状況および趣味	家での生活，趣味，知的関心が保持されている	同左，もしくは若干の障害	軽度の家庭生活の障害 複雑な家事は障害 高度の趣味，関心の喪失	単純な家事のみ限定された関心	家庭内不適応
介護状況	セルフケアは完全		ときどき激励が必要	着衣，衛生管理など身の回りのことに介助が必要	日常生活に十分な介護を要する しばしば失禁

な可逆性認知症（reversible dementia）であるといわれている．この治療可能な認知症様状態のなかの主なものには**表2-21**のような疾患がある．

（4）皮質下性認知症 subcortical dementia
　認知症を主徴とする代表的疾患であるアルツハイマー型認知症やピック病は大脳皮質病変に基づく認知症で皮質性認知症（cortical dementia）とよばれている．これに対し，大脳基底核など皮質下核に主病変があって認知症も伴ってくる場合の認

表 2-21 主要な treatable dementia

1．うつ病（偽性認知症）
2．慢性薬物中毒
　　（抗精神病薬，抗不安薬，睡眠鎮静薬，抗てんかん薬，抗パーキンソン薬，ジゴキシン，経口糖尿病薬，利尿剤など）
3．甲状腺機能低下症
4．反復性低血糖症
5．電解質異常，脱水
6．ビタミンB_{12}欠乏
7．慢性髄膜炎
8．正常圧水頭症
9．慢性硬膜下血腫
10．脳腫瘍

表 2-22　皮質性認知症と皮質下性認知症の鑑別（Cummings　1990[19]を修正）

	皮質性認知症 （cortical dementia）	皮質下性認知症 （subcortical dementia）
言語表出		
言語（language）	失語症	正常
会話（speech）	正常	異常（小声，緩慢，構音障害，寡黙）
精神機能		
記憶（memory）	記銘力低下，記憶保持困難	想起障害（ヒントで思い出す失念 forgetfulness）
認知（cognition）	計算不能，判断力低下，抽象能力障害	緩徐，くずれ
情動（affect）	無関心（unconcern），多幸的	無感動（apathy），抑うつ
運動機能		
姿勢	正常	前屈，前傾または伸展位
筋トーヌス	正常	亢進することが多い
運動	正常	無動，振戦，舞踏病，ジストニーなど
歩行	正常	小歩症，引きずり，すくみ足など

知症は皮質下性認知症とよばれ，ハンチントン舞踏病，進行性核上性麻痺，パーキンソン病，正常圧水頭症などに伴う認知症はその代表的なものとされている．この皮質下性認知症の臨床特徴としては，①獲得した知識をうまく操作する能力の低下，②思考過程，情報処理過程の緩慢化，③無感動，無気力，意欲低下，④記銘力低下よりも想起障害があり，ヒントを与えると思い出しうる失念（forgetfulness），⑤言語は小声で緩慢で寡黙，などがあげられている．皮質性認知症と比較すると表 2-22 のような相異点がある．

この皮質下性認知症は Albert ら（1940）が進行性核上性麻痺の精神的特徴として述べたものであるが，嗜眠性脳炎後のパーキンソン症候群の特徴である精神緩慢（bradyphrenia），パーキンソン病でみられることの多い精神的無動（psychic akinesia）と共通した現象で，不活発で問いかけに対する反応が遅く，一見認知症様にみえても記憶力，判断力が保たれている場合には認知症とすることには疑問がある．

ハンチントン舞踏病やパーキンソン病に伴う認知症には皮質下性認知症に加えかなり皮質性認知症の特徴も加わったものが多い．

2. 情動障害　emotional disorders

1) 抑うつ状態　depressive state

情動と本能の座である大脳辺縁系の機能が抑制され，睡眠障害，寝起不良，全身倦怠，食欲・性欲低下，体重減少，頭痛，肩こり，意欲低下，社会的関心低下，憂うつなどの症状を呈する．

米国の精神障害の診断基準では 1987 年（DSM-III-R）以降，気分障害（mood disorders）のなかで大うつ病性障害（従来のうつ病），小うつ病性障害（従来の軽症うつ病，仮面うつ病）と気分変調障害（従来の抑うつ神経症，反応性うつ状態）に区分してきた．前二者は内因性のもので，睡眠障害は熟眠障害，早朝覚醒を特徴とし，朝方に症状が最も悪く，夕方には比較的軽快する症状の日内変動がみられ，自責感や自殺念慮も多い．

小うつ病性障害は神経内科など精神科以外の身体各科を訪れることの多いうつ病で，その主要

表 2-23 神経内科外来での小うつ病性障害（軽症うつ病）の主要症状（安藤 1975[20]より）

身体症候	精神症状
睡眠障害	意欲低下
寝起不良	労働能力低下
全身倦怠	憂うつ感
食欲不振	対人関係回避
性欲消失	興味関心低下
頭痛・頭重	焦燥
肩こり	記憶力低下
四肢・体幹の痛み	思考力低下
胸部圧迫感	自殺念慮
めまい感	

表 2-24 文献に記載された神経疾患におけるうつ状態の出現頻度（Trimble 1996[21]より）

疾患名	うつ状態
脳血管障害	30〜50 %
脳外傷	25〜50 %
パーキンソン病	41 %
ハンチントン病	38 %
多発性硬化症	27〜54 %
多発梗塞性痴呆	25 %
てんかん	32 %

症状は**表 2-23**に示したとおりである．神経疾患では抑うつ状態を伴うことが多く，とくに脳卒中後うつ病（poststroke depression），パーキンソン病における抑うつ状態の頻度は高い（**表 2-24**）．最近ではC型肝炎に対するインターフェロン注射などの副作用としての薬剤性抑うつ状態も注目されている．

なお，老年期うつ病では脳画像検査で無症候性脳梗塞を呈するものが多く，脳卒中後うつ病とともに血管性うつ病（vascular depression）ともよばれている．

2) 不安障害　anxiety disorders

自己をおびやかす刺激や出来事に対する心身の警告反応で従来不安神経症とされてきた．

(1) 恐慌性障害　panic disorder

予期されず突然に強い恐怖または不快を伴う発作が起き，呼吸困難，心悸亢進，身ぶるい，嘔気，しびれ感，胸痛などの症状のうち4つ以上を呈し，10分以内にピークに達するもので，過換気症候群（hyperventilation syndrome）とかなりの部分が重複している．過換気症候群は情動ストレスにより発作的に過換気運動が出現し，動脈血の炭酸ガス分圧が低下し，アルカローシスを生じて，強い不安，死の恐怖とともに吸気困難感，心悸亢進，四肢または全身のしびれ，テタニー型攣縮（p.33）を生じる機能的な症候群である．

(2) 全般性不安障害　generalized anxiety disorder

非現実的で過度の不安と悩みにより身ぶるい，筋痛，易疲労性，呼吸困難，心悸亢進，めまい感，嘔気，下痢，頻尿，集中困難，入眠困難，易刺激性などの多彩な症状が6カ月以上持続するものである．

3) 身体表現性障害　somatoform disorders

説明しうる客観的な身体的異常所見がないのに身体的症状を訴える一連の障害をさしている．

(1) 心気症　hypochondriasis

慢性の欲求不満，不安が身体症状に転化し，些細な身体機能異常にとらわれ，異常がないといわれても納得せず，繰り返し方々の医師を受診する（doctor shopping）．頭痛，腹痛など身体方々の痛み，しびれ，めまい感，入眠障害などの症状が多い．

表 2-25 転換障害（ヒステリー）の症候

運動麻痺：失立・失歩，片麻痺，対麻痺，単麻痺，奇妙な歩行
感覚消失・鈍麻：全身型，半側型，下半身型，肢切断型，不規則型，島状型
感覚器症状：盲，視野狭窄，聾，味覚・嗅覚脱失
不随意運動：首ふり，斜頸，閉眼，振戦，奇妙な肢運動
疼痛：全身痛，半身痛，頭痛，腹痛，背痛，腰痛，肢痛，性器痛
その他：痙攣発作，失神，転倒発作，めまい，意識障害，健忘，失声，尿閉，嘔吐，発熱，陰萎，呼吸困難（過換気発作）など

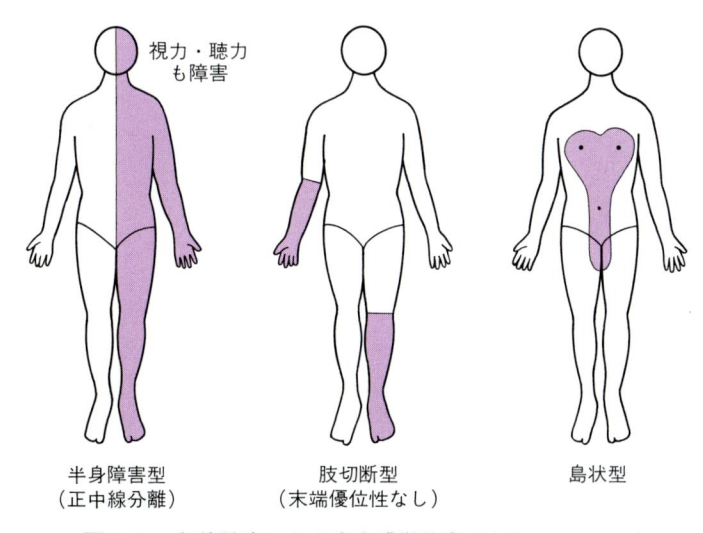

図 2-51 転換障害による表在感覚障害（安藤 1986[6]より）

半身障害型（正中線分離）　　肢切断型（末端優位性なし）　　島状型

視力・聴力も障害

(2) 転換障害　conversion disorder

未熟で暗示性の高い素質の女性に多く，心的葛藤が身体症候に転換されて不安が解消される．従来ヒステリーとよばれてきたもので，定型的なものでは深刻さがなく満ち足りた無関心（bell indifférence）状態で**表 2-25** に示したような身体症候が前景に立つ．運動麻痺，感覚消失，盲，聾，失神，失声など動物の擬死反応に類似した陰性症候と不随意運動，疼痛，痙攣，めまい，過換気症候群の発作など動物の暴発反応に類似した陽性症候がある．

転換障害による症候は運動麻痺では筋力テストと実際の動作との矛盾，状況による麻痺の解消，深部反射は正常であること，病的反射や共同運動パターンのない特徴があり，表在感覚消失，鈍麻は**図 2-51** のように半身障害は正中線分離型（器質性障害では正中で 2，3 cm は左右の重複によるずれがある），四肢障害では神経分布と一致しない切断型を呈する．

4) 強迫性障害　obsessive-compulsive disorders

不快な考えやイメージが繰り返し頭に浮かんできて止められない強迫観念と何度も同じ動作を儀式的に繰り返し，止めると不安になる強迫行為がある．チック（p.27），書痙，職業痙（p.33）などは強迫行為と関連のある症候であり，パーキンソン病のすくみ現象も強迫性障害と関連したものとする見解もある．最近この種の障害患者は尾状核の容積の減少が指摘され，前頭葉による基底核機能の抑制不全説も提唱されている．

16. 高次脳機能障害 disorders of higher brain function

1. 概　念

　言語，認知，行為など大脳皮質が関与し，左右半球優位性とかなり局在性が明確な脳機能を高次脳機能または高次皮質機能（higher cortical function）とよんでいる．チンパンジーなどでも部分的にはみられるが人間に特有の高次の機能で，主な障害として運動系，感覚系機能が保たれているのに言語の表出，理解の障害される失語，認知機能の障害される失認，運動や行為がうまくできない失行などがある．

2. 大脳半球優位性

　人間では左右半球で機能が異なり，右利きの99％は左半球が言語，計算，概念構成などに関与して優位半球とよばれ，これに対し右半球は図形的・幾何学的感覚，空間認知，音楽などに関与し劣位半球とよばれている．人間の90〜95％は右利きで，5〜10％が左利きないし両利きであるが，左利きの70〜80％も左半球が優位半球である．したがって全体としてみると右半球が優位半球であるのは2〜3％程度である．利き手は先天的なものともいわれているが，生後親に矯正されて，本来左利きのものが右手で書字や箸使いなどをしているものも少なくないので注意を要する．

3. 失語　aphasia

　図2-52に示した優位半球の上側頭回後方のウェルニッケの感覚性言語中枢とその後上方の角回，縁上回を合わせた部位が後方言語野，下前頭回下部のブローカの運動性言語中枢を中心とする部位が前方言語野である．ウェルニッケ中枢（Wernicke center）とブローカ中枢（Broca center）は弓状束で結ばれている．この前および後の言語野と弓状束あるいはその周辺のシルヴ

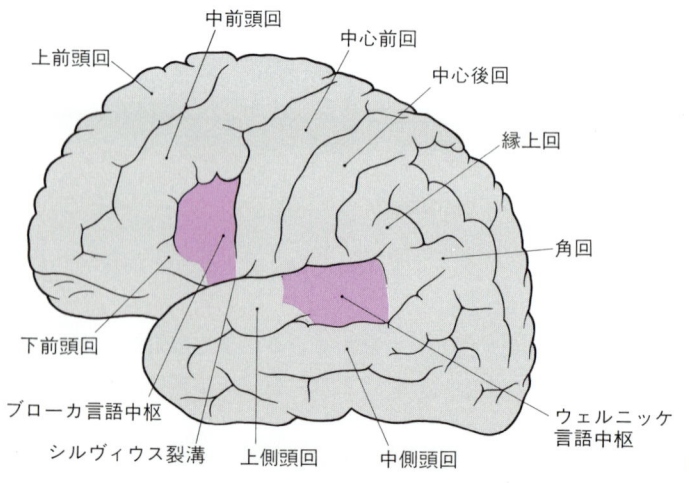

図2-52　優位半球の言語中枢

ィウス裂溝（sylvian fissure）周囲の病変により言語の表出ないし受容が障害されるのが失語「症」である．

1）言語症候

意識は清明で知能低下，精神異常，失明，難聴，失声，構音不能のない状態で以下のような言語の表出と理解についての障害がみられる．

(1) 自発語

a．流暢性　fluency

発語の量が少なく，努力を要し，語の連結がスムーズでなく，リズムも抑揚も乱れ，一息で話せる句の長さが短く，単語を羅列するのみで電報文のような（失文法）場合は非流暢性で，前方言語野の障害で起こる．これに対し，多弁でテンポも速いが，言葉の誤り（錯語）が多く，言葉としては連なっているが，文法的な誤りが多く内容のわからない（錯文法）のは流暢性で後方言語野の障害で起こる．

b．語健忘　word amnesia

物品や絵をみせて名称を言わせても，名称が思い出せないのを語健忘，換語困難とよび，まわりくどい説明（迂言）をすることもある．

c．保続　perseveration

場面が変化しても前に使用した同じ言葉を何度も繰り返し話す．

d．錯語　paraphasia

1つの文字を読み誤る字性錯語と単語全体の読みを誤る語性錯語がある．多弁で速く話すが，錯語が多く，理解できない発語はジャルゴン（jargon）とよばれる．

e．失文法と錯文法

単語の羅列のみで助詞や助動詞がぬけ電報文のようになるのは失文法，単語の連なりは良いが文法的な誤りが多いのは錯文法である．

(2) 復唱

単語，短い文などを言って患者に復唱させる．この場合錯語の有無に注意する．伝導性失語では復唱のみが著しく障害される．患者に質問するとおうむ返しに質問と同じ言葉を繰り返すのを反響言語（echolalia）とよぶ．

(3) 言語理解

単純な命令に正しく応じるかどうかを確かめ，そのうえでより複雑な命令に応じうるかどうかを検査する．

(4) 読字

字が読めないのは失読（alexia）で，漢字よりかなのほうが障害されやすい．声を出して読むのを音読という．

(5) 書字

手に運動障害はないのに字が書けないのは失書（agraphia）で，氏名，住所，示した物品の名を書かせる自発書字が書取より障害されやすい．

2）失語テスト

失語症のテストには種々のものがあるが，わが国で普及しているのは標準失語症テスト

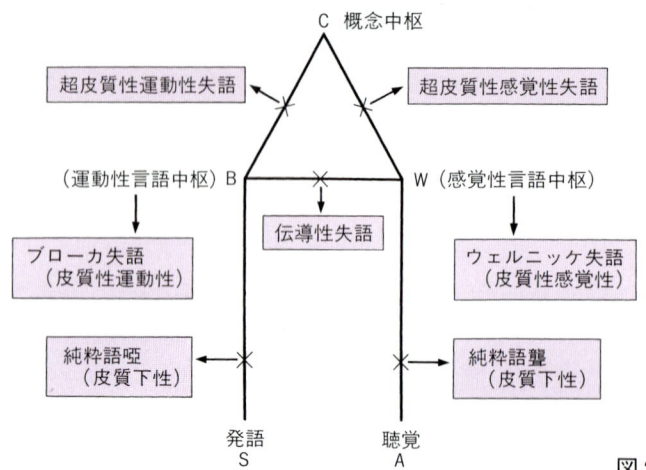

図 2-53 失語の古典的図式 (Wernicke-Lichtheim 1884)

表 2-26 失語「症」の分類と言語特徴

失語「症」種類		自発語		復唱	言語理解	音読	書字
運動性失語	ブローカ失語	×	非流暢	×	○〜△	×	×
	純粋語啞	×	非流暢	×	○	×	○
	超皮質性運動性失語	×	非流暢	○	○	△	△
感覚性失語	ウェルニッケ失語	多弁 錯語 ジャルゴン	流暢	×	×	×	錯書
	純粋語聾	○	流暢	×	×	○	○
	超皮質性感覚性失語	錯語	流暢	○	×	錯読	錯書
全失語		×	非流暢	×	×	×	×
伝導性失語		錯語	流暢	×	○	錯読	錯書
健忘性失語		語健忘	流暢	○	○	○	○

（SLTA）で，これは一般情報の収集と他の障害の鑑別を目的とした準備テストと，聴く，話す，読む，書く，計算の部門 26 項目を 6 段階で評価し，プロフィールとして整理する本テストよりなっている（p.145）．

3) 分 類

図 2-53 は失語の古典的図式（Wernicke-Lichtheim 1884）で，言語理解は A→W→C で，言語表出は C→B→S および聴覚による制御により C→W→B→S で，復唱は A→W→B→S の経路で行われる．これらの経路のどこが障害されるかによって種々の失語「症」の病型を生じてくることになる．この図式はあくまで理論的なもので実証を欠くが，理解しやすい便利さがある．失語「症」の分類にはさまざまなものがあるが，表 2-26 は大橋（1970）の分類を基にして修正し，それぞれの失語「症」の言語特徴を示したものである．

4) 運動性失語　motor aphasia

(1) ブローカ失語　Broca aphasia

自発語は少なく，失文法で非流暢であり，復唱，呼称，音読，書字も障害される．高度になると無言（mute）となる．言語理解，読字能力も若干低下することが少なくない．病巣部位はブローカの言語中枢とその周辺の皮質，皮質下白質を含むより広い領域で，中大脳動脈の閉塞ないし脳出血，脳腫瘍によることが多い．

(2) 純粋語啞　pure word dumbness

純粋運動性失語「症」ともよばれ，自発語，復唱，音読は障害されるが，内言語は保たれ，言語理解，読字，書字は正常である．一過性で予後の良いもの，ブローカ失語の回復期にみられるものがある．

(3) 超皮質性運動性失語　transcortical motor aphasia

自発語は少なく，保続や反響言語をみることはあるが，比較的復唱は保たれ，言語理解，読字は良好である．病巣はブローカ領域より上方で，ブローカ失語の回復期にこの種の失語をみることが多い．

5) 感覚性失語　sensory aphasia

(1) ウェルニッケ失語　Wernicke aphasia

言語理解が悪く，単純な口頭命令にも応じられず，復唱もできず読字も障害される．自発語は流暢で多弁であり，メロディも抑揚も保たれているが錯語が著明で，ジャルゴンとなることが少なくない．自発書字も錯書が多く，書取はできない．病巣はウェルニッケ言語中枢と中側頭回後半部を中心とした領域で，中大脳動脈皮質枝の梗塞によることが多い．

(2) 純粋語聾　pure word deafness

純粋感覚性失語「症」ともいわれ，言語の理解だけが障害される．そのために復唱や書取はできないが自発語には異常はない．ウェルニッケ失語の初期または回復期にみられる．

(3) 超皮質性感覚性失語　transcortical sensory aphasia

言語理解と読字は障害されているが，復唱は良好である．しかし，しばしば反響言語がみられる．自発語に語性錯語があるが，多弁ではない．錯読，錯書を伴いやすい．病巣はウェルニッケ中枢の後方部で，ウェルニッケ失語からの回復期にみられることが多い．

6) 全失語　global aphasia, total aphasia

自発語も言語理解も障害され，読字，書字もすべて侵され言語機能は喪失する．しかし，"お早う，今日は"など2，3の残語のみ発語しうるようになることは少なくない．中大脳動脈起始部の梗塞による左半球の広汎な病変で生じ，右側片麻痺と半身感覚鈍麻，右同名半盲も合併することが多い．

7) 伝導性失語　conduction aphasia

言語理解や読字は良好であるが復唱が障害される．自発語の錯語のほか錯読，錯書もある．図2-53の古典的図式でのブローカとウェルニッケの2つの言語中枢を結ぶ弓状束の病変による離断症候（disconnection syndrome）との説は最近では疑問がもたれ，優位半球のシルヴィウス

裂溝上下に分散した病変であろうといわれている．

8） 健忘性失語　amnestic aphasia

語健忘を主体とする失語で，物品はどういうものかわかっていても名前が言えないので，しばしば迂言を呈する．復唱，言語理解，音読，書字には異常はない．左角回，左中側頭回後端を中心とする病巣が重視されてきたが，局在性はなく，び慢性の病変ともいわれている．

9） 交叉性失語　crossed aphasia

右利きの者に右の大脳半球の病巣によって生じた失語でまれなものであるが，頸動脈内にアミタールを注入する方法で，言語について右半球が優位半球であることが実証された例がある．

4．失読と失書　alexia and agraphia

失語「症」ではほとんどの場合に読字，書字の障害も伴っているが，この失語がなくて読字のみの障害を呈するのを純粋失読（pure alexia），書字のみの障害を呈するのを純粋失書（pure agraphia）とよんでいる．

純粋失読では仮名も漢字も読めず，書字はできるが，自分で書いた字も読めない．病巣は優位半球の視覚野から角回への視覚入力を遮断する部位である．

純粋失書は自発語も読字も可能で，写字はできるが，書取と自発書字が障害され，錯書や文字の拙劣化がみられる．本症候の場合は優位半球の角回は保たれるので読字はできるが，ここから頭頂葉の体性感覚連合野への出力路に病変を生じ，書字の運動覚表象が障害されて引き起こされる．

失読と失書の両方が伴っている失読失書は優位半球角回に責任病巣がある．

5．失認　agnosia

感覚障害，知能障害，失語「症」はないのに視覚，聴覚，触覚などのなかのどれか1つの感覚情報に限って認知されない症候を失認とよんでいる．例えば物品を視覚で認知できない場合でも触ったり，音で聞いたり言葉で説明されると認知できる．表2-27に主な失認の種類と責任病巣のある大脳半球を示した．

表2-27　失認と失行の責任病巣

	優位半球障害で出現	劣位半球障害で出現	どちらの半球障害でも出現	両側障害で出現
失認	身体部位失認 手指失認 左右失認 同時失認 色彩失認	半側空間失認 半側身体失認 半側病態失認	触覚性失認	物体失認 相貌失認 聴覚性失認
失行	観念運動性失行 観念性失行	着衣失行	肢節運動失行 構成失行	

1) **視覚性失認　visual agnosia**

視力は正常で触覚，聴覚による認知はできるのに視覚による認知ができない．物体をみて何であるかわからない物体失認，身近な人や有名な人の顔を見ても写真を見ても誰だかわからない相貌失認（prosopagnosia）は両側後頭・側頭葉の病巣で生じる．個々の対象は認知できても1枚の絵のように全体としての状況の認知ができない同時失認，色の名前や知識が特異的に障害される色彩失認は左半球後頭・側頭葉の病巣により生じる．

2) **聴覚性失認　auditory agnosia**

犬の鳴き声，車の音などの音の違い，音楽のハーモニー，メロディなどの認知の障害は劣位半球側頭葉病変で起きた報告もあるが，通常は両側半球病変で起きるとされている．

3) **身体失認　asomatognosia**

(1) 両側身体失認

身体図式障害で身体各部の名称，位置がわからないのでその部位を指示することもできない．このなかの代表的なものが手指失認（finger agnosia）で指の区別がつかなくなる．手指失認に左右失認（自分および他人の左右を誤る），失書，失算（簡単な計算もできない）を伴ったものがゲルストマン症候群（Gerstmann syndrome）である．

この両側身体失認の責任病巣は優位半球頭頂葉の角回である．

(2) 半側身体失認

半身（ほとんどの場合左半身）に無関心でその側の上下肢を使おうとしない．奇妙な位置を上下肢がとっていても無頓着である．左片麻痺があっても否定し苦痛も感じない半側病態失認（hemianosognosia）も類似の症候で，いずれも劣位半球頭頂葉後下部の病変で出現する．

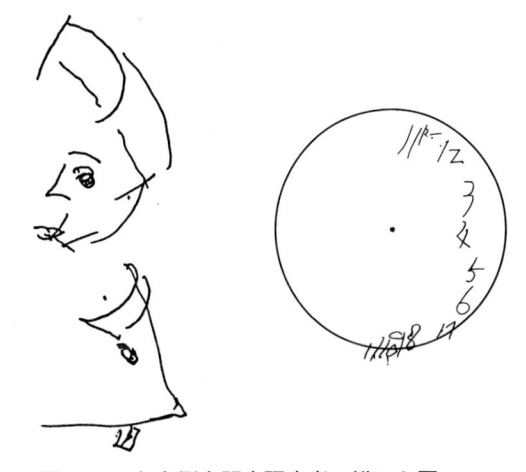

図2-54　左半側空間失認患者の描いた図

4) **半側空間失認　hemispatial agnosia**

半側空間無視（hemispatial neglect）ともいわれ，ほとんどが左側の空間の対象物を無視し，左へ注意が向かない．歩行していて左側の障害物にぶつかったり，左へ回ることができない．食事中も左方にある食物に気づかず眼前の皿の左半分の食物を残す．図形や時計の文字盤の模写では左半分は書かない（図2-54）．横に並んだ文字も右半分のみ読む．

この症候は劣位半球である右大脳半球病変の代表的なもので責任病巣は右側頭頂葉後部にあり中大脳動脈梗塞によることが多いが，後方へ進展する右被殻出血でも出現する．

6. 失行　apraxia

運動麻痺，運動失調，パーキンソン症候など運動系に障害はなく，施行する動作について十分知っていても正しく行うことができない症候を失行とよんでいる．

主な失行の種類と責任病巣のある大脳半球は表2-27のようである．

1) 肢節運動失行　limbkinetic apraxia

ボタンかけ，手袋着用などの単純な手指の自発動作，命令動作，模倣動作のいずれもが拙劣な手指失行，歩行のとくに踏み出しが拙劣な歩行失行などで，運動拙劣症ともいわれている（表2-28）．大脳皮質の中心前回と後回を結ぶ線維の障害で体制感覚と運動の連絡が悪く運動記憶心像が障害されるためで，左右どちらの半球病巣でも反対側に起こりうる．

2) 観念運動性失行　ideomotor apraxia

別れの手振り，手招き，合掌，敬礼，万歳，歯みがきなどの単純な動作は自然の状況下では自発的に行いうるが，言語で命令されたり視覚的な模倣動作としては間違えたり，できない症候である（表2-28）．習熟した動作の記憶は左（優位半球）の頭頂葉にあり，ここが障害されると正しい動作の記憶が換起されないため両手に失行が起こる．左の頭頂葉の動作記憶が実行されるためにはそれが左の前頭葉の運動中枢に送られることが必要であるが，この部の大きな病巣では右上肢の麻痺（軽い場合は肢節運動失行）と左手に失行が出現し交感性失行（sympathetic apraxia）とよばれる．また，左手の動作には右脳の運動中枢への連絡が必要であり，脳梁に病変があってこの連絡が遮断されると左手にのみ観念運動性失行が生じ，脳梁性失行（callosal apraxia）とよばれる．

3) 観念性失行　ideational apraxia

単純な動作はできるが，いくつかの物品や道具を使用する一続きの系列動作（茶筒から茶を取り出して急須に入れ，ポットの湯をそそぎ，湯のみについで飲むなど）ができず，使い方の誤り，順序のとり違えなどがみられる（表2-28）．責任病巣は左頭頂葉後方の角回を中心とする領域とされているが，初老期のアルツハイマー病の初期にもしばしばみられることから両側病巣の可能性もあるといわれている．

4) 開眼失行　apraxia of lid opening

閉眼すると随意的に開眼できない現象で，この場合に眼輪筋の痙攣（眼瞼痙攣）はなく，上眼瞼挙筋のすくみ現象，肢節運動失行としての顔面失行，あるいは自然にできても命令されるとで

表2-28　主な失行の種類と動作障害

動作＼失行種類	自発動作	命令動作	模倣動作	複数の物品使用動作
肢節運動失行	拙劣	拙劣	拙劣	拙劣
観念運動性失行	正常	不能・誤り	誤り	正常
観念性失行	正常	正常	正常	不能

きない場合は観念運動性失行などの機序が考えられる．パーキンソン病のレボドパ治療中，進行性核上性麻痺，多系統萎縮症などの疾患でみられることが多い．

5) 拮抗性失行　diagonistic apraxia

右手である動作をするときに左手がそれと拮抗する異常な動作により右手の動作を妨害する症候である．例えば右手で引き出しを開けようとすると左手は押して閉めてしまう．右手で服を着ようとすると左手は同時に服を脱がすなどである．この場合に左手は必ずしも右手と反対目的の行為でない異常動作もありうる．この特異な失行は脳梁体部の両半球上頭頂小葉の連絡路が遮断され，左半球の上頭頂小葉が随意的意図で活動するときに右半球の同部は機能が不安定となり，意図と異なる動作が左手に出現すると推測されている．

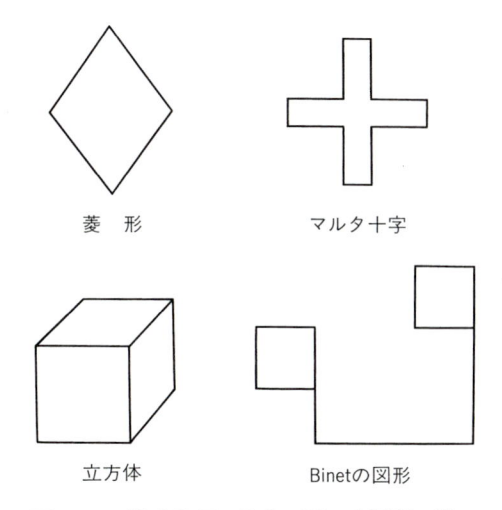

図 2-55　構成失行の検査に用いる図形の例
（相馬，杉下　1986[22]）より）

大脳皮質基底核変性症（corticobasal degeneration）などでみられる他人の手徴候（alien hand sign）は一側上肢のさまざまな奇妙な動作（p.199）で，このうち左手に認められる場合はこの拮抗性失行によることがある．

6) 着衣失行　dressing apraxia

正しく着衣することができないもので，着物の左右，上下，裏表を間違えたり，一方の袖だけ通して止めてしまうこともある．左側にのみみられるものは半側身体失認を伴っているが，両側性の場合も右半球の頭頂・後頭葉病変と関連づけられている．

7) 構成失行　constructional apraxia

図 2-55 のような図形の模写，マッチ棒や積木での種々の形のものの組み立てを言語命令あるいは手本をみて行わせると形が単純化したり，歪んだり，散らばったり，重なったり，異なった形になったりする．WAIS 知能検査中の積木問題では得点を数量化できる．

この失行は左頭頂葉病変でも右頭頂葉病変でも起こりうるといわれ，優位半球病変ではゲルストマン症候群を伴うことが多く，劣位半球病変の場合は半側空間失認によることがあるので注意を要する．脳梁切断例で左手に構成失行のみられたものもある．

7. 運動維持困難　motor impersistence

明らかな運動障害がないのに，一定方向の注視，閉眼，閉口，挺舌，把握，上肢水平挙上などの単純な運動や肢位の維持ができない症候で，大脳劣位半球の病変によるとされている．

17 自律神経症候 autonomic dysfunction

1. 概　念

　自律神経系は内臓，血管，皮膚など全身に広く分布し，多くの器官は交感神経と副交感神経により相反性支配を受けている．この系の神経伝達物質は節前線維は交感神経系も副交感神経系もアセチルコリンであり，節後線維は交感神経系はノルエピネフリン（汗腺のみは例外的にアセチルコリン），副交感神経系はアセチルコリンである．

　自律神経系は選択的に侵されることも，他の神経疾患に随伴して障害されることもあり，局所的，全身的なさまざまな症候を呈する．

2. 主な自律神経症候

1) 起立性低血圧　orthostatic hypotension

　臥位からの起立時に血圧が著しく低下し脳血流量が減少して立ちくらみ，失神などを呈しやすい（p.76）．日本自律神経学会の診断基準では臥位からの起立時に収縮期血圧が 30 mmHg 以上低下，あるいは拡張期血圧が 15 mmHg 以上低下する場合とされている．

　起立性低血圧は出血・脱水などによる循環血液量減少，温熱環境・発熱・飲酒などによる血管拡張，心不全などの場合にも起こるが，これに対し自律神経の中枢ないし末梢性障害で出現する神経原性起立性低血圧では大動脈弓，頸動脈洞などの圧受容体（baroreceptor）反射も侵され，血圧低下による反射性頻脈も欠如する．

　また，神経原性起立性低血圧では，通常起立による血漿中ノルエピネフリンレベルの上昇反応（健常人では約 2 倍になる）が減少ないし欠如している．

　神経原性起立性低血圧を生じる疾患は表 2-29 のようにさまざまなものがあるが，これを中枢型と末梢型に分けることができる．中枢型のものは交感神経節前性障害で胸髄側角の中間外側核のほかに仙髄オヌフ核（Onuf nucleus），延髄迷走神経核，視床下部の神経細胞などにも病変がある．末梢型のものは交感神経節後性の障害によるもので，ノルエピネフリンに対し脱神経性過敏がみられるが，中枢型のものでは脱神経過敏はないかあっても軽微である．なお，中枢型のなかの純粋自律神経不全症（pure autonomic failure）は交感神経系の節前と節後性障害を伴い血漿中ノル

表 2-29　神経原性起立性低血圧を生じる疾患

中枢型
- 進行性自律神経不全症
　　シャイ・ドレーガー症候群
　　純粋自律神経不全症
　　　　（特発性起立性低血圧症）
　　パーキンソン病に伴う自律神経不全症
- 脳幹部病変（延髄部血管障害・炎症など）
- 脊髄病変（頸髄損傷，脊髄空洞症など）

末梢型
- 純粋汎自律神経異常症
　　（自律神経性多発ニューロパチー）
- 糖尿病性ニューロパチー
- アミロイドニューロパチー
- 交感神経系をブロックする薬剤によるもの
　　（降圧薬，抗精神病薬，抗パーキンソン薬など）

エピネフリン濃度は健常者より低く，交感神経終末でのノルエピネフリン濃度は著減している．これに対しシャイ・ドレーガー症候群（Shy-Drager syndrome, p.259）は交感神経の節前性障害が主体で，血漿ノルエピネフリン濃度は正常範囲である．

2） 食事性低血圧　postprandial hypotension

食事に伴って急速に血圧が低下し，ときに失神が起こるもので，臥位のまま食事させても血圧低下が起こりうる．健常者では食事により心拍出量は増加し，下肢の血管抵抗は変わらないが，食事性低血圧の患者では心拍出量の増加がなく，下肢の血管抵抗は低下し末梢血管が拡張して血圧が下降する．

この種の低血圧はパーキンソニズムに伴って発現するほか起立性低血圧を起こす疾患，高齢者，高血圧症，透析患者などでも認められている．

3） レイノー現象　Raynaud phenomenon

寒冷，疲労，ストレスなどにより四肢末梢に発作的に貧血を起こして蒼白となりしびれや痛みを伴う．寒冷の季節に多く，加温や摩擦で回復する．重症になると手指脱力，皮膚や爪の変化を起こすこともある．膠原病や白ろう病（チェンソーによる振動病）でみられ，基礎疾患のない特発性のものはレイノー病（Raynaud disease）とよばれる．

4） 発汗障害　perspiration disturbance

汗腺は交感神経の支配を受け，発汗の下位中枢は胸髄側角にあるが，上位中枢（視床下部の温熱性発汗中枢と大脳辺縁系の精神性発汗中枢）により調整されている．脳卒中で麻痺側の発汗が低下し，熱射病などによる視床下部病変で全身の無汗症が起きたり，脊髄の横断性病変で障害部以下が無汗となる．進行性自律神経不全症，急性純粋汎自律神経異常症（自律神経性多発ニューロパチー）などでも起立性低血圧のほか発汗障害がみられる．発汗は体温調節に重要で，部分的な無汗症は他の部の多汗で代償されるが，全身無汗症では環境温の上昇に比例して著しく高体温となる．

5） 排尿障害　micturition disturbance

(1) 排尿機能

排尿機能は尿管から膀胱に入った尿を貯尿する機能とその尿を尿道から外界に排出する機能からなっている．蓄尿時には下腹神経（交感神経）により内括約部の筋を収縮させ，膀胱排尿筋を弛緩させるとともに膀胱の筋伸展の感覚を骨盤神経（副交感神経）を経て仙髄の陰部神経核（オヌフ核）に伝え，陰部神経（体性神経）を経由して随意的に外尿道括約筋と骨盤底筋群を収縮させ尿の排出を防止する．尿の排出は陰部神経による外尿道括約筋と骨盤底筋群の随意的弛緩と，骨盤神経による内括約部の筋の弛緩および膀胱排尿筋の反射性収縮により行われる．膀胱の筋と神経支配は表2-30のようであり排尿に関与する膀胱尿道の運動神経と感覚神経については図2-56に示した．

排尿はこのように交感神経，副交感神経の相反性機能と橋の排尿中枢による求心性入力と遠心性出力の調整という反射性機構と体性神経による随意的な調節（これには前頭葉排尿中枢も関与）によって営まれているが，神経疾患によって排尿に関係あるいずれかの部位に病変が起こる

表 2-30 膀胱の筋と神経支配

部　位	筋	神　経	機　能
膀胱体部	膀胱排尿筋	下腹神経（交感神経） T 11～L 2	筋弛緩，痛覚伝導
		骨盤神経（副交感神経） S 2～4	筋収縮，筋伸展感覚伝導
内括約部 　┌膀胱頸部 　└後部尿道	膀胱壁輪状筋 膀胱三角筋 後部尿道筋群	下腹神経（交感神経） T 11～L 2	筋収縮
		骨盤神経（副交感神経） S 2～4	筋弛緩
外尿道括約筋部	外尿道括約筋 骨盤底筋群	陰部神経（体性神経） S 2～4	随意的筋収縮と弛緩 尿道知覚伝導

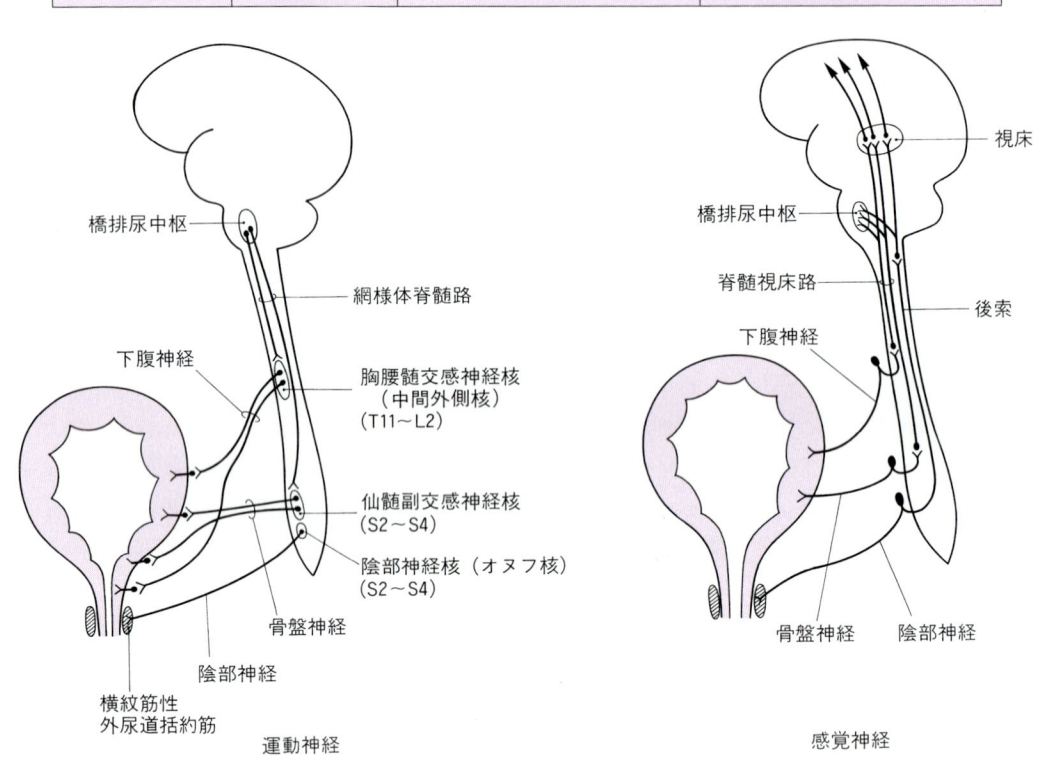

図 2-56　膀胱・尿道の運動神経と感覚神経
（小川，富田　1997[23]）を一部修正）

と排尿障害を生じ神経因性膀胱（neurogenic bladder）とよばれる．

(2) 排尿症候

a．刺激症候

① 頻尿　pollakisuria

排尿回数が日中覚醒時 8 回以上，夜間睡眠中 2 回以上を頻尿という．膀胱排尿筋の抑制不全による不随意な収縮か膀胱や尿道の感覚過敏なために生じる．

② 尿意切迫感　urgency to void

尿意が生じるとこらえられない感覚が生じるもので，頻尿と同様に膀胱排尿筋の不随意収縮か膀胱や尿道の感覚過敏による．

③ 尿失禁　urinary incontinence

・腹圧性尿失禁：ストレス尿失禁ともいわれ，咳，いきみなど腹圧を上げると尿がもれるもので尿道括約筋の機能不全による．

・切迫性尿失禁：尿意切迫感を伴い，がまんしても便器にたどり着くまでに漏れてしまうもので，中枢神経疾患では最も多くみられる失禁である．膀胱排尿筋の不随意収縮による．

・溢流性尿失禁：多量の残尿があり膀胱内にたまった尿が尿道の抵抗に打ち勝ってあふれ出てくるものである．

b．閉塞症候

① 排尿困難　dysuria

排尿開始遅延，排尿時間遷延，尿線が途中で止まる間欠排尿，終末時尿滴下，尿線の狭小などがある．膀胱排尿筋の収縮力の低下か内括約部の筋や外尿道括約筋の弛緩不全のためである．排尿筋は収縮しても外尿道括約筋の弛緩が悪い場合は排尿筋括約筋協調不全とよばれ，脊髄疾患でよくみられる．

② 尿閉　urinary retention

尿がまったく出ない完全尿閉といくらか出る不完全尿閉がある．この機序は排尿困難と同じである．カテーテルによる導尿が必要で間欠導尿法，とくに導尿キットによる自己導尿が好ましい．尿管留置法では尿路感染が必発する．

(3) 排尿障害の分類

図2-57に示したように神経系の障害部位によりLapidesは5つの型に分類しているが疾患によってはいくつかの型の重複，経過による型の推移もみられる．

a．無抑制膀胱

大脳から仙髄に至るまでの核上性遠心路が障害され，仙髄の排尿中枢に対する抑制がきかなくなった状態で，随意的な排尿はできるが，頻尿，尿意切迫感，切迫性尿失禁を呈する．不安定膀胱ともいわれ，脳血管障害，パーキンソン病，アルツハイマー型痴呆，正常圧水頭症，脳腫瘍などでしばしばみられる．

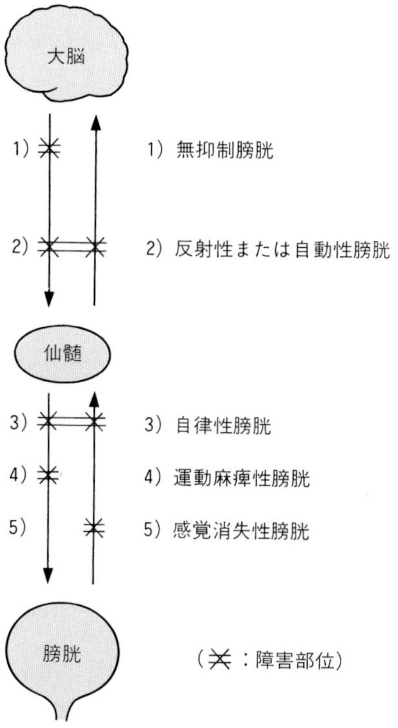

b．反射性または自動性膀胱

大脳から仙髄に至る核上性遠心路と求心路がともに広範に障害され随意的な排尿は不能となり膀胱感覚も失われる．恥骨上を叩いたり，つねるなどの刺激で反射的な排尿を起こしうるが，橋の排尿中枢以下の病変では排尿筋括約筋協調不全

図2-57　排尿障害についてのLapidesの分類

を生じ残尿が多くなる．このために間欠自己導尿が必要である．この種の排尿障害は脊髄損傷，横断性脊髄炎，広範な脱髄疾患や脊髄腫瘍などでみられる．

　c．自律性膀胱

　仙髄排尿中枢あるいは仙髄-膀胱反射弓の求心路，遠心路ともに障害されると膀胱は脱神経の状態となって随意的に排尿はできず蓄尿・排尿感覚もなくなる．排尿は腹圧，手圧か間欠自己導尿で行うことになる．脊髄損傷の急性期，骨盤外傷，骨盤内手術後などで認められる．

　d．運動麻痺性膀胱

　仙髄排尿中枢から膀胱への骨盤神経遠心路の障害によるもので，排尿困難ないし有痛性尿閉となる．弛緩性膀胱ともいわれ，帯状ヘルペス，ポリオなどで起こる．

　e．感覚消失性膀胱

　仙髄排尿中枢への膀胱からの骨盤神経求心路の障害あるいは脊髄内感覚伝導路の病変（糖尿病，脊髄癆，スモン，亜急性脊髄連合変性症など）により膀胱の充満感覚を生じない．時間ごとの随意排尿が必要であるが，残尿が多くなると膀胱は過伸展となる．

　f．その他特殊なもの

　アルツハイマー型痴呆などの痴呆性疾患では無抑制膀胱による尿失禁，夜尿のほか，認知障害や感情鈍麻によりトイレの場所，尿器の使い方，下着の脱ぎ方がわからず，失禁についての羞恥心の欠如や無関心も伴った機能性尿失禁が加わっている．

　シャイ・ドレーガー症候群では全例に頻尿，尿意切迫感，切迫性尿失禁など無抑制膀胱がみられ，排尿時間遷延などの閉塞症候も高率で，多量の残尿があり，経過により自律性膀胱，運動麻痺性膀胱と変化する．本症では副交感神経と交感神経の節前線維の障害のほか副交感神経の節後線維も経時的に侵され，延髄の迷走神経背側核や胸髄側角の中間外側核も侵されている．

　薬剤性排尿障害も多く，抗コリン薬，三環系抗うつ薬，感冒薬，抗不整脈薬による尿閉，排尿困難と抗不安薬，抗精神病薬による尿失禁などがある．

6）排便障害　defecation disturbance

　肛門の近位部の平滑筋である内肛門括約筋は骨盤神経の支配により反射的調節を，遠位部の骨格筋である外肛門括約筋は陰部神経の支配により随意的な調整を受けている．直腸の伸展刺激は骨盤神経求心路を介して仙髄の排便中枢に伝えられ，中枢からの情報は骨盤神経遠心路を経て直腸や肛門に伝えられる．排便の機構は排尿機構とほとんど同様であり，中枢は仙髄のほか下部胸髄から上部腰髄および橋にある．

　(1)　橋排便中枢以上の病変

　橋排便中枢より上の病変では橋の中枢への抑制が欠如し無抑制排便となって大便失禁を生じる．

　(2)　橋と脊髄排便中枢間の病変

　仙髄以上の脊髄損傷などで内肛門括約筋も外肛門括約筋も弛緩して大便失禁を起こす．

　(3)　仙髄排便中枢以下の病変

　直腸に便がたまると内肛門括約筋は弛緩するが，外肛門括約筋の収縮不全のため，刺激により排便してしまう．

7）陰萎　impotence

　男性の性機能は性欲，勃起，射精よりなり，勃起と射精は胸腰髄の交感神経中枢と仙髄副交感

神経中枢の協調的な働きが必要で，これらの中枢は上部からの調節を受けている．仙髄またはそれより末梢の障害では勃起，射精とも障害されて陰萎を生じ，大脳レベルの病変では性欲低下により陰萎となることが多い．シャイ・ドレーガー症候群など起立性低血圧を生じる疾患のほか脊髄癆，パーキンソン病，多発性硬化症，筋強直性ジストロフィーなどで陰萎がしばしばみられる．また，抗精神病薬，抗不安薬，抗うつ薬，抗コリン薬，β遮断薬などでも陰萎を生じることが少なくない．

8) 瞳孔異常

副交感神経の刺激は瞳孔括約筋を収縮して縮瞳（miosis）と毛様体輪状筋を収縮して近くを見るのに焦点を合わせる．交感神経系の下位中枢は第1胸髄側角にあり，ここから前根，上頸神経節を経て上行し眼窩に入り，瞳孔散大筋，上眼瞼のミラー筋，毛様体の放射状筋を支配し，その刺激では散瞳（mydriasis）と遠方視に焦点を合わせる．瞳孔の異常は内眼筋障害とよばれ，いくつかの症候が知られている．

(1) パリノー徴候　Parinaud sign

松果体腫瘍で四丘体が圧迫されると，両側性散瞳，対光反射（光をあてると縮瞳）消失，垂直方向の注視麻痺を生じる．

(2) 緊張性瞳孔　tonic pupil

若年，中年の女性にみられるもので，片側の瞳孔は散瞳し，対光反射や輻輳調節反射（遠方視からしだいに近見視させると縮瞳）はきわめて緩徐にしか起こらないが，低濃度のメコリール点眼では迅速に縮瞳する．これに深部反射消失を伴うものはアディー症候群（Adie syndrome）とよばれる．

(3) ホルネル症候群　Horner syndrome

交感神経の障害で縮瞳とミラー筋麻痺による軽度の眼瞼下垂，患側顔面の発汗低下を起こす．交感神経系は胸髄の下位中枢以下の障害のほかに視床下部上位中枢からこの下位中枢に至る経路の障害でも生じ，中枢性ホルネル症候群とよばれている．中枢性の場合は縮瞳のみのことが多く，橋出血のピン先瞳孔（pin point pupil）やワレンベルグ症候群，天幕上腫瘍，出血による脳ヘルニアのときなどにみられる．

(4) アーガイル　ロバートソン瞳孔　Argyll Robertson pupil

縮瞳，瞳孔不正円形，対光反射消失があるが，輻輳調節反射は保たれるもので，神経梅毒による前被蓋野の病変で起こりやすい．

9) 褥瘡　decubitus, bed sore

皮膚が長時間圧迫されると虚血により局所的に低酸素状態となり壊死に陥り，皮膚，皮下組織，筋肉が壊れ，感染も加わって穿孔し骨にまで達することがある．臥床したままのものでは仙骨部，大転子部，踵，肩甲部に，車椅子などで長時間座位をとるものでは坐骨結節に生じやすい．褥瘡は長時間の機械的な圧迫のみでなく，栄養不良，低蛋白血症，貧血，尿便失禁による局所の不潔なものに起きやすく，また仙髄のオヌフ核に病変の強いシャイ・ドレーガー症候群やパーキンソニズムなどでは容易に発現し，オヌフ核が正常な筋萎縮性側索硬化症では寝たきりが続いても起こらない特徴がある．

第 3 章

臨床検査

1 画像検査

1. 単純X線検査

1) 原理と特徴

本法はX線による人体透過像をフィルムに撮影するもので，X線の透過度の違いが画像として描写される．CTやMRIといった脳脊髄組織を直接描写できる方法が開発されて本法の診断的役割は限定されてきた．

X線の透過度は骨，軟部組織，体液の順に透過度が増加する．また同じ物質なら密度が高いほどX線透過度は低下する．したがって骨像の検査に最適な方法であり，一般に骨の破壊性病変や骨増殖性病変の診断に用いられる．

2) 頭部単純X線

頭部単純X線撮影は頭蓋骨の以下のような病変の診断に有用である．

(1) 骨　折

頭部外傷では線状骨折がみられるが，この場合しばしば硬膜外血腫の存在が問題となる．

(2) 骨の破壊性病変・骨硬化性病変

骨腫瘍や転移性腫瘍，癌の骨転移，多発性骨髄腫，白血病，悪性リンパ腫などで骨の破壊性病変が認められる．

髄膜腫や骨腫などでは骨の増殖性病変すなわち骨硬化像が得られる．

(3) 頭部の異常石灰化

頭蓋内に異常な石灰化が起きると単純X線像に現れる．石灰化を生ずる組織には，松果体，淡蒼球，内頸動脈などがある．

(4) 隣接組織からの浸潤性病変や圧迫性病変

下垂体腺腫や聴神経腫瘍，髄膜腫などの腫瘍性病変，その他慢性の頭蓋内圧亢進でしばしば骨の破壊や変形を生じる．

3) 脊椎単純X線

脊椎は椎体背側が脊椎管を形成し脊髄，前根，後根が存在するほか，横突起間には後根神経節が存在する．そのため，脊椎骨のさまざまな異常がこうした神経組織を障害する．それらの異常として次のような病変が単純X線写真上に描出される．

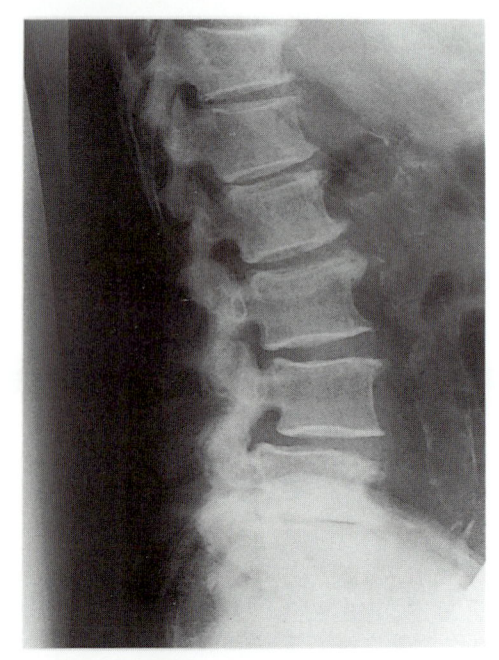

図 3-1　腰椎のすべり症
第4腰椎と第5腰椎との間で椎体が前後にずれている．

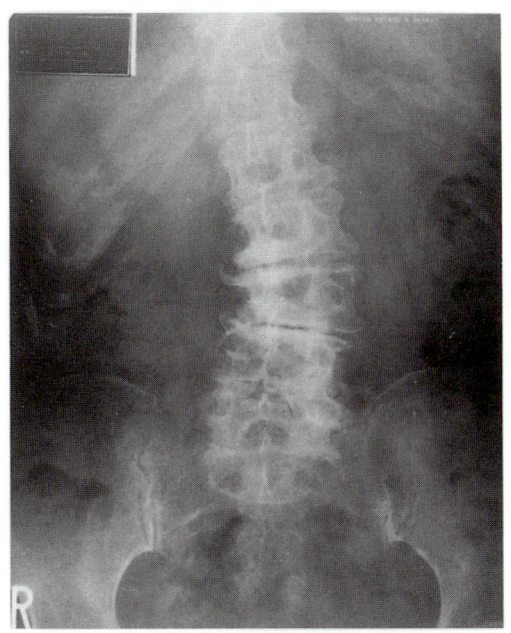

図 3-2　椎体の変形
椎体が著しく変形し，その結果側彎を生じている．

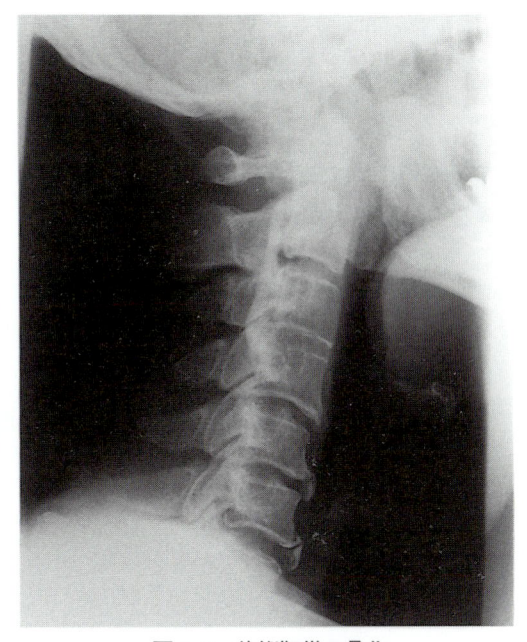

図 3-3　後縦靱帯の骨化
第 2 頸椎から第 4 頸椎の後縦靱帯が骨化している．

①椎弓や突起の骨折とそれによる脊椎の分離，椎体のこり（図 3-1）
②椎体の変形や脊椎管の狭窄（図 3-2）
③前彎・後彎・側彎などの彎曲異常
④脊椎靱帯の異常骨化（図 3-3）

4）その他全身骨格

末梢神経障害では四肢の骨が原因で末梢神経を圧迫したり，骨病変が末梢神経に波及している場合も多いのでしばしば四肢の骨異常の検索が行われる．

2. 造影撮影

1）原理と特徴

造影剤を血管内や脊髄クモ膜下腔内に注入して，造影剤の異常圧排あるいは貯留の X 線像から，脊髄腔の狭窄や，腔内に存在したり突出している異常組織を撮し出すものである．

2）血管造影

(1) 脳血管造影法
a．頸動脈造影
頸動脈穿刺法とセルディンガー法：造影剤を注入する方法として直接頸動脈を穿刺する方法とセルディンガー法により大腿動脈から頸動脈や椎骨動脈に挿入する方法がある．最近では安全性や確実性からセルディンガー法が主として用いられる．

b．椎骨脳底動脈造影

椎骨動脈を直接穿刺する方法もあるが，最近は安全性と確実性のうえからもセルディンガー法がほとんどである．

c．DSA（digital subtraction angiography）

X線透過像をコンピュータでデジタル処理し，骨や軟部組織陰影を消去し血管像のみを画像として取り出す方法である．

① 静注法

肘正中皮静脈より造影剤を静注する方法で，きわめて低侵襲で実施できるが，分解能が低く，各動脈を選択的に撮影できない．

② 動注法

血管に造影剤を注入する方法は通常の血管撮影と同様であるが少量の造影剤で良好なコントラストが得られる．

(2) 血管造影の臨床応用

a．血管病変

CTやMRIなどの普及により血管造影は主として血管そのものの異常の診断にのみ利用されるようになっている．

① 血管奇形

脳血管の発生異常による血管奇形（動静脈シャント，欠損，異常血管，走行奇形など）の診断には欠くことができない．

② 動脈瘤

クモ膜下出血の原因として重要である（図3-4）．ウイリス動脈輪や頭蓋内内頸動脈に頻発する．4 vessels study（4血管検索）といわれるように両側頸動脈，両側椎骨動脈の検討が重要である．

③ 動脈硬化・動脈狭窄

著しい動脈の狭窄や内径の不整などでは動脈硬化が疑われる．梗塞の原因としての動脈硬化が立証されることが多い．

b．その他の脳疾患

脳腫瘍：CT・MRIなどにより腫瘍そのものが描出可能になり，重要性は以前に比べ低下したが，腫瘍栄養血管や腫瘍血管の増生などから腫瘍の質的診断や手術手技の検討のうえでは今なお重要である．

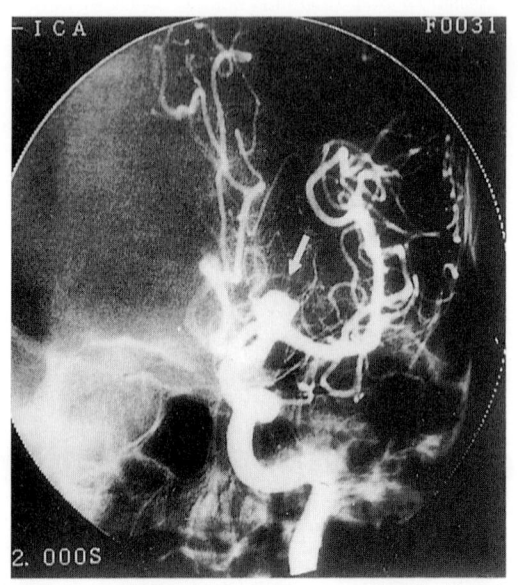

図3-4　クモ膜下出血の原因となる動脈瘤（矢印）

3）脊髄造影

(1) 脊髄造影法

脊髄硬膜下腔内に水溶性の造影剤を注入して硬膜下腔内の変化を描出することで脊髄や根の病変を診断する．

(2) 脊髄病変の臨床応用
a．脊髄の病変

脊髄疾患でも MRI の出現により造影検査の必要性がかなり低下している．ただ脊髄造影と CT の組み合わせは画像分解能の良さと正確に脊髄の横断外形を描写できることから今なお頻用される．

① 脊髄腫瘍

髄内腫瘍による脊髄の膨隆による髄腔の狭窄像や髄外腫瘍による造影剤の圧排像や髄腔の狭窄像から脊髄腫瘍を診断することができる．

② 脊髄血管の異常

奇妙に怒張した異常血管による造影剤の圧排像がみられる．

③ 脊髄の奇形

二分脊椎に伴って脊髄のさまざまな異常がみられたり，脊髄空洞症などでも著しく膨隆した脊髄がみられる．

④ 脊髄の圧迫と変形・位置異常

変形した脊椎による脊髄の圧迫や変形・偏位などが観察できる．

b．脊椎管の異常

① 骨性狭窄

脊椎骨の変形や椎体の辷りによって脊椎管が部分的に狭窄することがある．

② 軟部組織による狭窄

後縦靱帯や黄靱帯の異常により脊椎管が狭窄することがある．

3. CT (computed tomography)

1) 原理と特徴

X 線による断層像をコンピュータで再構成したもので，白黒のコントラストは X 線の透過度を反映している．脳や内臓組織も X 線透過度の相違によって描出される．しかし複雑な骨構造

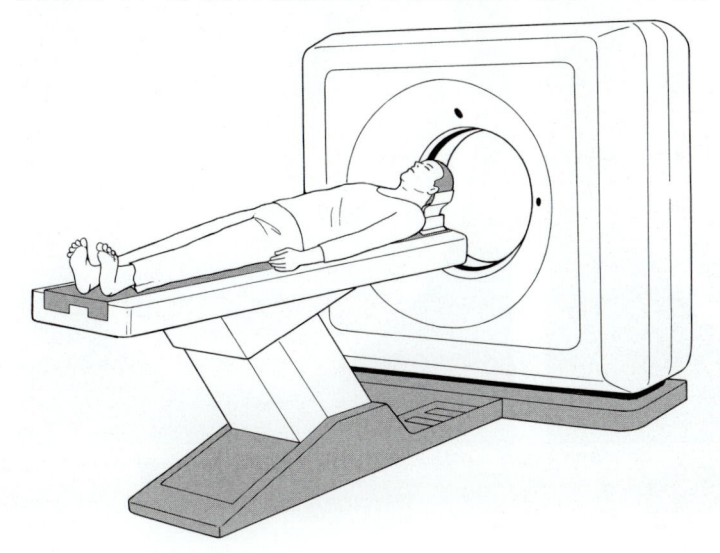

図 3-5 CT 撮影装置
被検者は頭部の固定できるベッドに仰臥し，電動式にスライドし，後方の円形の環のある撮影装置に入る．MRI 造影装置も外形は類似している．

の間に存在する組織はアーチファクトを受けやすく，自由な断層面が得られないなど限界もある．血管造影と同様の造影剤で造影すると腫瘍，膿瘍などが造影される（図3-5）．

2) 単純CTで得られる病変

(1) 脳出血

急性期の出血は電子密度が周辺の脳組織より高いため白く高吸収域（high density area）として描出されるので，出血はCTが最も有効な検査である（図3-6）．脳出血で周辺に浮腫を伴うとその部分は低吸収（low density）になる．血腫の吸収に伴って高吸収陰影はしだいに不鮮明となり，嚢胞化すると低吸収になる．

(2) クモ膜下出血

24時間以内の急性期の出血はクモ膜下槽内に広がった出血がとくに鞍上槽レベルでカニがはさみを広げたような特有の高吸収像を作る（図3-7）．1週間以上経過すると急速に等吸収化する．しばしば巨大な動脈瘤がみられたり，脳実質内に血腫がみられたりする．脳血管攣縮による脳梗塞を伴っていたり急性

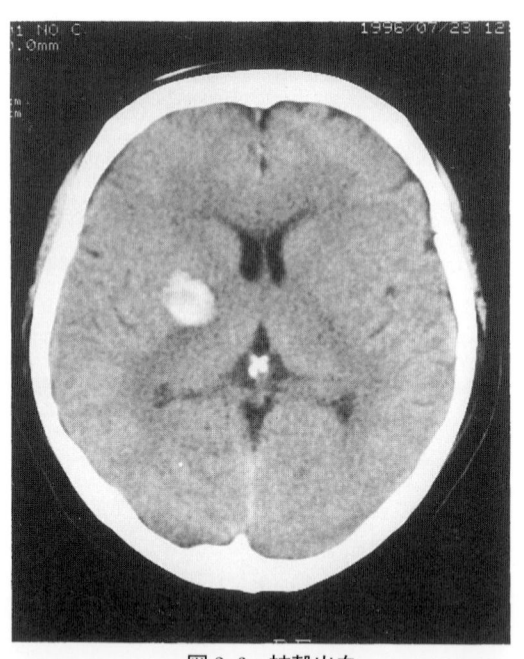

図3-6 被殻出血
CT上高吸収域として描出される．

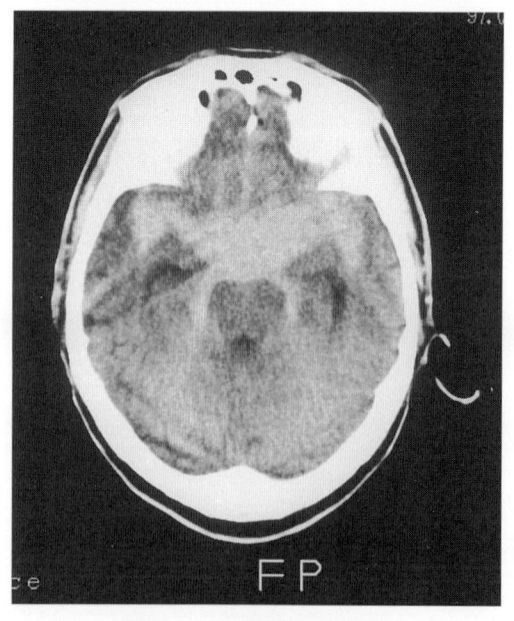

図3-7 クモ膜下出血のCT
脳底，脳槽の高吸収域がみられる．

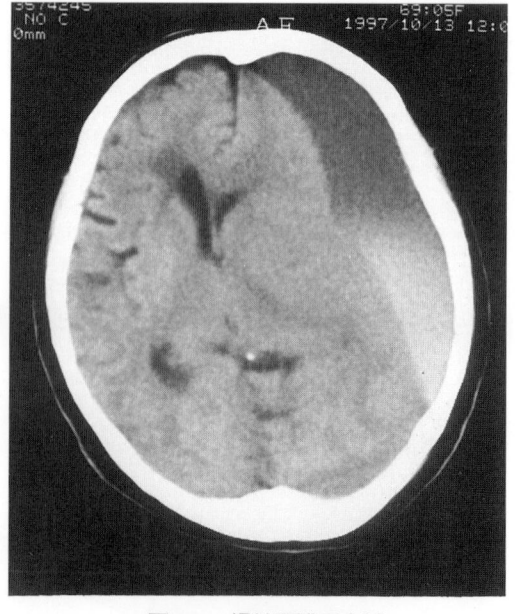

図3-8 慢性硬膜下血腫
巨大な血腫が脳を圧迫している．

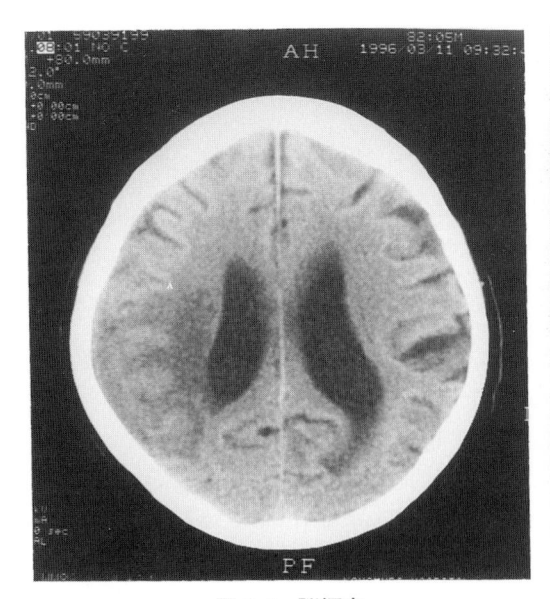

図3-9 脳梗塞
右白質の梗塞で広範囲な低吸収域がみられる．

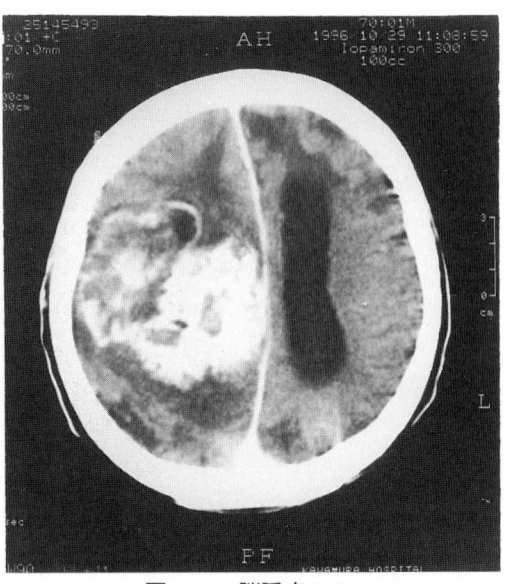

図3-10 脳腫瘍のCT
右半球に巨大な腫瘍がみられる．中心部は高吸収域になっている．

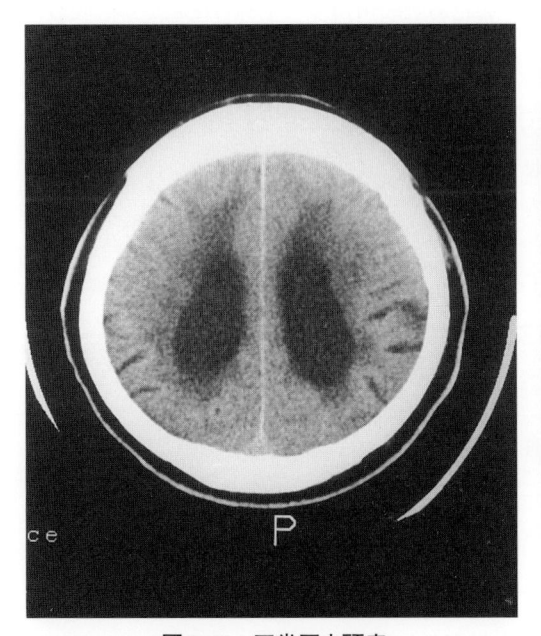

図3-11 正常圧水頭症
脳室の拡大と脳室周囲の白質の低吸収域を認める．脳萎縮の場合と異なって脳回の萎縮や脳溝の拡大はない．

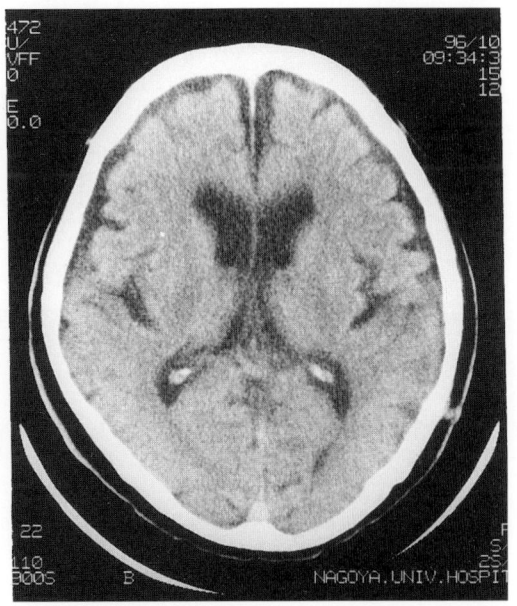

図3-12 アルツハイマー病
脳回の萎縮と脳室の拡大を認める．

水頭症がみられたりする．
(3) 慢性硬膜下血腫
　一般に硬膜下血腫部位は脳実質より低吸収で均一無構造にみえる．しかしときに脳実質と同じ

吸収像であったり，さらに一部が高吸収化していたりする．脳圧迫で脳室が縮小していたり，偏位していたりする（図3-8）．

(4) 脳梗塞

脳梗塞発症後1～3時間以内はCTでは所見が出ないとされ，これまで梗塞の診断は不可能とされていたが，最新の分解能の良い機種で撮られたCT像を注意深く観察すると時々超早期の虚血性変化を描出していることがある．これをearly CT signとよぶ．すなわち，(1)正常ではレンズ核のX線吸収率は周辺組織より少し高いので楕円形に周辺から区別可能になる．ところが中大脳動脈領域の梗塞ではレンズ核が虚血に陥りやすく，初期からX線吸収率が低下してレンズ核の境界が不明瞭となる．(2)島回の皮質，髄質境界が不鮮明になる．これは島皮質が中大脳動脈の閉塞時に側副血行の影響を最も受けにくいため虚血になりやすいためと考えられている．(3)虚血に陥っている皮質と髄質の境界が不鮮明化し（皮質リボンの消失），全体的に淡い低吸収域化する．(4)脳組織の浮腫性変化によって広い範囲で脳溝が不明瞭化する．こうしたearly CT signはコントラスト分解能の優れた最新のCTではかなり確実にとらえることができるがスライス厚を5 mm以下にするとかえって描出できないことがある（ちなみにスキャン法をコンベンションスキャンとして，スライス厚を10 mm前後，回転速度を2秒／回転以上，ウインド幅を80以上とすることが推奨されている）．

その後1週間程度の急性期では浮腫や組織の崩壊につれて低吸収となる（図3-9）．1週間を過ぎて亜急性期に入ると浮腫が減り，細胞浸潤などのため吸収値が少し上昇し梗塞巣が等吸収になることがあり，これをfogging effectという．慢性期では軟化が進展し境界明瞭な低吸収が出現する．

(5) 脳腫瘍

腫瘍の種類によって低吸収であったり，高吸収であったり，リング状に高吸収を伴っていたりする．しばしば造影剤で増強される（図3-10）．

(6) 水頭症・正常圧水頭症

水頭症では脳室が拡大する．また脳室周辺，とくに後角，前角周囲に脳室周囲低吸収域（periventricular lucency）を認めることが多い（図3-11）．脳室圧が高い場合には脳実質が圧迫されて，脳溝が目立たなくなったり，皮質が菲薄化したりする．

(7) アルツハイマー病などの脳萎縮

脳の萎縮性疾患では脳回の萎縮に伴って脳溝が広く深くなり，また脳室も拡大する（図3-12）．

3) CTの新たな応用

(1) ヘリカルCT

らせん走査型CTともいい，X線管球と検出器を被写体の周りを連続的に回転させ，同時に被写体を頭尾方向に連続移動させ三次元的にデータを収集することができる方法である．脳血管造影と組み合わせて立体的な血管の画像を得ることができ，脳動脈瘤の検出に有効である．

(2) 三次元CT血管造影法（3 D-CTA）

三次元データにMIPとよばれる処理を応用して血管系を描出する方法で，ヨード造影剤注入後30秒程度の短時間でMRAよりも判読容易な画像を得ることができる．

(3) ゼノンCT

ゼノン（Xe）ガスの吸入によるCT増強効果を利用したCT検査法である．XeガスはCT際限なく自由に脳組織に取り込まれるので脳血流の理想的なトレーサーであるが，検査時間が長く掛かり，その間頭部を厳重に固定しなければならなかったので，必ずしも実際的といえない検査法であった．しかし最近CTの高速化，高精度化，コンピューターソフトの改善などがあって，Xeガス吸入装置とCT情報をカラー血流画像とするXeCBF測定装置を入手すれば，脳血管障害の超早期の血流を短時間で通常のCTに引き続いて測定できるようになり，普及するようになった．さらにアセタゾラミド負荷検査行うと代謝の低下によるCO_2産生の低下を知ることができる．

(4) 灌流CT（perfusion CT）

この方法はMR灌流画像（perfusion MRI）のCT版ともいえる方法で水溶性ヨード造影剤を腕静脈から一回で静注する（bolus静注法）か定量持続静注する．脳組織での造影剤の通過時間から脳血流量，脳血液量などを測定でき，高速ヘリカルCTに特殊なソフトを利用してこれを画像化することもできる．

4. MRI（magnetic resonance imaging　核磁気共鳴画像）

1) 原理と特徴

人体の検査部位を強い磁場の中に置き，ある一定の周波数の電波を当てるとその部に存在する水素原子がこの電波が切られた瞬間から同じ周波数の電波を逆に発信する現象を核磁気共鳴現象という．発信電波の減衰時間の長さ（緩和時間）が水素原子の結合の状態に影響されるのでその長短を信号強度の差として描出したものがMRIである．緩和時間の種類によって縦緩和時間（T1）と横緩和時間（T2）とがあり，画像もT1強調画像とT2強調画像とがある．T1では緩和時間が短いほど信号強度は強く画面では白く描出される．T2では緩和時間が長いほど信号強度は強く画面では白く描出される．その他，必要に応じて特殊な画像処理方法が行われる．

MRIの特徴は水平断，矢状断，冠状断など自由な断層像が得られることである．さらに，骨などによるアーチファクトがないため脳幹や脊髄の画像の検討には最適である．

MRI用造影剤としてガドリニウムDTPAを利用することもできる．

2) MRIで描出されうる病変

(1) 脳出血

MRIでは出血の像は複雑でまた経過とともに大きく変化する．

出血初期にはT1強調では灰白質とほぼ同程度の信号強度で，T2強調では淡い高信号となる．血腫周囲に浮腫が出現すればT2強調で高信号となる．

中期にはT1強調では血腫周辺は等信号，中心部は高信号を示す．T2強調では血腫は低信号化する．周辺の浮腫は初期と同様高信号となっている．

後期ではT1強調では血腫は輪状高信号となり中心は等信号ないしやや低信号を示す．T2強調では血腫は輪状に高信号化し，中心部もしだいに高信号化する．血腫の周囲に低信号の輪がみられる．

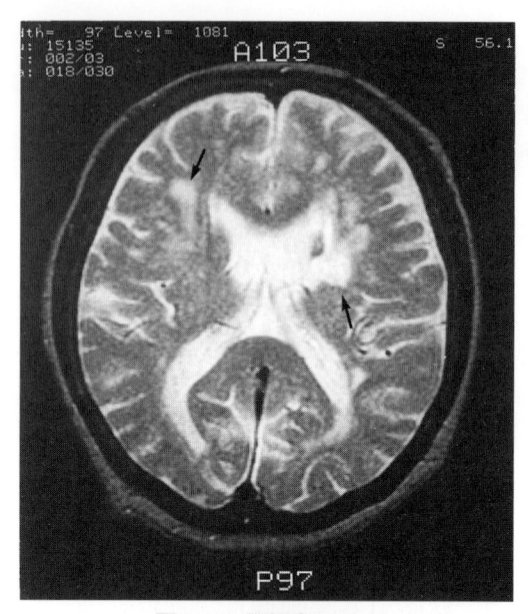

図3-13 脳梗塞のMRI
T2強調画像で脳梗塞が高信号で描出される(矢印).

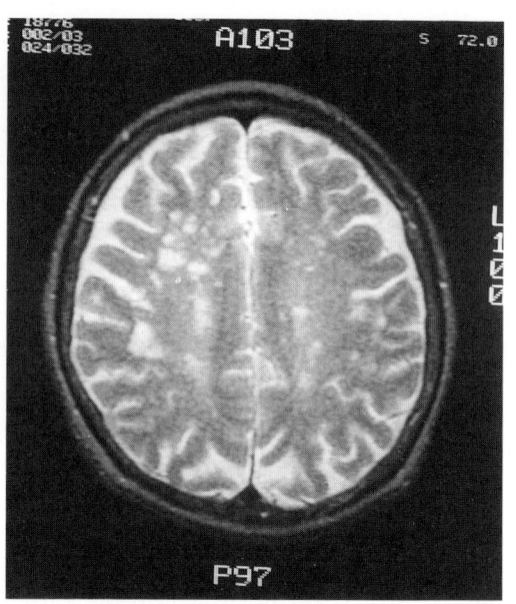

図3-14 多発性脳梗塞のMRI
大脳深部白質にT2高信号域が散在している.

(2) クモ膜下出血

急性のクモ膜下出血はMRIでの発見は困難である.動脈瘤がT1強調像で無信号になって描出されることがある.

(3) 慢性硬膜下出血

慢性期にはT1強調像では硬膜下に高信号域が広がり,片側性の場合,しばしば脳が対側に偏位していたり,脳室が圧迫されていたりする.T2強調像では硬膜下腔は低信号域化する.

(4) 脳梗塞

脳梗塞の場合はCTよりはるかに検出率が高い.

発症初期はT1強調で低信号,T2強調で高信号を示す.

慢性期にはT1では低信号が強くなり,無信号化し,T2では高信号化が増強する時期を経て,しだいに高信号化が弱くなる(図3-13).

多発脳梗塞ではT2強調画像で高信号,T1強調画像で低信号を呈する.T2強調画像での高信号はきわめて鋭敏であるが梗塞ではない白質の血管周囲腔の拡大(état criblé)も同様の所見を呈するとされている(図3-14).

脳室周囲高信号域(periventricular high intensity)とは脳室周辺とくに側脳室前角および後角周辺の白質にT2強調画像でび漫性の高信号領域が認められるもので,大脳白質の虚血性変化によるものと考えられている(図3-15).血管性認知症,正常圧水頭症などで認められる.

(5) 脳腫瘍

CTと同様,腫瘍の性格により画像の特徴が異なるが,MRIのほうが検出率ははるかに高い.多くの場合,T1で低信号ないし等信号,T2で高信号を示す(図3-16).

(6) 神経変性疾患

変性疾患では変性に応じた部位に病変が描出されることが期待されるが,現在のところ脳の萎

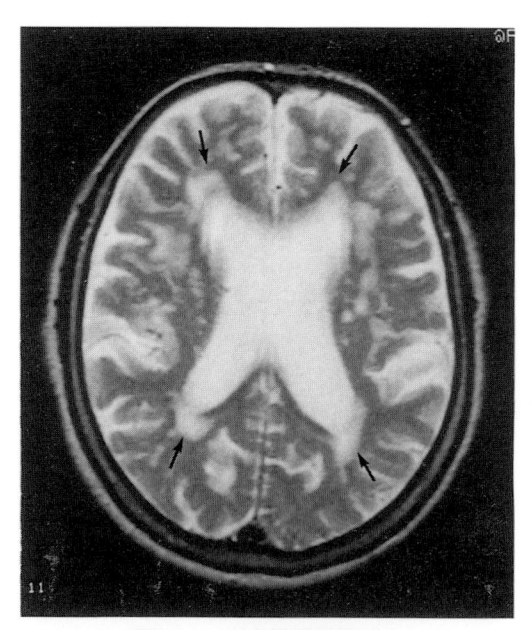

図3-15 脳室周囲高信号域
側脳室周囲（矢印）にT2強調画像で高信号域が認められる．

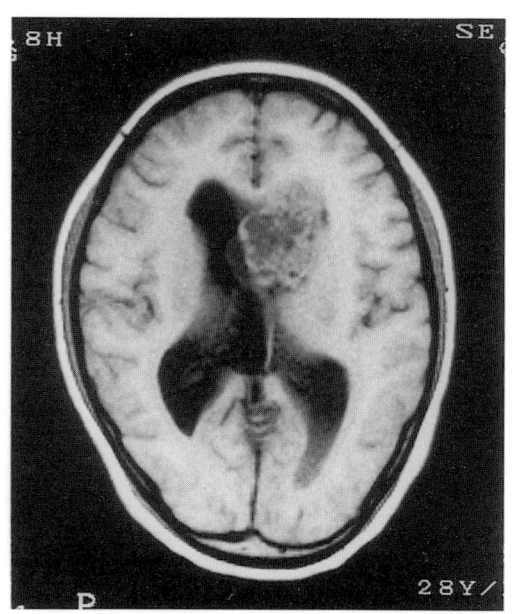

図3-16 脳腫瘍のMRI
側脳室前角壁周辺から生じた腫瘍が側脳室に拡大してきている．

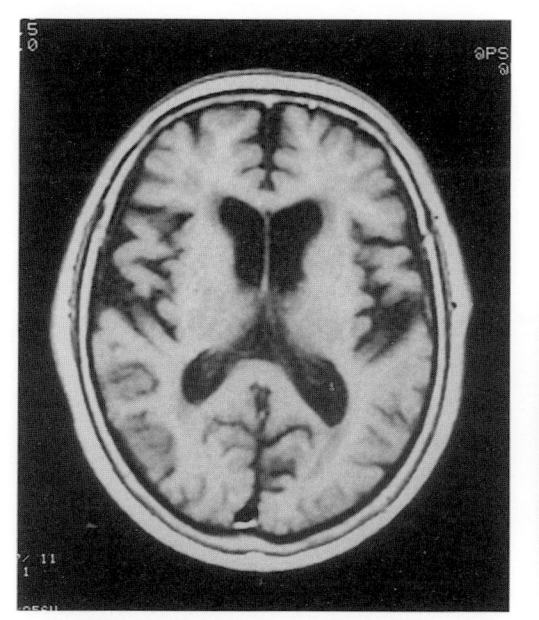

図3-17 アルツハイマー病のMRI
脳回の萎縮と脳室の拡大を認める．

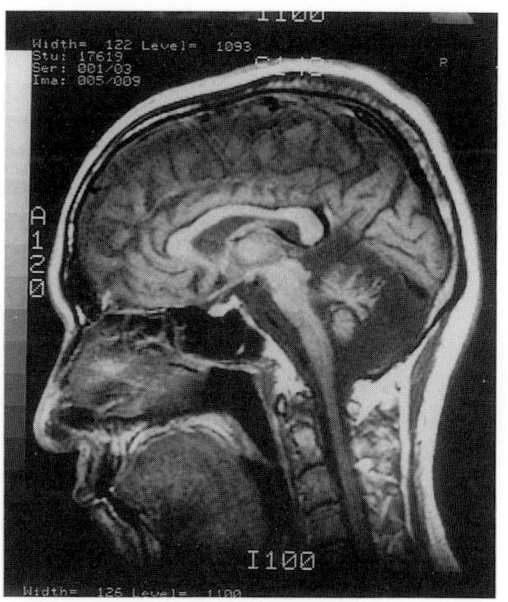

図3-18 脊髄小脳変性症
小脳，橋の著明な萎縮が認められる．

縮のみが明確な病変として把握されるのみである．
　アルツハイマー病，ピック病などでは病期が進むと脳萎縮像がみられる（図3-17）．初期には変化がみられないことが多い．
　脊髄小脳変性症などでは小脳や橋などの萎縮が示される（図3-18）．

3）造影 MRI

ガドリニウム（Cd）DTPA 静注法：ガドリニウムは常磁性物質で T1 が短縮，T2 が延長するためその集積場所は T1，T2 とも高信号として増強される．

4）MR-angiography

MRI の方法を応用し，流体である血流を画像化したものである．造影剤を使わなくても血管を描出できるので，非侵襲的に血管の画像を得ることができる（図 3-19）．

5）特殊 MRI 画像

最近の MRI 撮像技術の進歩はルーチンの T1，T2 強調画像のほかにプロトン密度強調画像，FLAIR 画像，拡散強調画像，脳灌流画像，脳機能画像などのさまざまな方法が開発された．こうした撮像法は脳血管障害の急性期の診断に革命的といえる進歩をもたらした．

(1) プロトン密度強調画像

この方法は T1，T2 の影響を同程度に抑制してその結果プロトンの密度が強調された像が得られる特徴をもつ画像である．この方法は T2 が抑制されて脳脊髄液が低信号を呈するため T1 強調像に似ている．しかし T1 も抑制され，T1 強調像とは逆に灰白質がやや高信号になり，白質が低信号になる．T2 強調像で高信号の脳実質病変は本法でも高信号を呈し脳脊髄液との間で鑑別が可能となる．特に脳表や脳室に接する病変の検出に優れている（図 3-20）．

(2) FLAIR 画像

fluid attenuated inversion recovery のことで《液体を減衰した IR（反転回復）法》という意味になる．この方法は T1 の最も長い自由水の信号を抑制したもので脳脊髄液の信号を抑制した T2 強調画像のような特徴を有し，プロトン密度強調画像と類似する．しかしプロトン密度強調画像と異なって灰白質，白質とも低信号となり，また T2 高信号となるような脳実質病変がプロトン密度強調画像よりもコントラストが高く抽出される，その結果皮質や脳室周

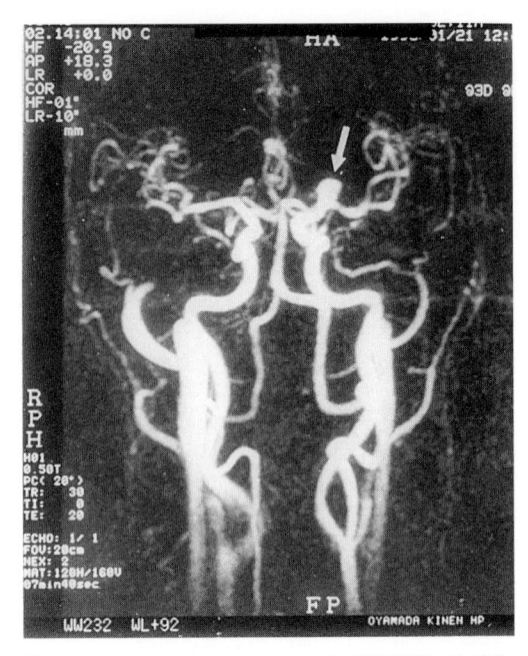

図 3-19　MR-angiography による動脈瘤（矢印）の画像

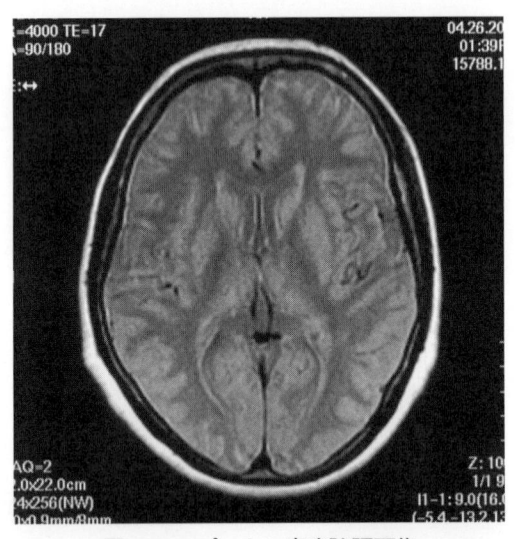

図 3-20　プロトン密度強調画像
灰白質がやや高信号，白質と脳室内の脳脊髄液が低信号となる．深部白室や脳室周囲の梗塞巣（高信号になる）の抽出に優れている．

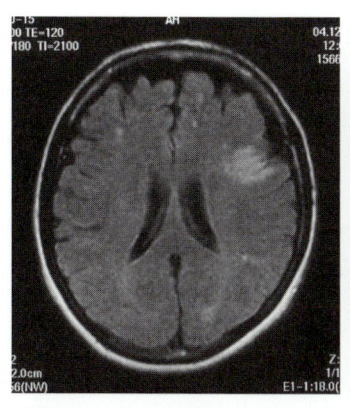

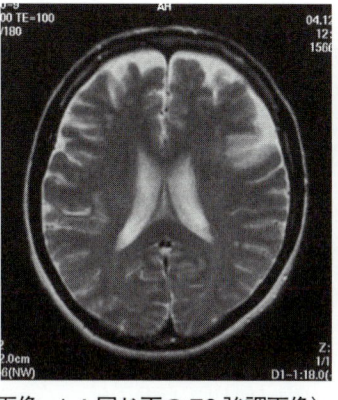

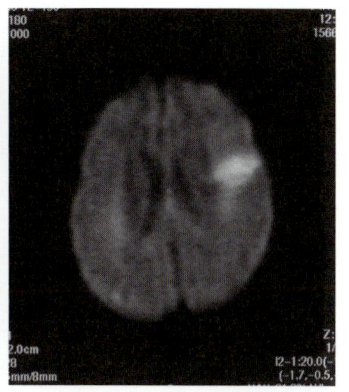

図 3-21　FLAIR画像（a：FLAIR画像，b：同じ面のT2強調画像）
　aのFLAIR画像では，脳表近くの梗塞巣のみが高信号となり，低信号の脳脊髄液や中間の信号強度の白質や髄質から明瞭に判別できる．
　bのT2強調画像では，脳表に接する脳脊髄液が高信号となって脳表近くの梗塞巣との境界が不明瞭となり，梗塞巣を見落とす危険性が高くなる．

図 3-22　拡散強調画像
　左側頭部に認められた超早期の梗塞巣．T1やT2強調画像では病変が描出されなかった．画像の鮮明度は拡散強調画像ではやや落ちる．

囲の上衣の下に接する高信号病変（グリオーシスなど）の診断に有用である．またétat criblé の診断にも有用である．またこの方法は発症直後から亜急性期のくも膜下出血の検出にも有用である（図 3-21a，b）．

(3) 拡散強調画像（diffusion weighted image：DWI）

　この方法は水分子の拡散（ブラウン運動）を画像に反映する方法で，拡散が激しいほど信号強度は低く，拡散が低下した部分は高信号になる．この方法を用いると脳梗塞の超早期病巣が高信号域として描出される．これは虚血により細胞性浮腫が生じ，そのため細胞外液腔が縮小し，細胞外液の水分子の拡散能が低下するためと考えられている．脳梗塞の超早期の変化を発見できる（図 3-22）．

(4) 灌流画像（perfusion MRI）

　この方法は，Gd造影剤10 mlを腕静脈から2.5 ml/secの速度で自動注入器により静注し造影剤が脳組織を通過するさいの信号変化を測定し，局所平均通過時間（MTT），相対的局所血液量（CBV），相対的局所血流量（CBF）などを算出し，その分布状況を画像化したものである．

(5) 脳機能画像（functional MRI）

　この方法は脳機能画像とよばれるが直接的に脳機能を画像化したものではなく脳の局所的賦活化に伴う血流増加を画像化したもので，BOLD（blood oxigen level dependent）法とよばれる方法を測定に用いる．すなわち酸素が消費されるとオキシヘモグロビンがデオキシヘモグロビンに変化し信号強度が変化するが，機能部位はヘモグロビンの変化以上に血流が増加し，むしろデオキシヘモグロビンは周辺より低下し，それが信号強度を局所的に変化させる．その変化を画像化したものである．

5. SPECT（single photon emission computed tomography）

1) 原理と特徴

　^{99m}Tcや^{133}Xe，^{123}Iなどのような単光子γ線を放出するラジオアイソトープ（RI）を投与し，

体内に分布する RI から発する放射線（emision）を体外の種々の方向から計測し，コンピュータによる画像再構成によって横断画像としたものである．このような放射性同位元素を含むトレーサーを静脈注射しその取り込みから脳血流を評価することができる．

2） SPECT で描出される病変

脳血流の低下によるトレーサーの脳内取り込みの低下が最も好適応となる．脳梗塞急性期では血液脳関門の破壊による血流以外の因子が関与する可能性がある．その他，脳腫瘍，てんかんや血管性認知症の血流測定に利用される．

6. PET（positron emission tomography）

1） 原理と特徴

生体内に投与されたポジトロンレーサーから放出された陽電子が人体内にある電子と結合して消滅するときに生ずる消滅放射線を体外から測定する．

局所血流量の測定，局所ブドウ糖の消費率の測定，局所酸素消費率の測定などを検査することができる．

SPECT に比べ感度，解像力，定量性の点で優れているが，装置がおおがかりで高額になる．

2） PET で描出される病変

脳虚血，脳血流量低下，脳の代謝低下などの検討に最も適当な検査法である．したがって，脳血管障害，認知症，てんかん，脳腫瘍などの脳の機能的側面の検討に適した検査法である．

7. 脳磁図　magnetoencephalography（MEG）

脳では神経細胞の活動に伴って活動電位を生じる．これは脳波として記録され，臨床に応用されてきた．また，電位変化に従って電流が流れるので，右ねじの法則に従って，ごく微小な磁場を生じ，電位の変化に応じて脳波同様に磁場も刻々と変化する．この磁場を計測しその変化を記録したものが脳磁図（または脳磁場計測）である．脳磁図と脳波は同じ脳の電気活動を見ているが，脳磁図は脳波より時間（数ミリ秒での変化を判別できる）および空間分解能（数ミリメートルの位置の判別が可能）に優れており，頭蓋骨や頭皮などによる信号の歪みがないこと，全くの非侵襲的検査法であることから，脳波を補完し発展させるものとして脳機能解明や臨床応用に注目を集めている．最も応用が進んでいるのはてんかんの焦点発作の位置の検索である．また外科手術前に機能的な脳の位置の正確な把握が必要な時に体性感覚誘発脳磁図を検査して把握することなどが行われる．その他視覚誘発脳磁図，聴覚誘発脳磁図，運動関連脳磁図，高次脳機能関連脳磁図と応用が拡がっている．

2 電気生理学的検査

1. 筋電図　electromyography

1）筋電図の原理

筋電図は筋線維が収縮するときに発生する活動電位を記録することで骨格筋の活動性や異常を把握するものである．

骨格筋は筋線維とよばれる多数の細長い筋細胞が平行に束になって存在する．筋細胞は多くの筋芽細胞が融合した合胞体であり，1つの細胞の中に，多数の核を有する．筋細胞の細胞質は筋原線維とよばれる特殊な収縮装置によって占められる．1個の脊髄運動神経からの運動神経線維は末梢部が枝分かれし数本から数百本の筋線維を支配する．1個の運動神経とそれによって支配されている筋線維を運動単位とよぶ．さらにこの神経による筋線維支配は異なった運動神経が入り組んでできあがっている．これによって1つの運動単位の崩壊が起きても筋がブロックになって崩壊することがないようになっている（図3-23）．

筋電図は基本的にこうした運動単位の異常を検出する方法である．

2）針筋電図

針筋電図検査は運動単位のうち脊髄運動細胞の細胞体，運動神経，筋の障害を判別する方法である．

針筋電図では単極同心型電極という針電極を用いる．この電極は中心の芯（core）に記録電極を，外套針（sheath）に不関電極を埋め込んであり2極間の電位差を記録する．

記録法としては被検者に検査の筋が安静を保つことのできる姿勢をとってもらい，電極針をすばやく筋に達するように穿刺する．刺入時と電極の筋内移動時に活動電位が記録できる．これを刺入電位という．そのままず被検筋を完全に弛緩させた状態での活動電位の有無を調べる．もし自発放電が記録されれば異常放電として記録する．電極を移動させいくつかの場所で確認した後，針を皮下まで抜き，被検筋を抵抗下に等尺性の最大収縮を行わせ，随意収縮時の活動電位を記録する．いったん針を皮下まで抜き同様に異なった箇所で検討する．

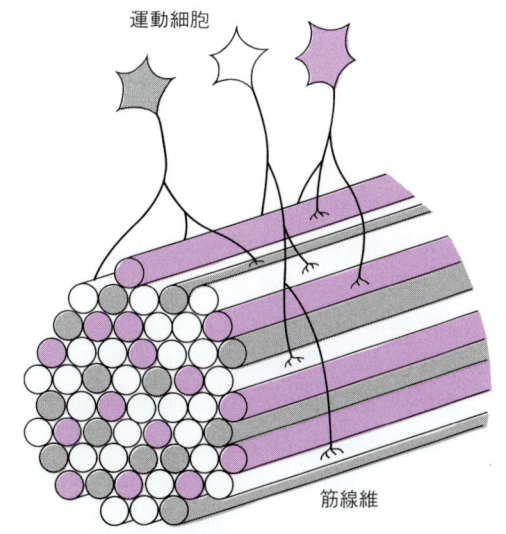

図 3-23　**神経の筋線維支配**（進藤，柳澤　1990[1]より）
　　　異なった運動神経が入り組んで筋線維を支配している．

(1) 正常筋電図
a．刺入電位
電極が筋内に刺入されたとき針が筋線維を刺激して生ずる電位である．
b．随意収縮時の筋電図運動単位波形　motor unit potential
単一の運動単位の活動電位波形で原則として陽性-陰性-陽性の三相性となる．電極と筋線維との位置関係で単相性や二相性のものもみられる．枝分かれして分布する運動神経によって支配される複数の筋線維が若干の時間的ずれをもって興奮するため 5〜10 msec の持続時間をもつ電位が形成される．振幅は 0.5〜2 mV で大きくても 3 mV を超えない（図 3-24 (a)）．
c．干渉波　interference activity
随意収縮をしだいに強めると運動単位の発射頻度が増加すると同時に多数の運動単位が発火される．そして多数の電位が重なって干渉波とよばれる波形を形成する（図 3-24 (b)）．

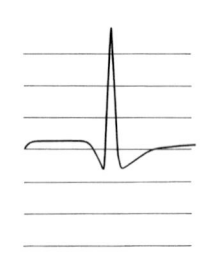

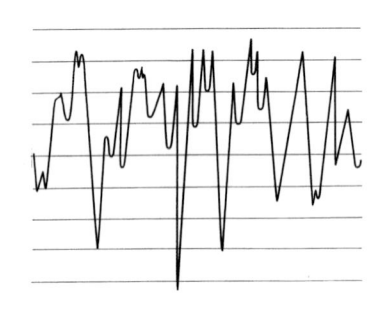

(a) 運動単位波形　　(b) 干渉波：多数の運動単位が重なって複雑な波形となる．　　図 3-24　正常の筋電図（加藤 1986[2]）より）

(2) 異常筋電図
a．刺入電位の異常
最も特徴的な刺入電位の異常はミオトニー現象の際に認められるミオトニー発射（myotonic discharge）である．運動電位が 10 msec 以下の高頻度で発射を続け，しだいに振幅が減少し，発射頻度も低下し，やがて消える．この発射をスピーカーで聞くと「急降下爆撃機音」とよばれる特有の音が聞かれる．筋強直性ジストロフィーや先天性ミオトニーにおいて観察される．
b．安静時異常筋放電
① 線維性収縮電位　fibrillation potential
神経支配がなくなった筋が筋細胞（筋線維）レベルで生ずる興奮である．完全な筋弛緩時に出現し，振幅は 30〜150 μV，持続時間 0.5〜2 mV の小さな単相性または二，三相性の電位が不規則に出現する．神経支配を絶たれた筋線維が異常に興奮性が高まって出現すると考えられている．末梢神経障害，運動ニューロン疾患，ポリオなどで出現する．
② 線維束性収縮電位　fasciculation potential
随意収縮によらない不随意の運動単位の興奮が記録されたもので，随意収縮による電位記録と比べて発射の不規則性から両者を鑑別する．臨床的な線維束性収縮に一致する（図 3-25 (a)）．運動ニューロン疾患や脊髄空洞症などの脊髄・延髄の下位運動ニューロンの変性に際してみられる．また健康人でも寒冷刺激や老化に伴ってみられることがある．

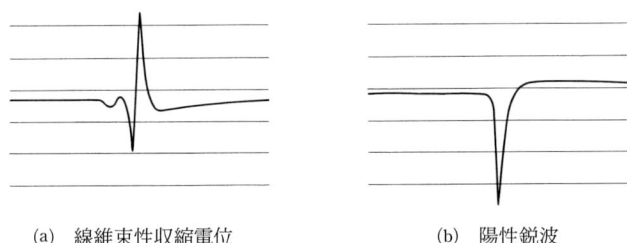

(a) 線維束性収縮電位　　(b) 陽性鋭波　　**図3-25　安静時異常筋放電**（加藤 1986[2]より）

③　陽性鋭波　positive sharp wave

陽性に大きく振れる電位に続いて緩徐な陰性電位がみられるもので神経支配を絶たれた筋に出現し，同じ波形のものが規則的に繰り返される（図3-25(b)）．神経支配を絶たれた筋にみられるほか多発筋炎や筋強直性ジストロフィーでもみられる．

④　myokimia

筋の一部が繰り返し収縮し，虫が動くようにみえるもので，筋電図上は1回の収縮に際し運動単位が数回連続して発射される．甲状腺機能亢進症，電解質異常，テタニーなどで出現する．

⑤　cramp

こむら返りのような有痛性の強い自発性筋収縮で筋電図上は高頻度の運動単位の発射が記録される．全身こむら返り病，運動ニューロン疾患，多発性硬化症，電解質異常などで出現する．

c．随意収縮時異常筋電図

①　神経原性異常波

high amplitude（高振幅電位）：giant spike（巨大電位）ともいう．振幅が大きく，持続時間が長い電位をいう．振幅は厳密には定義されていない．peak to peakで3mV以上とする場合や基線から3mV以上とする場合などがある．持続時間は10 msec以上とする場合が多い（図3-26(a)）．運動神経が変性脱落すると，近接のまだ健全な運動神経が側芽を伸ばして，変性脱落した運動神経が支配していた筋を支配するようになるため，1つの健全な運動単位の支配する筋線維

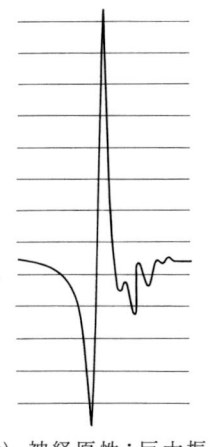

(a) 神経原性：巨大振幅電位（high amplitude）

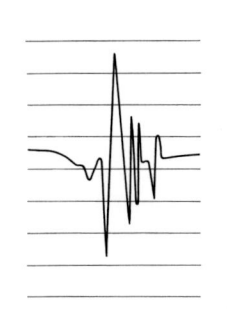

(b) 神経原性：多相性運動単位電位（polyphasic potential）

図3-26　随意収縮時の異常筋電図（加藤　1986[2]より）

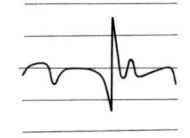

図3-27　随意収縮時の異常筋電図
　筋原性運動単位電位（low amplitude and short duratin potential）

の数や広がりが大きくなるため，1運動神経の興奮による筋線維の活動電位が増大することによって出現すると考えられている．末梢神経障害や運動ニューロン疾患で出現する．

polyphasic potential（多相性運動単位電位）：1つの運動単位の活動電位の波形が四相以上の多相性になったものをいう（図3-26(b)）．末梢神経障害，運動ニューロン疾患，筋疾患で出現し，それぞれの多相性パターンに若干の相違がある．

② 筋原性異常波

low amplitude and short duration potential（低振幅，短持続電位）：振幅が0.5 mV以下，持続時間2～3 msec以内の小さな電位である（図3-27）．これは運動単位を構成する筋線維が萎縮したり，線維の数が減少するためと考えられている．この電位は波形の異常に加えて異常波形を呈する運動単位の数も判定に際して重要である．筋ジストロフィーなどのミオパチー，多発筋炎，廃用性の筋萎縮などでみられる．

3）表面筋電図

ある特定の筋全体の活動を知るために表面電極を用いて記録される筋電図である．

(1) 表面筋電図記録の特徴

表面筋電図は筋全体の活動を反映し，筋収縮の強さもある程度推定できる．また広範な多数筋の収縮の時間的推移を同時に記録でき，さらに非侵襲的で疼痛を伴わないので，理学，作業療法士も行えるという利点をもつ検査法である．

(2) 記録方法

使い捨て円板電極を3～5 cm間隔で筋の中央の皮膚に装着する．装着の際に目的とする筋以外の筋電図が混入しないように電極の位置や間隔を工夫する．電極抵抗ができるだけ小さくなるように電極を装着する．

(3) 表面筋電図にみられる筋活動

a．安静時筋放電

正常では安静臥位，脱力状態では活動電位は出現しない．不随意収縮の際にはそれぞれのパターンによって特有の筋収縮が出現する．

b．筋伸張反応

安静で力を抜いた被験者の関節を被動的に動かして，筋を伸張させると，正常では伸張反射による収縮は誘発されないが，痙縮や固縮のある場合伸張反射が亢進し，反射性の筋収縮が誘発される．

c．等尺性随意収縮

検者の抵抗下に筋の等尺性の最大収縮を行ってその筋電図所見を記録する．

d．随意運動記録

さまざまの随意運動を行わせて，協調運動の障害や不随意運動の有無などを検討する．

(4) 表面筋電図の異常所見

a．不随意運動

不随意運動では表面筋電図がきわめて有力な解析手段となる．振戦，ジストニー，バリズム，アテトーゼ，舞踏病など，その出現パターンと異常運動の出現筋の分布範囲や同期性か相反性かなどの分析が可能となる（図2-16参照）．

b．筋の伸張に対する異常反応

痙縮があると筋伸展刺激に応じて反射性筋収縮が観察される．筋固縮があると伸展開始により反射性収縮が持続する．

c．随意収縮の異常

ジストニーなどの筋緊張の異常があると随意収縮に伴って屈筋も伸筋も収縮し相反性抑制が障害されているのが観察される．

2. 末梢神経伝導速度検査

1）運動神経伝導速度　motor nerve conduction velocity（MCV）

末梢神経を電気刺激するとα運動神経線維が興奮する．その興奮は神経線維に沿って伝導され，やがてその支配下の筋が興奮し，活動電位が記録される．この筋活動電位をM波といい，刺激開始からM波の立ち上がりまでの時間を潜時という（図3-28）．

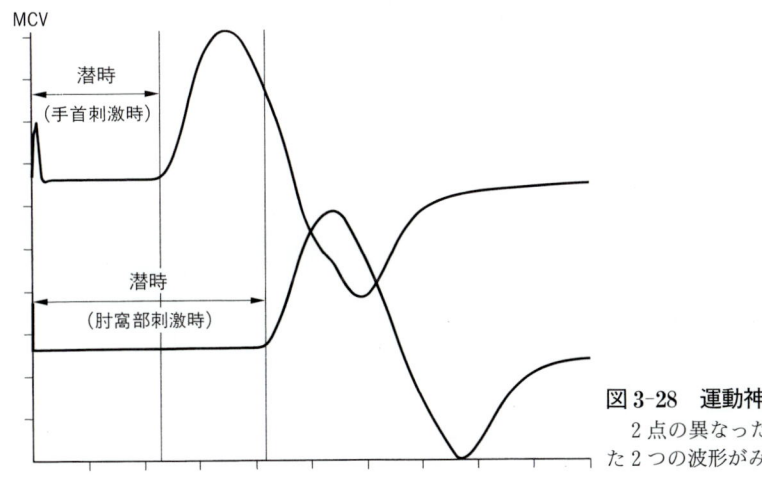

図3-28　運動神経伝導波形
2点の異なった刺激により潜時の異なった2つの波形がみられる．

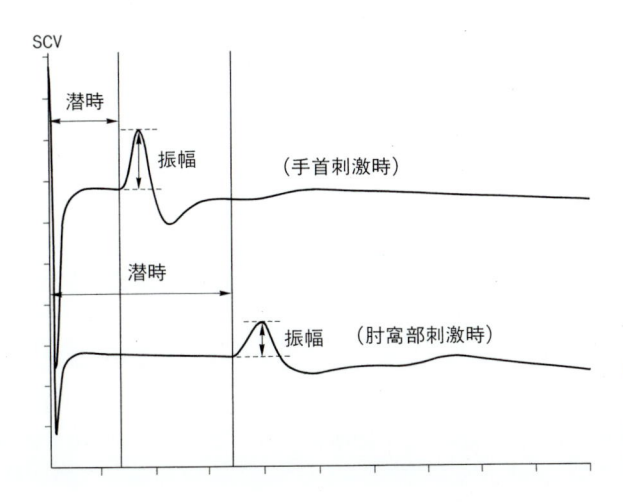

図3-29　感覚神経伝導波形
遠位部と近位部の異なった刺激による逆行性波形から2つのSCVが得られている．

同一神経を近位部と遠位部の2カ所で刺激し，そのおのおのの刺激の潜時の差を求めればそれは2点間の伝導時間となるので，この伝導時間の差で2点間の距離を割れば運動神経伝導速度（MCV）が求められる．

$$\mathrm{MCV} = \frac{近位部と遠位部の刺激電極間距離（mm）}{近位部M波潜時 - 遠位部M波潜時（ms）}$$

2) 感覚神経伝導速度　sensory nerve conduction velocity（SCV）

運動神経伝導速度が筋活動電位（M波）を記録したのに対し感覚神経伝導速度は刺激した神経線維から活動電位を直接記録する．遠位部で刺激し，近位部で記録する方法を順行性記録，近位部で刺激し，遠位部で記録する方法を逆行性記録という．SCVの場合，潜時は刺激点と記録点間の神経伝導時間と考えてよいので，順行性に遠位部と近位部の2点で記録した場合は遠位部と近位部の2カ所のSCVを記録することになる（図3-29）．

3) 正　常　値

正常値は年齢によって変化する．また検索神経自体の温度によっても神経伝導速度は変化するので温度管理が重要である．目安となる正常伝導速度を表に示した（表3-1）．

表3-1　神経伝導速度正常値（遠藤ほか　1991[3]より）

a. MCV			
神　　経	伝導速度（m/sec） M±SD	末梢潜時（msec） M±SD	振幅（下限）
正中神経（肘－手関節）	58.78±4.41	2.78±0.41（5 cm）	5 mV
尺骨神経（肘－手関節）	61.15±5.23	2.03±0.24（5 cm）	5 mV
腓骨神経（膝－踵）	49.51±3.93	3.72±0.53（8 cm）	4 mV
脛骨神経（膝－踵）	49.83±4.60	3.85±0.63（10 cm）	5 mV

b. SCV		
神　　経	伝導速度（m/sec） M±SD	振　幅（下限）
正中神経（手関節－手指）	49.54±4.14	10 μV
尺骨神経（手関節－手指）	47.48±4.11	8 μV
腓腹神経（下腿後面－外顆）	43.26±4.29	6 μV

4) 診断意義

末梢神経障害の診断に用いられるが，神経伝導速度検査が最大速度成分を測定しているため早い伝導速度をもつ大径線維の状況をみていることになる．

また脱髄性疾患では伝導速度の変化は敏感であるが，軸索変性性変化に対しては大径線維がある程度減少しないと伝導速度の変化となって現れない．電位の振幅の変化から大径線維の密度を推測することが可能であるが，記録電極の位置や神経までの距離によって変化しやすいので慎重に判定することが重要である．

3. 誘発筋電図

末梢神経を電気刺激して誘発される筋電図を用いて疾患の診断や病態の検討に用いる方法が誘発筋電図である．MCVも一種の誘発筋電図である．

1) 原理と特徴

運動神経（遠心性）と感覚神経（求心性）の両者を含む混合神経を電気刺激すると，運動神経を遠心性に興奮が伝達されてM波が誘発されるほか，求心線維も興奮して刺激が求心性に上向し脊髄前角で単シナプス反射を介し，運動神経が興奮する．その結果M波とは異なる筋活動電位が記録される（H波）．また混合神経の電気刺激を強くするとα運動神経を逆行性に上向した刺激によりこの神経細胞自体が発火し筋活動電位を記録する（F波）（図3-30(a)）．

2) F波伝導速度

F波は運動神経細胞の逆行性刺激による発火の筋電図であるので，F波潜時（図3-30(b)）からM波潜時を引いて，さらに神経細胞の発火過程での遅延（約1 msecであることが知られている）を引けば，その神経線維の刺激点から近位部を興奮が伝播する時間の2倍になる．検索神経の脊髄運動細胞の位置をおよそその神経の該当髄節が位置する脊椎の後突起として，刺激点と後突起までの距離を計測すれば，F波の伝導速度が次の式で求めることができる．

$$F波伝導速度 = \frac{刺激点から運動神経細胞の存在する脊髄部位の後突起までの距離の2倍}{F波潜時 - M波潜時 - 1}$$

3) F波の臨床応用

F波は刺激部位より近位部の伝導速度を検討する方法として，急性脱髄性神経炎，慢性脱髄性神経炎や糖尿病性ニューロパチーなど末梢神経近位部や神経根の脱髄性変化の検討に有用である．しかし反応は不安定で理論的に期待されるよりはるかに少数の筋線維の反応しか得られないことを考慮して所見の解釈を進める必要がある．

4) H波（H反射）

H反射は単シナプス脊髄反射の機能を検討するものであり，痙縮の検討や，脊髄運動細胞の興奮性の検討に用いられる．さらに脊髄反射の相反性結合や筋緊張異常の臨床生理検査として用いられている．

4. 神経筋伝達試験（Harvey-Masland試験）

1) 原理と特徴

神経筋接合部の障害を検討する方法として，運動神経を電気的に連続刺激し，そのM波の変化から神経筋接合部での神経伝達の病態を検討する．

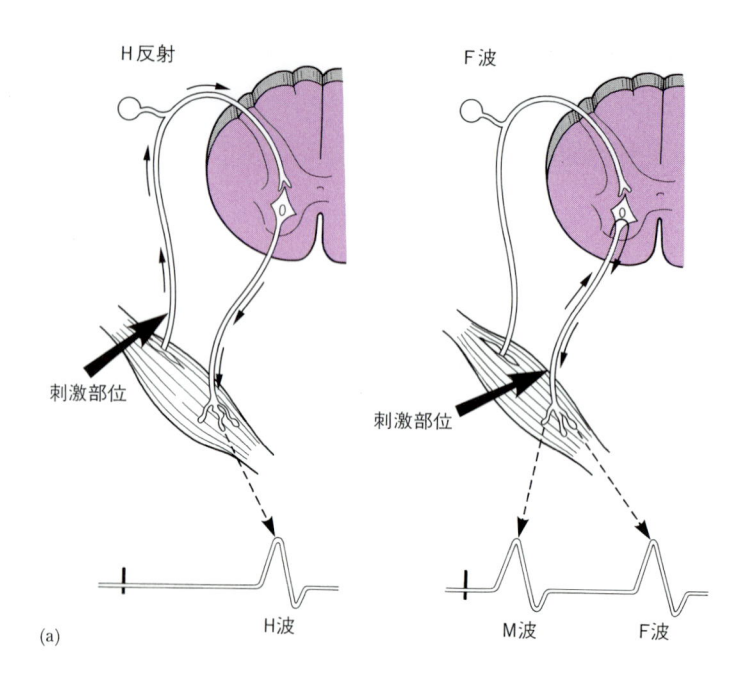

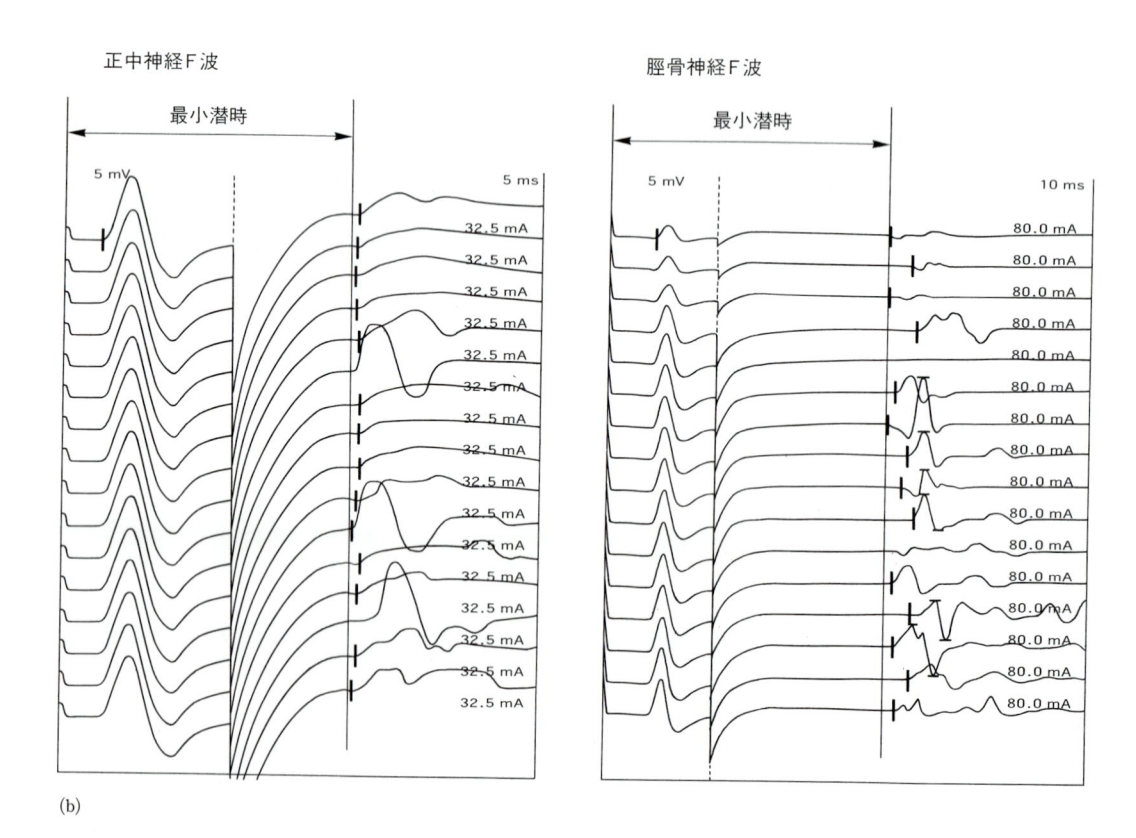

図 3-30　誘発筋電図の原理

2) 診断学的意義

重症筋無力症では連続刺激での初期に活動電位の漸減現象（waning）がみられ，次いで電位が増加する漸増現象（waxing）が軽度にみられる．waningの場合，通常第4刺激に対する反応が最小となるので，第1刺激のM波（M_1）と，第4刺激（M_4）の比，M_4/M_1比を用いることもある．筋無力症候群では著しいwaxingがみられる．第1刺激による電位の4倍以上のwaxingを診断基準としている．1 Hzの連続刺激の途中で100 Hz，5秒の刺激（テタヌス刺激）を加えその後1 Hzに戻したとたんM波の著しい増大が一過性に生ずることも知られている．

5. 微小神経電図　microneurography

1) 原理と特徴

先端直径が1ミクロンの微小針電極を用いて，人の末梢神経内に刺入し，単一神経線維の神経活動電位を記録する方法である．

筋紡錘伸張受容器からの求心線維の活動記録や筋交感神経活動の記録などに用いられる．

2) 診断学的意義

筋紡錘活動の記録は随意運動や不随意運動におけるγ運動細胞の機能を検討するうえで役立っている．また筋交感神経活動の記録は起立性低血圧の神経機序の検討のうえで重要である．

6. 脳　波　electroencephalography（EEG）

1) 脳波の原理

人の頭皮上から脳の電気活動が記録できることがHans Bergerによって発表されてから，この

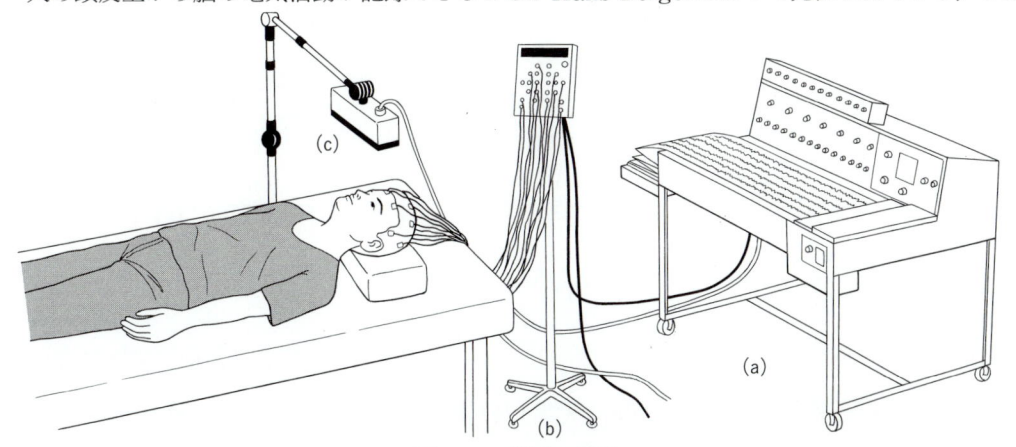

図 3-31　脳波の記録
電極は頭皮上に付着する．電極板（b）の決められた位置に結合することで本体の脳波計（a）が各電極の位置を確定する．各電極からのわずかな電位変化を脳波計が感知し増幅して脳波記録紙に記録する．被検者の眼前の装置（c）は光刺激用のライトである．

脳波が脳のさまざまな機能状態を反映していることが多くの研究者によって明らかにされた．脳波は大脳皮質の多数の樹状突起で発生しているシナプス後電位の加重総和として記録されたものである．また視床は脳波の律動形成に関与し，脳幹網様体は覚醒レベルの調整を通じて大脳皮質の電気活動に影響を与えている．

2) 記 録 法

記録法は頭皮上に2個の電極を置く（双極誘導）か，頭皮上に1個，頭皮下（耳朶など）に1個の電極を置き（単極誘導），その電位差を増幅して記録する（図3-31）．

3) 脳波波形の種類

基礎律動と突発波とがある．

(1) 基礎律動　basic rhythm

基礎波とか背景活動とかいわれる．その周波数によりδ波（3 Hz以下），θ波（4〜7 Hz），α波（8〜13 Hz），β波（14 Hz以上）に分類される（図3-32）．

図3-32　周波数による波形分類（江部，本間　1989[4]より）

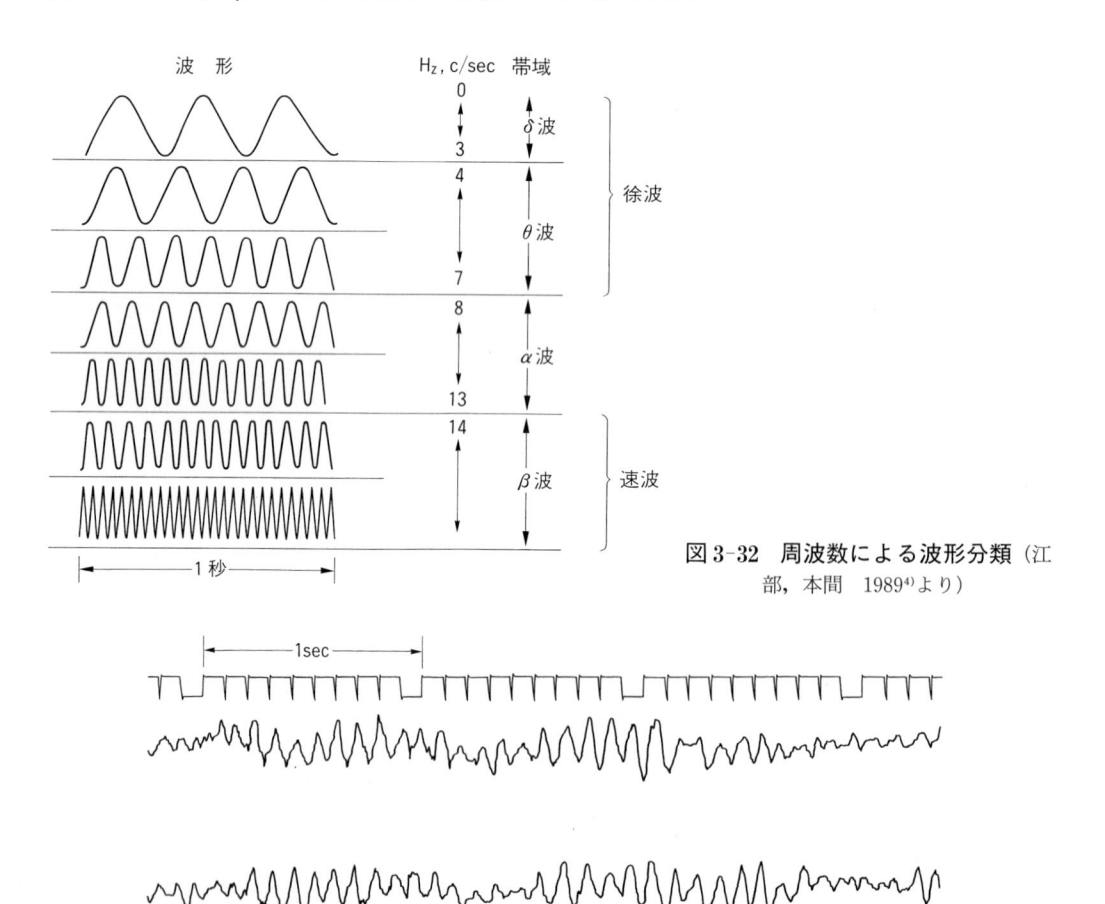

図3-33　α波
律動的に振幅も漸増，漸減する．脳波の上の規則的な記録は1/10秒ごとの鋭った印と1秒ごとの幅広い印からなっている．

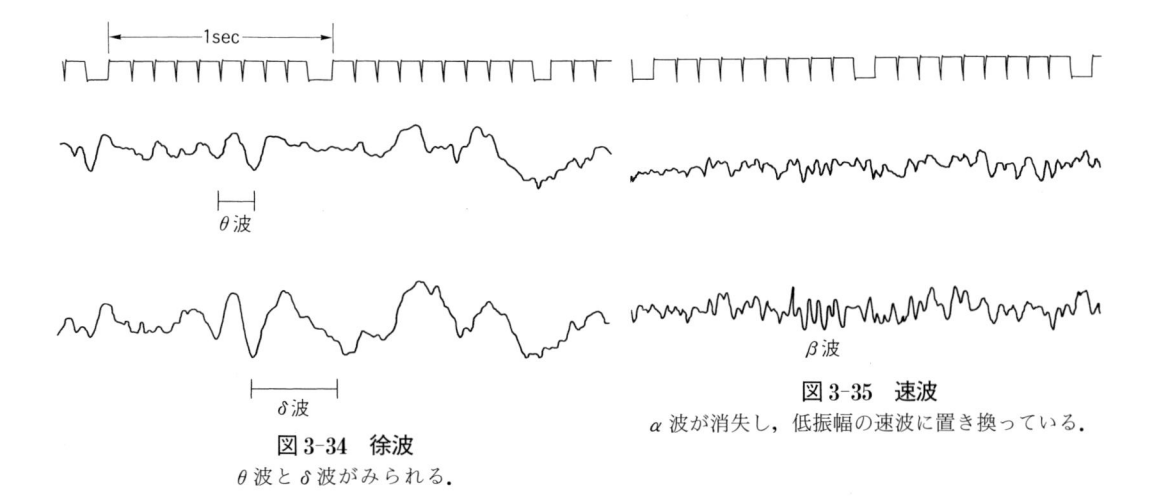

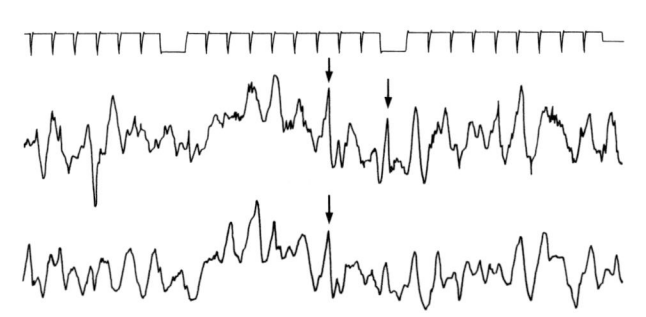

図3-34 徐波
θ波とδ波がみられる．

図3-35 速波
α波が消失し，低振幅の速波に置き換っている．

図3-36 鋭波
α波に混入する鋭波（矢印）．

　正常の場合次に述べるようにα波主体の律動性のある脳波が得られる（図3-33）が，異常状態により基礎律動はθ波やδ波にかわってくることがある．これを徐波化という（図3-34）．またβ波を速波といい，基礎律動がα波からβ波にかわることを速波化するという（図3-35）．

(2) 突発波　paroxysmal discharge
　基礎律動に置き換わったり，ときに基礎律動と重畳して，一過性に非連続的に出現するもので，持続が1/12秒以下で尖った形をした棘波（spike），持続が1/12秒以上で尖った形をして振幅の大きな鋭波（sharp wave）（図3-36），棘波と徐波との複合波（spike and wave complex），鋭波と徐波の複合波（sharp and wave complex）（図3-37）などがある．

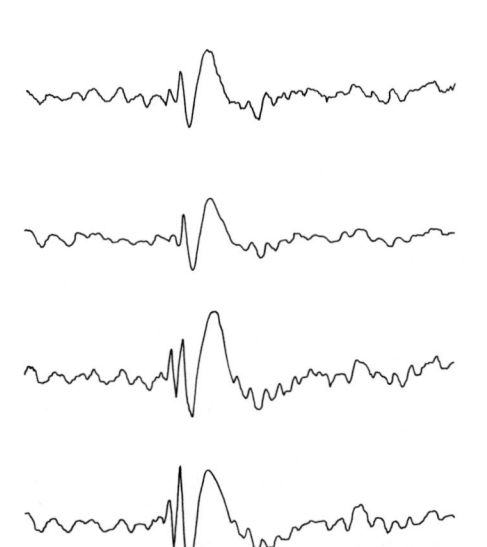

図3-37　鋭波，徐波の複合波

4) 正常脳波

(1) 成人・覚醒・安静・閉眼時の脳波

脳波を判読するうえで正常脳波の理解が重要であるが，とくに成人の覚醒，安静時の閉眼脳波は正常脳波の基本となるものである．10 Hz前後のα波が主体で，後頭部優位に出現し，低振幅の速波が散在性に混入する．左右ほぼ対称である（図3-38）．

(2) 正常の睡眠脳波

睡眠は脳波に大きな影響を与える（図3-39）．以下のstageに分類される．

stage 1：入眠期では基礎律動が抑制され，低振幅の4～6 Hzの徐波と低振幅の速波が出現する．次いで軽眠初期には瘤波（hump）が加わる．瘤波とは軽眠初期と軽眠期に出現する高振幅鋭波で左右同期性に中心，頭頂部優位に出現する．生後数カ月で出現し，幼児期には振幅も頻度も大きくなる．成人になるに従って出現しなくなる．

stage 2：軽眠期で瘤波に14 Hzの紡錘波が混在してくる．次いで瘤波は消えて14 Hzの紡錘波が単独で出現し，さらにK-complexが出現する．

14 Hz紡錘波は睡眠紡錘波（sleep spindle）ともいわれ，stage 2とstage 3に現れ，両半球同

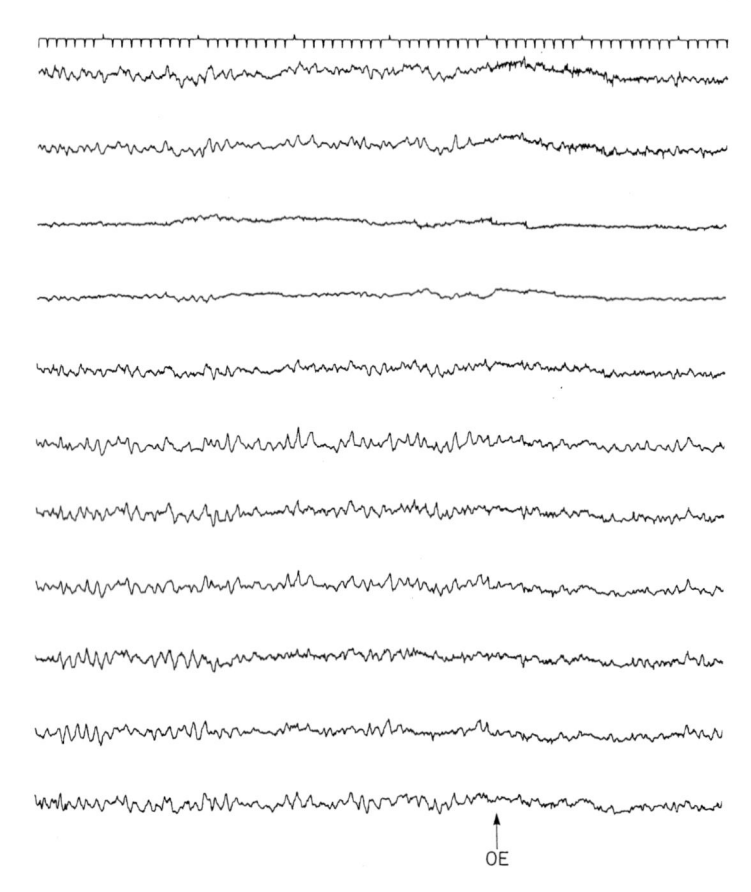

図3-38 正常成人脳波
OE（開眼）によって後頭部優位のα波が抑制される．

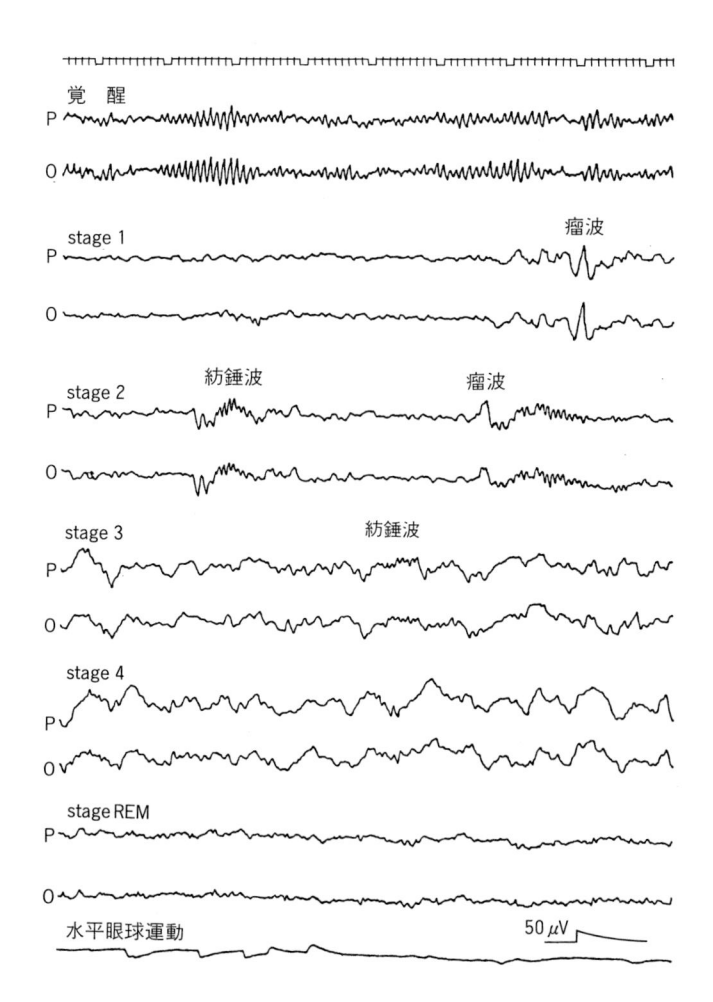

図 3-39 睡眠 stage による脳波の変化（江部，本間 1989[4]より）

期したり，ときに左右ばらばらに中心，頭頂部優位に出現する．K-complex は睡眠中に外界からの刺激や自発性に出現する覚醒反応で高振幅の二相性の大徐波で速波を伴うことが多い．
　stage 3：中等度睡眠期で全誘導で大徐波が出現するようになる．しだいに sleep spindle は少なくなる．
　stage 4：深睡眠期で全誘導に大徐波が不規則に出現する．
　stage REM：就眠後1～2時間で深睡眠期（stage 4）から入眠期に似た脳波が出現し，急速眼球運動（rapid eye movement：REM）を伴う睡眠期が出現する．これを REM 期（stage REM）という．このような睡眠期を REM 睡眠，REM 期以外の睡眠期を non-REM 睡眠という．REM 睡眠では眠っていながら脳波上は覚醒しているように見えるので，逆説睡眠（paradoxical sleep）または賦活睡眠（activated sleep）ともいう．
　(3)　成長による脳波の変化
　脳波は成長によって大きく変化する．成人と違うその特徴を正確に理解することが重要である．とくに乳幼児では高振幅の徐波が主体であること，また小児では入眠期および覚醒期に4～5 Hz の高振幅徐波が群発して前頭，中心優位に両側同期性に出現することがある．

5) 異常脳波と疾患

(1) 背景波の異常
　基礎律動の全般的な徐波化はび漫性の脳機能の低下によることが多く，代謝性の脳障害や中毒性の障害に起因することが多い．その他脳炎などでも全般性に徐波化することがある．局所性徐波は局所性の破壊性病変によることが多く，脳腫瘍，脳血管障害，脳挫傷などでみられる．
　基本律動の速波化は代謝の亢進，発熱，薬物の影響でみられる．
　また正常のα律動がくずれ，徐波や速波が不規則に混入することを律動異常といい，さまざまの脳疾患でしばしばみられる．

(2) 異常突発波
　a．棘波　spike
　てんかんにもっとも多くみられる．とくに局在性がみられたら，その場所が発作の発生源になっていることが多い．

　b．棘徐波複合　spike and slow wave complex
　さまざまのタイプの棘徐波複合がてんかんの場合にみられる．
　3 Hzの棘徐波複合は欠神発作型てんかん（小発作）で典型的なものがみられるが，てんかんのいろいろなタイプでみられる．しばしば異型（variant）といわれる3 Hzでない2 Hzや4 Hzあるいはそれらの混在したものもみられる．また，多棘徐波複合（polyspike and slow wave complex）は2つ以上の棘波と徐波が結合したものでミオクローヌスてんかんでみられることが多い．
　ファントム棘徐波は振幅の低い6 Hzの棘徐波複合が中心・頭頂部に左右同期してみられるもので，これもてんかんや頭部外傷後遺症の場合にしばしばみられる．
　6 and 14 Hz陽性棘波は14 Hzと6 Hzの陽性棘波が小群発をなしてみられるものでてんかん，自律神経発作，行動異常児などでみられるとされるがその意味は必ずしもわかっていない．

　c．突発性徐波　paroxysmal slow wave
　てんかんやその類似疾患，代謝性疾患，脳腫瘍など種々の疾患に出現する．

　d．三相波　triphasic wave
　陰性-陽性-陰性と続く振幅の大きな三相性の徐波で，多くは徐波化した基礎波の中に孤立性あるいは群発性に前頭部優位に出現する．肝性脳症などの代謝性脳症の場合に出現する（図3-40）．

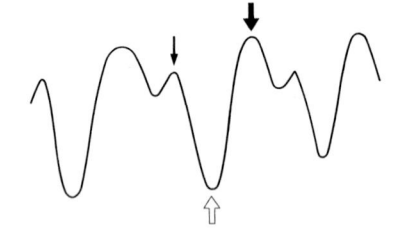

図3-40　三相波
陰性波（↓），陽性波（⇧），陰性波（↓）の三相性をなした波で，ここでは3つの三相波が連続して記録されている．

　e．周期性同期性放電　periodic synchronous discharge（PSD）
　徐波化した基礎波の中に反復性の高振幅鋭波，まれに棘波が広範に左右同期してみられ，臨床的なミオクローヌスと同期している．またこの波形の出現頻度には時間的な消長があり，周期性に出現する．クロイツフェルト・ヤコブ病や亜急性硬化性全脳炎で典型的なPSDがみられるがPSDの波形および周期は両者で異なっている．

(3) 平坦脳波　flat EEG
　脳波が平坦化することは脳死の判定の場合に重要な意味をもつ．心電図やアーチファクトを除

外しつつ，感度も上げて電気的休止（electrical silence）の状態を確認する．

6）賦活法　activation

積極的に異常波を引き出すためのさまざまの刺激法を賦活法といい，以下のものがある．

(1) 開閉眼

開眼させると基礎律動の振幅の低下がみられるが，次に再び閉眼させると発作波が誘発されることがある．

(2) 過呼吸

過呼吸により徐波が増加することを徐波化（build up）という．また過呼吸によりてんかん波が誘発されることを賦活（activation）という．

(3) 睡　眠

睡眠によりとくに入眠期から軽眠期に異常波がみられる．自然睡眠が望ましいが抱水クロラールなどの薬物で睡眠させることもある．

(4) 閃光刺激

閉眼した患者の眼前に閃光ランプを置き，1～50回/秒の頻度で約10秒間刺激する．刺激により発作が誘発されたり，異常波が出現することがある．

(5) 薬物刺激

痙攣誘発作用のある薬剤を漸次少量ずつ連続的に注入したとき，正常では誘発されない少量で発作が誘発されれば異常である．

7）アーチファクト

脳波によらない原因で脳波に影響が出ることをアーチファクト（artifact）という．アーチファクトの原因には人体に由来するものと人体外に由来するものとがある．

人体由来のアーチファクトには筋電図，心電図，脈波，眼瞼の動き，眼球運動，発汗，呼吸運動，体動，義歯からの放電などがある．それぞれの特有の波形と出現しやすい電極部位，記録中の患者の動きなどの観察と記録がこれらのアーチファクトの鑑別上重要である．

また人体外に由来するアーチファクトには電極の接触不良や導線の断線，脳波計の故障やアース不良，交流の混入，静電誘導などがある．

7. 誘発電位　evoked potential

1）体性感覚誘発電位　somatosensory evoked potential（SEP）

体性感覚誘発電位は皮膚の表在感覚や深部固有感覚を刺激して中枢神経系および末梢神経系の一部に誘発される電位で，この感覚伝導路のどこかに異常があれば波形に影響をあたえる．

(1) 原　理

SEPは感覚神経系に対する刺激に対して発生する脳波の変化である．しかし，この反応はきわめて小さいものであるので，この反応を加算平均すると刺激と無関係な電位は相殺されて平坦になるが，刺激により誘発される電位はより明瞭化され出現する．本検査は感覚の中枢伝達機構とその異常を検索するうえで重要な検査法である．

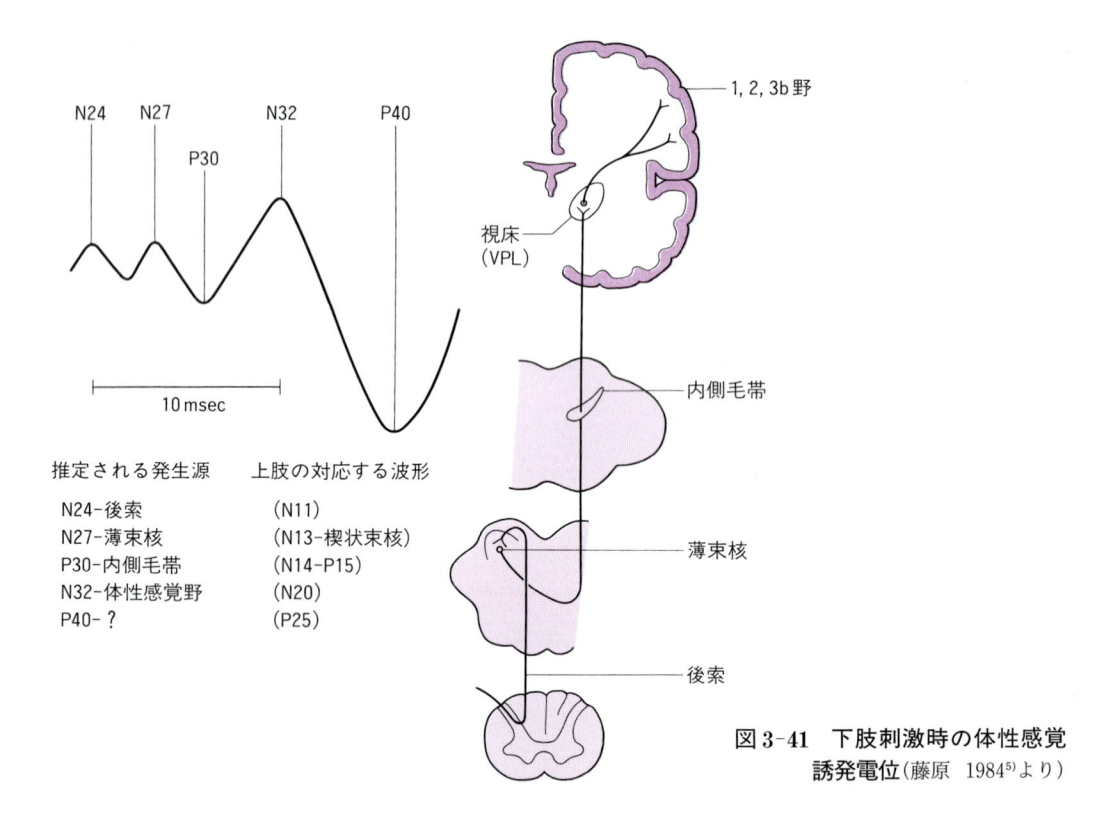

N24　N27　　N32　　P40
　　　　P30

推定される発生源　　上肢の対応する波形
N24-後索　　　　　（N11）
N27-薄束核　　　　（N13-楔状束核）
P30-内側毛帯　　　（N14-P15）
N32-体性感覚野　　（N20）
P40- ?　　　　　　（P25）

1, 2, 3b 野
視床（VPL）
内側毛帯
薄束核
後索

図 3-41　下肢刺激時の体性感覚誘発電位（藤原　1984[5]より）

(2) 正常波形

下肢刺激時の短潜時SEPの場合記録電極は膝窩部，腰椎・胸椎・頸椎などの棘突起，足の感覚野に相当する頭皮上に置かれる．記録される電位はその極性（negativeはN, positiveはP）と頂点潜時（35 msecの場合はN 35とかP 35など）で命名される．N 16は馬尾付近，N 19は第12胸髄，N 28は第2頸髄，N 31は視床，N 35は皮質感覚野由来の電位と考えられている（図3-41）．

(3) 疾患とSEP

SEPは末梢神経疾患，腕神経叢障害，脊髄後根障害，脊髄障害，大脳の脱髄性疾患などで臨床応用される．

2) 視覚誘発電位　visual evoked potentials（VEP）

視覚誘発電位は白黒格子縞の図形反転刺激あるいは閃光刺激を被検者の眼前で与えて視覚中枢の頭皮上の電極から記録される電位である．最近は閃光刺激は波形の再現性に問題があるため用いられない．網膜より後頭葉までの視覚系のいずれに病変が存在してもVEPは異常を呈しうる．

正常では潜時75 msecの陰性波（N 75）と潜時100 msecの陽性波（P 100）が再現性が高く臨床診断に利用される（図3-42）．

本検査は多発性硬化症の診断にしばしば用いられる．

3) 聴覚誘発電位 auditory evoked potentials (AEP)

聴覚誘発電位は0.1 msecのクリック音を一側の耳に聞かせたとき，頭蓋頂に置いた電極（G1）と音刺激と同側の耳朶または乳様突起に置いた電極（G2）に生ずる電位を記録するものである．電位の潜時により短潜時（1〜10 msec），中潜時（10〜50 msec），長潜時（50 msec〜）に分けられる．短潜時成分は聴性脳幹反応（auditory evoked brainstem response: ABR）といわれ，記録が簡便で再現性が高いため臨床応用が最も進んでいる．

正常波形は，ABRではⅠ波からⅦ波までが記録される．Ⅰ波は第8脳神経，Ⅱ波は蝸牛神経核，Ⅲ波は上オリーブ核，Ⅳ波は外側毛帯，Ⅴ波は下丘付近由来と考えられている（図3-43）．

この検査は脳幹部の機能検査として腫瘍，血管障害，多発性硬化症などで広く用いられているが，疾患特異性はない．また，脳死の判定における脳幹機能停止の確認として利用される．

8. 事象関連電位 event-related potential

事象関連電位は刺激の種類にかかわらずその刺激の認知情報処理に関連して出現する電位で，後期陽性成分とよばれるP 300電位が臨床応用され

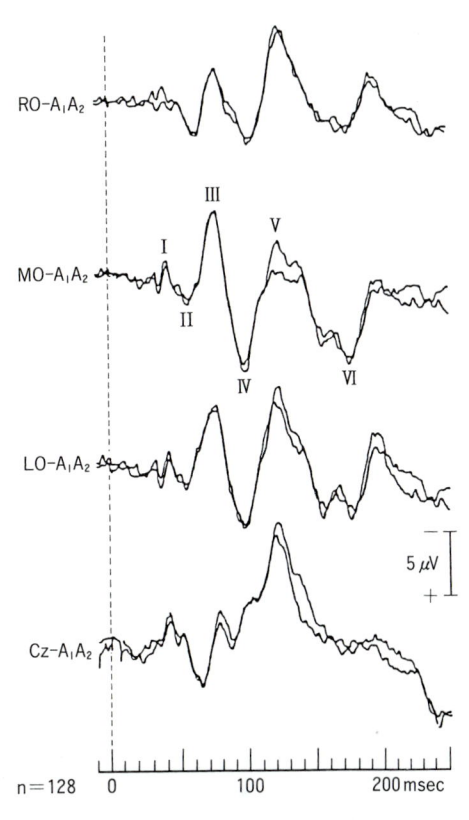

図3-42 閃光刺激による視覚誘発電位（American Electroencephalographic Society 1986[6]より）

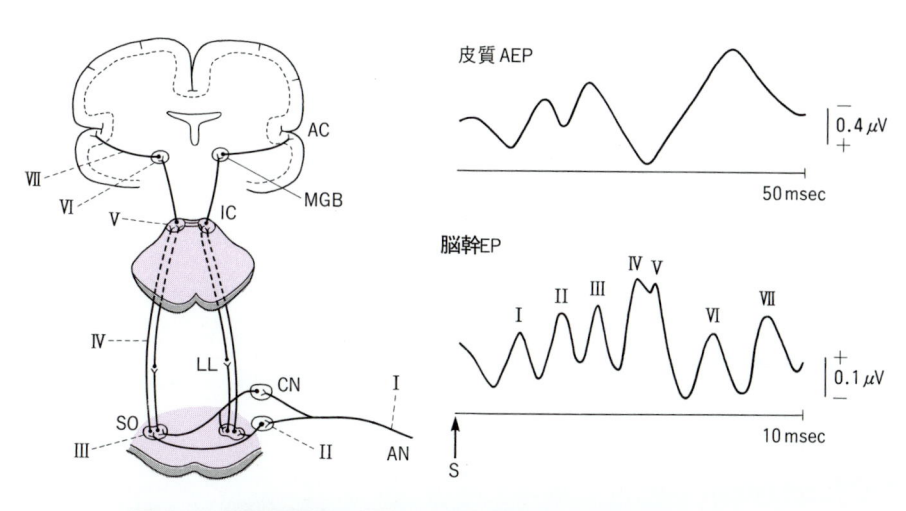

図3-43 聴性誘発電位の波形と推定発生源（柳澤，柴崎 1990[7]より）

ている．P 300 の潜時は加齢に伴い，知能低下と関連して延長する．神経内科，精神科領域で幅広く注目を集めている．

9. 運動関連脳電位　movement-related cortical potential

運動関連脳電位は随意運動に伴って頭皮上から記録される電位で，運動の開始前に随意運動の準備状態を反映していると思われる Bereitschafts potential（BP），それに続く intermediate slope（IS），negative slope（NS′），P−50，N−10，N+50，P+90，N+160，P+300 などの波形が観察される．この検査は片麻痺，パーキンソン病，脊髄小脳変性症における随意運動の異常の検索に臨床応用されている．

10. 経皮的運動皮質刺激法　transcranial motor cortex stimulation

人の頭皮上から運動皮質と思われる部分に電気刺激ないし磁気刺激を与えると反対側の手または足に筋放電が誘発される．さらに頸椎または腰椎刺激での手または足の反応の潜時を測定し，差し引きすれば運動皮質から頸髄あるいは腰髄までの中枢伝導時間が求められる．ただし電気刺激は患者に与えるショックが大きすぎるので勧められない．臨床応用として多発性硬化症とか錐体路障害の本態の解明に役立つものと思われる．

3 その他の臨床検査

1. 運動学的分析法

1) 筋力検査法

(1) 徒手筋力検査　manual muscle testing

検者の手で加える抵抗や自分の体部分の重力に抗して運動可能の筋力があるかないかを調べるもので単純であるが現在も筋力評価の基本となっているものである．

(2) 等速性運動性筋力検査　isokinetic muscle strength testing

上下肢などの運動の速度を一定にしたときの全関節可能域にわたり筋を最大収縮させた場合の筋力を測定する．単に運動性筋力のみを検査するだけではないので，等運動検査ともいわれる．CybexやKim-Comなどの機器で測定する．

2) 歩行分析

(1) 非接触動点解析

身体の各部分にマークを装着し，それをVTRや特殊コンピュータ画像に取り込み，その動きから歩行の解析を行うものである．

(2) 床反力検査

圧力センサーを平面の床のいくつかの箇所に取り付け，足からの圧力に対する床からの反力を測定し，その方向や作用点を画像表示することで歩行の解析に役立てるものである．

(3) 足底圧計

歩行時に足底にかかる圧力が起立や歩行時にどのように変化するかを検討する方法で，近年ではその時間的変化を画像で表したり，特定の一点での変化をグラフで表したりできる．

3) 重心動揺検査

立位姿勢で重心がどのように動揺しているかを平板にかかる重力の変動でみるものである．これによって姿勢バランスの保持にかかるさまざまの機構の障害を予測することができる（図3-44）．

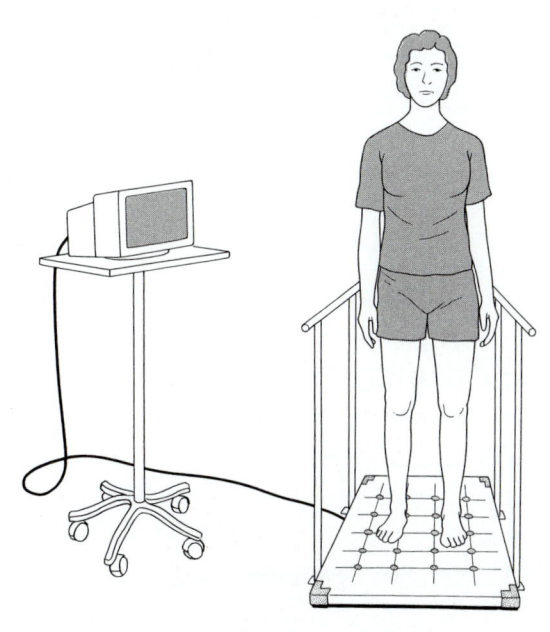

図3-44　重心計による記録
被検者の乗った板の下に複数の圧センサーが設置され，重心の動揺による圧変化を感知する．それをもとに本体のコンピュータが重心位置を計算し表示する．

4）運動エネルギー分析

歩行などの運動時にエネルギー消費量を酸素消費量から計算し，エネルギー消費の点から効率よい運動パターンを導き出すものである．

2. 自律神経機能検査

自律神経機能検査は人体諸臓器の機能と密接に関連しており各臓器の障害を診断するために用いられる．その方法も薬理学的検査，電気生理学的検査，生化学的検査，理学的検査など多岐にわたる．しかし純粋に交感神経，副交感神経の機能を検討する場合は手技が容易で感度が良く，患者負荷の少ない次のような検査が行われる．

1）血圧・循環機能検査

(1) バルサルバ試験　Valsalva test

胸腔内圧の変化による血圧の変動をみることで交感神経系の機能を検討する．怒責による胸腔内圧の上昇（40 mmHg を 15 秒間保持）により初期血圧は上昇し，次いで血圧下降と心拍数の増加がみられる．怒責の解放により一過性の短時間の血圧下降に引き続き血圧上昇がみられ，やがてゆっくり検査前値に戻る．こうした反応性の欠如は交感神経系の障害を示唆する．

(2) 起立負荷試験

起立負荷による血圧の変動を検討し，交感神経系の機能低下を診断する．正常者では安静臥位後起立しても血圧下降はわずかである．収縮時血圧が 30 mmHg 以上下降するものを異常とする．

(3) 呼吸性洞性不整脈試験

心拍は正常の場合呼吸性に変動している．この呼吸性変動を心電図の R-R 間隔の変動係数（標準偏差/平均値×100）として計算し，これが 3％以下のときは迷走神経（副交感神経）の障害が推測される．安静時の呼吸性脈拍変動を検討する場合と，1 分間 6 回の深呼吸をさせ，その R-R 間隔を計算する場合とがある．

2）発汗・皮膚血管反応試験

(1) 温熱発汗試験

39～40℃の部屋で加温し温熱による発汗を測定する．皮膚面に貼付したヨードと澱粉が発汗水分により溶解反応（ヨード澱粉反応）することで発汗の局在性分布を検討することができる．

(2) 軸索反射性発汗試験

ピロカルピンおよびアセチルコリンを皮膚に注入したとき誘発される発汗量を測定する．

(3) サーモグラフィー　thermography

体表面から放射される赤外線量を赤外線カメラを用いて計測し，温度に換算してパターン化し，生体の表面温度の分布を画像化する方法である．

3) 瞳孔検査

(1) 暗順応および光刺激反応検査

瞳孔反応を検討する場合，明所，暗所での瞳孔の反応をまず最初に検討する．この際瞳孔の左右差，近見反応，対光反射，最大縮瞳速度，最大散瞳速度などを検討する．

(2) 薬物瞳孔試験

測定時の明るさを一定にしておき点眼前の瞳孔径を測定し，次いで薬剤を3～5分間隔で1滴ずつ2滴まで点眼し，60分後の瞳孔径を測定し，点眼前と比較する．点眼剤は2.5％メコリール，1.25％エピネフリン，5％チラミン，5％コカインである．

4) 微小神経電図検査　microneurography

タングステン微小電極を経皮的に末梢神経束内に刺入し，神経線維活動を直接記録するものである．これにより骨格筋や皮膚からの求心神経線維の活動電位や骨格筋や皮膚を支配する交感神経節後遠心線維の活動電位を記録することができる．

3. 組織病理学的検査法

1) 筋生検　muscle biopsy

筋生検は患者から局所麻酔ないし全身麻酔下に筋組織の一部を摘出し，その病理像を検討するものである．炎症性ミオパチー，先天性・代謝性ミオパチー，ジストロフィーなど，ほとんどの神経筋疾患が対象になる．摘出された筋組織は急速凍結されて組織化学染色され検討されるほか，生化学的検索に用いられ，さらに一部は電子顕微鏡用に固定される．

筋生検による病理像の特徴として次の3つがあげられる．

(1) 筋原性変化

筋線維の大小不同，壊死，封入体を伴う特殊筋線維の出現などの変化は筋原性の変化である（図3-45）．

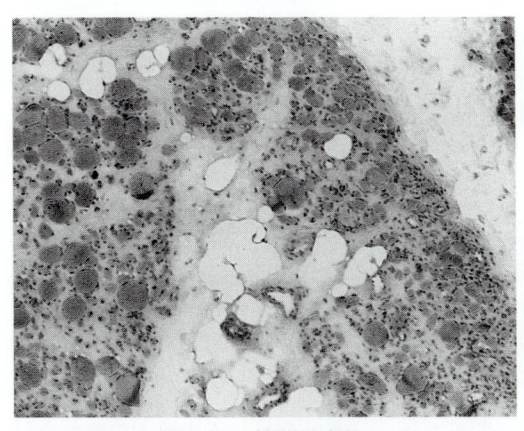

図3-45　筋原性変化
筋線維の大小不同と壊死がみられる．

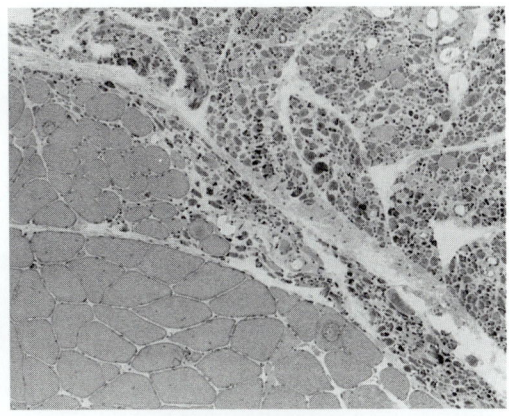

図3-46　神経原性変化
群集萎縮がみられる．

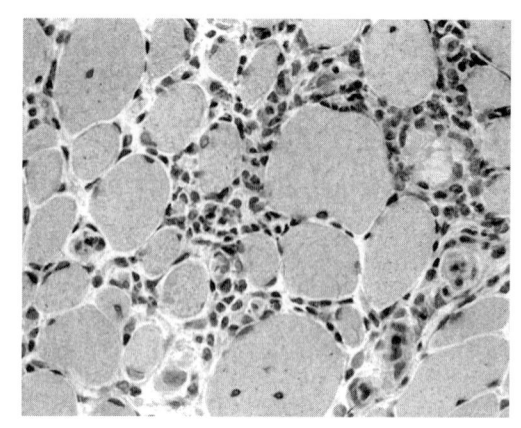

図 3-47　炎症性変化
筋線維間に炎症性細胞の浸潤がみられる．

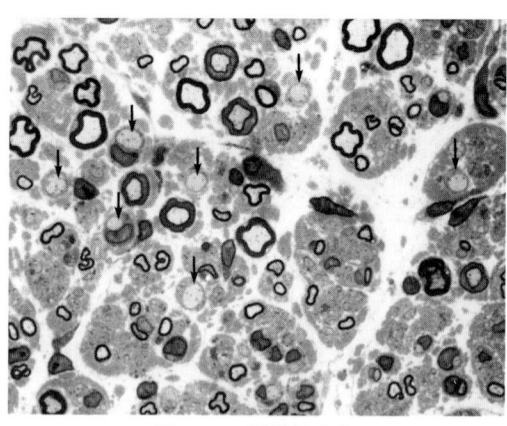

図 3-48　脱髄性変化
多数の脱髄神経線維（矢印）を認める．

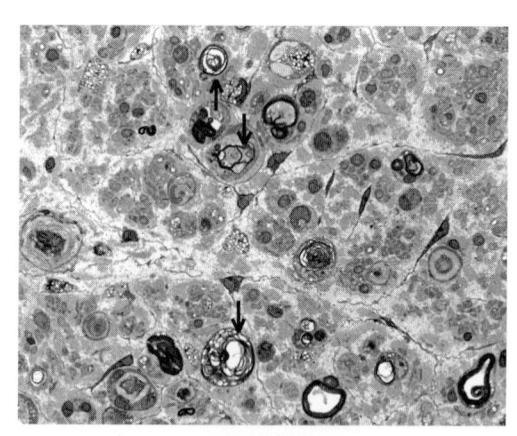

図 3-49　軸索変性性変化
軸索変性した（矢印）多数の線維を認める．

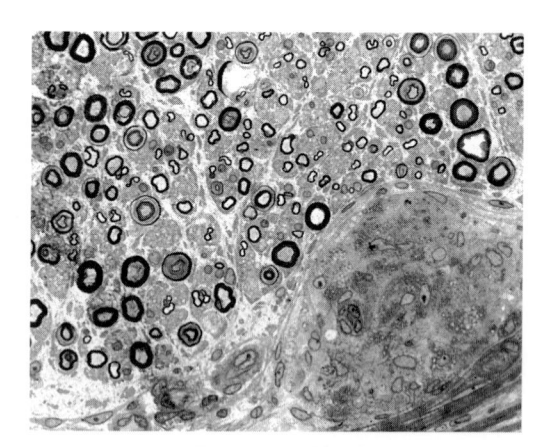

図 3-50　間質の変化
線維の間の間質にサルコイドの浸潤がみられる．

(2) 神経原性変化

小群集萎縮や筋線維型群集（fiber type grouping），標的像線維（target fiber）などがみられる（図 3-46）．

(3) 炎症性変化

血管周囲の炎症性細胞浸潤や筋線維束周辺線維の選択的萎縮は炎症性筋疾患にみられる変化である（図 3-47）．

2）神経生検　nerve biopsy

神経生検は末梢神経障害の原因や重症度の判定のために末梢神経分枝の一部（ほとんどの場合，腓腹神経である）を手術的に摘出し，固定・染色後，顕微鏡下に組織像を観察するものである．

神経生検の病理像において，有髄神経線維や無髄神経線維の密度の減少は臨床的な神経障害の程度を反映し，大径線維，小径線維の比率の異常は障害の原因を反映しているものである．さらに脱髄像（図 3-48）や軸索変性性変化（図 3-49），間質の病変（図 3-50）は疾患原因の診断を可能にする．

3) 髄液細胞診

髄液検査は，かつては生体の神経系に生じた病的変化をモニターリングする最も重要な検査法であった．近年MRIなどの優れた非侵襲的な検査法や血液学的検査法が開発されて重要性が低下している．しかし髄液中の浮遊細胞の細胞診はリンパ球，好中球などの炎症性細胞や腫瘍細胞を鑑別するうえで重要であり，髄液の生化学的組成の分析と相まって診断上貴重な手がかりとなる．

4. 生化学的検査

1) 血液・尿生化学的検査

血液や尿の生化学検査のなかにも神経疾患の診断や病態の評価に欠かせない検査がある．
筋疾患では筋線維の崩壊に伴ってcreatine kinase（CK）やLDH，GOT，GPTなどの酵素が血中に上昇するため必須であり，先天性代謝異常でも欠かせない検査である．

2) 髄液生化学的検査

髄膜炎や脳炎などの炎症性疾患では髄液蛋白が上昇し，疾患の重症度に関連している．ギラン・バレー症候群でも髄液蛋白が上昇するが，このとき髄液の細胞増多を伴わないことがこの疾患の特徴とされる（蛋白細胞解離）．さらに腫瘍や末梢神経疾患でもときに髄液蛋白は増加する．

5. 分子遺伝学的検査

近年の分子遺伝学や分子生物学の進歩は多くの疾患の遺伝子の異常の解明を可能にした．それらの異常は遺伝子DNAの一部が欠失していたり，重複していたりする．これらの遺伝子の異常を診断することでときにはまだ未発症のものさえ診断することができるようになった．これはRFLPs（restriction fragment length polymorphisms）とリンケージ解析法の導入とサザン法・PCR法といった分子遺伝学的検査法の導入によるところが大きい．

1) PFLPsとリンケージ解析法

ヒトDNAでは塩基の繰り返し構造の差異に由来する個体差が500〜1,000塩基対に対し1ヵ所の割合で生じている．そこで同じ制限酵素でDNAを切断しても個人個人で長さが異なる．この長さの多様性がRFLPsである．リンケージ解析法では染色体上の存在部位が既知のマーカーを用いてそのマーカーを含むPFLPsの長さと，疾患との対応が起こりうる確立（Lodスコアー）が有意かどうかを計算して，原因遺伝子とマーカーとの位置関係を確定する．

2) サザン法

これはDNAハイブリダイゼーション法と電気泳動法を組み合わせた方法で1975年Southernにより考案された．DNAを制限酵素で切断し，アガロースゲル電気泳動を行う．分画されたDNA断片をDNA結合フィルターにトランスファーする．次に選び出したい遺伝子のDNAを

あらかじめアイソトープで標識しフィルター上で反応させ（ハイブリダイゼーション），これをオートラジオグラフィーでフィルム上に検出する．

3） PCR（polymerase chain reaction）法

この方法は微量の DNA を短時間に何万倍にも増幅する方法で，これによって微量のサンプルから検索に必要な量の DNA が得られることになり，遺伝子検査の実用化が飛躍的に進んだ．原理は増幅したい DNA 領域のそれぞれの端に結合する2種類のプライマー（始点構造；3′OH基をもつ特定塩基配列の短鎖 DNA）を用い，DNA ポリメラーゼを反応させると DNA は n 回目には 2^n 倍に増幅される．

6. 免疫学的検査

免疫学的検査異常に起因する神経疾患は多数存在する．そうした疾患では血液学的免疫異常の検索や組織学的な免疫反応の検討が行われる．

7. 心理・知能検査

大脳の機能や精神状態を把握し，客観的に評価・判定する目的で心理検査や知能検査が用いられる．

1） 知能検査

知能検査は知的機能を検討するものでどのような年齢の者を対象にしているか，どのような機能を主に検討するものかなどにより選択して使用されなければならない．以下のものはそれらの代表的なものである．

(1) Wechsler adult intelligence scale（WAIS）

わが国で最も広く使用されている知能検査法である．16～64歳までを対象に標準化されている．言語性検査と動作性検査の2群の知能指数を算出できる．

(2) 田中・ビネー式知能検査

本検査は適応年齢範囲が1歳から成人まで広く，とくに小児の検査として適している．知能を総合的に測定し，知能指数と精神年齢が算出できる．

(3) 改訂長谷川式簡易知能評価スケール（HDS-R）

この知的機能評価スケールは記憶・記銘，見当識，計算・暗算からなっており，老人の記憶を主体とした認知機能を評価するのに適したものである（表3-2）．この評価スケールの特徴は検査に要する時間が短く，動作性検査や視覚的検査がなく時間制限が想起以外にはもうけられていないことなどである．しかも他の精密な認知症スケールとの相関性も良く，信頼性が高い検査である．満点が30点で20点以下を認知症の疑いありと判定する．ただ認知症全体からみると高度の認知症の評価は困難で，行動の異常性の評価ができないことなどの弱点もある．

(4) Mini-Mental State Examination（MMSE）

国際的には最も広く用いられている成人の知的機能評価スケールであり，認知症の評価スケールとして用いられる．記憶・記銘力，見当識，暗算のほか，簡単な失行，失読，失書，構成失行

表 3-2　改訂長谷川式簡易知能評価スケール（HDS-R）（加藤ほか　1991[8]）より）

1	お歳はいくつですか？　（2年までの誤差は正解）		0　1
2	今年は何年の何月何日ですか？何曜日ですか？ （年月日，曜日が正解でそれぞれ1点ずつ）	年 月 日 曜日	0　1 0　1 0　1 0　1
3	私たちがいまいるところはどこですか？ （自発的にできれば2点，5秒おいて家ですか？病院ですか？施設ですか？のなかから正しい選択をすれば1点）		0　1　2
4	これから言う3つの言葉を言ってみてください．あとでまた聞きますのでよく覚えておいてください． （以下の系列のいずれか1つで，採用した系列に○印をつけておく） 1：a) 桜　b) 猫　c) 電車　2：a) 梅　b) 犬　c) 自動車		0　1 0　1 0　1
5	100から7を順番に引いてください．（100－7は？，それからまた7を引くと？と質問する．最初の答えが不正解の場合，打ち切る）	(93) (86)	0　1 0　1
6	私がこれから言う数字を逆から言ってください．(6-8-2,3-5-2-9を逆に言ってもらう，3桁逆唱に失敗したら，打ち切る)	2-8-6 9-2-5-3	0　1 0　1
7	先ほど覚えてもらった言葉をもう一度言ってみてください． （自発的に回答があれば各2点，もし回答がない場合以下のヒントを与え正解であれば1点）　a) 植物　b) 動物　c) 乗り物	a：0　1　2 b：0　1　2 c：0　1　2	
8	これから5つの品物を見せます．それを隠しますのでなにがあったか言ってください． （時計，鍵，タバコ，ペン，硬貨など必ず相互に無関係なもの）		0　1　2 3　4　5
9	知っている野菜の名前をできるだけ多く言ってください．（答えた野菜の名前を右欄に記入する．途中で詰まり，約10秒間待ってもでない場合にはそこで打ち切る）　0〜5＝0点，6＝1点，7＝2点，8＝3点，9＝4点，10＝5点		0　1　2 3　4　5
		合計得点	

まで検査するようになっている（表3-3）．満点は30点で23点以下を異常と判定する．

2）神経心理学的検査

(1) 失語症検査

最も一般的な検査法は標準失語症テスト（SLTA）である．これは，①聴く（4項目），②話す（10項目），③読む（4項目），④書く（7項目），⑤計算（1項目）の26項目の正答率を検査し，障害のパターンと程度を評価するものである（図3-51）．

そのほか，国際的にはALPS，BDAE，CADL，MAE，NCCEA，PICA，WABなど多数の検査バッテリーがある．

(2) 失行検査

標準高次動作性検査があり，これは日本失語症研究会の作成したもので12の項目の32の問題を口頭命令ないし模倣動作として実施させ，肢節運動失行，観念運動失行，観念失行を鑑別し，診断・評価するものである．

表3-3 Mini-Mental State Examination (MMSE) (Folstein et al 1975[9]より)

	質問内容	回答	得点
1 (5点)	今年は何年ですか.	年	
	いまの季節は何ですか.		
	今日は何曜日ですか.	曜日	
	今日は何月何日ですか.	月	
		日	
2 (5点)	ここはなに県ですか.	県	
	ここはなに市ですか.	市	
	ここはなに病院ですか.		
	ここは何階ですか.	階	
	ここはなに地方ですか.（例：関東地方）		
3 (3点)	物品名3個（相互に無関係） 検者は物の名前を1秒間に1個ずつ言う．その後，被検者に繰り返させる． 正答1個につき1点を与える，3個すべて言うまで繰り返す（6回まで）． 何回繰り返したかを記せ＿＿回		
4 (5点)	100から順に7を引く（5回まで），あるいは「フジノヤマ」を逆唱させる．		
5 (3点)	3で提示した物品名を再度復唱させる．		
6 (2点)	（時計を見せながら）これは何ですか． （鉛筆を見せながら）これは何ですか．		
7 (1点)	次の文章を繰り返す． 「みんなで，力を合わせて綱を引きます」		
8 (3点)	（3段階の命令） 「右手にこの紙を持ってください」 「それを半分に折りたたんでください」 「机の上に置いてください」		
9 (1点)	（次の文章を読んで，その指示に従ってください） 「眼を閉じなさい」		
10 (1点)	（なにか文章を書いてください）		
11 (1点)	（次の図形を書いてください）		
		得点合計	

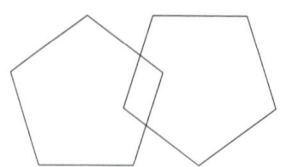

3　その他の臨床検査　145

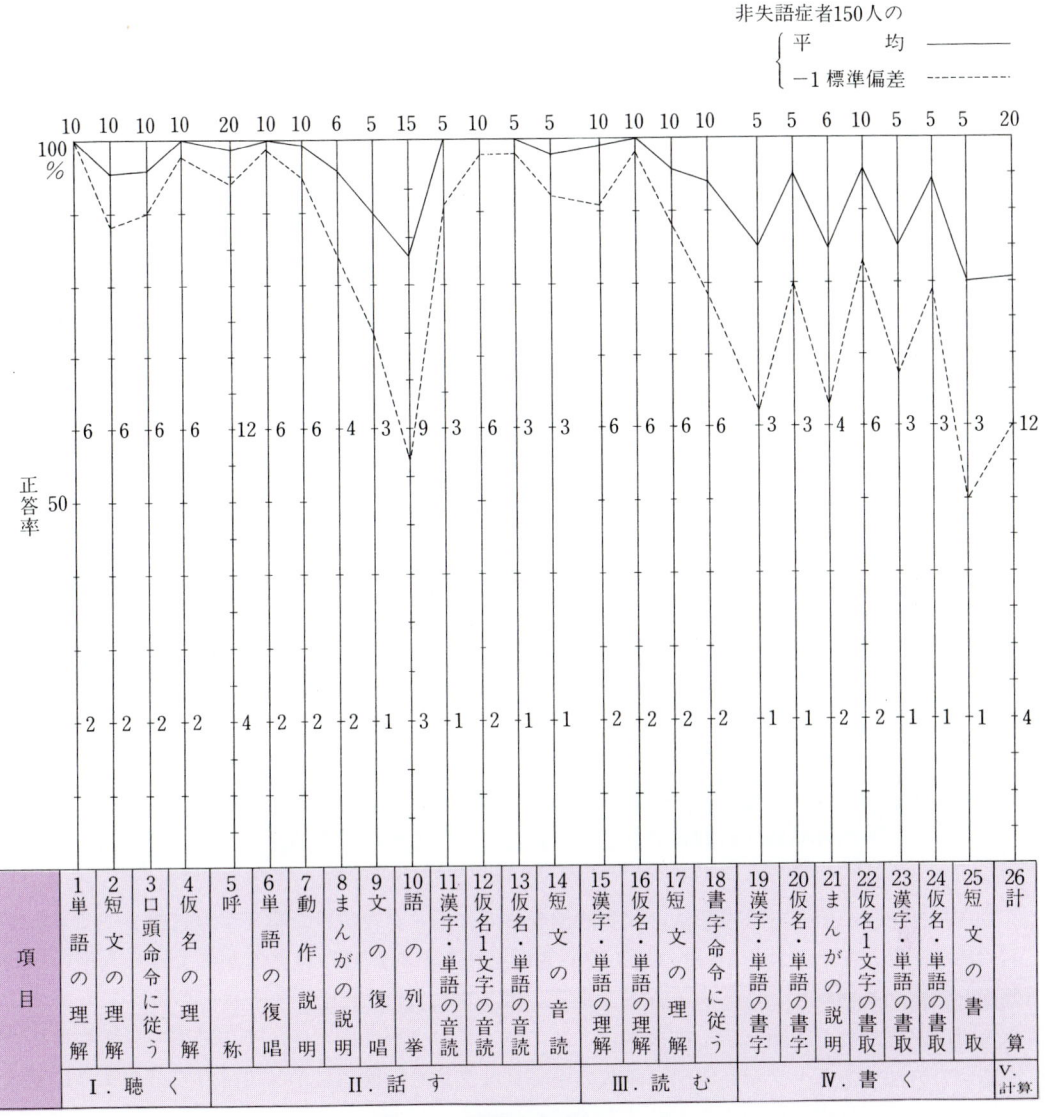

図3-51　標準失語症テスト（SLTA）

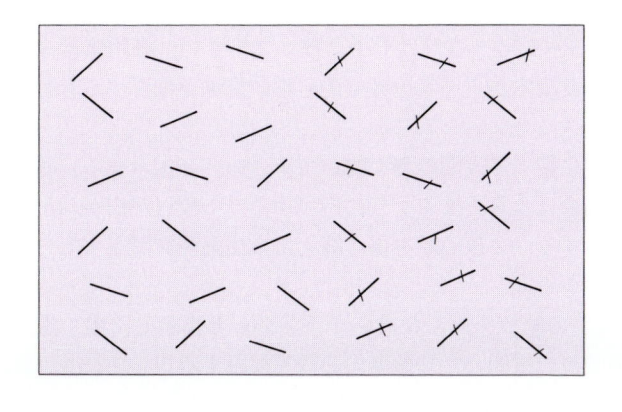

図3-52　線分抹消テストに認められた左半側失認の例
左半分の線を失認し，抹消がされていない．

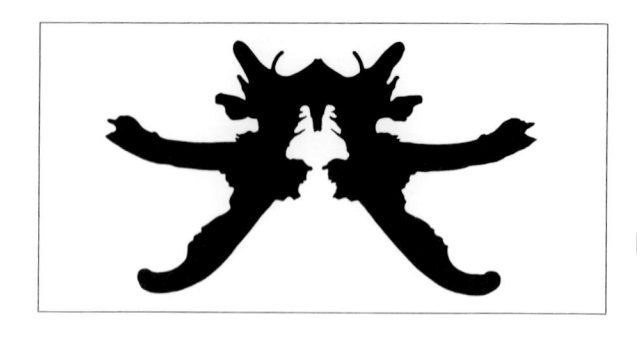

図 3-53　ロールシャッハテストの図
これを被検者が何に見えるかを述べてもらう．

(3) 失認検査

線分 2 等分テストや線分抹消テストが半側空間失認のテストとしてしばしば用いられる（図 3-52）．

3）性格検査

性格はストレス下におかれた人間の反応様式に重大な影響を与えるため，その性格特性を把握することは重要で，そのために各種の検査が考案され臨床に用いられる．性格検査は検査の方法によって，①質問紙法，②投影法，③描画法などが用いられる．

(1) 質問紙法

ミネソタ多面人格検査（MMPI），矢田部・ギルフォード検査（Y-G 検査），コーネル・メディカル・インデックス健康調査表（CMI）などがよく使われる．どれも質問に答える方法で回答していくとその性格特性が判定できるようになっているものである．

(2) 投 影 法

ロールシャッハテストは投影法の代表的検査法で，インクを付けた紙を半分に折ってできた左右対称な図形が印刷された 10 枚の図を被検者に見せてそれが何に見えるかによって人格の知的側面と性格面を検査しようとするものである（図3-53）．絵画統覚テストはどのようにも解釈できる場面が描かれた絵画を示し被検者にこれについての物語を作らせ，その結果を分析し性格を診断する方法である．文章完成法は多数の不完全な文章を被検者に示してそれをどのように完成するかを通じて性格を検査する方法である．

(3) 描 画 法

主として 3 種類の方法がある．その 1 つはバウムテスト（樹木画法）でこれは A 4 の画用紙と柔らかい鉛筆と消しゴムを与え，「実の生る木をできるだけ上手に描いて下さい．画用紙は全部使ってよろしいです」と指示する．描かれた樹木から患者の性格的心理的意味を推測するものである．

人物描画法は同様に画用紙を与え「紙を縦に使って人間の姿を描いて下さい」と指示する．顔など体の一部分のみでよいかと質問をした場合は全身を描くように指示する．1 枚目が描かれたらその反対の性の人物を次に描くように指示する．2 枚の絵を書き終えたら描画後質問をする．絵や質問の答えから患者の性格や心理を検討する．

家族画法は B 4 版の画用紙を与え「あなたの家族をみんな描いて下さい」と指示し，描く家族の順序，位置，大きさなどを観察し，描画後の質問とで被検者の心理を検討する．

4）老年認知症検査

老年期認知症患者の知的機能を調べるために数多くの検査が考案されている．それらには認知症のどのような面を評価しようとするかで，主として認知機能を検査するもの（前述の改訂長谷川式簡易知的機能診査スケール（HDS-R），Mini-Mental State Examination（MMSE）など），行動面から知的機能を評価しようとするもの（GBSスケール，N式，柄澤式など），ADLの自立度からみようとするもの（N式日常生活動作評価尺度（N-ADL）など）などがある．また使用目的から初期の認知症を診断し，発見しようとするスクリーニングを目的としたものや，重症度の判定を目的としたもの，介護の量を推測するためのものなどそれぞれ特徴がある．目的や病期に応じて取捨選択することが必要である．

8. 神経耳科学的検査

1）前庭機能検査

めまいや平衡機能障害を伴った患者では前庭機能検査を耳鼻科で行う．前庭機能検査とは内耳の迷路の機能の検査で，この部分の障害や橋の前庭神経核の障害からめまいを伴った平衡機能の障害が引き起こされる．前庭機能検査はこうした機能の異常や低下を検査するものである．

(1) 起立検査

開眼起立，閉眼起立，片脚起立など重心の動揺を検討する．さらに詳しい検査を必要とするときは重心計検査を行う．

(2) 歩行偏倚

閉眼して歩行したときの偏倚を調べる．前進，後退を繰り返すと偏倚が明確になる．

(3) 眼振検査

自発眼振検査は座位または仰臥位で頭位を安定させ，正中視や上下，左右を注視させたときの眼振つまり眼球の揺れを検査する．

頭位眼振は頭位を変えることで出現する眼振で一定の頭位のときに出現する眼振を検査する場合と，頭位を変えたとき一過性に出現する頭位変換眼振を検査する場合とがある．

(4) 迷路刺激検査

迷路に一定の刺激を加え，それによる眼振の様式で障害を類推する方法である．回転刺激（体を体軸で回転させる）と温度刺激（温水および冷水を外耳道に注入し内リンパ液の対流によって迷路を刺激する）がある．

2）聴力検査

聴力は外耳道から延髄蝸牛神経核までのどのレベルでの障害でも低下を引き起こす．とくに内耳神経や延髄蝸牛神経核障害は脳腫瘍はじめ多くの神経疾患の重要な所見として聴力低下をもたらす．

9. 眼科学的検査

1) 眼底検査

　網膜血管は脳血管と同一の性状とされ，かつ眼底鏡によって観察しうる唯一の動脈系である．そのため脳血管の動脈硬化度や高血圧性の動脈変化，糖尿病性動脈変化の検査として眼底の血管の観察が行われる．

　視神経は主として乳頭の観察による．頭蓋内圧の亢進は視神経乳頭にうっ血性変化をきたす．さらに視神経炎，乳頭炎，視神経萎縮などの変化を眼底検査で判定することができる．

　網膜は脳の一部といわれるようにさまざまな神経系の遺伝性，代謝性疾患で網膜視細胞の変化をきたす．こうした変化を眼底検査で発見できる．

2) 眼球運動検査

　眼球運動は動眼神経，滑車神経，外転神経の3神経に支配されている．これらの神経の異常はなんらかの眼球運動の異常として反映される．また内側縦束の異常は共同視の障害を引き起こす．そこで眼球運動を検査することでこうした神経系の異常を把握し，診断する．

　眼球運動検査には眼電図が用いられる．眼球には角膜側が陽性，後極側が陰性の電位があり，眼外の回路を角膜側から後極側に電流が常に流れている．そこで眼球の鼻側，耳側の2点に電極を置くと，正中視では角膜中央からの距離が等しいので両電極間に電位差はないが，側方視では角膜が近づいた側の電極は他側に比してより陽性になり両電極間で電流が流れる．この性質を利用して眼球運動を正確に記録するものが眼電図である．

3) 瞳孔検査

　瞳孔は縮小（縮瞳）したり，散大（散瞳）したりして眼球に入る光量を調節し，さらに近くを見る場合には縮瞳し焦点深度を深くする．縮瞳は瞳孔括約筋を支配している副交感神経の作用により，散瞳は瞳孔散大筋に分布する交感神経の作用による．こうした機能が一側または両側障害されると瞳孔の左右不正や縮瞳，散瞳を生ずる．こうした場合，光，近見，薬物で刺激して瞳孔の大きさや反応の異常を検査し，障害部位を特定する．電気瞳孔計はこの瞳孔の大きさを測定し，デジタル化するものである．

10. 神経泌尿器科学的検査

　膀胱は交感神経，副交感神経，随意運動性の体性運動線維と膀胱の各部位からの求心線維によって運動がコントロールされている．こうした神経系の障害で尿閉，尿失禁，残尿や排尿困難を生ずる．こうした障害の診断に膀胱内圧の測定，尿道閉鎖圧，尿流率，膀胱括約筋筋電図などの検査が行われる．

4 障害評価

リハビリテーションの場では障害をさまざまの面から評価し，客観的で標準化された基準で記述しようとする試みが行われている．こうした標準化された評価に基づく結果はいわゆる臨床検査そのものではないが，そのデータは1つの検査のように重要視される．そこで詳細は専門書にゆだねることとし，ここでは神経内科で重要視される障害評価について簡単に紹介する．

1. 運動障害評価

運動障害の評価法としては中枢性麻痺の評価，筋力の評価，運動失調の評価，末梢性麻痺の評価，歩行障害の評価，上肢機能の評価などそれぞれに多くの評価が提唱されている．そのうち中枢性麻痺の評価は運動障害評価のなかでも最も重要で，リハビリテーションの現場で日常的に利用されているものも多い．この運動障害評価には機能障害評価と能力評価がある．

1) 機能障害評価

機能障害の評価としては痙性麻痺の程度を評価するAshworthの評価法として痙縮の強度を0〜4まで段階づけた痙縮評価スケールが多く用いられる（**表3-4**）．Brunnstromの片麻痺機能テストは運動回復過程にそって，共同運動の出現から運動の分離完成までの段階で1〜6に段階評価するものである（**表3-5**）．Fugel-Meyer Scoreは上下肢のおのおのの運動，バランス，感覚，関節可動域，疼痛などの総合的身体機能評価を行うもので欧米では広く使用されているが，やや評価項目が多く日本では欧米のように用いられていない．Stroke Impairment Assessment Set（SIAS）はわが国でChinoらによって提案された評価表で上下肢の運動機能，緊張，感覚，関節可動域，体幹バランス，視空間障害，言語障害，健側筋力などを評価するものである．評価項目が多く評価法もやや複雑で臨床の場で広く用いられるに至っていない．

表3-4　Ashworthの評価表

グレード0＝緊張なし
1＝四肢を伸展や屈曲したとき，ひっかかるような緊張を呈する軽度の増加
2＝緊張はより増加しているが，四肢は容易に屈曲できる
3＝緊張の著しい増加で他動的に動かすことが困難
4＝四肢は屈曲や伸展時に固い

表3-5　片麻痺機能ステージ（Brunnstrom）

ステージⅠ：随意運動なし
Ⅱ：痙縮の出現，わずかな基本的な屈曲伸展共同運動の出現
Ⅲ：痙縮が著明，四肢に随意運動が出現するが，すべて共同運動のパターン
Ⅳ：共同運動からの逸脱で，分離運動が可能となり始める
Ⅴ：痙縮が減少，共同運動から随意運動が選択的また独立的にできるようになる
Ⅵ：分離運動が完全にできる

2) 能力評価

　中枢性麻痺の評価のなかに Barthel index のような ADL（activities of daily living 日常生活動作）能力を評価するものや歩行能力，上肢の能力を評価するものなどがある．ADL 評価は必ずしも中枢性麻痺の評価に限定せず多くの障害による能力評価としても利用可能である．

表3-6　Barthel index およびその判定基準（Mahoney, Barthel　1965[11]より）

	independent	with help	dependent
1．食　事	10	5	0
2．移　乗	15	10-5	0
3．整　容	5	0	0
4．トイレ	10	5	0
5．入　浴	5	0	0
6．歩　行	15	10	0
（車椅子）	5	0	0
7．階段昇降	10	5	0
8．着替え	10	5	0
9．排　便	10	5	0
10．排　尿	10	5	0
合計点	（　）点		

食　事
　10：自立．自助具などの装着可．標準的時間内に食べ終える
　5：部分介助（例えば，おかずを切って細かくしてもらう）
　0：全介助
車椅子からベッドへの移乗
　15：自立．ブレーキ・フットレストの操作も含む（歩行自立も含む）
　10：軽度の部分介助または監視を要す
　5：座ることは可能であるが，ほぼ全介助
　0：全介助または不可能
整　容
　5：自立（洗面，整髪，歯磨き，髭剃り）
　0：部分介助または全介助
トイレ動作
　10：自立．衣服の操作，後始末を含む，ポータブル便器などを使用している場合はその洗浄も含む
　5：部分介助．体を支える，衣服・後始末に介助を要する
　0：全介助または不可能
入　浴
　5：自立
　0：部分介助または全介助
歩　行
　15：45 m 以上の歩行．補装具（車椅子，歩行器は除く）の使用の有無は問わない
　10：45 m 以上の介助歩行．歩行器使用を含む
　5：歩行不能の場合，車椅子にて 45 m 以上の操作可能
　0：上記以外
階段昇降
　10：自立．てすりなどの使用の有無は問わない
　5：介助または監視を要する
　0：不能
着替え
　10：自立．靴，ファスナー，装具の着脱を含む
　5：部分介助．標準的な時間内，半分以上は自分で行える
　0：上記以外
排便コントロール
　10：失禁なし．浣腸，座薬の取扱いも可能
　5：時に失禁あり．浣腸，座薬の取扱いに介助を要する者も含む
　0：上記以外
排尿コントロール
　10：失禁なし．収尿器の取扱いも可能
　5：時に失禁あり．収尿器の取扱いに介助を要する者も含む
　0：上記以外

2. ADL, APDL

ADL（activities of daily living 日常生活動作あるいは活動）と APDL（activities of parallel to daily living 生活関連動作）は生活に関連した活動能力を評価するものである．

ADL は「ひとりの人間が独立して生活するために行う基本的な，しかも各人ともに共通に毎日繰り返される一連の身体動作群」と定義される．具体的には食事，更衣・整容，排泄などの基本的身の周り動作を意味する．それらの活動能力ないし障害度を評価するものとしてバーセル・インデックス（Barthel index，**表 3-6**），FIM（functional independence measure）などが広く用いられている（**表 3-7**）．その他に PULSES や Katz index なども知られている．

表 3-7　機能的自立度評価法（FIM）の評価尺度，評価項目および評価内容
（正門ほか　1989[10] より）

レベル	自 立	介助者なし	部分介助	介助者あり
	7　完全自立（時間，安全性含めて）		5　監視または準備	
			4　最小介助（患者自身で 75％以上）	
			3　中等度介助（50％以上）	
	6　修正自立（補装具などを使用）		完全介助	
			2　最大介助（25％以上）	
			1　全介助（25％未満）	

評価項目	内容（要点のみ抜粋）	評価項目	内容（要点のみ抜粋）
セルフケア		移　動	
食　事	咀嚼，嚥下を含めた食事動作	歩行，車椅子	屋内での歩行，または車椅子移動
整　容	口腔ケア，整髪，手洗い，洗顔など	階　段	12 から 14 段の階段昇降
入　浴	風呂，シャワーなどで首から下（背中以外）を洗う	コミュニケーション	
		理　解	聴覚または視覚によるコミュニケーションの理解
更衣（上半身）	腰より上の更衣および義肢装具の装着		
更衣（下半身）	腰より下の更衣および義肢装具の装着	表　出	言語的または非言語的表現
トイレ動作	衣服の着脱，排泄後の清潔，生理用具の使用	社会的認知	
		社会的交流	他患，スタッフなどとの交流，社会的状況への順応
排泄管理			
排　尿	排尿コントロール，器具や薬剤の使用を含む	問題解決	日常生活上での問題解決，適切な決断能力
排　便	排便コントロール，器具や薬剤の使用を含む	記　憶	日常生活に必要な情報の記憶
移　乗			
ベッド，椅子，車椅子	それぞれの間の移乗，起立動作を含む		
トイレ	便器へ（から）の移乗		
風呂，シャワー	風呂おけ，シャワー室へ（から）の移乗		

表 3-8　IADL スケール（Lawton et al　1969[12]）より）

項　　目	得点
A．電話の使用	
1．自分から積極的に電話をかける（番号を調べてかけるなど）	1
2．知っている2, 3の番号へ電話をかける	1
3．電話を受けるが，自分からはかけない	1
4．電話を全く使用しない	0
B．買物	
1．すべての買物をひとりで行う	1
2．小さな買物はひとりで行う	0
3．すべての買物に付添いを要する	0
4．買物は全くできない	0
C．食事の支度	
1．献立，調理，配膳を適切にひとりで行う	1
2．材料があれば適切に調理を行う	0
3．調理済み食品を温めて配膳する．または調理するが栄養的配慮が不十分	0
4．調理，配膳を他者にしてもらう必要がある	0
D．家屋維持	
1．自分で家屋を維持する．または重度作業のみときどき援助を要する	1
2．皿洗い，ベッドメーキング程度の軽い作業を行う	1
3．軽い作業を行うが十分な清潔さを維持できない	1
4．すべての家屋維持作業に援助を要する	1
5．家屋管理作業には全くかかわらない	0
E．洗濯	
1．自分の洗濯は自分で行う	1
2．靴下程度の小さなものは自分で洗う	1
3．すべて他人にしてもらう	0
F．外出時の移動	
1．ひとりで公共交通機関を利用する．または自動車を運転する	1
2．タクシーを利用し，他の公共交通機関を使用しない	1
3．介護人または道連れがいるときに公共交通機関を利用する	1
4．介護人つきでのタクシーまたは自動車の利用に限られる	0
G．服薬	
1．適正量，適正時間の服薬を責任をもって行う	1
2．前もって分包して与えられれば正しく服薬する	0
3．自分の服薬の責任をとれない	0
H．家計管理	
1．家計管理を自立して行う（予算，小切手書き，借金返済，請求書支払，銀行へ行くこと）	1
2．日用品の購入はするが，銀行関連，大きなものの購入に関しては援助をする	1
3．貨幣を扱うことができない	0

　APDLは身の周り動作以外の応用動作の評価を行うもので，自立して生活しうる能力の評価に適している．APDLの評価表としてはLawtonらのIADL（instrumental activities of daily living 手段的日常生活動作能力）（表3-8）がよく知られている．IADLは手段的自立の活動能力を操作的に示したもので，個人が社会環境に適応していく能力を示している．

3. QOL

QOL（quality of life 生活の質）とはリハビリテーションの場では障害者の生活（または人生）の質あるいは生活（または人生）上の満足感を指すもので，QOL 評価とは障害者の生活（または人生）の質の程度や満足感の程度さらに満足感をもたらす条件を評価するものである．QOL 評価には客観的 QOL 評価と主観的 QOL 評価とがある．客観的 QOL 評価とは個人の主観的満足感を排除して個人の状態や環境条件の良好度を検討するものであり，主観的 QOL 評価と

表 3-9 改訂 PGC モラール・スケール（Lawton 1975[13]より）

あなたの現在のお気持ちについてうかがいます．当てはまる答の番号に○をつけてください．

1. あなたの人生は，年をとるにしたがって，だんだん悪くなっていくと思いますか ［II］
　　1．そう思う　　　2．そう思わない
2. あなたは去年と同じように元気だと思いますか ［II］
　　1．はい　　　　　2．いいえ
3. さびしいと感じることがありますか ［III］
　　1．ない　　　　　2．あまりない　　　3．しじゅう感じる
4. 最近になって小さなことを気にするようになったと思いますか ［I］
　　1．はい　　　　　2．いいえ
5. 家族や親戚，友人との行き来に満足していますか ［III］
　　1．満足している　2．もっと会いたい
6. あなたは，年をとって前よりも役に立たなくなったと思いますか ［II］
　　1．そう思う　　　2．そう思わない
7. 心配だったり，気になったりして，眠れないことがありますか ［I］
　　1．ある　　　　　2．ない
8. 年をとるということは，若いときに考えていたよりも，よいことだと思いますか ［II］
　　1．よい　　　　　2．同じ　　　　　　3．わるい
9. 生きていても仕方がないと思うことがありますか ［III］
　　1．ある　　　　　2．あまりない　　　3．ない
10. あなたは，若いときと同じように幸福だと思いますか ［II］
　　1．はい　　　　　2．いいえ
11. 悲しいことがたくさんあると感じますか ［III］
　　1．はい　　　　　2．いいえ
12. あなたには心配なことがたくさんありますか
　　1．はい　　　　　2．いいえ
13. 前よりも腹をたてる回数が多くなったと思いますか ［I］
　　1．はい　　　　　2．いいえ
14. 生きることは大変きびしいと思いますか ［III］
　　1．はい　　　　　2．いいえ
15. いまの生活に満足していますか
　　1．はい　　　　　2．いいえ
16. 物事をいつも深刻に考えるほうですか ［III］
　　1．はい　　　　　2．いいえ
17. あなたは心配事があると，すぐにおろおろするほうですか ［III］
　　1．はい　　　　　2．いいえ

訳文は前田らのものをわずかに改変してある．
　［　］内は所属因子を表す．因子の名称は，Ｉが「心理的動揺」，IIが「老いに対する態度」，IIIが「孤独感・不満足感」である．
　いずれの質問項目についても下線の選択肢を選ぶと1点が与えられ，17項目の単純加算によって合計得点が算出される．

は個人の主観的満足感の評価である．

　客観的 QOL の評価は生活の質に影響を与える ADL 能力，APDL 能力，職業能力などの個人能力や，労働状況，経済的安定性，住居の状況，家庭状況，社会参加の状況，文化活動・趣味・レジャーなどの社会的状況を評価する．多くの評価表がそれぞれの状況に応じて工夫されているが定番といえるものはない．それは何を評価すべきかという点と評価尺度の基準が疾患や障害に応じてさまざまなことが多いからである．

　主観的 QOL の評価法として Neugarten の生活満足度尺度 A（life satisfaction index）と Lawton による PGC モラール・スケールがよく知られている（**表 3-9**）．これらは主観的幸福感を自己記入式で行うもので，被検者の主観的評価を基準とするものである．

第4章

主な神経疾患

1. 脳血管障害 cerebrovascular diseases（CVD）

　脳血管障害は脳血管疾患ともよばれ，脳血管のさまざまの異常による疾患群の総称で，脳出血や脳梗塞など多数の疾患が含まれている．そのなかで脳塞栓症は，脳外の血管で形成された血栓が脳血管に至り，そこを閉塞したもので，脳血管の一次的異常によるものではないが，便宜上脳血管障害に包含されている．

　しばしば脳卒中（apoplexy）という言葉も用いられるが，これは本来脳の循環障害により急性の意識障害を呈した場合の症候を示す言葉で，一般的に脳血管障害と同じ意味に用いられている．さらに脳卒中と同じ意味でstrokeという言葉も脳血管発作（cerebrovascular stroke）を示す言葉として用いられる．

　現在脳卒中の発症率は人口10万人当たり142程度である．年次別死亡率では，長くわが国の死亡原因のトップであったが，現在は人口10万人当たり112程度で悪性腫瘍より低率となり心臓病と近似の値となっている．しかし死亡率は減少したものの有病率は人口10万当たり360〜370程度であまり減少していない．むしろ人口の高齢化に伴って有病率の増加が予想される．さらにまた明らかな自覚症状を伴わない無症候性の脳血管障害や緩徐進行性の脳血管障害性の痴呆の増加なども予想され，国民の健康上脳血管障害は決して軽視できない最重要疾患の1つである．

1. 種類と分類

　脳血管障害の分類は1990年発表されたNINDS（National Institute on Neurological Disorders and Stroke）のAd Hoc委員会の「脳血管疾患の分類Ⅲ」が広く用いられているが，やや複雑である．ここでは一般臨床の場で広く用いられている分類に沿って示すこととする．

1) 脳梗塞　cerebral infarction

　脳血流の遮断ないし減少によって脳組織に不可逆的変化が生じる障害を脳梗塞という．組織破壊の病理所見から脳軟化症ということもある．脳梗塞はその成因により次のように分類される．

(1) 脳血栓症　cerebral thrombosis
　脳血管に動脈硬化性病変を生じ，血管が閉塞し脳組織が虚血性障害に陥ったものである．

(2) 脳塞栓症　cerebral embolism
　心臓内あるいは大動脈弓，頸動脈に生じた血栓が剥離し，血流により脳血管に達し閉塞することでその支配領域の脳組織に不可逆的な組織破壊をきたしたものである．

(3) その他の原因による脳梗塞
　血栓によらない脳梗塞の原因として動脈炎による脳血管の閉塞や，腫瘍による血管の圧迫，種々の血液疾患による血管内凝固，頸動脈の疾患によるものなどがある．

2) 脳出血　cerebral hemorrhage

　脳実質の血管からの出血によって脳組織が障害されるものである．どのような機序で脳血管か

らの出血が生ずるか十分解明されていないが，小動脈瘤や血管奇形，血管壊死などの血管性要因に加え，高血圧が関与している場合が多い．

3) クモ膜下出血　subarachnoid hemorrhage

クモ膜下腔への出血によって意識障害，神経障害，頭痛などの症候をきたすもので，出血の原因として脳動脈瘤の破壊と脳動静脈奇形よりの出血が重要である．

4) 慢性硬膜下血腫（出血）　chronic subdural hematoma（hemorrhage）

頭部外傷によって（まれに外傷歴を認めないこともある），硬膜静脈洞への架橋静脈が破壊され，クモ膜と硬膜との間に静脈性の出血をきたすことで血腫が形成されその血腫が慢性的に成長し，脳の圧迫障害をきたすものである．

5) 一過性脳虚血発作　transient ischemic attack（TIA）

一過性，局所性の脳の血流障害により局所神経症候が出現し，24時間以内，多くは30分以内に消失するものを一過性脳虚血発作とよぶ．

6) 可逆性虚血性神経障害　reversible ischemic neurological deficit（RIND）

脳梗塞による症候が24時間以上持続しているが，3週間以内に完全に消失した場合，可逆性虚血性神経障害（RIND）とよんでいる．しかし，最近ではCTやMRI上の所見から脳梗塞の軽いものにすぎないことからRINDという用語はしだいに使用されなくなってきている．

7) 無症候性脳血管障害　asymptomatic cerebro-vascular disease

画像診断上（CT，MRIなど），血管障害性の脳実質病変（梗塞，出血など）の存在が確認されるがそうした病変による神経症候が認められないもので，血管性の脳実質病変から①出血性病変（無症候性脳出血）と，②虚血性病変（無症候性脳梗塞）に分けられる．病変のうちで無症候となるのは，病変部位によるよりも病変の広がりが小さいことによることが多い．

2. 成因と病態

脳血管障害の症候を発症させる成因と病態はこれまでの多くの研究でしだいに明らかにされてきた．

1) 成　　因

脳血管障害の成因として重要なのは高血圧症と動脈硬化である．脳血管の構造的要因も関与していると考えられる．すなわち内包およびレンズ核や線条体を灌流する動脈は前および中大脳動脈からの逆行性灌流分枝となっている（図4-1）．そのため局所循環が障害されやすく，動脈自体も低灌流による低酸素から壊死を生じやすい．その結果，動脈が破裂し，脳出血を引き起こす．壊死から破裂に至らないものは内膜の障害から血栓を形成し，血管が閉塞し梗塞を生ずる．

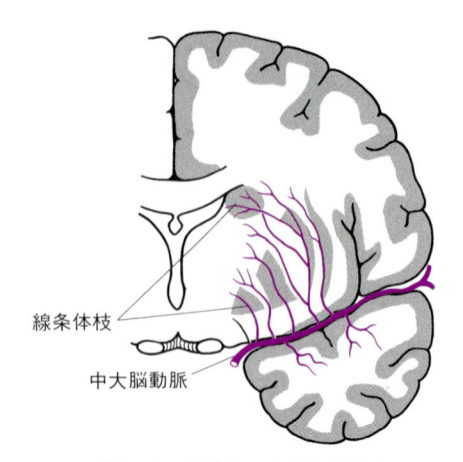

図 4-1 線条体への給血区域
（Kahle 1979[1]より）

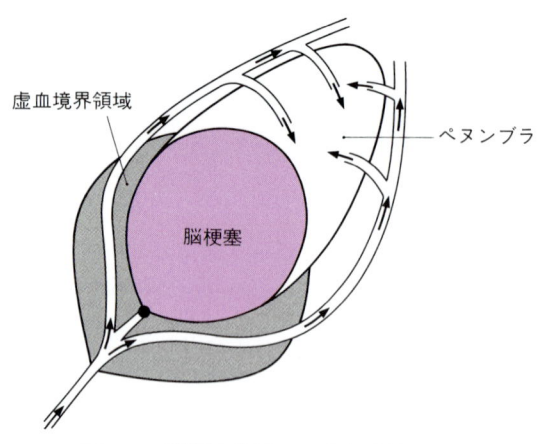

図 4-2 脳梗塞巣周辺の血行動態
（Olsen et al 1983[2]より）

2) 神経細胞壊死と ischemic penumbra

　脳血流の遮断ないし著しい低下が起きるとその中心部に組織の壊死を生ずる．神経細胞の壊死は虚血の程度と持続時間が関与する．完全虚血の場合4分以内で壊死に陥る．臨界血流量は20 ml/100 g/min とされ，この場合は6時間以内に血流が改善しないと壊死を生ずるとされる．壊死部の周辺には一定時間内に血流を改善すれば壊死に陥らない部位が存在する．この部位を ischemic penumbra という（図4-2）．penumbra という語句は日食や月食の際，影となる部分の周辺にできる半影となる部分のことであるが，ischemic penumbra とは壊死の部分の周辺に壊死には陥っていないが血流が不十分となっている部分を示す言葉として用いられている．penumbra 部分では細胞は低酸素による細胞死の過程が進行しつつあるほか，遅発性の選択的神経細胞死が起きている．その現象を説明するいくつかの仮説が提唱されているが，確定したものはない．
　penumbra 部では脳血管は拡張し，酸素摂取率を高め，脳血流の低下の結果生じた酸素供給を補おうとする機序が働く（貧困灌流症候群 misery perfusion syndrome）．反対に壊死部では血管の緊張性や反応性も失われて，神経細胞は酸素や代謝要求がなくなったにもかかわらず，必要以上の血流が流れている状態（ぜいたく灌流症候群 luxury perfusion syndrome）となることもある．

3) 脳循環障害

　脳血管障害後の病態でさらに重要なのは脳全体の循環障害である．正常の場合，脳循環は自動調節（autoregulation）という機構によって，脳動脈圧が低下したとき血管を拡張し脳血流量をほぼ一定に保つ作用がある．脳血管障害ではこの機構が破綻し，脳血流の著しい低下が起こる．またさらに正常の脳血管は CO_2 反応性という血中 CO_2 分圧が上昇したとき血管を拡張し，血流を増加しすみやかに CO_2 を除去し O_2 を供給する機構が存在する．この機構が障害されると脳循環は変化に対応することができなくなる．また自動調節のみ障害され，CO_2 反応性は保たれていることもあり，これらの循環維持機構の障害は発作後の脳全体の機能や回復に大きな影響を与える．

表 4-1 脳血管障害の症候

脳血管障害の種類	脳 出 血	脳 血 栓	脳 塞 栓	クモ膜下出血
前駆症候	高血圧による頭痛を訴えることがある.	脳循環の低下によるめまい,ふらつき感,頭重感,一過性脳虚血発作	血栓形成に至る心・血管障害(心弁膜症,心房細動,頸動脈硬化など)	ときに動脈瘤による脳神経圧迫症状 ごく少量の血液漏出で頭痛,髄膜刺激症候(項部硬直など)
発症の状況	日中,活動時が多い.	夜間就眠中や安静時が多い. 脱水傾向で,血液粘稠度が亢進しているとき	血圧上昇時や心拍変動時に多い.	日中活動時に多い.
経時的推移	急速に症候完成	完成までに数時間から1,2日	数分で症候完成	初期一過性の症候,突発的に数分で症候完成
意識障害	多くは意識障害を伴う(昏睡例も多い).	意識障害は軽いかないことも多い.基幹脳動脈(前大脳,中大脳,後大脳動脈など)の閉塞では昏睡をきたすこともある.	軽いかないしは出現しない.	一過性の意識障害,大出血に伴って深昏睡
好発部位	被殻出血(外側型),視床出血(内側型),橋出血,小脳出血	ホイブナー動脈,レンズ核線条体動脈,視床穿通枝動脈	血流が盛んな血管ほど血栓が流入しやすい.皮質系の穿通動脈が閉塞することが多い.	ウイリス動脈輪の血管に動脈瘤ができやすい.

4) 脳浮腫 brain edema

脳血管障害に伴って壊死巣周辺の血管の透過性が亢進して血漿成分が漏出し脳浮腫が生ずる.脳浮腫の結果頭蓋内圧が亢進し脳ヘルニアの危険性が増加する.

3. 症 候

脳血管障害の症候も脳梗塞か脳出血かなどによって特徴が異なっている場合が多い(表4-1).

1) 前駆状態ないし症候

脳出血の場合高血圧症を発症以前から伴っていることが多く,脳血栓症では脳血管の動脈硬化性狭窄に伴って頭痛,めまい,一過性虚血発作など脳循環不全の症候が前駆することがある.脳塞栓では心臓弁膜症や心房細動をもっている場合が多い.

2) 発症様式と経時的推移

発症様式は血圧の変動に関連していることが多い.脳出血は血圧が上昇している日中が多く,脳血栓は血圧の低下している夜間就眠中や安静時に多い.発症の経時推移は慢性に症候が進展増悪することの多い慢性硬膜下血腫を除いて,多くは急激に発症進展する.しかし症候の進展,完成まではそれぞれの疾患で多少差違があることが多い.

3) 意識障害 disturbance of consciousness

　意識障害は脳血管障害の最も重大な症候である．脳幹網様体の障害や脳の広範な壊死や脳浮腫による脳全般の機能低下によって出現する．したがって障害の部位と広がりが意識障害の程度と密接に関連する．一般的に脳出血，クモ膜下出血は意識障害をきたしやすく，脳梗塞では広範な梗塞以外は意識障害はないかあっても軽いことが多い．

4) 頭蓋内圧亢進症候 symptoms of increased intracranial pressure

　脳出血や脳梗塞の壊死に伴って脳浮腫が起き，頭蓋内圧が亢進し，頭蓋内圧亢進症候が出現する．頭痛，嘔吐といった軽いものから，うっ血乳頭，意識障害，徐脈，血圧上昇，呼吸異常など死因となる重篤な症候までさまざまである．高度の頭蓋内圧亢進状態では脳ヘルニアを生じ脳幹部の圧迫から死に直結する（図4-3）．

5) 脳の局所症候

　脳組織の破壊，壊死により種々の局所神経症候が出現する．しかし脳出血，脳梗塞とも好発血管があるため，頻度の高い症候がいくつかみられる．

(1) 片麻痺 hemiplegia

　脳出血では被殻出血でも視床出血でも内包に障害が及んで痙性片麻痺になることが多い．梗塞で

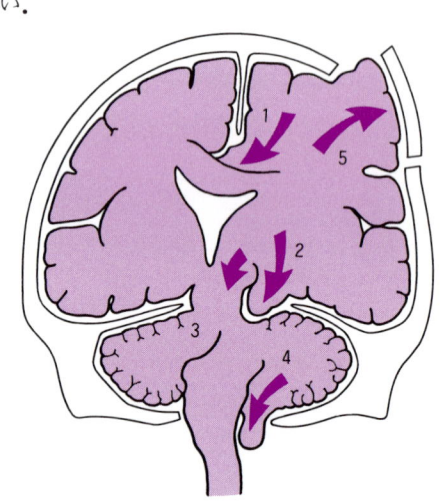

図4-3　脳ヘルニアの発生部位
(Fishman 1975[3]より)

1　帯状回(cingulate)ヘルニア，2　鉤またはテント切痕(uncal or tentorial)ヘルニア，3　中心性(central)ヘルニア，4　小脳扁桃または大孔(tonsillar or foraminal)ヘルニア，5　経頭蓋頂(transcalvarial)ヘルニア

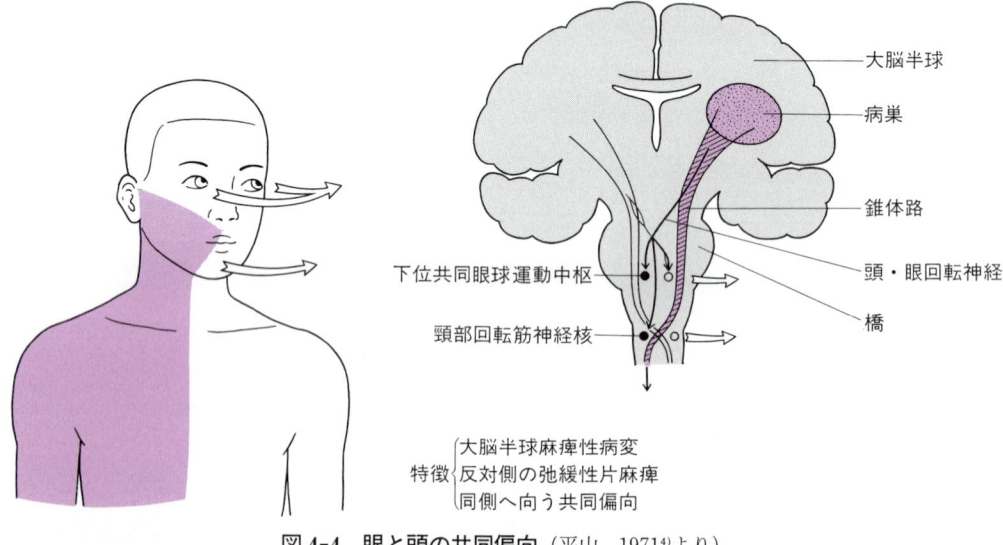

特徴 ｛大脳半球麻痺性病変／反対側の弛緩性片麻痺／同側へ向う共同偏向｝

図4-4　眼と頭の共同偏向（平山　1971[4]より）

　大脳半球の病巣のため右側への共同眼球運動と頸部回転運動が障害され，左側への眼と頭の共同偏向を生じる．

も前大脳動脈，中大脳動脈，後大脳動脈領域とも大脳皮質からの下行線維のどの部分かを障害して片麻痺を呈することが多い（図2-5参照）．中脳より上の病変では麻痺に伴って頭部の回転中枢が障害され，麻痺と反対側への頭部の共同偏向がみられることがある（図4-4）．

(2) 眼球運動や瞳孔の異常

中脳より上部の病変をもった多くの症例で麻痺側への側方注視麻痺を生じ，反対側すなわち病巣側をみるような共同偏視が起きる．視床出血ではしばしば眼球の下方偏位がみられる．橋の出血では眼球浮き運動（ocular bobbing）や眼球が一側は上外斜位，他側は下内斜位となる斜偏倚（skew deviation）といった特有の異常眼球運動がみられる．脳底動脈の梗塞で内側縦束（medial longitudinal fasciculus：MLF）が障害されると側方視での両眼の共同運動が障害され，複視が出現する（MLF症候群）（図4-5）．

血腫が大きかったり，視床出血で視床下部に出血や脳浮腫が及んだり脳幹部の梗塞で中心交感神経路が障害されると瞳孔は縮瞳する．

(3) 高次脳機能障害

皮質枝や皮質直下の血管の出血や梗塞では失語，失認，失行などの高次脳機能障害を呈する．また後大脳動脈領域の梗塞では同名性半盲や四分の一半盲など視覚経路の障害がしばしば出現す

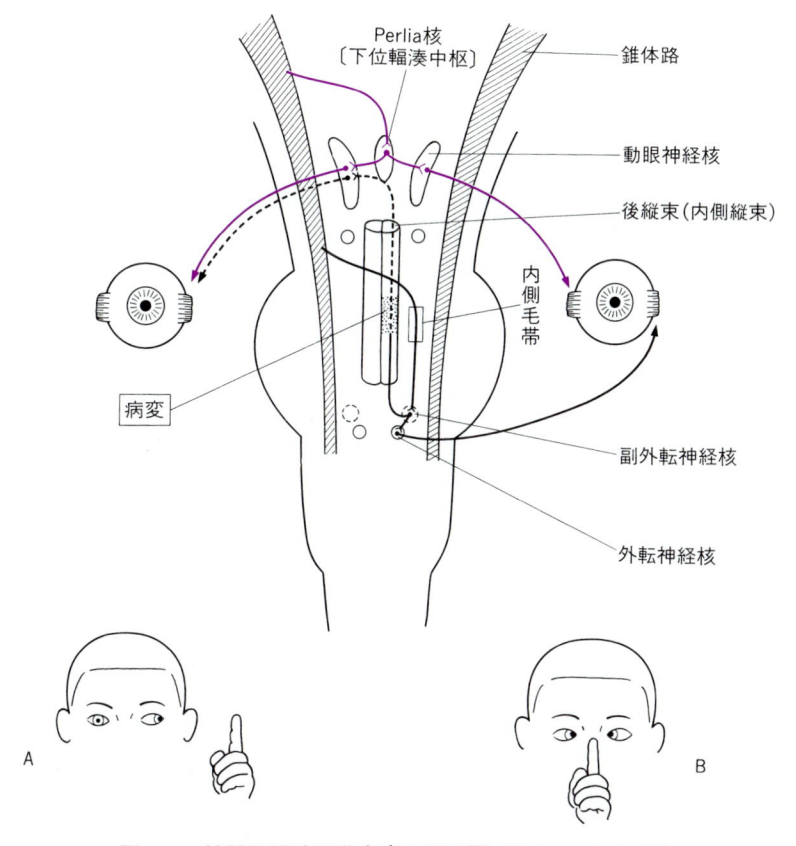

図4-5 核間性眼球運動麻痺の説明図（平山 1971[4]より）

A：側方凝視で右眼の内転が起こらない．病変のため図中の破線部の機能が働かないためである．B：輻輳を行わせると，両眼とも内転する．これは輻輳に関係する青線部が健全なためである．

表 4-2 脳幹の血管障害による症候群

A. 中脳の症候群
1. ウェーバー症候群：大脳脚と動眼神経が障害され病巣側の動眼神経麻痺と反対側の片麻痺が出現する．
2. ベネディクト症候群：赤核をふくむ部位で中脳が障害され動眼神経麻痺に加え，対側のアテトーゼ様の不随意運動．内側毛帯も障害されると対側の深部感覚障害が出現する．

B. 橋の症候群
1. ミヤール・ギュブレール症候群：顔面神経麻痺と反対側の上下肢の麻痺．しばしば同側の外転神経が障害
2. フォヴィル症候群：病巣側の外転神経麻痺と反対側の片麻痺，同側の顔面神経麻痺を伴うことが多い．

C. 延髄の症候群
1. ワレンベルグ症候群：延髄外側の障害で，障害と同側の顔面と反対側の上下肢・体幹の温・痛覚消失（交叉性感覚障害），さらに病巣側のホルネル症候群，小脳症状などがみられる．
2. デジュリン症候群：病巣側の舌下神経麻痺，対側の片麻痺（痙性でない），バビンスキー反射陽性，深部感覚・触覚障害（内側毛帯の障害）が出現する．

る（図 2-52 参照）．

(4) 半側感覚障害や視床痛

出血や梗塞が視床の後外側部や視床と中心後回への線維を障害すると半側感覚障害を呈する（図 2-29 参照）．視床の障害では視床痛という特有の強い痛みを伴った感覚障害を呈する．

(5) 不随意運動

出血や梗塞が視床や大脳基底核を障害すると不随意運動を呈することがある（図 2-14 参照）．とくに内側線条体動脈や後大脳動脈の視床への分枝の梗塞では不随意運動がしばしばみられる．

(6) 小脳失調

脳底動脈や小脳動脈の梗塞では小脳失調が病巣側にみられる．これは小脳が対側の運動野に歯状核視床路と視床皮質路を介して機能しているからである（図 2-6, 7 参照）．

(7) 脳神経の障害

後大脳動脈や脳底動脈系の梗塞では中脳から延髄の障害を引き起こし，病巣側の脳神経の障害を含むいくつかの症候群を発症する（表 4-2）．またこうした症候群では交叉する下行性の錐体路や上行性の感覚路を障害し，反対側の交叉性麻痺や感覚障害を引き起こす．

4. 臨床検査

脳血管障害の臨床検査としてはCT，MRIなどの画像検査が中心であるが，脳循環や脳代謝の検討のためにはSPECTやPETなどの画像検査も行われる．脳血管撮影は脳動脈瘤の確定診断には必要不可欠の検査であり，また動脈硬化や血管奇形などのような動脈そのものの病変を検討するうえで重要である．脳波は脳の機能を検討のため意識障害の場合などで頻用される．かつては出血か梗塞かの鑑別に行われた脳脊髄液の検査は近年は特別に必要がなければ行わないのが一般的となった．さらに全身状態や合併症の検討のために検尿，血液学的検査，血液生化学検査が重要である．眼底の動脈は脳動脈と性状が類似しており，脳血管の動脈硬化度や高血圧性変化の検討のために眼底検査が行われる．またうっ血乳頭や網膜出血などがあれば脳圧亢進が推測さ

れる．ときには泌尿器科や耳鼻科にも排尿障害や前庭機能に関して意見を求めることがある．

5. 主要疾患

1) 脳出血　cerebral hemorrhage

脳実質内の出血を示し，その原因は高血圧が重要である．そのほか脳血管の奇形，動脈炎，アミロイドアンギオパチーなどがある．

(1) 臨床所見

突発的に発症し急速に進展する．発作は血圧上昇しやすい日中活動時に多い．内包周辺の出血では意識障害，片麻痺，眼球の共同偏視などがみられる．橋出血では深昏睡，四肢麻痺から除脳硬直，縮瞳などがみられる．小脳出血では回転性めまい，ふらつきなどが起きる．

(2) 検査所見

画像医学の進歩でCT，MRIなどでほとんど診断可能となった．以前のように髄液検査で出血を確認することもない．CTは出血の初期から血腫が高吸収域として描出される（図3-6参照）．MRIは出血の初期では血腫がわかりにくいことがあるが，組織の破壊や浮腫が出現するようになると明確な変化をみることができる．

(3) 治　療

血圧や全身状態の管理，さらに意識障害のある場合呼吸管理が重要である．輸液や感染予防も重要である．脳浮腫や出血傾向のある場合その是正も重要である．

外科的な血腫除去術は被殻出血か大きな小脳血腫の場合適応となる．

脳出血では10％程度が再発するといわれており，その再発予防は重要であり，高血圧の管理と血管奇形その他の出血原因の検索と治療が必要となる．高血圧に対しては降圧剤による薬物療法のほか，塩分制限や高脂血症などの食事治療とストレス管理が重要である．

(4) 予　後

脳出血の予後を決定するのは出血量（血腫の大きさ）と血腫の部位である．たとえば内側型出血では血腫の大きさが30mℓ以下であれば予後は良好でほぼ自立可能である．30mℓを越えると1ヵ月後の自立率は2％以下になる．60mℓ以上では死亡率が90％になる．出血部位が大脳基底核や脳幹に近いほど予後は不良で，小脳出血でも正中に近いほど脳幹部への影響が大きく予後不良となる．また脳浮腫から脳ヘルニアを生じたり，血腫が脳室に穿破したり，合併症，なかでも脳水腫が起きると予後が悪化する．一方，比較的出血量が少なく急性期を脱した場合は機能回復予後は梗塞よりも良好のことも多い，それは血腫によって脳は圧排されるが神経組織そのものは梗塞よりも破壊されていないことも多いからである．

(5) リハビリテーション

早期から障害を予測して予防を含めて対処する．尖足変形，アキレス腱短縮の予防，褥瘡の予防などから始め回復段階に応じて他動運動，自動運動，起座訓練，離床と移乗訓練を経てリハビリテーション室での本格的機能訓練になる．

2) 脳血栓症　cerebral thrombosis

脳血栓症はアテローム硬化性血栓により脳血管が閉塞し，発症するものである．多くは夜間や

安静時の血流低下時に発症し，数時間からときに2～3日で症状が完成する．
　大脳基底核や深部白質の小梗塞はしばしばラクナ lacuna（小さな穴の意のギリシャ語）梗塞と呼ばれる（図3-14参照）．
　(1) ラクナの成因
　ラクナとは本来，大脳基底核や深部白質の小動脈の閉塞による小梗塞を示す病理学的用語であったが，Fisherが10～15 mm以内（10 mm以上は巨大ラクナと呼ばれ，通常は1～3 mm程度の大きさのことが多い）の小梗塞による特有の症候をラクナ発作（現在はラクナ症候群といわれることが多い）と呼んだことから臨床症候としても理解されるようになった．またこのような梗塞をラクナ梗塞と呼ぶが，成因そのものがアテローム硬化だけではなく細動脈の脂肪硝子様変性（lipo-hyalinosis）や分枝アテローム性梗塞などによるものが多く，主幹動脈やその皮質枝に生ずるアテローム血栓性脳梗塞とは多少異なることが多い．さらに脳動脈の血栓からその末梢の小動脈に微小血栓が飛んで小塞栓を生じた場合（脳内性塞栓症）も臨床的にはラクナ梗塞として把握されていることが多い．
　(2) ラクナ症候群
　Fisherによるラクナ症候群は本来単一のラクナが作り出す特有の症候を指すが，実際はラクナの部位によって症候は特有ではなく，多様であることが明らかになっている．一方MRI検査を行うとこれらの症候も必ずしも単一のラクナによるものではなかったり，その他の部位に別のラクナを伴っていることも多く，単一ラクナによる症候といえないことも多い．Fisherによる古典的ラクナ症候群には以下のものなどがある．
①純粋運動性片麻痺（pure motor hemiplegia）
　内包や放線冠，時に橋底部のラクナ梗塞により，片麻痺のみを呈したり単麻痺となったりするが，他の症候を伴わない．予後は良好で多くはかなり機能回復する．
②純粋感覚発作（pure sensory stroke）
　視床や視床放線冠のラクナ梗塞で出現する．顔面や半側の感覚障害のみを呈する．自覚的異常感覚のみで他覚的感覚鈍麻はみられないことも多い．ほとんどが一過性で自然緩解する．
③失調性片麻痺（ataxic hemiparesis）
　内包，放線冠，橋底部の上部1/3のラクナ梗塞による．小脳性の運動失調を伴った軽い片麻痺が出現する．
④構音障害と不器用な手症候群（dysarthria-clumsy hand syndrome）
　橋底部のラクナ梗塞による．構音障害と一側の手の巧緻運動障害を示す．
　(3) 臨床所見
　アテローム硬化性血栓症では閉塞の血管によってその血流支配部位の神経機能障害を生ずる．片麻痺，半側の感覚障害，不随意運動，高次脳機能障害などがしばしばみられる．
　ラクナ梗塞が多発した場合，片麻痺や感覚障害，偽性球麻痺，深部反射の亢進，小きざみの歩行（小歩症），尿失禁，認知症などを呈する．
　(4) 検査所見
　脳梗塞ではCTとMRIに加えて閉塞血管の同定のために血管撮影やDSAまた最近ではMRアンギオグラフィー（MRA）などが用いられる．MRIは梗塞の場合きわめて有効で，脳組織の変化を正確に反映した画像を得ることができる（図3-13参照）．

(5) 治　　療

　脳血栓症の急性期治療の進歩は近年の神経治療学の最大の成果となった．とくに脳梗塞は超早期（3時間以内）に治療を行えば十分治療可能な疾患とされ，急性期治療が決定的に重要な疾患という意味で"brain attack"として認識されるようになった．そのきっかけは発症3時間以内の脳梗塞に対して遺伝子組み換え組織プラスミノーゲンアクチベータ（t-PA）の静注法の有用性が示されたことで本格的に脳梗塞急性期の治療法が進展した．このことが契機となって超早期からの血栓溶解治療の重要性が認識され，積極的な治療が行われるようになった．

　また，脳梗塞ではアテローム血栓性梗塞，ラクナ梗塞の疾患別に薬物治療を選択することが一般的となった．たとえば，抗凝固薬療法として発症直後から7日目にかけての早期アテローム血栓性脳梗塞にアルガトロバンという抗トロンビン薬が用いられ，またラクナ梗塞にもオザグレルというトロンボキサンA2合成酵素阻害薬の早期使用による抗血小板作用の有用性が確立し利用されている．また脳梗塞急性期に脳内で産生されるフリーラジカルから脳を保護するエダラボンも急性期の治療薬として広く使用されるようになっている．アスピリンはアテローム血栓症やラクナ梗塞に急性期からの再発予防薬として広く用いられる．

　その他の急性期の一般的治療として補液（電解質管理，酸塩基平衡管理，体液浸透圧・尿量管理など），栄養管理，酸素投与，血圧管理，感染症対策，肺血栓症予防，早期離床・廃用障害予防のためのリハビリテーションなどがクリニカルパスに沿って行われる．

(6) 安定期の治療

　急性期の救命治療が奏功し，麻痺の拡大が最小限に押さえられ，意識障害から回復すれば安定期に入る．この時期はリハビリテーションの立場からは機能回復が順調に進むべき回復期であり，さらに再獲得した機能を維持していく維持期がこれに続く．

　回復期以降の治療の最重要課題はリハビリテーションである．その他の治療もリハビリテーションの阻害因子の除去と予防が重要になる．痙性が著しく，疼痛や関節の変形を伴う場合は抗痙縮剤や鎮痛剤が投与される．嚥下性肺炎の治療や排尿障害に対する対応，褥瘡の予防と治療など合併症の予防と治療が一般に行われる．意識障害が遷延したり，脳障害が高度であると認知症化や著しい自発性の低下・病識の欠如が出現する．こうした認知機能の低下には脳循環・代謝薬が使用されるが，効果は限定的で，看護・介護が必要になる場合も多い．認知症にならなくとも心理的・社会的にさまざまな問題点を生じ，抑うつ状態に陥る場合も多く，精神安定剤や抗不安薬や抗うつ薬が用いられる．また心理的サポートと適切なケアがこの場合も必要になる．

　再発予防も重要である．脳梗塞の再発予防としては1999年American Heart Associationから出された虚血性脳血管障害罹患者の再発防止のための危険因子管理ガイドが利用価値が高い．そのなかでは高血圧，喫煙，糖尿病，高脂血症，などの具体的治療目標を上げている（**表4-3**）．

　回復期のリハビリテーションと再発防止の治療が軌道に乗ってある程度の自立生活が可能となったら在宅療養に移行する．その際退院時指導を医師，看護，リハビリテーションスタッフが各立場で家族を含めて行うことが重要である．このとき，後述の介護保険による維持期のリハビリテーションの重要性を理解させて，訪問リハビリテーションや通所リハビリテーションを利用するように指示する．身体障害者手帳を取得するように申請手続きについて援助し，入院中の主治医に申請のための診断書作成を依頼する．

　また後遺症が重度で介護専門職の介護支援や維持期のリハビリテーションが必要になれば，介護保険申請手続きとそのための介護度認定を受けるよう指導し申請手続きについて援助する．適

切な在宅介護支援センターや介護支援専門員（ケアマネージャー）を紹介し，ケアプランの作成や訪問介護，訪問看護の利用先を紹介する．

退院後の住宅のバリアフリー化や危険防止・安全装置の設置のための住宅改造を進める．障害が軽度で復職などの社会復帰ができれば復職プランや通勤対策などを検討し，安全が確認できれば積極的に支援する．

表 4-3　脳梗塞の再発予防ガイドライン　危険因子

危険因子	目標値
高血圧	SBP＜140 mmHg および DBP＜90 mmHg 標的臓器障害があるときは SBP＜135 mmHg および DBP＜85 mmHg
喫煙	禁煙
糖尿病	血糖値＜126 mg/dl　(6.99 mmol/l)
脂質	LDL＜100 mg/dl　(2.59 mmol/l) HDL＞35 mg/dl　(0.91 mmol/l) TC＜200 mg/dl　(5.18 mmol/l) TG＜200 mg/dl　(2.26 mmol/l)
アルコール	適当量の飲酒（≦1日2杯以下）
身体活動	少なくとも週3〜4回の1回30〜60分の運動
体重	身長からみた理想体重の≦120％以下

（米国心臓病協会　1999年）

(7) 予　　後

発症後3時間以内の超早期の血栓溶解治療が奏功した場合と，時期を逸して適応がないなどの理由で血栓溶解療法を行えなかった場合や，治療効果が出現しなかった場合では予後が異なってくる．

超早期の血栓溶解療法が奏功すると麻痺の進行は停止するか，脳浮腫の改善に伴ってむしろ回復を示す．なかにはほとんど日常生活では麻痺を認めないまでに回復を示す症例もある．

一般的治療で経過をみることになった場合，初期の麻痺などの状態からその後の予後を推測することはかなり困難である．初期に意識障害がなく，麻痺も軽微であるといって楽観視することは危険である．血管閉塞の進展は個々の症例で一様ではない．主幹動脈や内頸動脈閉塞といった大梗塞では脳浮腫により脳ヘルニアを生じ，脳幹を圧迫し，予後を悪化させる．こうした場合は梗塞の大きさが予後決定の大きな因子となる．

梗塞の部位も予後決定因子となる．梗塞が脳幹であると予後は不良である．したがって脳底動脈梗塞では重篤な意識障害を伴って予後が不良となる．

意識障害が遷延した場合は脳浮腫への対処，肺炎の予防，体液・栄養バランスの維持，血圧の管理，褥瘡の予防，廃用障害の予防などの一般的治療管理の成否が予後に大きな影響を与える．

急性期を脱しての長期予後では梗塞巣の大きさが予後決定因子となる．また回復が早期に生じるほど長期予後も良好である．失語や失行などは1年以上にわたって回復を続けるが，半年以上経過しても遺残している症候はその後も後遺症として残ることが多い．

(8) リハビリテーション

発症早期よりベッドサイドで二次障害の予防を中心としたリハビリテーションを開始する．症候の安定と脳浮腫の改善が図られたら早期に本格的リハビリテーションに進む．

3) 多発性脳梗塞　multiple cerebral infarction

多発性脳梗塞とは脳内に梗塞が多発する病態であり，通常ラクナと呼ばれる小梗塞（通常は直径15 mm以下）が多発した状態である．しかし複数箇所に比較的大きな皮質性のアテローム硬化性梗塞がみられる場合もラクナ梗塞ではないが多発性脳梗塞ということが多い．心原性脳塞栓では剥離した壁在血栓が流れていく過程で分裂して多数の栓子となって多発性の梗塞巣を形成することが多いが，この場合は多発性脳梗塞とは呼ばない．

(1) 症　　候

ラクナの多発による脳梗塞では偽性球麻痺（p.67），血管性パーキンソニズム（p.194），血管性認知症（p.214）といった症候を呈する．

またその他に特有の運動障害を示すものがあり，小股歩行や上肢運動の巧緻性の低下，深部反射の亢進，バビンスキー反射の出現，四肢の痙性などがみられる．尿失禁や高次脳機能障害も多発性ラクナによる脳梗塞の場合にしばしば認められる症候である．

(2) 無症候性脳血管障害

MRIなどの画像医学の進歩によって，1)画像診断上，血管性の脳実質病変（梗塞巣や出血巣）が認められても，2)そうした病変による神経症候は全く認められず，3)またTIAを含めて脳血管障害の既往もない場合があることが明らかになってきた．

こうした無症候性脳血管障害の80％以上がラクナ梗塞である．無症候である要因はラクナの大きさによることが大きく，次に病変の部位が関係すると考えられている．さらに最近では，T2*画像で単発ないし多発の無症候性脳出血の存在も報告されるようになった．

こうした病変を持つ人では持たない人に比べ明らかに脳卒中の発生頻度が高く，脳動脈硬化による所見の一つとして，高血圧，糖尿病，高脂血症などの危険因子の管理開始上の目安ともなっている．しかしこれが直接，脳梗塞の前駆所見と考える必要はなく，これ以上の大きな梗塞に発展しないこともある．

また，鑑別診断上，état criblé（p.114）と呼ばれる白質血管周囲腔の拡大による画像所見との鑑別が重要である．

4) 脳塞栓症　cerebral embolism

脳塞栓症は心臓，頸動脈の壁在血栓が剝離し，血流で脳血管を閉塞させたものである．

(1) 臨床所見

血流量の多い血管に流れやすいことから脳血栓症とは異なった障害をきたすことが多い．例えば皮質枝を閉塞することが多く，失語などの高次脳機能障害を呈することがしばしばある．発作は安静時よりも血圧変動に伴って起きやすい．症候は急速に完成し，また遊離血栓が分割されたりすると多巣性の病変をつくる．

(2) 検査所見

CT，MRIなどは脳の病変の部位と広がりを描出する．血栓形成原因となっている心疾患の状態を検討するため心電図，心超音波エコー，心CTなどが検討される．その結果，心弁膜症，心内膜炎，心筋梗塞に壁在血栓を伴っている場合などが明らかになる（**表4-4**）．

(3) 治療とリハビリテーション

従来心原性脳塞栓では血栓溶解薬や抗凝固薬は出血性梗塞を誘発するとして用いられなかったが，最近では超早期の抗凝固療法としてヘパリンが用いられる．超急性期以降は出血性梗塞を誘発するおそれがあるので血栓溶解薬や抗凝固薬は用いられない．急性期が過ぎたらワーファリンが血栓予防薬として用いられる．

リハビリテーションは脳血栓症などと同様であるが心房細動や弁膜症がある場合は心臓の状態にも十分注意して進める必要がある．

(4) 予　　後

急性期の予後決定因子は脳血栓症の場合とほぼ同様である．主幹脳動脈の塞栓でなければ一般

的に予後は良好である．脳塞栓の30％は梗塞部位に出血性梗塞を自然発症するといわれており，出血性梗塞の続発が予後に重大な影響を与える．

この疾患の長期予後については再発と心臓などの状態によって左右されることが大きい．無治療の場合，約20％が再発し，再発の場合しばしば初回より重篤になることが多いといわれている．最近では初回以降抗凝固療法を行うことが通例となって再発の頻度は5％以下に減少している．

5) クモ膜下出血　subarachnoid hemorrhage

クモ膜下腔への出血でその原因には脳動脈瘤の破裂が大半で動静脈奇形による出血は約10％程度とされている．動脈瘤はほとんどがウイリス動脈輪に発生したものである（図4-6）．

(1) 臨床所見

突然の激しい頭痛で発症する．一過性の意識障害を伴うことが多い．項部硬直や髄膜刺激症候がみられる．腫大した動脈瘤による脳神経圧迫によって動眼神経麻痺やまた前大脳動脈や中大脳動脈の攣縮による精神症状や片麻痺，失語などを伴うことがある．体温の異常上昇，血圧上昇，心電図異常など全身の症候を伴うことが多い．

(2) 検査所見

CTは出血直後の血液が脳底部のクモ膜下に広がって存在する像をとらえることができる（図3-7参照）．しかし日数が経過し，出血が髄液中に拡散し吸収されるとCT上も明らかでなくなる．MRIは動脈瘤を描出することはあるが，出血の確認には無力である．以前は髄液を採取し血性であることを確認することが行われていたが，脳ヘルニアを誘発する危険もあり，現在ではCTで確認できるものは行わない．一方血管撮影やMRアンギオグラフィーなどによる動脈瘤の存在部位の確認は現在も必須の検査となっている（図3-4,19参照参照）．

表4-4　脳塞栓症の原因

Ⅰ．心疾患
　1) 心臓弁膜症
　　　僧帽弁狭窄症，僧帽弁閉鎖不全症
　　　僧帽弁逸脱症
　2) 心房細動
　3) 洞不全症候群
　4) 心内膜炎
　　　感染性内膜炎
　　　消耗性内膜炎
　5) 特発性心筋症
　6) 壁在血栓を有する心筋梗塞
　7) 心臓外科手術
Ⅱ．動脈疾患
　1) 大動脈，頸部動脈の粥状硬化
　2) 大動脈，頸部動脈の外科手術，外傷
Ⅲ．呼吸器疾患
　1) 肺動静脈瘻
　2) 珪肺
　3) 肺結核
　4) 肺動脈血栓
Ⅳ．その他
　1) 空気塞栓
　2) 脂肪塞栓
　3) 腫瘍塞栓
　4) 膠原病
　5) 脳血管造影

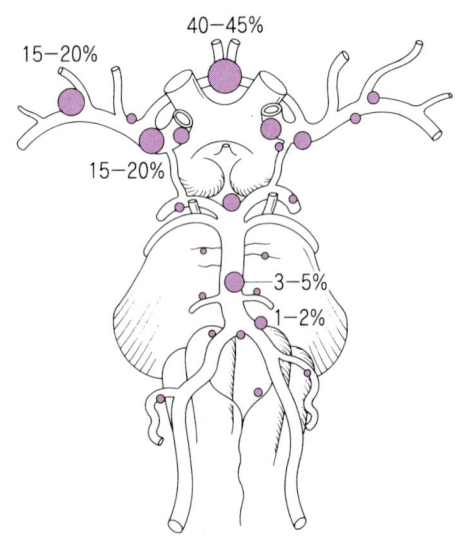

図4-6　脳動脈瘤の好発部位
（Duus　1987[6]より）

(3) 治療とリハビリテーション

　動脈瘤が確認されたら，手術的に動脈瘤を起始部で結紮し動脈瘤の縮小を図るか，血管カテーテルで極めて細い金属ワイヤを動脈瘤内に誘導・充填し，動脈瘤を器質化し閉鎖する，など脳外科的処置を行う．

　脳血管撮影（両側頸動脈および両側椎骨動脈の4血管の検索）で動脈瘤や動静脈の奇形が発見できない場合や高齢者，意識障害や脳障害が高度の場合，さらに手術的到達が困難な場所に動脈瘤が存在する場合には内科的治療で経過を観察する．このときには脳浮腫の治療，血圧のコントロールなどが中心となる．

　多くは出血発作後，脳外科手術を受け安定期に入ってから，麻痺，失語，失認などの後遺症に対しリハビリテーション治療が行われる．

(4) 経過と予後

　脳外科的に脳動脈瘤の結紮や充填ができない場合再発することが多く，1カ月以内に30％が再出血する．再出血の死亡率は50％になる．またしばしば脳血管攣縮が発症後3〜21日目に出現する．最初の出血量が攣縮の頻度と関連する．水頭症が15〜20％に発症し，意識障害が進行したり遷延したりする．

　破裂出血後の自然経過では発作当日10％が死亡し，1週目には28％，3週目には45％，6カ月後には60％が死亡する．

6) 一過性脳虚血発作　transient ischemic attack（TIA）

　脳虚血に基づく症候が一過性に出現し，24時間以内に消失するものである．頭蓋内あるいは頭蓋外の血管内の微小塞栓が剝離し脳末梢血管に小塞栓を起こすことによると考えられる．

(1) 臨床所見

　内頸動脈系のTIAでは片麻痺，単麻痺，片側性感覚障害，失語などの高次脳機能障害，一側眼の失明（黒内障），半盲などが出現することが多い．

　椎骨脳底動脈系のTIAではめまい，複視，構音障害，嚥下障害，運動失調などが出現する．これらの症候は一過性（1時間以内のものが50〜70％，多くは数分以内に消失）に出現する．発作の回数は1日数回から数年に1回まで多様である．

(2) 検査所見

　剝離微小血栓の源となっている血栓がどこにあるのかの検討が重要になる．心臓での血栓形成の原因となる心房細動や弁膜症の有無の検討，内頸動脈や椎骨動脈の動脈硬化性血栓の有無，また血管の狭窄や閉塞の有無などの検討が心電図や超音波エコー，血管撮影によって行われる．

(3) 治　療

　内頸動脈に血栓性狭窄があるときには手術的に内膜剝離，血栓除去術が行われる．抗血小板薬療法も行われる．

(4) 経過と予後

　TIA患者の約1/3は3〜4年間に脳梗塞が発症する．反復してTIAを繰り返す例では予後も悪い．

7) 慢性脳循環不全

　脳の循環不全による症候があるにもかかわらずCTやMRIで脳梗塞や脳出血の所見を認めな

いものとしてつけられた疾患名である．症候が確かに脳循環の低下によって生じているのか，またCTやMRIの精度が確実なのか問題になることも多く，本症自体の存在を疑問視する考えもある．症候は持続性の高血圧症をもった高齢者で，頭重感，めまい感，フワフワした感じ，耳鳴り，項部不快感など比較的定型的な自覚症状を訴える．疲労，ストレスや睡眠不足などによって増悪する．神経学的には明らかな局在性の症候はない．CTやMRIで軽い脳萎縮や脳室周囲の虚血性変化を除いて局在性の異常所見がないことが本症の診断基準である．脳血管撮影やMRAでは脳底動脈やその他の脳動脈に硬化性変化がみられる．また高血圧症があることが多く，眼底動脈の動脈硬化性変化を伴うことが多い．治療として脳循環の改善薬や降圧剤の治療が行われる．頭痛などには対症療法が行われ，軽い精神安定剤が有効のこともある．長期に増悪，緩解を続ける．糖尿病や高脂血症などの動脈硬化促進因子の治療管理を積極的に行う，ときに脳血栓症を併発することがある．

8）ウイリス動脈輪閉塞症（いわゆるモヤモヤ病） occlusive disease in circle of Willis

内頸動脈遠位端部から脳動脈主幹部の線維性肥厚によってウイリス動脈輪の狭窄および閉塞をきたすもので，閉塞の結果脳底部の側副血管が代償的に発達し，いわゆるモヤモヤ血管が出現する．線維性肥厚をきたす原因は不明である．10歳以下の小児に多く，また女性に多い傾向があり，ときに家族性に発症する．

(1) 臨床所見

小児ではTIA様の発作，すなわち片麻痺，感覚障害，不随意運動，痙攣，頭痛などが繰り返し出現する．成人では脳出血，クモ膜下出血で突然発症することが多い．

(2) 検査所見

血管撮影またはMRAで内頸動脈，前大脳動脈，中大脳動脈，後大脳動脈主幹部の著しい狭窄や閉塞を認め，異常血管網を認める．

(3) 治療

外頸動脈系の血管と脳血管との吻合術を行うと血流上の改善以上に狭窄の改善がみられる．

脳出血，クモ膜下出血，脳梗塞を発症したものではその治療やリハビリテーションはそれぞれの治療に準ずる．

9）慢性硬膜下血腫 chronic subdural hematoma

硬膜とクモ膜の間に出血し，血腫を形成するもので（図4-7），慢性的にしだいに血腫が増大する場合も多い．

(1) 臨床所見

多くは受傷歴があるがなかには外傷歴の明らかでないものもある．受傷後数週間以上経ってから頭痛，記銘力障害，人格の変化，運動失調，歩行障害，認知症などがしだいに増悪する（p.208）．

(2) 検査所見

CTでは血腫自体は等吸収であったり，高吸収

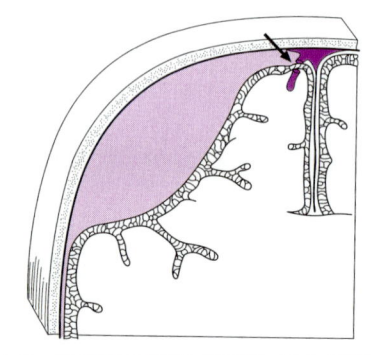

図4-7 橋静脈の損傷（矢印）による硬膜下出血（静脈性）
クモ膜下腔から硬膜を貫いて上矢状洞に入る橋静脈が外傷などにより損傷されて出血する．
（Duus 1987[5]より）

であったりする．しかし脳組織が血腫によって圧迫，偏位していることでその存在が推測可能である（図3-8参照）．MRIではT1，T2にて高信号を示すことが多い．

脳血管撮影も脳組織の偏位や無血管領域から血腫の存在を推測することに利用される．

(3) 治　療

意識障害，神経症候，脳の圧迫や偏位のあるものでは脳外科的に血腫吸引ないし除去術が行われる．神経症候もなく，脳の圧迫や偏位のないものでは慎重に経過観察する．自然に血腫が吸収されるものもある．

(4) 予　後

発見が著しく遅れると脳に不可逆的変化を生じて，回復が完全でなくなる．手術によっても脳の偏位や陥凹が回復しなかったり，術後再出血することがある．こうした場合決して予後良好とばかりいえない．

10) 脳静脈および脳静脈洞血栓症　cerebral venous and sinus thrombosis

脳静脈や脳静脈洞が血栓により狭窄したり閉塞したりするもので，原因が明らかでない原発性のものと炎症に続発するもの，妊娠，経口避妊薬，心疾患に続発するものとがある．

横静脈洞血栓症，海綿静脈洞血栓症，上矢状静脈洞血栓症，脳表在静脈閉塞症，脳深部静脈閉塞症などがある．

(1) 臨床症状

脳圧亢進による頭痛，意識障害，痙攣，うっ血乳頭や静脈還流障害による鼻出血，上眼瞼の浮腫，眼球突出，頭皮静脈怒張，三叉神経の圧迫による顔面の感覚障害などが起こる．また静脈圧の亢進から出血を生じると脳出血，クモ膜下出血，硬膜下出血となることもある．

(2) 検査所見

増強コンピュータ断層撮影（enhanced CT）やMRIが無侵襲的に脳実質の変化を描出する．MRIが静脈洞内の血栓を直接描出することがある．脳血管撮影が異常静脈（コルク栓抜き様静脈）や閉塞や狭窄部を描出し，増強コンピュータ断層撮影では空虚デルタ徴候（empty delta sign）（上矢状静脈洞の血栓像）を認めることがある．

(3) 治　療

炎症性血栓形成に対しては抗生薬を投与する．痙攣には抗痙攣薬を投与する．静脈圧亢進や静脈還流障害に脳外科的手術が行われることもある．血栓溶解薬は効果なく，出血の危険から用いられない．脳出血にはその治療やリハビリテーションが行われる．

11) 脳動静脈奇形　arteriovenous malformation of the brain

ほとんどは大脳皮質に生ずるもので，脳動脈と静脈の間にナイダス（nidus）とよばれる異常血管網奇形を形成し，動脈血がこの奇形部分で流入動脈から太い静脈に直接シャントする．そのため動脈が本来灌流すべき脳組織に十分な血液が行かず障害をきたすとともに，動脈血圧が直接作用するナイダスや流出静脈部分から出血する．奇形自体は頭頂葉や側頭葉あるいは前頭葉に生ずることが多い．

2：1で男性に多く，出血をきたすのは20〜40歳に多い．シャントのため脳虚血や機能障害を生じてんかんや片麻痺，高次脳機能障害，精神症状などを呈することもある．出血すると脳表の場合，クモ膜下出血の臨床像を呈する．クモ膜下出血の原因の5〜10％を占める．脳内出血

の場合，血腫が大きく頭蓋内圧が高度に亢進することがある．30％が再出血する．

治療的には脳内血腫が大きい場合緊急に血腫の除去術とナイダスの摘出術が行われる．頭蓋内圧亢進症状の著しくない場合は早期の再出血の危険性は高くないので一般状態の改善を待ってから手術適応と術式を慎重に決定して手術を行う．脳の深部にあって手術的アプローチが困難で大きさが比較的小さいものでは局所放射線治療が行われる．これはガンマー線で局所をナイフで切り取るように組織を破壊するものでガンマーナイフ療法とよばれる．

12） ビンスワンガー病　Binswanger disease

50歳以上の高齢者にみられるもので，脳室周囲から大脳白質の脱髄が広範に進行する．原因は動脈硬化，心疾患，血圧の低下などによる慢性の循環不全による虚血と酸素欠乏と考えられている．ビンスワンガー型皮質下白質脳症または皮質下血管性脳症ともよばれている．

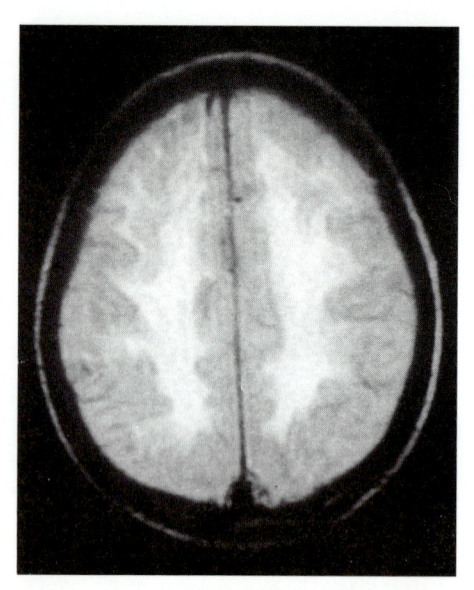

図4-8　ビンスワンガー病にみられるleuko-araiosisのMRI像

(1) 臨床所見

50歳以降に発症し，進行性の人格変化，記銘力低下，自発性低下，失見当識，抑うつなどの精神症状や運動麻痺，パーキンソン症候，感覚障害，歩行障害，構音障害，尿失禁などが出現し，最終的には高度の認知症から寝たきりになる．ほとんどの患者は動脈硬化症や高血圧症がある．動脈硬化症患者でむしろ血圧低下をきたしたもの，心疾患，低栄養，骨折などが発症や増悪に関与した可能性を示唆していることがある．

(2) 検査所見

CTやMRIが所見を明確に描出する．CTでは大脳白質にびまん性に低吸収域がみられる．MRIではT2強調画像で高信号域がみられる．こうした白質病変を白質粗糙化（leuko-araiosis；白質の粗糙化を意味するギリシャ語）とよんでいる（図4-8）．

(3) 治療と予後

大脳白質の虚血が本疾患の本態と考えられており，脳循環の改善のための治療が行われているが，効果は確認されていない．緩徐進行性の経過を経て，最終的に高度の認知症から寝たきりになる．

6. 脳血管障害のリハビリテーション

脳血管障害のリハビリテーションではできるだけ早期からリハビリテーションを開始して早期離床，早期退院に結びつけていくことが重要である．急性期ではクリニカルパスに沿って，チーム医療を重視し安全確実にリハビリテーションを進める．回復期以降ではリハビリテーション室

での訓練だけでなく病棟での生活を含め入院生活のすべてがリハビリテーション訓練の場となるよう積極的にリハビリテーションを進めていく．退院後も再獲得された機能を維持し，ADLの向上のために維持期のリハビリテーションが介護保険を利用して継続的に実施される．具体的なリハビリテーション処方については第6章を参照する．

2. 脳腫瘍 brain tumor

脳腫瘍は，正確には頭蓋内腫瘍のことで頭蓋内に生ずる腫瘍を指し，頭蓋内の組織から発症する原発性腫瘍のほか癌などの転移性腫瘍も含まれる．

1. 分類

脳腫瘍の分類はその病理組織に基づいた分類が悪性度や好発部位の理解に便利で臨床的にもよく用いられる．

1) 神経上皮性腫瘍

本群には神経膠腫（glioma），神経鞘腫（schwannoma）などが含まれる．神経膠腫には正常の膠細胞（glia）のそれぞれの特徴をもったそれぞれの腫瘍があり，星状細胞腫（astrocytoma），乏突起膠腫（oligodendroglioma），上衣腫（ependymoma）などとよばれる．さらに星状細胞腫のなかで最も未分化なものは多型膠芽腫（glioblastoma multiforme）とよばれている．

2) 中胚葉性腫瘍

このタイプの腫瘍には髄膜由来の細胞からの髄膜腫（meningioma）がある．

3) 外胚葉性腫瘍

この群の腫瘍には下垂体腺腫（pituitary adenoma）や頭蓋咽頭腫（craniopharyngioma）などがある．

4) 先天性腫瘍

本群には奇形腫，類上皮腫などが含まれる．胎生期の遺残細胞の髄芽細胞（medulloblast）から発生する髄芽腫（medulloblastoma）も神経膠腫のなかに含めていたが最近では先天性腫瘍のなかに含めることが一般的である．

5) 転移性腫瘍　metastatic tumor

最も多いのは肺癌，次いで乳癌，胃癌の順に多い．

2. 症候

1) 頭蓋内圧亢進症候

自覚症状としては頭痛，嘔吐，複視が一般的である．頭痛は早朝頭痛が特徴的で朝頭痛で目覚め，起きて動き出すとむしろ軽減することが多い．

嘔吐は噴出性嘔吐を示し腹痛などの消化器症状を欠き，また頭痛を伴っていることが多い．複

視はほとんどの場合外転神経麻痺なので遠方視や側方視に際して複視を訴える．
　他覚的徴候としてうっ血乳頭や求心性視野狭窄が重要である．

2）　局所神経症候

　腫瘍組織が正常脳組織を破壊することによってさまざまな局所的な神経機能欠損症状が出現する．それらは運動麻痺，失語，脳神経の麻痺，小脳失調などであることが多い．これらの症状は進行性に増悪する．

3）　てんかん発作

　てんかん発作も重要な所見で脳腫瘍の約70％で発症する．脳腫瘍の場合，成人になってから発症したり，経過とともに発作の頻度が増したり発作の焦点が拡大する．

4）　脳神経症候

　最初単独の脳神経麻痺で発症し，しだいに他の脳神経麻痺が加わってくることが多い．

5）　内分泌症候

　脳下垂体腺腫の場合産生する刺激ホルモンによって種々のホルモン過剰症が発症する．一方ホルモン産生機能のない腫瘍の場合刺激ホルモン低下から内分泌臓器の低下症が起きる．

3. 検査所見

1）　画像所見

　検査所見のうち最も重要なのは画像所見である．
（1）　単純X線所見
　頭蓋内圧亢進症状の反映としてトルコ鞍後床突起の破壊像や小児では縫合線の離開や指圧痕の増強がみられる．しばしば腫瘍が石灰化すると頭蓋内に異常石灰化像がみられる．さらに腫瘍が頭蓋骨に浸潤すると頭蓋骨の破壊像や時に反応性の骨増殖像がみられる．
（2）　CT所見
　CTは基本的にX線の吸収度を反映する．腫瘍の組織が周辺脳組織よりも高吸収であったり，低吸収であれば描出することができる（**図3-10**参照）．enhanced CTでは血管に富む腫瘍を描出することができる．
（3）　MRI所見
　MRIは腫瘍と正常脳との組織学的相違を反映してより明確に腫瘍を描出することができる．

2）　髄液所見

　髄液所見のなかで髄液圧の亢進は最も一般的な所見であるが，腰椎穿刺が脳ヘルニアや髄液漏出の原因になることがあり，最近では原則として施行されない．
　髄液蛋白の上昇はしばしばみられる所見であるが，絶対的所見ではない．髄液内の細胞診で腫瘍細胞を見出せば診断が確定する．

4. 治療と予後

　腫瘍を重要な神経機能を損なうことなく摘出できることが望ましいが腫瘍によっては全摘出は困難なことがある．

　未分化の腫瘍は放射線療法や化学療法に反応する場合もあるがやがて再燃し完治は困難である．

3 頭部外傷 head injury

身体に加わった外力により頭蓋や脳に損傷を受けた場合をいう．骨折，脳損傷などによる開放性の損傷から閉鎖性の頭蓋骨骨折や頭蓋内出血までさまざまな病態がある（**表4-5**）．急性期の頭蓋骨骨折，種々の出血，脳損傷が致命的損傷として重要であるが，神経内科では受傷後ある程度経過してから発症するものや後遺症として起きてくる障害の適切な診断，治療管理が重要である．

1. 臨床症候

意識障害は受傷直後脳振盪により出現するが，脳に直接的挫滅損傷がなければ一時回復し，やがて血腫の増大に伴って再び意識障害に陥る．脳損傷では損傷の程度に関連して受傷直後から意識障害が持続する．

脳挫傷では受傷直後から痙攣発作を伴うことが多い．これは全般性痙攣であったり，部分発作であったりする．受傷後ある程度の期間後にてんかん様発作を起こすことも多いが，その場合に受傷との関連性が明らかにならないと外傷性てんかんの診断ができないこともある．

頭部外傷に伴ってさまざまな局所神経症候が現れる．それは直接的な脳損傷や脳出血によるもののほかに脳浮腫の結果起きる脳ヘルニヤによるものなどがある．失語・失行・失認などの大脳皮質機能障害，瞳孔異常・共同偏視・脳神経の麻痺などの脳幹機能障害を呈する．脳幹障害が高度となると除脳硬直姿勢（**図4-9**）を呈することがある．さらに脳幹から頸髄の損傷で錐体路障害などの神経路の障害を呈することも多い．記憶障害は逆行性健忘の形を呈することが多く，受傷時から前にさかのぼってある時から受傷時までの記憶が喪失している．

表 4-5 頭部外傷の分類

A．頭蓋軟部外傷 　1．閉鎖性 　　a．皮下血腫 　　b．帽状腱膜下血腫 　　c．骨膜下血腫 　2．開放性 　　a．頭部切傷 　　b．頭部刺傷など B．頭蓋骨骨折 　1．単純骨折 　　a．線状骨折 　　b．陥没骨折 　2．複雑骨折 C．急性外傷性頭蓋内出血 　1．硬膜外血腫 　2．硬膜下血腫 　3．脳内血腫 　4．脳室内出血	D．閉鎖性脳損傷 　1．脳振盪 　2．脳挫傷 　3．脳裂傷 E．開放性脳外傷 F．頭部外傷続発症 　1．慢性硬膜下血腫 　2．慢性硬膜下水腫 　3．髄液漏 　4．進行性頭蓋骨骨折 　5．頭蓋内気腫 G．頭部外傷後遺症 　1．頭部外傷後遺症 　2．外傷性てんかん 　3．水頭症 　4．外傷性遷延昏睡 　5．植物状態

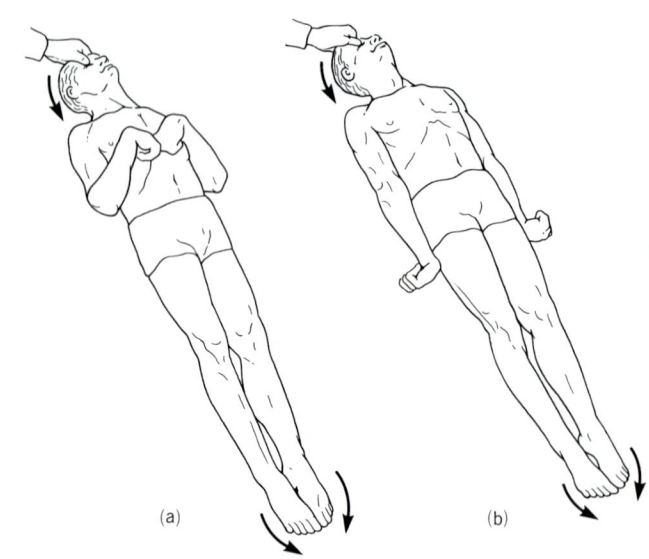

図 4-9 除皮質硬直(a)と除脳硬直(b)姿勢

大脳脚より上部の障害では除皮質硬直(a)といって，上肢は内転し，肘，手首，手指を強く屈曲させ，下肢は伸展，内旋，足は底屈する．中脳以下が障害されると除脳硬直姿勢(b)となって上肢は伸展，内転，内旋し下肢は伸展，足は底屈する．

　脳損傷や頭蓋内出血が高度であったり，脳幹が傷害されると呼吸，血圧，心機能障害などのバイタルサインの変化が出現する．小脳が損傷されると小脳性運動失調を呈するが小脳機能はかなりよく代償し，機能は回復することも多い．
　頭蓋骨骨折に硬膜の損傷を伴うと髄液が漏出し，鼻や耳から流れ出る．

2. 続発症と後遺症

　先に述べたように神経内科の対象となる頭部外傷は急性期よりも外傷に続発する疾患にある．頭部外傷続発症は損傷や骨折によって引き起こされる病態と骨折とは直接の関係なしに発症する病態とに分けられる．開放性損傷に続発する感染症は菌種によって治療に難渋し，患者の全身状態の悪化の原因となる．
　しかし神経内科的に問題となるのは皮膚損傷や骨折がない場合で，ときに頭部外傷が原因であることが明らかでないことがある．このようなものに慢性硬膜下血腫（chronic subdural hematoma）と慢性硬膜下水腫（chronic subdural hydroma）とがある．慢性硬膜下血腫は血管障害のなかで述べられている．硬膜下水腫は血腫でなく黄色透明な液が貯留するもので，クモ膜損傷により髄液が硬膜下腔に貯留するものや血腫が浸透圧で希釈されたものや炎症性の漿液貯留の場合などがある．
　頭部外傷後遺症は頭部外傷後3週間以上続く症候あるいは3週以降新たに出現した症候の場合であり，外傷性神経症（これを狭義の頭部外傷後遺症という場合もある），外傷性てんかん，外傷性水頭症，外傷性尿崩症などがある．

3. 検査所見

1) 頭蓋単純 X 線

　頭蓋の X 線撮影は頭蓋骨の骨折や陥没を示す．しかし撮影方向や部位によって線状骨折や頭蓋底の骨折などは明らかに描出されないこともある．そのためにさまざまの撮影方法が考案されてきた．

　単純 X 線では線状骨折，陥没骨折，粉砕骨折，縫合離開性骨折などの骨折が頭蓋穹窿部（穹窿部骨折）や頭蓋底（頭蓋底骨折）に認められる．

2) CT と MRI

　CT は血腫の診断に有用である．血腫自体が高吸収像を呈し，また脳組織の圧排や偏位像が示されることもある．しかしときに脳表に薄く拡大した出血は頭蓋骨の高吸収像にマスクされることもある．

　MRI は脳組織の損傷の描出に優れている．

4. 治療とリハビリテーション

1) 開頭術

　脳外科的開頭術が重要な治療となる．骨折した頭蓋骨を修復する頭蓋骨形成術，開頭して血腫を除去する血腫除去術，髄液漏の原因となっている漏孔を閉鎖する漏孔閉鎖術などが開頭術の主なものである．

2) 脳浮腫の治療

　脳出血や脳挫傷の場合脳浮腫の治療が急性期において重要である．脳浮腫治療剤である高張液治療と最近では低体温療法も良好な治療成績をあげている．

3) 感染予防

　感染症は開放損傷の場合最もやっかいな続発症であり，抗生薬治療が必要である．この場合に感染症状の出現前からの予防的な治療が不可欠である．

4) リハビリテーション

　機能障害を生じた場合，急性期治療に引き続きあるいは急性期治療と並行してリハビリテーションが行われる．

4 中枢神経感染症　infectious disease of central nervous system

　中枢神経系の感染症には細菌性，真菌性，ウイルス性の髄膜炎，脳炎などさまざまなものがある．20年以前に多発したポリオ，日本脳炎，結核性髄膜炎，神経梅毒などは著しく減少し，これに代わって単純ヘルペス脳炎，HAM，AIDSなどが出現し，最近ではイギリスの狂牛病と関連してプリオン病が注目されている．

1. 髄膜炎　meningitis

　脳脊髄のクモ膜，軟膜のび慢性の炎症で髄液中にリンパ球または多核白血球が増加する．発熱と髄膜刺激症候として頭痛，悪心，嘔吐と項部硬直およびケルニッヒ徴候（Kernig sign，仰臥位で検者が一側下肢の伸展挙上をすると途中で膝が曲がる），ブルジンスキー徴候（Brudzinski sign，仰臥位で検者が頭を持ち上げると両下肢の屈曲が起こる）がみられる．

1) 化膿性髄膜炎　purulent meningitis

　急性細菌性髄膜炎ともいわれ，乳児では大腸菌，連鎖球菌，小児ではインフルエンザ菌，成人では肺炎球菌，老人ではグラム陰性桿菌によることが多い．急激に高熱，激しい頭痛，意識障害，著明な髄膜刺激症候を呈し，髄液圧が上昇して髄液中には多核白血球が著しく増加し，蛋白量も増える．速やかに有効な抗生物質による治療が必要である．

2) 亜急性髄膜炎　subacute meningitis

　結核菌と真菌（クリプトコッカスが多い）によるもので，亜急性ないし慢性に発熱，頭痛，項部硬直を呈し，しばしば意識障害や脳神経障害を伴う．髄液はリンパ球増多と糖の減少を示し，結核菌の塗抹，培養による検出，墨汁染色によるクリプトコッカスの証明により診断が確定する．結核性髄膜炎は肺などの結核病変，真菌性髄膜炎は血液疾患，糖尿病，免疫抑制療法中に起きやすい．前者は抗結核薬，後者は抗真菌薬による治療が行われる．

3) ウイルス性髄膜炎　viral meningitis

　コックサッキー，エコー，ムンプス，エンテロウイルスなどによることが多く，発熱と軽度の髄膜刺激症候が主体で良好な経過をとることが多い．小児に多いが成人にもあり，成人では起炎ウイルスの同定ができず無菌性髄膜炎として扱われることが多い．

2. 急性脳炎　acute encephalitis

　ウイルスによる脳実質の急性の炎症で高熱，意識障害，痙攣などを呈する．

1) 日本脳炎　Japanese encephalitis

　わが国では戦後から1970年ごろまでは毎年数千人の患者発生があったがワクチンの普及によ

り患者数は減少し，1980年以降は年間50人以下，1992年以降は年に数例の報告のみとなっている．しかし，日本以外のアジア諸国ではなおかなり多数の患者発生がある．夏期に発生し，高熱，意識障害，項部硬直のほか固縮，不随意運動，運動麻痺などがみられ，小児や老人では死亡率が高い．

2) 単純ヘルペス脳炎　herpes simplex encephalitis

単純ヘルペスウイルス（HSV）1型により側頭葉，大脳辺縁系を中心とした出血，壊死傾向の強い脳炎で，神経細胞，グリア細胞に好酸性核内封入体を認め急性封入体脳炎ともいわれる．どの年齢層にも起こり，数日間のうちに高熱，頭痛，痙攣，錯乱，昏睡などの症候が出現し，ほかに幻覚，人格変化，健忘，失語，片麻痺などもみられる．

血清，髄液による抗体の検出が行われていたが，最近では髄液 polymerase 鎖反応（PCR）により DNA ゲノムを検出する迅速診断が可能になった．死亡率は30〜70％であったが，早期に抗ウイルス薬のアシクロビル注射を行うと致死率は20％以下に低下させうる．しかし，生存例でも健忘，人格変化，意識障害など後遺症が残りやすい．

3) インフルエンザ脳炎・脳症　influenza encephalopathy

インフルエンザ流行時に5歳以下の小児にみられ，発熱当日から1，2日以内に，痙攣，意味不明の言動，意識障害，嘔吐を呈し，CTにて脳幹・視床に低吸収域を認める．20〜30％が死の転帰をとっている．この脳障害の多発しているのは日本だけで，解熱薬（ジクロフェナクナトリウム，メフェナム酸）の使用例が多いことから，これらの薬剤との因果関係も疑われている．

3. 遅発性ウイルス感染症　slow virus infection

感染後数カ月から数年の潜伏期を経て発病し，脳など単一の器官に病変を生じて進行性の経過をとるウイルス感染症で，有効な治療法はない．

1) 亜急性硬化性全脳炎　subacute sclerosing panencephalitis（SSPE）

麻疹ウイルスの持続感染で，6〜8年の潜伏期の後，小児に全脳炎を起こす．知能低下，性格変化，ミオクローヌス，痙攣，運動失調，痙性麻痺がみられ，進行して昏睡，除脳硬直となり，発症から1，2年で死亡する．病理学的には大脳から脳幹にかけて細胞壊死，血管周囲細胞浸潤，神経細胞やグリア細胞の核内封入体がみられる．

2) 進行性多巣性白質脳症　progressive multifocal leucoencephalopathy（PML）

悪性リンパ腫，白血病，臓器移植後の免疫抑制療法など免疫機能の低下した状態でパポバウイルスの一種の常在の JC ウイルスが活性化されて生じる日和見感染である．最近は AIDS の出現により著明に増加し，PML の半分は AIDS 患者であるといわれている．

視覚異常，知能低下，性格変化，片麻痺，四肢麻痺などを呈し，進行して除脳硬直となり1年以内に死亡する．病理学的には大脳皮質下白質の多巣性の脱髄で，乏突起グリア細胞には核内封入体がみられる．

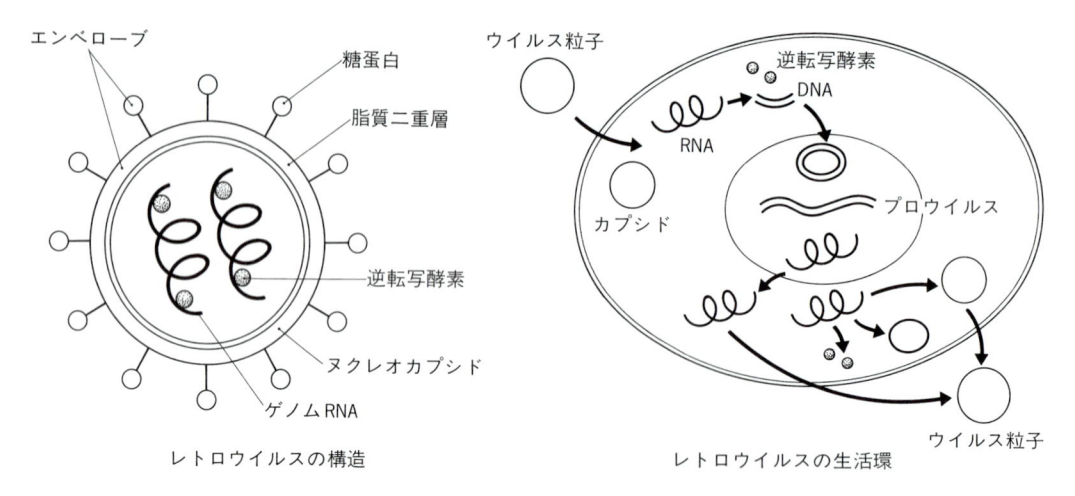

図4-10 レトロウイルスの構造と生活環（高木ほか　1996[7]より）

4. レトロウイルス感染症　retrovirus infection

　逆転写酵素をもつウイルスが宿主細胞内に入るとウイルスRNAから逆転写酵素によりDNAを合成する．このDNAはプロウイルスとよばれ，なんらかの刺激で活性化されるとウイルスRNAに転写されて子孫がつくられる（図4-10）．このようなウイルスがレトロウイルスといわれ，その感染症がレトロウイルス感染症である．

1）HTLV-1関連脊髄症　HTLV-1 associated myelopathy（HAM）

　ヒトTリンパ向性ウイルス（human T-lymphotropic virus）1型は成人T細胞白血病の病原体であるが，このウイルス抗体陽性者で，緩徐進行性の痙性対麻痺，膀胱直腸障害，下半身の軽度の振動覚低下を呈する疾患はHAMとよばれている．男女比は1：2で成人発症の孤発例が多いが母子発症，同胞発症もある．感染から発症までの期間は母乳からの感染では20年以上，輸血による感染では数カ月から数年である．わが国では1994年に約1,400例の患者が集計されている．また，熱帯地区でみられる熱帯性痙性対麻痺（tropical spastic paraparesis）も同一の疾患とされている．
　治療としては副腎皮質ステロイド，インターフェロンα，γグロブリン大量療法，痙性麻痺に対する機能訓練などが行われているが，永続的な改善は困難で，緩徐進行ないし停止性のものが多い．しかし生命予後は良好である．

2）後天性免疫不全症候群　acquired immunodeficiency syndrome（AIDS）

　性行為，麻薬，血液凝固因子静注，母子感染などによりヒト免疫不全ウイルス（human immunodeficiency virus：HIV）1型に感染すると約10年の潜伏期間を経てAIDSを発症する．AIDSによる神経障害は臨床的には30〜40％，剖検例の病理所見では90％にみられ，HIVそのものによる神経病変と免疫低下による日和見感染や二次腫瘍の発生による神経障害がある．世界のAIDS感染者は，2003年末までに3,780万人，死者は2,000万人を超え，この1年間の新感染者は480万人，年間死者は290万人に及んでいる．わが国の患者は2004年6月までで3,038名

表 4-6　原発性 HIV-1 感染症（米国神経学会　1991[8]より）

> I．HIV-1 関連認知/運動コンプレックス（AIDS 認知症症候群）
> 　1．重症型
> 　　HIV-1 関連認知症コンプレックス（HIV 脳症）
> 　　HIV-1 関連ミエロパチー（空胞性脊髄症）
> 　2．軽症型
> 　　HIV-1 関連小認知/運動障害
> II．無菌性髄膜(脳)炎
> III．HIV 関連末梢神経系障害
> 　1．HIV-1 関連ニューロパチー
> 　　HIV-1 関連急性炎症性脱髄性多発根ニューロパチー
> 　　HIV-1 関連感覚優位多発性ニューロパチー
> 　2．HIV-1 関連ミオパチー

（男女比は 6：1），感染者は 6,128 名（男女比は 3：1）と報告されている．

なお，血流凝固因子製剤による感染者は 1,434 名，患者数は 731 名（77％死亡）に及んでいる．

(1) HIV-1 によるもの

HIV-1 そのものによる感染症は**表 4-6** に示したものがある．

HIV-1 関連認知症コンプレックスは従来 AIDS 認知症症候群，亜急性脳炎，HIV 脳症などとよばれてきたもので，記憶，集中力低下，興味の喪失，幻覚，妄想，下肢麻痺，運動失調，痙縮，姿勢振戦などを呈し，高度の認知症状態となって，約 6 カ月の経過で死亡していた．AIDS の後期には 2/3 は認知症化すると報告されてきた．

しかし，最近では逆転写酵素阻害薬などの抗 HIV 薬が相次いで開発され，三剤併用などのカクテル療法により初期治療で認知症の発現抑制，症候の改善，生存期間の延長など治療の進歩がみられるようになってきた．

HIV-1 関連ミエロパチーは従来は空胞性脊髄症とよばれていたもので，HIV 脳症に伴うことが多い．主に胸髄の側索と後索の大食細胞の浸潤，グリアの増殖，空胞化で，痙縮を伴う対麻痺と運動失調，尿失禁が主症候である．髄液から HIV-1 が検出できる．

(2) 日和見感染

サイトメガロウイルス，パポバウイルス，単純ヘルペスウイルス，クリプトコッカス，アスペルギルス，カンジダ，トキソプラズマなどのウイルス，真菌，寄生虫が免疫不全状態で増殖し活性化されて脳炎を起こしてくる．

(3) 二次腫瘍

臓器移植後の免疫抑制薬使用中と同様に，AIDS では悪性リンパ腫などが中枢神経内に原発し，脳症状と多発性脳神経障害を呈し，数カ月以内に死亡することが多い．

5. プリオン病　prion disease

宿主の遺伝子産物である正常型プリオン蛋白の立体構造の変換した感染性のある異常型プリオン蛋白が脳内に蓄積し神経変性を起こす疾患群をプリオン病とよんでいる．プリオンは既知の病原体あるいは遺伝子病とはまったく異なる新しい蛋白質であり，プリオン病は特異な感染症とし

表 4-7　人間のプリオン病

孤発性	孤発性クロイツフェルト・ヤコブ病
感染性	クールー
	医原性　クロイツフェルト・ヤコブ病
	（硬膜移植，下垂体抽出ホルモン製剤，角膜移植，深部脳波電極など）
	変異型クロイツフェルト・ヤコブ病
遺伝性	家族性クロイツフェルト・ヤコブ病
	ゲルストマン・ストロイスラー・シャインカー病
	致死性家族性不眠症（視床変性症）

ての側面とプリオン蛋白遺伝子異常と関連した遺伝性神経変性疾患の側面をもつユニークな疾患である．

プリオン病は18世紀初頭の羊のスクレピーに始まり，20世紀に孤発性のクロイツフェルト・ヤコブ病（CJD）が世界の各地で散発し，1960年代にパプアニューギニアの死者の脳を食べる儀式をもつフォレ族に流行したクールー（kuru）の脳のチンパンジーへの伝播実験の成功で注目され，最近ではイギリスの狂牛病（ウシの海綿状脳症）が人間に感染症プリオン病として伝播している可能性のある変異型CJDが問題となっている．

プリオン病は羊，牛，鹿，ミンク，ネコなど多くの動物にみられ，いずれも当初はスクレピーに感染した羊からつくった配合飼料によって広がったが，その後狂牛病を含んだ肉骨粉の飼料で狂牛病が蔓延した．人間のプリオン病として現在は**表4-7**のようなものがあり，クールーは人喰い儀式廃止により消滅している．いずれも進行の早い予後の悪い疾患であり，また，特殊な治療薬もない．

1）クロイツフェルト・ヤコブ病　Creutzfeldt-Jakob disease（CJD）

(1) 孤発性 CJD

1920，21年に最初の報告がなされた疾患で，50～70歳代に視覚異常，記銘力・見当識障害，性格変化などで始まり，起立・歩行障害，全身のミオクローヌスを呈し，急速に認知症状態となり，失外套症候群に陥って平均4カ月で死亡する．脳波では特徴的な周期性同期性放電（periodic synchronous discharges：PSD, p.132）がみられ，CT，MRIなどの画像診断では脳全体の著明な萎縮がみられる．

病理学的には大脳皮質の著明な神経細胞脱落とグリア細胞の増殖と広範な海綿状態がみられ，ことに後頭葉の変化が著しい．抗プリオン蛋白抗体による免疫染色でシナプスに異常プリオン蛋白の沈着がみられる．患者脳の抽出物をチンパンジー，モルモット，マウスなどへ接種すると数カ月～2年後に海綿状脳症が生じる．

本邦では1985年1月から1996年5月までの11年5カ月間に医原性のものを除いた孤発性CJDは707例で，平均発症年齢は63歳，年間発生率はCJD全体で100万人に1.2人である．

なお現在は，感染症法に基づく届出制がとられ，厚生科学審議会CJD等委員会での登録例中の孤発例の平均発症年齢は66歳と高い．

(2) 家族性 CJD

常染色体優性遺伝を示し，わが国では48症例報告され平均発症年齢は62歳で孤発例と同じであり，臨床症候，経過，病理も孤発性のものと同様である．

(3) 医原性 CJD

脳硬膜移植，角膜移植，死体から抽出した下垂体ホルモン製剤，深部脳波電極などから長い潜伏期間を経て発症した CJD で，若年者にも起こる．わが国では 2004 年 6 月末までにドイツからの輸入乾燥硬膜移植例から 108 例の CJD が 1 年 2 カ月から 23 年の潜伏期で発症したといわれている．平均発症年齢は 57 歳で孤発性のものより若い．

(4) 変異型 CJD

高齢発症の孤発性 CJD と異なり，若年発症で臨床像も異なる特異な CJD が 1996 年にイギリスで狂牛病の調査過程でみいだされ，その後，2002 年 10 月までに 138 例の発生が確認されている．発症年齢が 12〜74 歳（平均 29 歳）と若く，フランスでの 6 例とアイルランド，イタリア，アメリカ，カナダでのそれぞれ 1 例を除いては発生は狂牛病の国イギリスに集中し，死亡例の病理所見，免疫組織学的検索などから狂牛病と同一の感染性プリオンが原因と考えられている[9]．

不安，抑うつ，無欲状態，全身方々その痛みとしびれなどが数カ月つづいた後，小脳性失調歩行，構音障害，認知障害がみられ，舞踏病，ジストニー，ミオクローヌスなどの不随意運動も出現することが多く，しだいに寝たきりで意識レベルが低下し，やがて死亡する．平均生存期間は 18 カ月と孤発性のものより長い．脳波で PSD はみられず，病理学的には大脳基底核と視床病変が強く，海綿状病変に囲まれた無数のクールー斑（クールーの脳でみられるアミロイド斑）が大脳と小脳皮質にみられる．

2) 致死性家族性不眠症　fatal familial insomnia

常染色体優性遺伝で 20〜60 歳に無気力，記銘力低下，不眠で発症し，次いで人格変化，意識障害，歩行不能となり，発症後約 1 年で死亡する．視床の背内側核，前腹側核および下オリーブ核に限局した病変で，以前に視床型 CJD とよばれ，現在も視床変性症ともよばれている．

3) ゲルストマン・ストロイスラー・シャインカー病　Gerstmann-Sträussler-Scheinker disease

常染色体優性遺伝を示すが孤発例（しばしば遺伝子変異がみられる）もある．わが国では 11 年間に 35 例の報告がある．発病は 20〜60 歳代（平均 52 歳）で小脳性運動失調で発症し，2〜10 年の経過中に認知症化する．

ミオクローヌスや PSD はまれで，脊髄小脳変性症と誤りやすい．病理学的にはクールー斑が小脳皮質を中心に，大脳皮質，視床，大脳基底核などに多発する．

6. 神経梅毒　neurosyphilis

スピロヘーター属のトレポネーマ・パリズムに感染後数年から数十年を経て種々の神経症候を呈してくるもので，ペニシリンなど抗生物質の普及により現在では比較的まれな疾患となった．

本症の診断には梅毒血清反応が必要で，脂質抗原試験（STS）としてガラス板法，緒方法，凝集法などと，トレポネーマ抗原試験として TPHA，FTA-ABS があり，トレポネーマ抗原試験がより鋭敏で特異的である．

しかし，最近では HIV 感染者に混合感染していることが多く，この場合は梅毒血清反応が陰性になることも少なくないので髄液での TPHA や FTA-ABS の検査が必要である．

本症の治療には2～4週間ペニシリン注射を行い，臨床症候とSTS抗体価の低下を参考とし，半年後に抗体価上昇があれば再治療を行う．実質型は治療に抵抗性のことが多いので1日ペニシリンG 2,000万単位前後の大量注射が必要である．ペニシリンの使用できない患者にはテトラサイクリン，エリスロマイシンなどの内服を1カ月継続する．

1) 髄膜血管型梅毒

髄膜型，脳血管型，脊髄髄膜血管型があり，感染後数年から20年を経過して発症する．

髄膜型は急性ないし亜急性髄膜炎と類似し，ほかに両側性顔面神経麻痺，難聴など脳神経症候を伴ったり，髄液の流出が阻害されて水頭症を呈することもある．

脳血管型は頭痛，性格変化に次いで若年発症の脳梗塞を呈し，脊髄髄膜血管型では横断性脊髄障害を生じ，下半身の痙性麻痺，感覚障害，膀胱直腸障害を呈する．

2) 実質型梅毒

感染後10～20年後に脊髄実質，あるいは脳実質か視神経に病変が起こる．

(1) 脊髄癆　tabes dorsalis

本症では主に脊髄後索と後根が変性に陥る．下肢の電撃痛で始まり，脊髄性運動失調による歩行障害，ロンベルグ徴候陽性 (p.21)，下肢深部反射消失と下半身感覚障害（とくに深部感覚低下），排尿障害，アーガイル　ロバートソン瞳孔 (p.103)，瞳孔変形などをみる．筋トーヌスは低下し，膝関節の過伸展と変形（シャルコー関節　Charcot joint）を生じる．治療で進行が停止しても電撃痛や運動失調は消失しない．

(2) 進行麻痺　Progressive Paralyse, general paresis

梅毒性の慢性髄膜脳炎で主に前頭・側頭葉，線条体などが侵され，頭痛，不眠からしだいに記憶・判断力低下，人格変化を生じ，誇大妄想や認知症がめだってくる．運動麻痺，卒中様発作，痙攣，ミオクローヌス，瞳孔異常もみられ，麻痺性認知症ともよばれている．未治療の患者では進行性の経過をとり3～5年以内に死亡する．

5 パーキンソン病 Parkinson disease

1817年 James Parkinson により記載された疾患で，多くは50～60歳代に発症し緩徐に姿勢異常と運動障害が進行する．性差はなく通常は遺伝性もない．40歳以前に発症するものは遺伝性のものが多く，若年性パーキンソニズムとよばれ，病理所見がパーキンソン病と同一のものと異なったものがある．

本症の有病率は白人では10万対120～160人，日本人では80～100人前後，中国人や黒人ではより少ないとされているが，人口の高齢化につれて患者数は漸増してきている．

1. 病　理

中脳黒質緻密層，青斑核などの脳幹のメラニン含有神経細胞の変性・脱落（図4-11）と残存する神経細胞原形質内に多数の円形封入体であるレヴィ小体（Lewy boby）（図4-12）が出現する．

2. 原　因

脳幹の特定の神経細胞が変性に陥る原因は不明であるが，最近レヴィ小体や一部の神経突起内にαシヌクレインが蓄積していることが明らかになり，この物質と特定の神経細胞の変性過程との関連が追求されている．

3. 病態生理

黒質緻密層の神経細胞内でチロシンからドパミンが生成され，黒質線条体ニューロンの軸索を流れて被殻と尾状核に蓄えられるが，本症では黒質変性によりドパミン生成が減少し，線条体はドパミン欠乏状態に陥って種々の運動症候が出現する．黒質の内側にある腹側被蓋野から大脳辺縁系と前頭葉皮質に補給されるドパミンも減少して情動，意欲などの精神症状発現に関連し，さらに青斑核変性によるノルエピネフリンの生成低下もすくみ現象など本症の一部の症候発現と関係する．

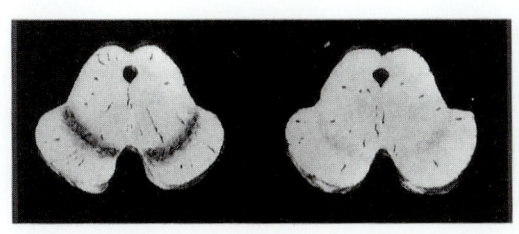

図4-11　正常人とパーキンソン病の黒質

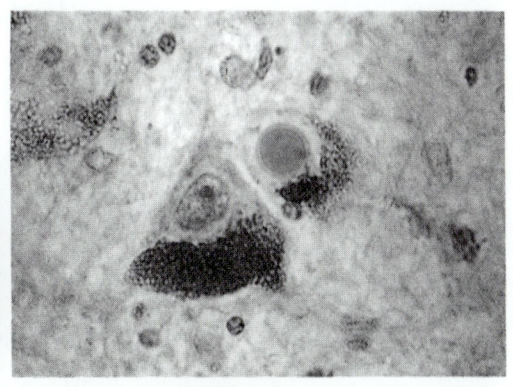

図4-12　黒質神経細胞内のレヴィ小体（HE染色）

4. 症　　候

1）初発症状

片側手指，手関節部の静止振戦で始まるものが多く，振戦は漸次同側下肢あるいは他側上肢へと進展する．上下肢の固縮や巧緻運動障害で始まるものも片側発症のことが多い．片側症候は1，2年のうちに他側にも波及し，動作が緩慢となり姿勢や歩行の異常がめだってくる．

2）運動障害

静止振戦，固縮，無動は本症の三大症候とよばれるもので，進行するとこれに姿勢反射障害が加わって四大症候となる（図4-13）．

静止振戦：静止時に手や指の作動筋と拮抗筋が5 Hz前後で規則的に交互に収縮し，丸薬を丸めるように指をすり合わせる．振戦は前腕，膝，足にも広がり，下顎，舌，口唇にもみられることがある．精神的緊張や歩行時，立位回旋時には上肢の振戦は著しく増強される．

固縮：関節を他動的に屈伸させてみると筋緊張増加のため鉛管を曲げるような，あるいはガクガクと断続的な歯車様抵抗を感ずる．固縮は全身にみられるが，頸部，体幹にめだち，四肢では屈筋，内転筋群により強い．

無動：表2-4（p.25）に示したような内容の運動障害の複合した症候で，動作の開始や切り換えの困難，動作の振幅や速度の低下のために早期から細かい変換の必要な手指の巧緻運動，衣服着脱，ボタンかけ，書字などの日常生活動作の障害を生じてくる．

歩行開始時や方向転換，狭い所を通るときなどにすくみ足歩行を生じ，なんらかのtrickで踏み出しが容易となる矛盾性運動がみられる．歩行は前屈前傾姿勢で手振りがなく，両足の歩隔が狭く，小刻み，すり足であるが，歩いているうちにしだいに速足となり，より小刻み歩行となって（加速歩行），すくんでしまって倒れたりすることもある．四肢の反復変換運動でもしだいに振幅が小さくなって止まってしまったり，書字でもしだいに字が小さくなる小字症がみられる．

四肢の回内外反復変換運動障害も体軸失行（p.25）の1つであるが，他に寝返り，立位回旋，

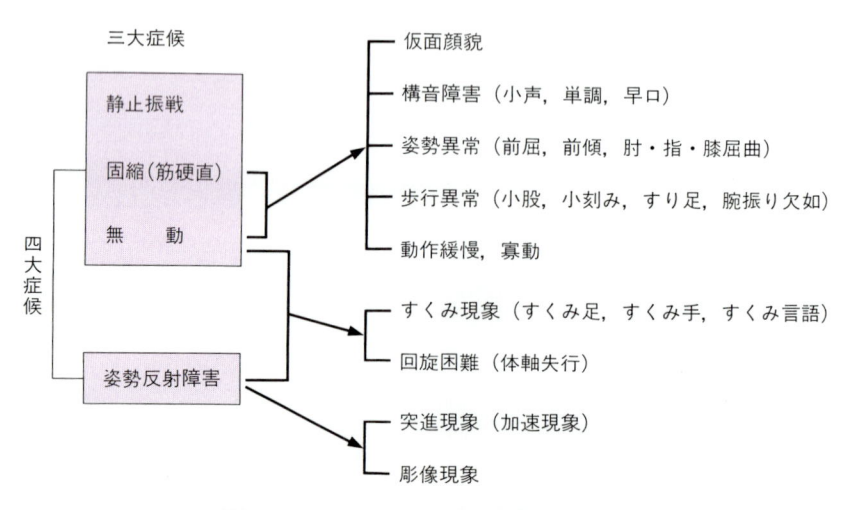

図4-13　パーキンソン病の運動障害の症候

表 4-8　パーキンソン病の運動症候と精神症状

運動症候	精神症状
bradykinesia　（動作緩慢） ──────	bradyphrenia　（精神緩慢）
akinesia　　　（無動） ──────	psychic akinesia（精神的無動）
hypokinesia　（寡動） ──────	depression　　（抑うつ）
freezing　　　（すくみ） ──────	perseveration　（保続）
difficulty of movement-switching ──────	difficulty of attention-switching
（運動切換困難）	（注意の切換困難）
difficulty of complex sequencing movements ──────	difficulty of behavioral sequencing
（複合的系列運動障害）	（系列的行動障害）
抗パーキンソン薬の副作用	
dyskinesia　　（異常運動） ──────	agitated depression（焦燥型うつ状態）
	confusion　　（錯乱）
	hallucination　（幻覚）
	delusion　　　（妄想）

　ソファからの立ち上がりなどの身体の長軸, 横軸に沿っての回旋運動もかなり困難となる.
　立位で姿勢が崩れたときに姿勢を立て直してバランスをとる姿勢反射障害は軽く上体を押すと足をとんとんと踏み出して突進する突進現象や障害の程度が強くなると軽く押されただけで棒や彫像のようにその場に倒れる彫像現象として認められる. この現象のため歩行中に物につまずいても転倒しやすくなる.

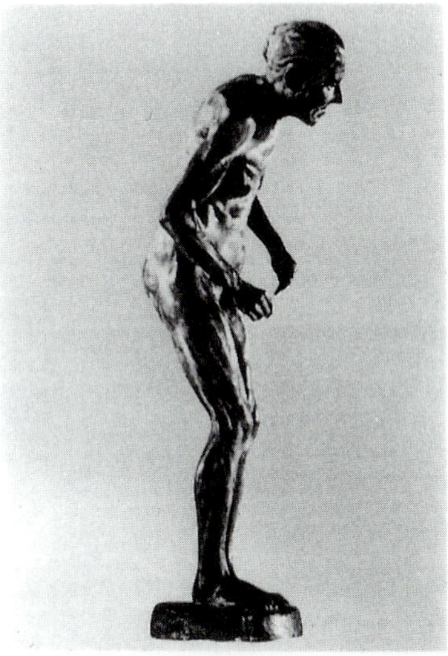

3)　精神症状

　本症の患者は几帳面で頑固で自己抑制が強く, 酒も飲まず, 煙草も吸わず, 趣味も乏しく, 勝負事や争いを好まない傾向があるといわれている.
　こうした性格傾向のため抑うつ状態に陥ることが多く, また表4-8に示したように運動症候と相応した精神症状がみられることが少なくない. このなかの精神緩慢や精神的無動は程度が強いと皮質下性痴呆（p.86）とよばれる状態になる.

図 4-14　パーキンソン病の彫像
（Richer　1885 による）

4)　その他の症候

　表情が乏しい脂ぎった仮面顔貌で, 瞬目が少ない. 言語は小声で単調で加速言語, すくみ言語がみられる. 体幹は上半身で前屈, 前傾し, 肘・中手指関節, 股・膝関節は屈曲し, 前腕, 母指は内転する（図4-14）. 自律神経症候として脂顔, 多汗, 流涎, 手足の皮膚温低下, 便秘がみられる.

表4-9 重症度ステージと生活機能障害度分類

Hoehn と Yahr の重症度ステージ		生活機能障害度	
ステージI	一側性障害で，片側上下肢の静止振戦，固縮のみ	I度	日常生活，通院は1人で可能，労働能力もかなり保たれる
ステージII	両側性障害で，四肢・体幹の静止振戦，固縮と姿勢異常，動作緩慢(無動)がみられる		
ステージIII	歩行障害が明確となり，方向変換や押された時の不安定さなど姿勢反射障害がみられる	II度	ⓐ身の廻りのことなどは一人で可能，日常生活の一部，とくに外出，通院などには部分的介助が必要，労働能力はかなり制限
ステージIV	無動は高度となり，起立・歩行はできても障害が強く，介助を要することが多い．姿勢反射障害は高度となり容易に転倒する		ⓑ日常生活は大半介助が必要となり，通院は車で運んでもらわないと困難，労働能力はほとんど失われる
ステージV	1人では動けないで，寝たきりとなり，移動は車椅子などによる介助でのみ可能	III度	すべての日常生活は介助が必要で，労働能力はまったくない

5．自然経過

本症の経過は緩徐ではあるが進行性で，レボドパ治療の始まる以前には**表4-9**のHoehnとYahrのステージのように進行し，数年でステージIVとなり，間もなく寝たきりとなって発症から平均9.4年（若年性のものを除くと平均7.9年）で死亡していた．しかし，この経過にはかなり個人差があり，進行の速いものと進行の緩徐なものがあった．

表4-10 抗パーキンソン薬の種類

1. ドパミンの補充薬
    レボドパ
    レボドパと脱炭酸酵素阻害薬(カルビドパ，ベンセラジド)との合剤
2. ドパミンニューロンからの放出促進薬
    塩酸アマンタジン
3. ドパミン受容体刺激薬
    メシル酸ブロモクリプチン
    メシル酸ペルゴリド
    塩酸タリペキソール
    カベルゴリン
    塩酸プラミペキソール
4. ドパミン代謝阻害薬
    塩酸セレギリン
5. 合成抗コリン薬
    塩酸トリヘキシフェニジルなど
6. ノルエピネフリン補充薬
    ドロキシドパ

6．治　療

1）薬物療法　pharmacotherapy

1970年より線条体で不足したドパミンを補充するレボドパ治療が始まり，さらにレボドパの脱炭酸化を防ぎ脳内に効率的にレボドパを補給する芳香族脱炭酸酵素阻害薬との合剤が開発されて本症の治療は著しく進歩した．このほか補助的な抗パーキンソン薬としては**表4-10**に示したように黒質線条体ニューロン末端よりドパミンの放出促進，ドパミンの代謝阻害および線条体のドパミン受容体と結合するドパミン受容体刺激薬などのドパミン系の強化薬，線条体でアセチルコリン系を抑制してドパミン系とのバランスの回復を図る抗コリン薬，ノルエピネフリンの補充薬（主にすくみ現象に用いられる）などがある．しかし，これらの薬物はいずれも症候改善薬であって，黒質の変性を修復する原因治療薬ではないので，症候は改善しても脳内での病変は緩徐に進行する．

2）定位脳手術　stereotaxic brain operation

淡蒼球内節後腹側部の破壊，視床下核のペースメーカーによる持続電気刺激療法が行われてい

る．

3）リハビリテーション

関節可動域訓練，固有受容性神経筋促通法，バランス訓練，すくみ回避の訓練，ADL訓練，各種の作業療法，言語療法などが行われている．できるだけ早期から薬物療法と並行して訓練を継続することが必要で，短期間の訓練では訓練中の一時的効果しか認められない．

7. レボドパ時代の経過と予後

レボドパ治療が行われるようになった1970年以降は本症の経過はかなり変わってきた．しかし，レボドパを主体とする薬物療法も副作用として胃症状，ジスキネジー，抑うつ，焦燥，幻覚，妄想などの副作用，治療数年後から内服後の薬の効果の持続時間の短縮による症候の日内変動（緩徐な変動はwearing-off現象，急激な変動はon-off現象），無動，すくみ，姿勢反射障害への効果減弱などが生じてくる．また，治療開始10年前後から転倒による骨折と認知症化を生じるものが増加して障害が増悪しやすい（図4-15）．

現在ではレボドパを主体とする治療により，経過中骨折（大腿骨頸部骨折と脊椎圧迫骨折が多い）や認知症などの合併症を起こさないものでは，生命予後は著しく改善されている．しかし，本症では姿勢反射障害により転倒しやすく，女性の骨粗鬆症が高頻度のため骨折を起こして重症化したり，認知症により生命予後が著しく悪化するものが多い（表4-11）．

レボドパ時代の本症の平均生存期間は欧米でもわが国でも13年（2001年のイギリスの報告では15年）で，レボドパ以前の時代に比べ平均5～7年延長しているが，この期間での一般人の平均寿命の著しい延長と比較すると生命予後の改善はなお十分とはいえない[10]．

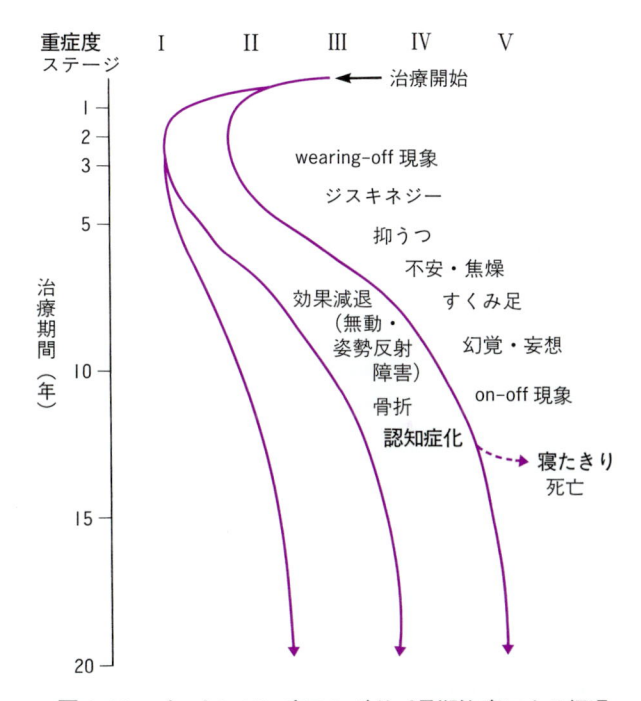

図4-15 パーキンソン病のレボドパ長期治療による経過

表4-11 長期治療中の認知症化，骨折の有無別転帰

5～28年にわたり，レボドパ治療を行い，経過を追究できた244例のパーキンソン病自験例（安藤：1998）

合併症		例数	生存例最終調査時重症度ステージ			死亡率
認知症	骨折		ステージ I～II	ステージ III	ステージ IV～V	
−	−	159	19.5%	39.6%	14.5%	26.4%
−	+	19	−	31.6%	63.1%	5.3%
+	−	46	−	6.5%	26.1%	67.4%
+	+	20	−	5.0%	40.0%	55.0%

6. パーキンソニズム parkinsonism

　無動，固縮，振戦，姿勢反射障害のなかで2つ以上の症候を主症候とする疾患をパーキンソニズム，またはパーキンソン症候群（parkinsonian syndrome）とよんでいる．このなかではパーキンソン病が最も多く60～70％を占める（臨床上パーキンソニズムと診断されたもの400の剖検例中病理学的には68％はパーキンソン病，Jellinger 1986[11]）が，そのほかに表4-12に示したような種々の疾患がある．

　パーキンソン病は線条体のシナプス後のドパミン受容体は保たれ，それより前の黒質線条体ニューロン側の病変である（シナプス前パーキンソニズム）ためにレボドパなどの抗パーキンソン薬が奏功するが，その他のパーキンソニズムでは若年性パーキンソニズム以外はシナプス後のドパミン受容体側に病変の主座がある（シナプス後パーキンソニズム）ために原則として抗パーキンソン薬の効果がないか，あってもきわめて乏しい．

　このなかのパーキンソン・プラス症候群（Parkinson plus syndrome）とよばれているのは原因不明の変性疾患で，病変部位も臨床症候もパーキンソン病より広範で黒質線条体系以外の系の症候が加わっているものである．

　パーキンソン病かその他のパーキンソニズムかの識別は抗パーキンソン薬の効果の有無と臨床症候，画像診断，経過などによって鑑別する．なかには鑑別のむずかしいものもあり，1992年イギリスの脳バンクで臨床診断規準に従ってパーキンソン病と診断された100剖検例中24％は病理学的にはその他のパーキンソニズムであった[12]．しかし，同じ脳バンクで臨床診断規準の項目追加により，1992年以降パーキンソン病と診断された100剖検例中で病理学的に他のパーキンソニズムと診断されたのは10％に減少した[13]．

表4-12 パーキンソン症候群の分類

1. 特発性パーキンソニズム
    パーキンソン病
    若年性パーキンソニズム
2. 症候性パーキンソニズム
    薬剤性パーキンソニズム
    血管性パーキンソニズム
    脳炎後パーキンソニズム
    中毒性パーキンソニズム
    正常圧水頭症
    その他
3. パーキンソン・プラス症候群
    （パーキンソニズム・プラス状態）
    線条体黒質変性症
    進行性核上性麻痺
    レヴィ小体型認知症
    大脳皮質基底核変性症
    その他

1. 若年性パーキンソニズム juvenile parkinsonism

　40歳未満に発症する原因不明のパーキンソニズムで，パーキンソン病と合わせて特発性パーキンソニズムといわれる．パーキンソン病との相違点は以下のようである．①家族歴に同一疾患を呈する患者のあることが多い，②病気の進行速度は遅い，③初発症状は歩行障害であることが多い，④静止振戦を伴わない固縮・無動型で，振戦がある場合も姿勢振戦か動作振戦である，⑤少量のレボドパで長期にわたり著効を呈し，副作用としてのwearing-off現象とジスキネジーが早期から出現しやすい．

1) 病　　理

発症年齢により 3 つの異なった型に分かれる．20 歳代後半以降の発症例ではパーキンソン病と同じ病理所見を呈し，思春期から 20 歳代前半の発症例では黒質の神経細胞は変性するがレヴィ小体を欠いて MPTP（粗製麻薬合成の副産物）中毒例と類似する．幼児期の発症例では黒質にレヴィ小体が散見されるが，黒質神経細胞は低形成で幼若細胞よりなっている．

2) 遺　　伝

常染色体優性遺伝と劣性遺伝の家系があり，前者では α シヌクレイン蛋白質のアミノ酸変異が，後者ではパーキンと名づけられた原因遺伝子が発見され注目されている．

3) 症　　候

若年発症例ほど内反尖足，ジストニー肢位を伴うものが多く，思春期前後の発症例では，睡眠後に症候の寛解を示すものが少なくない．20 歳代後半以降の発症例ではパーキンソン病に類似するが，歩行障害で発症しやすく，固縮・無動型であるなどの特徴をみることが多い．

4) 治　　療

抗パーキンソン薬が著効を示すことが多いが，前述したように副作用がでやすいので 1 日用量を少量にすることが必要である．

2. 薬剤性パーキンソニズム　drug induced parkinsonism

表 4-13 に示したように抗精神病薬のほか内科系で広く使用されている胃腸薬，脳循環改善薬などによってしばしばパーキンソニズムが惹起される．こうした薬剤のなかで，消化管機能調整薬のシサプリド，脳循環改善薬のフルナリジン，シンナリジンは，最近，販売が中止された．レ

表 4-13　パーキンソニズムを起こしやすい薬剤

種類	一般名	薬効
ブチロフェノン誘導体	ハロペリドール ピモジドなど	抗精神病
フェノチアジン誘導体	フルフェナジン パーフェナジン クロールプロマジンなど	抗精神病
ベンザミド誘導体	メトクロプラミド	鎮吐，消化管機能調整
	スルピリド	抗胃潰瘍，抗うつ，抗精神病
	チアプリド	ジスキネジー治療 異常行動・せん妄治療
その他	レセルピン	血圧降下，抗精神病

セルピンはドパミンニューロン末端での貯蔵ドパミンを枯渇させ，その他の薬剤は線条体でシナプス後のドパミンD_2受容体を遮断してドパミン伝達を阻害しパーキンソニズムを引き起こす．

1) 症　　候

抗精神病薬は分裂病に大量に投与されると早期に急性に固縮・無動型の重度のパーキンソニズムが惹起されるが，その他の内科系で使用される薬剤は常用量で通常3カ月から1年程度の継続投与後に動作緩慢，歩行障害などで発症し，比較的急速に増悪する．左右対称性に固縮と無動を生じて進行するが，静止振戦は少なく，振戦を伴う場合は姿勢振戦が多い．ときに口舌ジスキネジーを呈することがあり，また，うつ状態を伴うことも少なくない．

2) 治　　療

起因薬剤を飲み続けるとしだいに症候が悪化し，発症後1，2カ月で寝たきりになることもある．上述の特徴から本症が疑われ，起因薬剤を確認できたら直ちに投薬を中止する．抗パーキンソン薬を使用する必要はない．薬剤をやめると2週間前後から軽快し，1，2カ月で全治するものと回復に数カ月を要するものがあり，老人では多少とも後遺症の残るものもある．

3. 血管性パーキンソニズム　vascular parkinsonism

1929年Critchleyが動脈硬化性パーキンソニズムとよんだ脳血管障害の症候としてのパーキンソニズムで，その後の剖検例の病理所見と画像診断の進歩により，単なる脳動脈硬化ではなく，大脳基底核を中心とする多発性脳梗塞やビンスワンガー型の白質病変（進行性皮質下血管性脳症，p.172）によるもので，黒質病変に基づくものではないことが明らかとなった．病理診断ではパーキンソニズムの6％の頻度とされているが，老人病院での臨床診断ではより高率といわれている．本症は血管性パーキンソニズム，血管性偽性パーキンソニズム，基底核のラクナによるパーキンソニズムなどとよばれている．

パーキンソン病に比しより高齢（65歳以上）で発症し，男性に多く，高血圧，糖尿病，動脈硬化などがあり，TIA（p.169），RIND（p.157）などの軽症脳梗塞に引き続いて，あるいはその既往症のあるものに起こりやすい．

1) 症　　候

動作緩慢，歩行異常など比較的急速に発症する．両側対称性症候で，上肢の症候は乏しく歩行障害が主徴となることから下半身パーキンソニズムともいわれている．脳卒中による比較的軽症の不全片麻痺の回復に次いで発症することも少なくない．

固縮・無動型で，固縮には歯車現象はなく，下肢の伸筋により強く，ときに痙縮を伴ってrigo-spasticとなる．振戦は欠如する．歩行はパーキンソン病に比し前傾前屈姿勢は少なく，両足の歩隔は広い（wide-based）．小歩症で，すり足ですくみ足歩行をみることが多く，姿勢反射障害はあるが，加速現象や突進現象はみられない．

進行するにつれて偽性球麻痺による構音・嚥下障害や深部反射亢進をみることも少なくない．また，尿失禁，知能低下，情動失禁，夜間せん妄なども伴いやすい．

2） 画像診断

CT スキャンや MRI では大脳基底核を中心に多発性のラクナ病巣，側脳室拡大，脳室周囲の白質の淡明化がみられる．

3） 治　療

抗パーキンソン薬は無効で，脳循環改善薬，脳代謝賦活薬を投与するが，改善をみるものは少なく，段階的に緩徐に進行するか，症候が固定するものが多い．

4. 正常圧水頭症　normal pressure hydrocephalus（NPH）

脳室拡大を認めるが髄液圧は高くない交通性水頭症で，原因疾患としてはクモ膜下出血と原因不明の特発性のものが多いが，髄膜炎や外傷によるものもある．主要症候の1つに認知症があり，シャント手術で改善するものが多いことから治療可能な認知症（p.85）とパーキンソニズムを呈する疾患として注目されてきた．

1） 症　候

認知症，歩行障害，尿失禁が3つの主要症候で，初発症状は歩行異常のことが多い．歩行は小刻み，すり足で緩徐で（磁石の上を鉄の靴をはいて歩くようで磁石歩行といわれる），パーキンソン病と類似するが，両足の歩隔は広く不安定で，加速歩行はない．この歩行を歩行失行としているものもある．立位でのバランスが悪いため転倒しやすい．

下肢には軽度の固縮はみられるが，上肢には固縮も振戦もみられない．

歩行異常と並行して記銘力・意欲・自発性が低下し，進行すると頻尿，尿意切迫に次いで尿失禁を呈するようになる．

2） 検　査

画像で脳室とくに側脳室の拡大が著明で，側脳室前角周辺の白質病変がある．腰椎穿刺での髄液圧は正常である．

3） 治　療

シャント手術により水頭症の改善を図る．ただし，特発性のものは脳血管障害の危険因子をもつものが多く，手術に伴う合併症を起こしやすい．

5. 線条体黒質変性症　striatonigral degeneration（SND）

臨床症候はパーキンソン病に似るが病理学的に線条体と黒質に強い病変があり，1961，64年に Adams らがパーキンソン病とは異なる疾患として命名したものである．本症はパーキンソニズムの7〜8％程度を占め，また，臨床的にパーキンソン病と診断されていた症例中の数％は病理学的には本症であったとされている．

1969年以降，本症は病理学的にはオリーブ橋小脳萎縮症，シャイ・ドレーガー症候群と一連

の疾患であることが認められ，多系統萎縮症（multiple system atrophy：MSA）としてまとめられるようになった．本症は MSA-P と呼ばれ，発症年齢は 40〜60 歳代が多く，性差はない．

1）病　理

被殻と黒質の神経細胞脱落とグリアの増殖のほか，オリーブ橋小脳系などにも類似の病変がある．これらの部位の乏突起グリア細胞の胞体内と橋核神経細胞内などに α シヌクレインの蓄積した嗜銀性封入体が認められる．

2）症　候

動作緩慢，歩行異常などで初発し，全身の固縮と無動がしだいに進行する．振戦を認めるものもあるが，静止振戦はあっても軽く，姿勢・動作振戦であることが多い．多くの例は固縮・無動型のパーキンソニズムの像に加えて，起立性低血圧，尿失禁，陰萎，発汗低下などの自律神経症候や軽度の小脳性運動失調を呈するものがあり，また，深部反射亢進や病的反射，構音障害，嚥下障害を認めるものが多い．本症はパーキンソン病に比べ首下り（p.31）を呈するものが多く，起立・歩行時の両足の歩隔が広く，進行もかなり早くて一般に数年で死亡する．

3）画像診断

MRI で被殻の容積の減少と T2 強調画像での低信号と被殻外縁の線状信号強度の増加がみられ，ほかに脳幹，小脳にも萎縮をみることが少なくない．

4）治　療

病初期にレボドパが多少奏功することもあるが，一般には効果は乏しいか一過性である．

6. 進行性核上性麻痺　progressive supranuclear palsy（PSP）

1964 年 Steele らにより 9 例の臨床病理所見が報告され，垂直性注視障害や偽性球麻痺などの症候が核上性病変に由来し，進行性の経過をとることから名づけられた疾患である．男性がやや多く，50 歳代後半から 60 歳代に発症し，特徴的な症候の出揃う前の病初期にはパーキンソン病と誤診されることが多い．パーキンソニズムの 4〜12％を占め，パーキンソン病の臨床診断で剖検されたものの数％は本症であったといわれている．

1）病　理

病理学的には淡蒼球，視床下核，黒質，赤核，上丘，青斑核，中脳水道周囲灰白質，橋被蓋，小脳歯状核など基底核，脳幹，小脳の灰白質に神経細胞の脱落，グリアの増殖，神経原線維変化が認められる．この神経原線維変化は球型で直線上の小管の束からなるもので，アルツハイマー病でみられる対になって捻れた小管の束も多少は混在している．

2）症　候

初発症状は姿勢反射障害による歩行の不安定さ，転倒しやすさ，あるいは構音障害であることが多い．しだいに自発性が低下し，下方注視障害，嚥下障害，頭の後屈，精神活動緩慢などの特

徴的な症候が出現してくる．

(1) 歩行・姿勢反射障害

病初期から歩行が不安定で歩隔も歩幅も大きく不規則で，歩行中物につまずいたり，方向を変えるときに転倒しやすい．他動的に押されても立ち直り反応が悪く容易に転倒する．とくに後方に倒れやすく，説明できない突然の後方への転倒もあるが，転倒に対して無頓着である．

(2) 偽性球麻痺　pseudobulbar palsy

早期から痙性構音障害がみられ，言語は単調，不明瞭でうなるような，叫ぶような発語で進行するとほとんど聞き取れなくなる．嚥下障害もしだいに出現し，口，舌，口蓋の動きがきわめて緩徐で，食物をいつまでもぐしゃぐしゃかんだり，急に吐食する（ネクタイ汚し徴候）．偽性球麻痺による強制笑い，強制泣きをみることも多い．

(3) 垂直性注視麻痺　vertical gaze paralysis

病初期から下の物への注意が乏しく歩いていてもつまずくことがあるが，下方注視障害が明確になるのは発症後2，3年後で読書や食事にも支障をきたす．次いで上方注視障害を生じ，水平方向の側方注視も末期にはある程度障害されることが多い．しかし，検者の指を注視させながら頭部を受動的に動かすと，眼球が自動的に動き運動制限はみられない（人形の目現象）．また，いったん閉眼するとスムーズに開眼できない開眼失行（p.25）をみることもある．これらの現象は核上性眼筋麻痺に基づいている．

また，本症では瞬目がほとんどなくなり，びっくりしたようなにらみつけるような眼つき（びっくりまなこ）となる．

(4) 項部ジストニー　nuchal dystonia（p.31）

発症4，5年後から頭部を後方に過伸展し顔面が上方に向く特異な姿勢異常をとることが多い．この症候は項部ジストニーといわれているが，実際は項筋の強い固縮である．四肢の固縮はあっても比較的軽い．

(5) 精神活動緩慢

Albertらが皮質下性認知症とよんだ思考過程の緩慢，物忘れ，獲得した知識の上手な操作ができない状態で，自発性がなく感情も鈍麻し，言語障害も高度のため認知症様にみえるが知能は

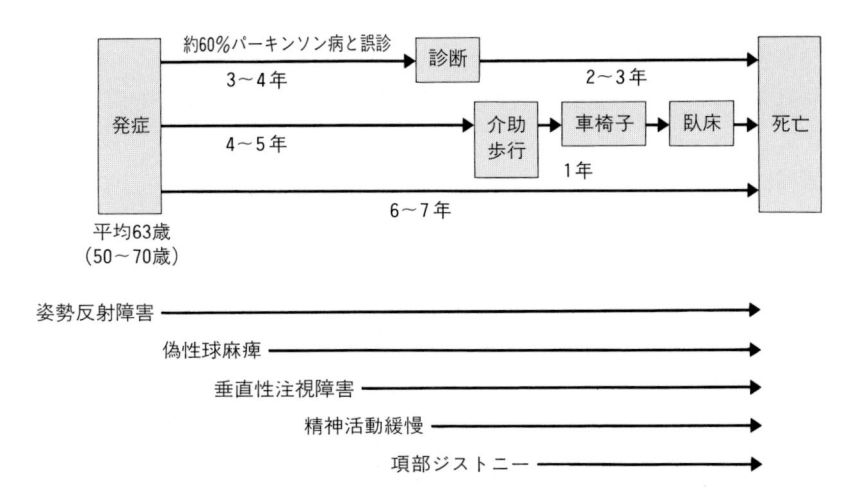

図4-16　進行性核上性麻痺の経過と主要症候の出現

比較的保たれていることが多い．

3）特殊型

本症のなかの特殊な型として純粋無動症（pure akinesia）とよばれるものがある．すくみ足歩行と姿勢反射障害を主徴とし他の症候のないもので，発症数年後に軽度に注視障害などのPSPを疑わせる所見が出現することが多く，少数の剖検例の病理学的所見はPSPそのものである．

4）画像診断

病が進行するとCT，MRIで脳幹ことに中脳が狭くなり，第3脳室後部や側脳室の拡大，前頭葉の萎縮がみられる．SPECT，PETで前頭葉の血流，代謝の低下を認める．

5）治療と経過

レボドパの効果は乏しいが，ノルエピネフリンの補給や再取り込み抑制，セロトニンの再取り込み抑制作用のある薬である程度の効果をみることはある．図4-16に示したような順序で症候が出現することが多く，発症後4〜5年で介助歩行となり，やがて歩行不能となって通常は全経過6〜7年で死亡する．転倒しやすいので，その予防対策が必要である．

7. レヴィ小体型認知症　dementia with Lewy body（DLB）

1975年以降わが国で大脳皮質に多数のレヴィ小体が出現し，認知症とパーキンソニズムを呈する症例が相次いで報告され，1986年以降欧米でも多くの報告がなされ，現在ではアルツハイマー型認知症に次いで多い変性性の認知症として注目され，当初はびまん性レヴィ小体病とよばれていたが，最近ではレヴィ小体型認知症（p.217）と呼称されるようになった．

男女比は2：1で男性に多い．

1）病理

パーキンソン病の病理像に加えて大脳皮質や扁桃核に多数のレヴィ小体が出現する純粋型とさらにこれに加えて大脳皮質に多数の老人斑と，海馬には神経原線維変化がみられる普通型がある．普通型のなかにはアルツハイマー病に匹敵する病理変化を示し，パーキンソン病とアルツハイマー病の合併と考えられるものもあり，本症をアルツハイマー病のレヴィ小体型variantとしてとらえるものもある．

2）症候と経過

純粋型は40歳以前にパーキンソン症候が発症するものが多く，孤発性の若年性パーキンソニズムに相当する．しかし，後に進行性認知症が加わり，高度の認知症となって平均罹病期間8.7年で死亡する．なかには精神病様症状で発症し統合失調症とパーキンソン病の合併が疑われたものもある．

普通型は50歳代後半から80歳代にかけて記憶障害，幻覚，妄想など認知症症状で始まり，経過中に認知障害は変動しやすく，幻視，幻聴がめだち，失語，失行，失認などの大脳皮質機能障害がみられることが多い．進行すると固縮・無動型のパーキンソニズムが加わり，認知症も固縮，

無動も高度となって発症から平均 6.4 年で死亡する．

3）治　　療

純粋型の初期のパーキンソン症候にはレボドパがある程度有効であるが，認知症が加わったものには効果はなく，塩酸ドネペジルの効果が認められるものもある．

8. 大脳皮質基底核変性症　corticobasal degeneration（CBD）

1967 年 Rebeiz らの報告にはじまり，1989 年 Gibbs により CBD と命名された変性疾患で，発症年齢は 50〜70 歳代（平均 63 歳）で性差はみられない．

パーキンソニズムに加えて失行などの大脳皮質症候を呈し，かなり後期まで症候の左右差がめだつことが多い．

1）病　　理

前頭葉，頭頂葉は左右非対称に萎縮することが多く，その部の皮質，皮質下，淡蒼球などに淡色で膨化した細胞（ballooned neuron）がみられ，視床，黒質なども強く変性し，種々の部位にさまざまな形態のグリアの異常構造や原線維変化などがみられる．

2）症　　候

一側上肢の運動の拙劣（自発，模倣，道具使用とも）で始まることが多い．この運動の拙劣は肢節運動失行と考えられるが，観念運動性失行であることも，また，無意味な異常動作である他人の手徴候（alien hand sign）であることもある．他人の手徴候は強制把握反応（前頭葉徴候の 1 つで手掌の刺激で手指を強く握りしめていつまでも離さない）によることも拮抗性失行（p.97）によることもある．また，上肢がひとりでに動いて奇妙な肢位をとり続ける不随意な硬直（involuntary catalepsy）とよばれる現象もみられることが少なくない．

上肢の運動障害と同側に強い固縮・無動型のパーキンソニズムがあり，局所性ジストニー，刺激や随意運動時のミオクローヌス，動作振戦，左右不対称の錐体路徴候，構音障害，核上性注視麻痺（とくに上方），識別覚障害などがみられ，しだいに片側に強い症候は両側性となる．歩行障害，姿勢反射障害，軽度の認知症などはかなり進行してから出現してくる．

症候の左右差はかなり進行しても認められることが多いが，少数例では当初から左右差のないものもある．

このように本症の症候はかなり多彩で個人差があるが，最近では片側性ないし左右差の強い固縮無動型パーキンソニズムで同側に局所ジストニーやなんらかの失行症候があり，レボドパの効果がないことが最も中核的で高頻度の症候であるといわれている．

3）画像診断

CT スキャン，MRI で大脳皮質と線条体，脳幹の左右不対称な萎縮をみることが多い．

4）治療と経過

有効な治療法はなく進行性で全身ジストニー肢位で無動状態となり発症後数年で死亡する．

7. 不随意運動症 involuntary movement disorders

意志に逆らって不随意に起こる目的のない異常な運動を呈する疾患で，意識障害や脳波異常を伴わず，大部分のものは大脳基底核の病変と関連した異常な運動で錐体外路疾患に属するものである．

舞踏病，アテトーゼ，バリスム，ジストニー，チックなどの不規則な異常運動であるジスキネジー（dyskinesia）と常同的で規則的な反復運動である振戦（tremor）を主徴とする疾患で，遺伝性のものと孤発性のものがあり，前者は変性ないし先天性代謝異常，後者は症候性のものが多い．

1. ハンチントン病 Huntington disease

ハンチントン舞踏病ともよばれ，1872年George Huntingtonにより報告された30～50歳に発症する遺伝性変性疾患で，全身の舞踏病と精神症状および認知症を呈する特異な疾患である．有病率は白人では10万対5であるが，わが国ではその1/10である．

1) 病　理

線条体とくに尾状核が萎縮し，通常の成人発症では線条体の小型および中型神経細胞の脱落が著明であり，若年発症では大型神経細胞も脱落し，淡蒼球にも変性がみられる．このほか視床，黒質，および前頭，頭頂葉の大脳皮質にも萎縮がみられる．

2) 遺　伝

本症は常染色体優性遺伝で発症し，この遺伝子座は第4染色体短腕先端にある．ハンチンチン（Huntingtin）とよばれるIT 15遺伝子は全身臓器に発現し，遺伝子の塩基配列の分析から3塩基のC（シトシン），A（アデニン），G（グアニン）の配列の繰り返し（CAG repeat）の増加が認められている（図4-17）．健常人遺伝子では11～30リピートがあるが，本症では38リピート以上で，このリピートの多いほど若年発症で重症化する．

3) 病態生理

図4-18に示したように本症では線条体内のアセチルコリン介在ニューロンと黒質網様層への遠心路であるGABAとサブスタンスPニューロンの細胞体が変性する．線条体黒質サブスタンスPニューロンは黒質緻密層でのドパミンの生成を促進し，GABAニューロンは抑制するが，後者の障害がより強いためドパミン生成の抑制はなく，線条体ではドパミン系はアセチルコリン系より相対的に優位となり舞踏病が発現する．側坐核のドパミン活性も増加しこれが精神症状を生ずる一因となる．

4) 症　候

顔面か四肢の一部に踊るような不規則な不随意運動を生じしだいに全身に波及する．この舞踏

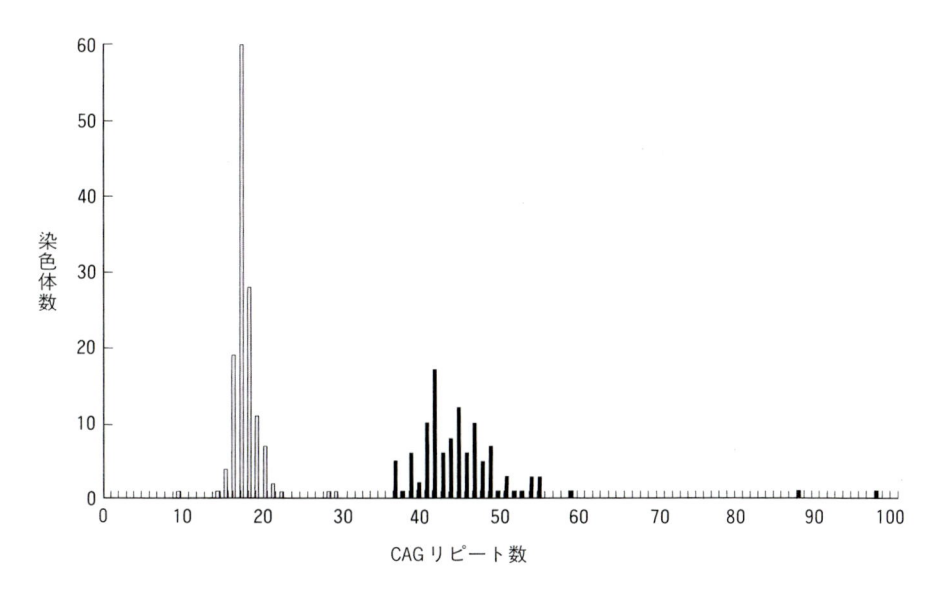

図 4-17 わが国の正常人（□）およびハンチントン病患者（■）における IT 15 遺伝子内 CAG リピート数の分布（金沢 1998[14]より）

正常者ではリピート数 30 以下，患者では全例 38 以上であり，オーバーラップすることはない．この傾向は欧米諸国での結果でも同じである．

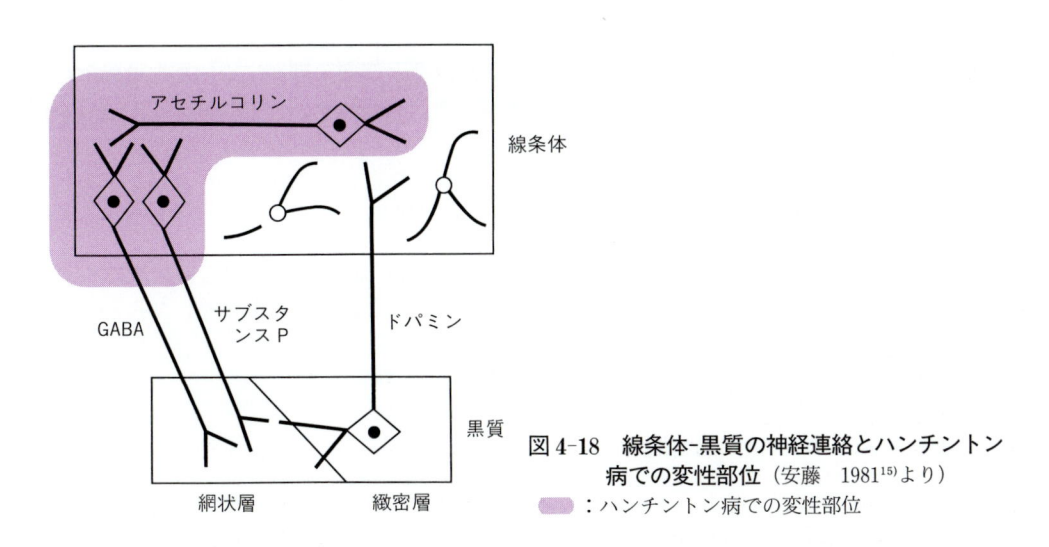

図 4-18 線条体-黒質の神経連絡とハンチントン病での変性部位（安東 1981[15]より）

▨：ハンチントン病での変性部位

病運動は身体の各部位で非同期性に出現し，アテトーゼを伴うことも多く，舞踏病アテトーゼ（choreoathetosis）とよばれる．この運動は精神緊張，立位，歩行により増強され，罹患筋の筋トーヌスは低下している．

舞踏病と相前後して焦燥，不機嫌，無関心，衝動性などの精神症状や人格変化がみられ，しだいに知能低下が進み，注意散漫で判断力が悪くなり認知症状態となる．また，しばしばうつ状態となり自殺企図がみられる．

本症の 10％を占める 10 歳代の若年発症例では，舞踏病はみられず全身の固縮と無動が前景に

立ち，固縮無動型の若年性パーキンソニズムの病像を呈する（ハンチントン病固縮型）が，家系内に成人発症の舞踏病があり，末期に認知症を伴ってくることからハンチントン病と確認できる．

5) 画像診断

頭部 CT スキャン，MRI で尾状核萎縮による側脳室前角の拡大所見がみられる．

6) 治療と経過

脳内でドパミン受容体を遮断する抗精神病薬であるブチロフェノン系やフェノチアジン系薬剤やベンザマイド系のチアプリドなどを用いるとある程度舞踏病には効果がみられる．

若年発症の固縮型では抗パーキンソン薬がある程度奏功する．

経過とともに舞踏病運動は増悪して起立・歩行困難となり，精神荒廃も進行して 10〜20 年（平均 14 年）で死亡する．

2. その他の舞踏病

1) 老年舞踏病　senile chorea

高齢者にみられる原因不明の孤発性の舞踏病で，通常は認知症を伴わない．

2) シデナム舞踏病　Sydenham chorea

リウマチ熱の症候としての小児期の舞踏病で，四肢遠位部と顔面の細かい不随意な運動で，小舞踏病とよばれている．患児は気まぐれで落ち着きがなく，怒りやすいなど情動の不安定さを伴っている．

3) 舞踏病・有棘赤血球増多症　chorea-acanthocytosis

20〜40 歳に常染色体優性ないし劣性遺伝で家族性に発症し，全身の舞踏病のほか自分の舌や口唇をかむ自咬症と有棘赤血球増多症を伴い，深部反射は消失し，さらに筋萎縮，てんかんを伴うものもある．

3. 片側バリズム　hemiballismus

主として脳梗塞か脳出血により片側の視床下核（ルイ体　Luys body）が障害されると，その反対側上下肢に根部から投げ出し振り回す激しい不随意運動が起きる．精神緊張や動作企図で増強し，座位や立位をとることも困難となる．

ドパミン受容体遮断薬やニューロン末端でのドパミン枯渇薬（レセルピン），GABA 系の強化薬などが効果がある．

通常は発現後 2 週間から 2，3 カ月以内に漸次軽減し消退する．

4. アテトーゼを呈する疾患　athetoid syndromes

1) 脳性麻痺アテトーゼ型

周産期脳障害による脳性麻痺で生後1, 2歳ごろまでに四肢の不規則な休みなくくねったり這うようなゆっくりした運動であるアテトーゼが出現する．アテトーゼは下肢よりも上肢に強く両側アテトーゼ（double athetosis）の型をとる（図4-19）ことが多い．

2) 片麻痺後のアテトーゼ　posthemiplegic athetosis

脳卒中片麻痺後数カ月から数年を経て，麻痺はかなり回復しているのに麻痺側の手ないし足に局所的なアテトーゼを生ずることがある．ときにアテトーゼに振戦や軽い運動失調を伴うこともある．

3) ウィルソン病　Wilson disease

常染色体性劣性遺伝による銅の先天性代謝異常で，小児期に発症し，固縮，アテトーゼ，ジストニーなどの錐体外路症候を呈する（p.265）．

4) レッシュ・ナイハン症候群　Lesch-Nyhan syndrome

伴性劣性遺伝による核酸代謝異常で，幼児期に舞踏病アテトーゼと自分の指や口唇をかむ自咬症，精神発達遅滞および高尿酸血症が出現する（p.264）．

5) ハラーフォルデン・シュパッツ病　Hallervorden-Spatz disease

7～10歳の小児に発症する常染色体劣性遺伝疾患で両親の血族結婚が多い．淡蒼球と黒質網様質に鉄色素が沈着する．固縮，アテトーゼ，ジストニー，痙性麻痺，視力低下，進行性認知症を呈し，10～20年の経過で死亡する．

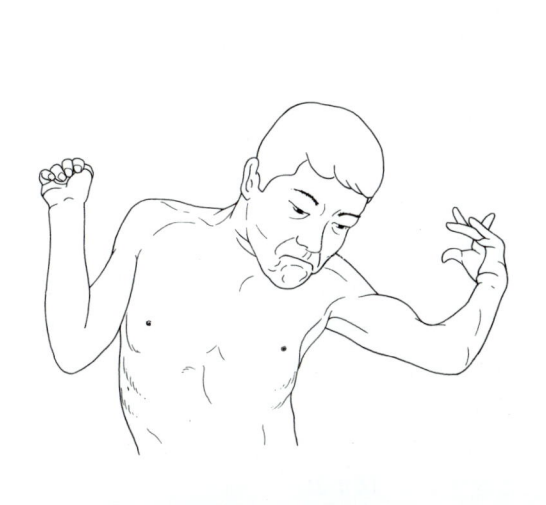

図4-19　脳性麻痺による両側アテトーゼ 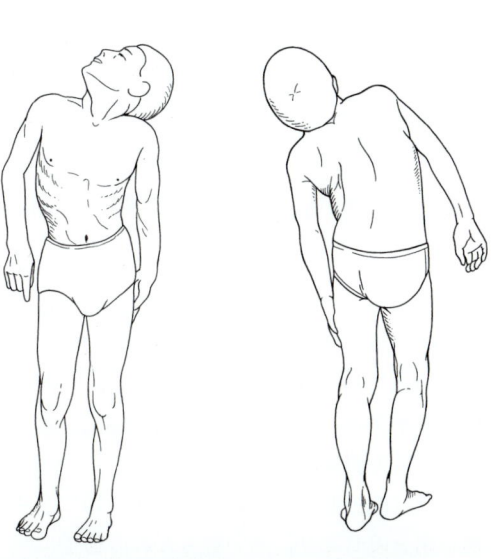　　図4-20　変型性筋ジストニーの姿勢

5. 変形性筋ジストニー（捻転ジストニー）dystonia musculorum deformans (torsion dystonia)

　5～15歳の小児期に発症する全身のジストニーで，常染色体優性遺伝のもののほか原因不明の孤発例，周産期脳障害，乳幼児期の脳炎後遺症などによるものがある．まれに成人期に発症するものもあるが，成人発症例では局所ジストニーのことが多い．歩行時の足関節内反で始まるものが多く，漸次，下肢，上肢，体幹，頸部のゆっくりねじるような運動に進展し，顔をしかめ，舌ねじり，しぼり出すような発語となる．ジストニー運動は随意運動により増強し，臥位よりも立位，歩行で増強が著しい．ジストニーの発現部位では筋トーヌスは著しく増強する．病の進行につれ骨盤捻転，胸椎前弯，側弯，斜頸など異常姿勢が固定してくる（ジストニー姿勢）（図4-20）．

　通常，発症後5～10年で歩行不能で臥床状態となり構音障害も高度になるが，嚥下能力は保たれる．本症に対しては抗コリン薬大量療法，強力な筋弛緩薬，抗精神病薬などの薬物療法，視床外側腹側核の定位脳手術が行われているが十分な効果はえられない．

6. 遺伝性進行性ジストニー　hereditary progressive dystonia（HPD）

　瀬川病ともいわれ，常染色体優性遺伝疾患で2～9歳に歩行時などに足のジストニー肢位（内反尖足様）が出現する．女児に多く，随意運動時の下肢ジストニー姿勢のため歩行異常がみられるが捻転ジストニーはない．睡眠からの覚醒時にはほとんど症候は出現せず，覚醒時間が長くなるほど症候が増悪する日内変動が著明で，少量のレボドパが著効を示す（ドパ―反応性ジストニー）．

　20歳ごろまでは症候の進行がみられ，上肢，頸にジストニー姿勢をみるものもあるが，以後はほとんど固定し，症候の日内変動は乏しくなる．軽い姿勢振戦と無動を呈してくるものもある．

　本症の病理所見は中脳黒質神経細胞の変性はないがメラニン色素の減少があり，ドパミン生成に必要なチロシン水酸化酵素（TH）が線条体で低下している．また，本症は遺伝子解析から第14染色体長腕のGTP cyclohydrolase 1（GCH-1）遺伝子異常（部分欠損）によることが見いだされている．このためにTHが低下しドパミン生成が妨げられる．

7. 痙性斜頸（攣縮性斜頸）　spasmodic torticollis

　思春期から中年にかけて起こる頸筋のジストニーによる頭位の異常を呈する疾患で，原因不明のものが多いが，心因性，薬剤性，職業性のものもある．

　片側の胸鎖乳突筋，僧帽筋などの収縮により反対側への頭の回旋，側屈，前屈，後屈，肩挙上，体幹のねじれなどの運動を繰り返し，しだいに固定してくると胸鎖乳突筋は肥大してくる．不規則なミオクローヌスや振戦が頭の偏位とともにみられるものもあり，立位や歩行，疲労，心理的ストレスで斜頸は増強する．

　斜頸は偏位側の対側の頬，下顎や頸に手を添えるなどの感覚刺激で改善し（sensory trick），枕に頭をのせたり，高い背もたれの椅子に座っても軽快する（図4-21）．

　本症の1/3は頸筋の局所ジストニーから顔面，上腕にもジストニーが拡延し，1/5の症例では

図 4-21　痙性斜頸（左）と sensory trick による改善（右）　　図 4-22　メージュ症候群

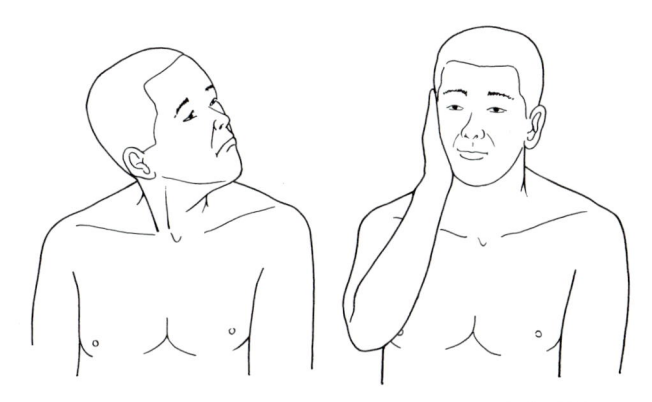

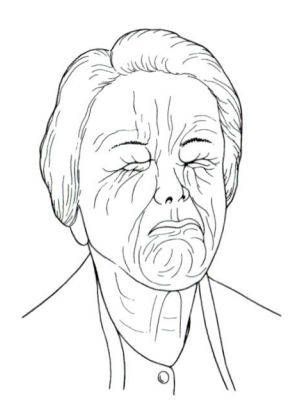

自然寛解するといわれている．
　治療として筋弛緩薬，抗不安薬などの薬物療法や筋電図バイオフィードバック法などが行われてきたが，最近ではボツリヌス毒素A型の罹患筋への局所注射でかなり治療効果をあげうるようになっている．

8. メージュ症候群　Meige syndrome

　50〜60歳代の女性に発症することが多い原因不明の両側性の眼瞼痙攣と口，下顎，頸部の異常運動で，眼瞼攣縮口下顎ジストニー（blepharospasm oromandibular dystonia），あるいは痙性斜頸を伴うこともあることから頭・頸部ジストニー（cranio-cervical dystonia）ともいわれる．口下顎ジストニーは口をすぼめて前に出したり舌を突き出すなどの正中位での前後方向の運動が主体である（図4-22）．
　本症候群では両側眼瞼痙攣か口下顎ジストニーかいずれか一方のみを呈する不全型や抗精神病薬，レボドパなどによる薬剤性のもの，錐体外路系疾患，脊髄小脳変性症，脳血管障害などに伴って起こる症候性のものもある．
　睡眠中は消失し，歩行，会話，興奮，明るい光などで増悪し，額に手をふれるなどのトリックで軽減する．数年の経過で瞬目の頻度と持続が増し，機能的に盲目となるものも，寛解して全治するもの，変動性のもの，固定性のものなど経過はさまざまである．
　治療としては抗コリン薬，抗精神病薬，クロナゼパムなどが有効な場合もある．ボツリヌス毒素の眼輪筋への注射の有効率は70％といわれている．

9. 遅発性ジスキネジー　tardive dyskinesia

　長期間の抗精神病薬の投与後あるいは中止後に出現する口舌，下顎など顔面を中心とする不規則な不随意運動で，抗精神病薬服用者の15〜20％にみられる．とくに65歳以上の高齢者では出現しやすい．口をもぐもぐさせたり，舌をねじり廻したりする運動（口舌ジスキネジー）（図4-23）が多いが，下顎を左右に力をこめて動かしたり，歯を強くかみしめたり，口や頸をねじるなどのジストニー様運動もある．顔面，頸以外にも体幹，上肢などの異常運動を伴うこともある．

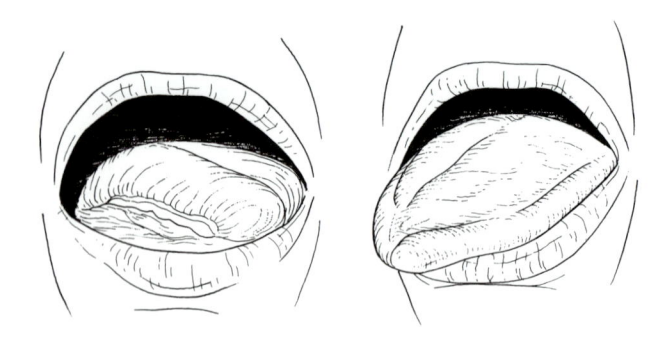

図 4-23　遅発性口舌ジスキネジー

抗精神病薬以外にもベンザミド系のメトクロプラミド（制吐薬）やスルピリド（抗胃潰瘍薬）の数ヵ月の服用で呼吸筋，腹筋の異常運動で腹を突き出し上体を屈伸させる奇妙な呼吸性ジスキネジーを生じることもある．

治療のため抗精神病薬を中止ないし減量すると一時的にジスキネジーが増悪するが，以後軽快することもある．しかし，通常はかなり難治性のものが多い．

10. トゥレット症候群　Tourette syndrome

ジル ド ラ トゥレット症候群（Gilles de la Tourette syndrome）とよばれる 2〜15 歳（平均 7 歳）で発症して慢性に経過する多発性チックで，最近ではトゥレット症候群，トゥレット病（Tourette disorders）と略称することが多い．

本症は瞬目，首かしげ，肩すくめなどの単純運動チック，手を振る，蹴る，ジャンプなどの複雑運動チックが全身方々の部位に入れ代わり出現し，さらに咳払い，鼻ならしから複雑な発声チックを呈する．反響言語（echolalia），同語反復（palilalia）から不潔語や卑猥語を発する汚言（coprolalia）が特徴的である．さらに行動面の異常として強迫神経症，注意欠陥多動障害，卑猥行為（copropraxia），反響行為（echopraxia），睡眠障害，興奮しやすさなどを伴うことも多い．

ブチロフェノン系抗精神病薬のハロペリドールはかなり症候軽減効果があるが，症候は増悪したり軽快したりを繰り返して慢性に経過する．70％の症例は思春期ごろまでにかなり軽快する．

本症は男児に多く遺伝学的に浸透率に性差のある常染色体優性遺伝とするものもあるが，家系内には慢性チックや強迫神経症のみの出現もあり明確でない．なお，病理所見で線条体の小型神経細胞の増加がみられた例がある．

11. 本態性振戦症　essential tremor

姿勢振戦を主徴とする予後良好な疾患で，小児から高齢者までどの年齢層にも発現するが，振戦は老年期まで継続するので高齢になるほど有病率が高くなる．40 歳未満の発症者は家族性発症（常染色体優性遺伝）が多く，40 歳以上の発症は非遺伝性のものが多い．性差はほとんどない．通常は一側上肢の姿勢振戦で始まり，間もなく両側性となる．静止位ではほとんどみられな

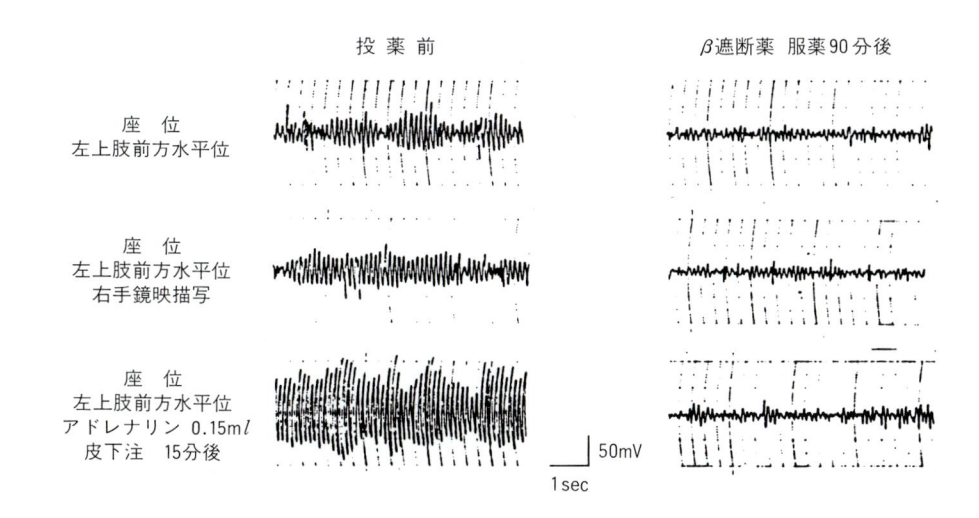

図 4-24　本態性振戦に対するβ遮断薬の効果（安藤　1983[16]より）

いが，上肢の前方水平伸展位ないし肘で屈曲して胸の前で水平保持し手指を開排する肢位で6～10 Hzの規則的な振戦がみられる．水の入ったコップや酒の入った杯を保持すると顕著となり，箸で物をつかむ，酒をつぐ，字を書くなどの指の肢位でとくに人前では増強が著しくなり，日常生活に支障をきたす．上肢以外に頭部，眼瞼，口唇，下顎，舌にも振戦をみることがあり，他に発声振戦（vocal tremor），体幹，下肢の起立時振戦（orthostatic tremor）もみられる．

60歳以上の高齢者の原因不明の振戦は老年性振戦（senile tremor）とよばれ，若年発症の本態性振戦に比べると上肢振戦の左右差が強く片側のみのこともあり，周波数も5～6 Hzと遅く，非律動的なことも，静止・姿勢の混合性振戦のこともあり，また頭部のみ（左右へのゆれ，no 振戦とよばれる），下顎のみの振戦のこともある．

本症の振戦は精神緊張や少量のアドレナリン注射やβ刺激薬内服で増強し，飲酒やβ遮断薬で軽減する（図4-24）．薬剤に反応しにくい発声振戦には喉頭内在筋へのボツリヌス毒素注射も行われている．

12. 動作性ミオクローヌス　action myoclonus（ランス・アダムス症候群 Lance-Adams syndrome）

麻酔，溺水，気道閉塞などによる心停止や呼吸停止による低酸素脳症の後遺症としてみられるもので，起立，歩行，上肢の動作により，四肢，体幹に激しいミオクローヌスが起こり動作ができなくなる．顔面や咽頭にもミオクローヌスを生じ，会話や嚥下が障害されることもある．セロトニン前駆物質，セロトニン作動薬やクロナゼパムの効果がある．

8 認知症　the dementias

　平均寿命が延び65歳以上の高齢者の率（高齢化率）が高くなるにつれて老年期認知症が著しく増加し，高齢化社会の最も重要な問題となってきている．認知症を呈する疾患の数はきわめて多いが，そのなかで認知症が前景に立つことの多い主要な疾患は**表4-14**に示したようなものである．このなかには治療可能な認知症 treatable dementia も含まれている．

　一般に50～64歳に発症するものを初老期認知症（presenile dementia），65歳以上に発症するものを老年期認知症（senile dementia）とよび，前者の代表はアルツハイマー病（Alzheimer disease：AD）とピック病，後者の代表はアルツハイマー型老年期認知症（senile dementia of Alzheimer type：SDAT）と血管性認知症（vascular dementia：VaD）である．

　頻度からみると初老期認知症は少なく，老年期認知症が圧倒的に多い．なお AD と SDAT を合わせてアルツハイマー型認知症（Alzheimer type dementia：ATD）とよんでいる．

表4-14　認知症を呈する主要な疾患

分類	疾患名
変性疾患	アルツハイマー型認知症，レヴィ小体型認知症，前頭側頭型認知症（ピック病，運動ニューロン疾患を伴う認知症），ハンチントン病，進行性核上性麻痺，認知症を伴うパーキンソン病
脳血管障害	血管性認知症
感染性疾患	クロイツフェルト・ヤコブ病，AIDS認知症症候群（HIV脳症），進行麻痺
中毒性疾患	慢性アルコール中毒，薬剤中毒（向精神薬，抗痙攣薬など）
内分泌疾患	甲状腺機能低下症，慢性反復性低血糖
欠乏性疾患	ビタミン B_{12} 欠乏症
腫瘍性疾患	原発性脳腫瘍，転移性脳腫瘍，傍腫瘍性辺縁系脳炎
外傷性疾患	頭部外傷後遺症，慢性硬膜下血腫，ボクサー脳症
その他	正常圧水頭症，透析脳症，脳炎後遺症，低酸素脳症後遺症

1. 老年期認知症の頻度

　65歳以上の人口に対する認知症患者の率はわが国では1985年の調査で6.3％（男5.8％，女6.7％）で，このなかで在宅認知症高齢者の有病率は4.8％であった．老年期認知症の80％以上は SDAT か VaD であるといわれているが，わが国の代表的な自治体で1980年以降に施行された在宅認知症高齢者の疫学調査によると，**表4-15**のように1988年までは VaD が ATD より高率であったが，1989年以降は ATD のほうが高率となってきている．

　65歳以上の認知症の有病率は欧米でもわが国でも近似している．従来から欧米では ATD が高率で，わが国では逆に VaD が高率であるといわれてきた．しかし，最近ではわが国の調査結果も欧米のと類似してきている．これはわが国で比較的安易になされてきた VaD の臨床診断基準がみなおされ厳しくなってきたことによるものと考えられる．

表4-15 わが国における認知症の疫学調査（65歳以上）

調査地（年）	在宅認知症有病率	アルツハイマー型認知症（ATD）	血管性認知症（VaD）	VaD/ATD
東京都　（1980）	4.6 %	0.6	1.7	2.8
神奈川県（1982）	4.8	1.2	2.6	1.7
大阪府　（1983）	4.3	1.5	2.2	1.5
愛知県　（1983）	5.8	2.4	2.8	1.2
北海道　（1986）	3.4	1.2	1.5	1.3
東京都　（1988）	4.0	0.9	1.3	1.4
千葉県　（1989）	3.2	1.8	1.2	0.6
広島県　（1991）	4.5	3.0	2.1	0.7
群馬県　（1992）	3.0	1.4	1.2	0.9
神奈川県（1992）	3.7	1.8	1.5	0.8

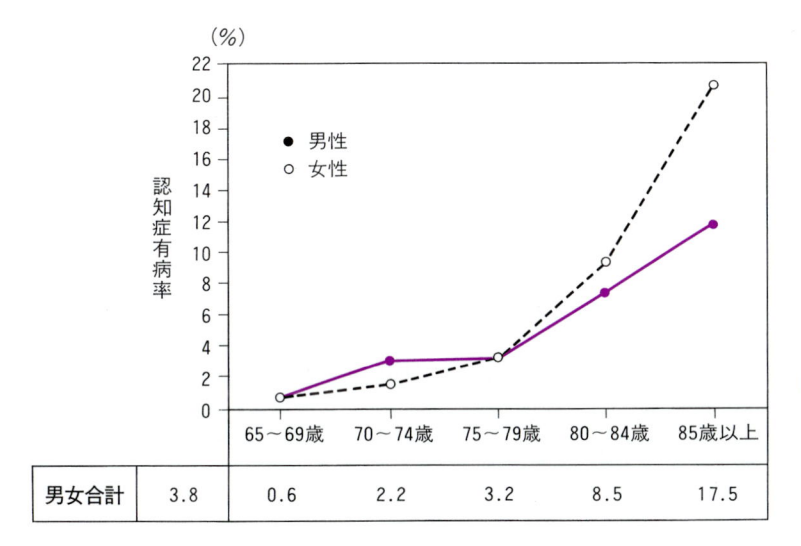

図4-25　在宅老年期認知症の性別有病率
（1992年神奈川県調査，今井ほか1994[17]より）

男女合計	3.8	65～69歳 0.6	70～74歳 2.2	75～79歳 3.2	80～84歳 8.5	85歳以上 17.5

表4-16　わが国における認知症高齢者数（65歳以上）の将来推計（厚労省　2004）

（単位：万人）

西暦	2002	2005	2010	2015	2020	2025	2030	2035	2040	2045
認知症日常生活自立度Ⅱ以上	149 (6.3)	169 (6.7)	208 (7.2)	250 (7.6)	289 (8.4)	323 (9.3)	353 (10.2)	376 (10.7)	385 (10.6)	378 (10.4)
認知症日常生活自立度Ⅲ以上	79 (3.4)	90 (3.6)	111 (3.9)	135 (4.1)	157 (4.5)	176 (5.1)	192 (5.5)	205 (5.8)	212 (5.8)	208 (5.7)

註1：数字は，介護保険で要介護認定を受けた2002年9月末における65歳以上の認知症者（認知症日常生活自立度Ⅱ以上とⅢ以上）数から推定された年次別の認知症者数．（　）内は65歳以上の人口における比率（％）．
註2：この推計値には，将来の治療・介護技術の進歩による影響は織り込まれていない．

なお病理学的診断による認知症の種類別頻度についても，最近の浴風会病院での病理学的診断による85例の老年期認知症の種類別頻度はATDとVaDで全体の87％を占め，VaD/ATDは0.6で明らかにATDのほうが高率である[18]．

性および年齢層別にみた在宅老年期認知症の10万対の有病率は図4-25のように80歳以上でしだいに男女差の開きが大きくなり女性がかなり高率となる．一般にVaDは男性に多く（約1.5倍），ATDは女性に多い（約2倍）とされているが，とくにATDは85歳以上の女性で，男性に比べ著しく高率となる．

2005年現在のわが国の認知症高齢者数は約170万人で，65歳以上の人口の6.7％であるが，今後，この数は表4-16のように増加し，2015年には250万人，2030年には350万人を超えると推定されている．

2. 主要な認知症

1) アルツハイマー型認知症　Alzheimer type dementia（ATD）

1907年Alzheimerにより51歳で発症し進行性の認知症を呈して死亡した女性の特徴的な病理学的所見が報告された疾患はそれ以降ADとよばれてきたが，人口の高齢化により急速に増加してきたSDATとよばれる老年期認知症は病理学的にはADと本質的な相異がないことから両者を合わせてATDとして一括されている．臨床的にはADは失語，失認，失行などの大脳皮質の巣症候がみられることが多く，進行速度は比較的速いのに対し，SDATは大脳皮質巣症候がはっきりせず進行速度は比較的遅い．

ほとんどのATDは孤発性のものであるが，わが国では1995年までで69家系の常染色体優性遺伝で，主に初老期以前（平均43歳）に発症する家族性アルツハイマー病（familial Alzheimer disease）があり，家系によって第14染色体長腕にあるプレセニリン1遺伝子，第一染色体長腕にあるプレセニリン2遺伝子および第21染色体長腕にあるアミロイド前駆体蛋白遺伝子の点突然変異が見いだされている．

(1) 病　理

側頭葉，海馬，前頭葉などの大脳皮質大型神経細胞とマイネルト基底核の神経細胞の脱落，お

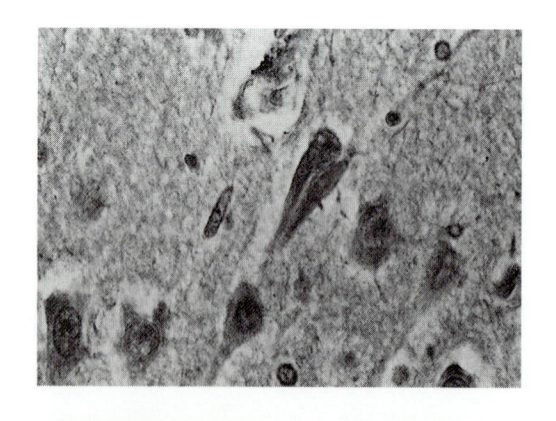

図4-26　アルツハイマー原線維変化

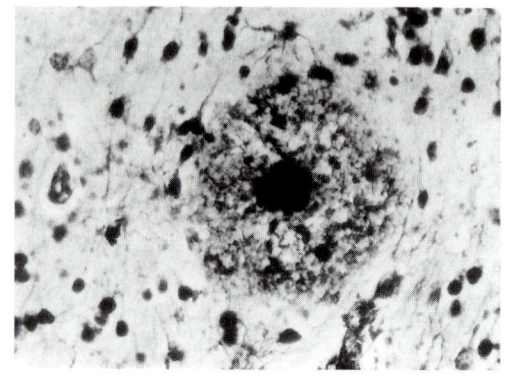

図4-27　老人斑

および海馬，頭頂葉，側頭葉などに多数のアルツハイマー神経原線維（図4-26）と老人斑（図4-27）の出現を特徴とする．側頭葉内側面と海馬の2，3層の神経細胞脱落も重視されている．

老人斑は細胞外に出現し，中心に嗜銀性の強い芯が，周囲に嗜銀性の弱い冠があり，芯の主成分は β アミロイド（Aβ 42）という蛋白で，より大きな β アミロイド前駆体蛋白（β amyloid precursor protein：APP）の一部であることが明らかにされている．

神経原線維変化は神経細胞内に糸くずが集まったように蓄積する嗜銀性線維で，Alzheimer により発見されたものである．電顕では一定の距離ごとにくびれを示す線維からなり，2本の線維がねじれたような構造で paired helical filament（PHF）とよばれている．主要構成成分はタウ（τ）蛋白が高度かつ異常にリン酸化したものであることが解明されている．

マイネルト基底核は淡蒼球の腹側にある以前に無名質とよばれていた核で，ここの大型神経細胞内でアセチルコリンが生成され大脳皮質に運ばれるが，ATDではこの大型神経細胞が脱落し，アセチルコリンの合成が低下し，これが記憶障害と関連するといわれている．

(2) 発症機構

β アミロイドは APP が β セクレターゼ，γ セクレターゼという 2 つの酵素で切り出されて Aβ 42 となって脳内に蓄積し，炎症反応などで老人斑に進展し，その後，老人斑周辺の神経細胞に神経原線維変化を生じて，神経細胞が変性，脱落して脳萎縮が進み，認知症が発症するというアミロイドカスケード仮説が現在最も有力である．

(3) 危険因子

本症発症に関わる危険因子として，高齢女性，頭部外傷の既往，低学歴，不活発な生活などの要因があげられているが，最も注目されているのはアポリポ蛋白E（アポE）である．

アポEの遺伝子座は第19染色体長腕にあり，対立遺伝子を ε2，ε3，ε4 の組み合わせで6通りの遺伝子表現型があるが，孤発性ATDの発症率は ε4 をもたないものでは20％であるのに対し，ε4 が1個（ヘテロ）では47％，ε4 が2個（ホモ）では91％と高率となる．

さらに ε4 は発症年齢に影響し，平均発症年齢は ε4 が0個のものでは84.3歳，1個では75.5歳，2個では68.4歳と若年化する．この ε4 対立遺伝子の保有数別の孤発性ATDの発症率のKaplan-Meier曲線は図4-28のとおりで，ε4 は発症の過程を早めて症状の顕在化を促進する因子として確立されてきている．なお，ε4 は脳内アミロイド沈着を促進することも報告されている．

これに対し ε2 はATDの発症を阻止する防衛因子としての役割をもっているといわれている．

(4) 症　状

軽度認知障害（MCI, p.83）の段階から，より物忘れがひどくなり，物のしまい忘れ，置き忘れが目立ち，食事をしたにもかかわら

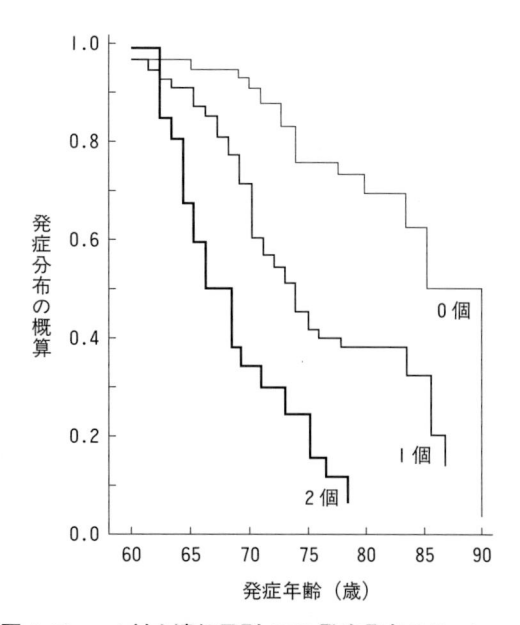

図4-28　ε4対立遺伝子別ATD発症分布のKaplan-Meier曲線（Corder EH et al 1993[19]より）

ず「食べてない」と言い張ったり，家事や買い物などでミスが多くなると，認知症の発症が疑われる．

ATDの症状には中核症状と周辺症状があり，その各々については図4-29に示したようにさまざまなものがある．

これらの症状の出現と経過にはかなり個人差があるが，必発症状である中核症状は緩徐に進行し，初期，中期，後期と経過につれて増悪する．しかし，周辺症状であるBPSD（p.84）は環境条件や介護の適切度の影響に左右され，必発症状ではなく個人差が大きく，中期を中心に出現し，後期に入ると減少し，消退することが多い（図4-30）．

初期：即時記憶，近時記憶，エピソード記憶がかなり障害され，同じことを繰り返し尋ね，物をしまった場所を忘れる．時間に関する見当識や，財布が盗まれた，夫が浮気しているなどの物盗られ・嫉妬妄想が出現することが多い．社会的な関心と興味は乏しく，抑うつ状態になったり，逆に怒りやすくなったりする．家事や買い物など遂行機能にミスや能力低下が目立つ．

中期：遠隔記憶も障害され，トイレ，ベッドなどの場所に関する見当識が障害され，衣服の着脱が不適切となり，持ち

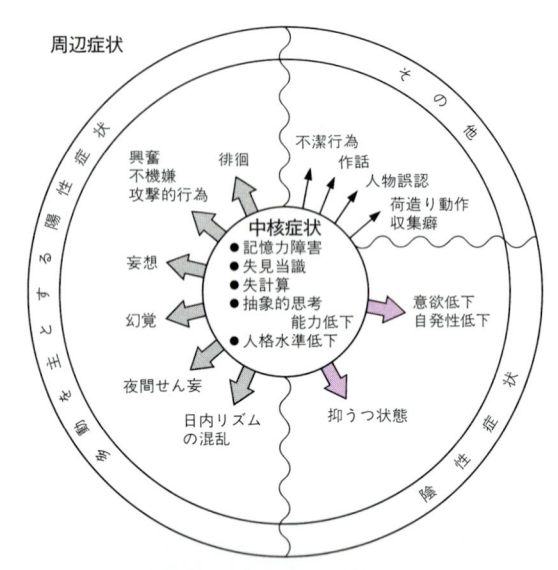

図4-29　認知症の症状のとらえ方（中核症状と周辺症状）（佐々木　1993[20]より）

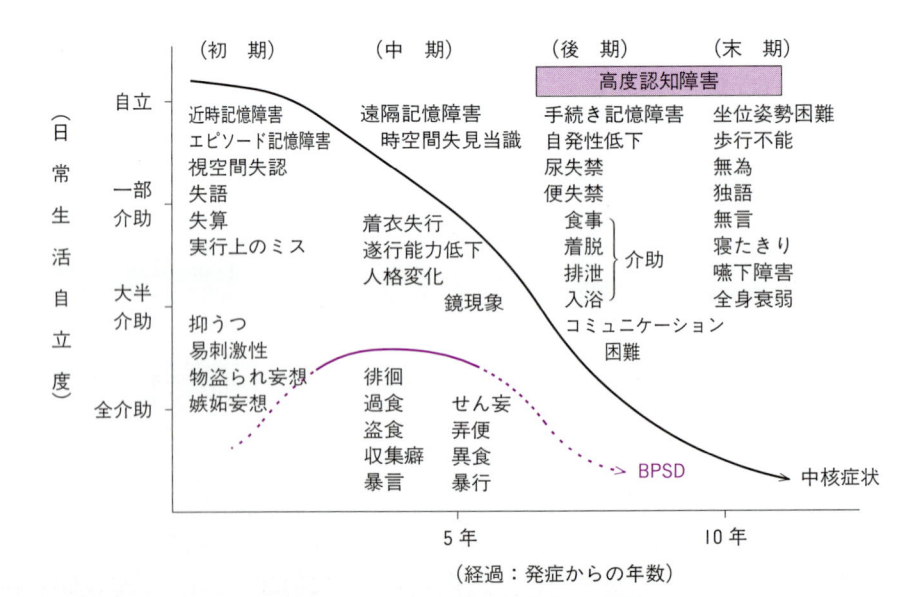

図4-30　ATDの経過と各症状の出現時期

表 4-17　アルツハイマー型認知症の診断基準（DSM-IV-TR 2000）[21]

```
1．多面的認知障害
  1）記憶障害（記銘と再生能力低下）
  2）次のうちの1つ以上
    a．失語（言語障害）
    b．失行（運動能力はあるのに動作ができない）
    c．失認（感覚障害はないのに対象の認知と見分けができない）
    d．遂行機能障害（計画，組織立て，順序立て，抽象化の障害）
2．認知障害のため社会生活，職業能力は明確に障害され，従来のレベルより明らかに低下
3．緩徐に発症，認知障害は進行性
4．上記の認知障害は他の中枢神経疾患，全身疾患，薬剤乱用によるものではない
5．認知障害はせん妄の経過中にのみみられるものではない
6．他の精神疾患（大うつ病，統合失調症など）で説明できない
```

物や食べ物などの自他の区別ができなくなる．鏡に映っている自分の顔もわからなくて他人のように話しかける鏡現象も中期後半からみられることがある．放尿，放便，異食症，徘徊，暴言，暴行などの行動異常がみられるものが多くなる．

後期：認知症は高度となり，自分の名も家族もわからなくなり，自発性は低下し，尿便とも失禁し，コミュニケーションをとることも困難となり，ADLは食事を含め全面介助が必要となる．

末期：全身の固縮，無動，無言などのパーキンソン様症候の加わるものもあり，座位保持困難，歩行不能で寝たきりとなり，嚥下も障害され，やがて，全身衰弱や肺炎など感染症で死亡する．

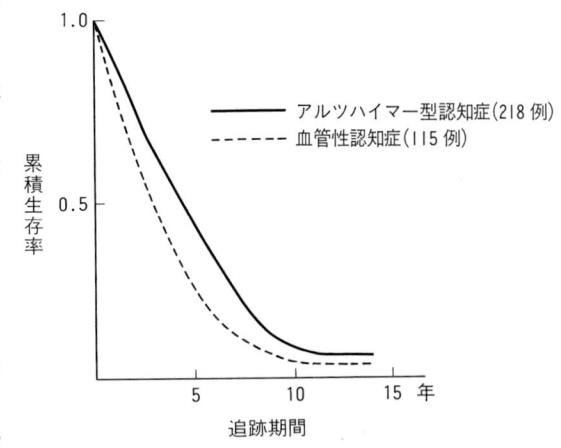

図 4-31　アルツハイマー型認知症と血管性認知症における生存率（Mölsä et al　1995[22]より）

(5) 画像診断

初期には軽度の大脳皮質の萎縮をみる程度であるが，しだいに萎縮が進み，脳室の拡大や大脳白質の淡明化もみられる．MRIでは初期から側頭葉内側の萎縮がみられ，PET，SPECTでは早期から大脳側頭頭頂領域の代謝および血流の低下が認められる．

(6) 診断基準

ICD-10（WHOの国際的疾患分類　1993），DSM-IV-TR 2000（米国精神医学会の精神障害の診断と統計マニュアル IV 改定版）などの診断基準が用いられ，認知症であること，緩徐に進行すること，他の疾患や薬剤の副作用によるものでないこと，意識障害によるものでないことが重視されている．表 4-17 にこのなかの DSM-IV-TR 2000 の診断基準を示した．

(7) 治　療

アセチルコリンとその合成酵素が大脳皮質や海馬で減少していることからコリン系を強化するコリンエステラーゼ阻害薬（テトラハイドロアミノアクリジン，塩酸ドネペジル）が治療薬として用いられている．この薬剤により，中核症状の進行が数カ月遅くなるといわれている．

表4-18 アルツハイマー型認知症と血管性認知症の鑑別

鑑別項目	アルツハイマー型認知症	血管性認知症
発病年齢	70歳以上に好発する	50歳以後，加齢とともに増加
性	女性に多い	男性に多い
人格	早期より崩れやすい，人格の形骸化	比較的よく保たれる，人格の尖鋭化
感情	平板化，多幸症	易変性，情動失禁
知能	びまん性に低下	まだらに低下
神経症候	少ない	局所神経症候，偽性球麻痺 パーキンソン症候，錐体路徴候
身体的愁訴	少ない	あり
経過	緩徐進行性悪化	動揺性で段階的に悪化
病識	早期から失われる	かなり進行するまで保たれる
画像診断	大脳皮質萎縮像	脳実質内異常吸収巣，白質病変

(8) 経過と予後

緩徐ながら進行性の経過をとり，ATDと診断された後の期間別の累積生存率は図4-31のようで，50％生存率は4年半，25％生存率は7年の経過時点である．発症の時点を決めることはかなり難しいが，発症後の平均生存期間は8～10年とされている[22]．

2) 血管性認知症　vascular dementia（VaD）

19世紀末から提唱されてきた脳動脈硬化性認知症はHachinski（1974）により実際には脳梗塞の多発による多発梗塞性認知症（multi-infarct dementia：MID）であるとされたが，その後，脳血管障害による認知症は脳梗塞に限ったものではないことからVaDと総括的によばれるようになった．

(1) 病　理

次の3型に分けられる．

①穿通枝領域の梗塞による大脳深部白質・基底核のラクナの多発によるものでMIDとよばれる．わが国の血管性認知症のなかでは最も頻度が高い．

②大脳白質の皮質枝と穿通枝の境界領域の血流障害で梗塞が融合しびまん性白質病変を生じたもので，ビンスワンガー型認知症（p.172, 194）とよばれている．

③視床，帯状回，側頭葉内側，角回など記憶，知能と関連した脳の特殊な領域の単発性血管病変によるもの．

(2) 症　候

表4-18に示したように，ATDに比べると知能低下がまだら（斑状に一部の知能が欠落）のことが多く，人格も病識も比較的後まで保たれるが，うつ状態やアパチー（無感情）となるものや，

表4-19 Hachinskiの乏血スコア
（Hachinski et al　1974[23]より）

特　徴	点　数
急速に起こる	2
段階的悪化	1
動揺性の経過	2
夜間せん妄	1
人格保持	1
抑うつ	1
身体的訴え	1
感情失禁	1
高血圧の既往	1
脳卒中の既往	2
動脈硬化合併の証拠	1
局所神経症状	2
局所神経学的徴候	2

多発梗塞性認知症：7点以上，アルツハイマー型認知症：4点以下

病初期から感情が変動しやすく情動失禁を呈し，偽性球麻痺，パーキンソン症候，錐体路徴候などの神経症候を伴うものが多いなどの特徴が指摘されている．

(3) 画像診断

CT スキャンでは低吸収巣が多発し，側脳室周辺の淡明化（periventricular lucency：PVL），MRI では T2 強調画像で高吸収巣多発と側脳室周辺白質の高信号域（periventricular hyperintensity：PVH）がみられる．ビンスワンガー型認知症ではびまん性白質病変（leukoaraiosis）をみる．

(4) 診断基準

以前には Hachinski の乏血スコア（表 4-19）で 7 点以上は MID，4 点以下は ATD，5～6 点は混合型認知症とされてきたが，この基準による鑑別感度は良好とはいえず，既往に脳血管障害のあるものにも ATD は起こりうることから現在ではほとんど用いられず，以下の 2 つの診断基準を用いることが多い．

NINDS-AIREN（アメリカ国立神経病・脳卒中研究所と国際神経科学会ワークショップ 1993）の診断基準（表 4-20）では probable（臨床的にはほぼ確実），definite（臨床病理学的に確定的），possible（可能性あり）の 3 段階で判定する．このなかの probable ではとくに脳血管障害と認知症発現との関連が重視され，卒中発作後 3 カ月以内の認知症化か段階的な進行を示すことが必要条件となっている．この脳卒中発作後 3 カ月以内に認知症化という基準はかなり厳しく，表 4-21 に示した DSM-IV-TR 2000 では，脳血管障害による局所神経症候か脳血管障害を示唆する画像所見かいずれかがあって，これらが認知症の原因と関係づけられるという表現になっている．

VaD は脳卒中後の認知症（poststroke dementia）から，発作時期がはっきりせず段階的に徐々に進行する MID やビンスワンガー型認知症までさまざまなものがあり，一律な病理診断基準はない．NINDS-AIREN や DSM-IV-TR など数種の臨床診断基準があるが，これらの診断

表 4-20 血管性認知症の診断基準
（NINDS-AIREN 1993[24]より）

probable
1. 認知症
2. 脳血管障害
 ・脳局所神経症候
 ・CT または MRI 所見
3. 1 と 2 の関連がある
 ・脳卒中後 3 カ月以内に認知症発現
 ・認知機能の急速な悪化か動揺しつつ段階状の経過
definite
1. 臨床的には probable と同じ
2. 病理学的に脳血管障害である
3. 神経原線維変化と老人斑は年齢相応の範囲内
4. 他に認知症を起こす疾患は臨床・病理学的にない
possible
1. 認知症と脳局所神経症候がある
2. ①画像診断で脳血管病変確認できない
 ②認知症と脳卒中の時間的関係が明確でない
 ③脳血管障害はあるが，認知症発現の時期も経過もはっきりしない

表 4-21 血管性認知症の診断基準
（DSM-IV-TR 2000[21]）

1. 多面的認知障害
2. 認知障害のため社会生活，職業能力は明確に障害され，従来のレベルより明らかに低下
3. 局所神経徴候と症状（深部反射亢進，バビンスキー反射，偽性球麻痺，歩行異常，四肢運動障害など）あるいは脳血管障害を示唆する画像診断所見があり，認知障害の原因と関係があると判断される
4. この認知障害はせん妄の経過中にのみみられるものではない

註：せん妄を伴ったもの，妄想を伴ったもの，うつ気分を伴ったもの，行動異常を伴ったもの，これらの合併症状のないものがある．

基準を同一の対象集団に適用してみるとVaDと診断される率にはかなりの差がみられる.

(5) 治　療

脳循環改善薬, 脳代謝賦活薬などは認知症症状の改善や進行の防止にある程度は有効なことがありうる.

(6) 経　過

脳血管障害による身体機能障害があるためATDより生命予後は悪い (図4-31). 50％生存率は認知症発症後3年, 25％生存率は5年の経過時点である.

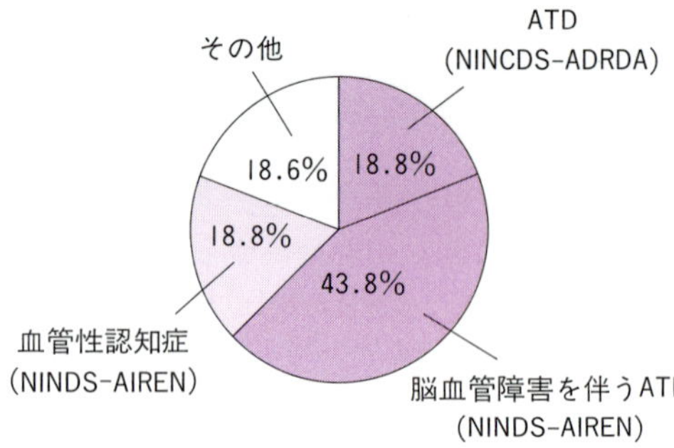

図4-32　認知症の原因疾患 (Meguro et al 2002[25] より)
(註) NINDS-ADRDA : アメリカ国立神経病脳卒中研究所とアルツハイマー病ならびに関連疾患協会の診断基準

(7) ATDとの関連

脳卒中患者の認知症化する率は25〜30％であるが, 最近では病理学的に認知症化例のほぼ半数はATDであるといわれ, 逆にATDと臨床病理学的に診断されている例の半数近くに血管病変が混在していることが注目されている. こうした血管病変を伴っているものほど生前の認知症の程度がひどく, ATDの経過中に脳血管障害を起こすことにより認知症は増悪し, その進行が促進される.

ATDの病理学的所見の程度と臨床的な認知症の程度とは必ずしも相関せず, とくに超高齢者では病理学的にATDであっても, 生前には年齢相応の記憶障害のみで認知症の認められなかった症例もまれではない. MCIの患者の病理でもすでに病理学的にはATDと区別できないものが多いといわれている.

最近, 宮城県田尻町で行われた65歳以上の在宅高齢者の画像, 神経心理学的検査を含む認知症有病率調査による認知症の原因疾患の頻度は図4-32のように, 純粋のATD, VaDはそれぞれ19％であるのに比し, 脳血管障害を伴うATDが44％と半数近くを占めている.

以上の点からATDは病理の項 (p.210) で述べた基本的な病理変化に基づくものであるが, 病変があっても無症候ないし軽症なものがあり, なんらかの脳血管病変が重なることにより症状の顕在化や増悪がみられることが少なくないと考えられる.

長期にわたる脳の虚血はβアミロイド産生を増加させるという仮説もあり, VaDはATDとの関連で今後さらに見直しが必要と考えられる[26].

(8) 皮質下性血管性認知症　subcortical vascular dementia

前項でふれたように, VaDの大半は脳血管障害を伴うATDであり, 純粋のVaDは認知症の19〜20％程度と考えられる. この比較的純粋のVaDは, 脳白質病変が優位なものと皮質下の多発性ラクナ優位で白質病変を伴うもので, 最近では皮質下性血管性認知症なる呼称が提唱されている. 臨床的には皮質下性認知症 (p.86) の特徴を示し, 記憶障害より遂行機能障害を呈し, うつ状態, パーキンソン様歩行障害, 偽性球麻痺, 排尿障害などを伴うことが少なくない.

3) 前頭側頭型認知症　frontotemporal dementia (FTD)

変性型認知症のなかで, 前頭葉か側頭葉あるいは両者にわたる病変により, 行動の制御のできない進行性人格変化か言語表現・呼称・語義の障害を特徴とする一群の疾患は, 1994年以来,

FTD として一括されるようになった．最近ではこのなかに大脳皮質基底核変性症（p.199）も含められるようになっている．FTD は初老期認知症の 12〜16％を占め，家族性のものも少なくない．ここでは代表的な疾患について述べる．

(1) ピック病　Pick disease

AD と並んで初老期認知症の代表的なものであるが，AD と異なり，知能低下よりも感情鈍麻，自制力欠如，人格の粗雑化が目立ち，無作法なことを平気で行い，反社会的行動を起こす．同じ言葉を繰り返す滞続言語，行動面での保続と常同がみられ，数年から 15 年の経過で末期に至ると精神機能は全般的に荒廃し，やがて全身衰弱で死亡する．

画像診断で両側の側頭葉あるいは前頭葉の限局性脳萎縮がみられ，病理学的にもこれらの部位の神経細胞の脱落，膨化，胞体内嗜銀球（ピック小体　Pick body）を認め，白質にもグリオーシスがみられる．

(2) 運動ニューロン疾患を伴う初老期認知症　presenile dementia with motor neuron disease

筋萎縮性側索硬化症（ALS）様症状を伴う認知症，認知症を伴う ALS ともよばれ，男性に多い．

初老期に自発語減少（無言症），無関心，感情不安定，ピック病より軽いが不品行，人を馬鹿にした対応を呈し，6 カ月から 1 年以内に顔面，舌を含む上半身の筋萎縮と線維束性収縮，構音・嚥下障害を示す．見当識は比較的保たれるが，歩行障害が少ないので徘徊することもある．四肢深部反射は軽度に亢進する程度である．ALS 同様に発症後平均 3 年で死亡する．

画像診断で前頭・側頭葉の軽度の萎縮，側脳室拡大がみられ，病理学的にこれらの部の神経細胞脱落，グリアの増生，黒質神経細胞の軽度の変性，脱落を認める．

4) レヴィ小体型認知症　dementia with Lewy body（DLB）

びまん性レヴィ小体病の普通型で変性型老年期認知症では ATD に次いで頻度が高く，老年期認知症全体の 15〜25％を占める．1996 年の本症についての国際ワークショップでレヴィ小体型認知症（DLB）とよぶことが提唱され，臨床診断基準も提案されている[27]．

この臨床診断基準の要点は次の 4 点である．
①注意力・視空間認知機能低下に始まり，数カ月から数年の間に進行性に全般的認知機能低下をきたし，社会的，職業能力は障害される．
②認知機能，注意力，覚醒レベルは変動しやすい．
③鮮明な視覚性幻覚が反復出現する．
④パーキンソニズム（固縮，無動）を伴う．

また，本症を支持する症候として失神（起立性低血圧），一過性意識障害，抗精神病薬に過敏（副作用が出やすい），体系化された妄想，聴・嗅・触覚性幻覚があげられている．

5) 認知症を伴うパーキンソン病　Parkinson disease with dementia（PDD）

パーキンソン病の経過中 20〜30％は認知症化し，ことに 70 歳以上の高齢発症者では高率に認知症化する．認知症化するものは運動障害発症後 5 年以上，平均 10〜11 年，レボドパ治療開始後平均 8 年，70 歳以降の年齢になって認知症が起こってくる[10]．

この認知症は精神緩慢，精神的無動などの皮質下性認知症に加え，判断力低下，見当識障害，

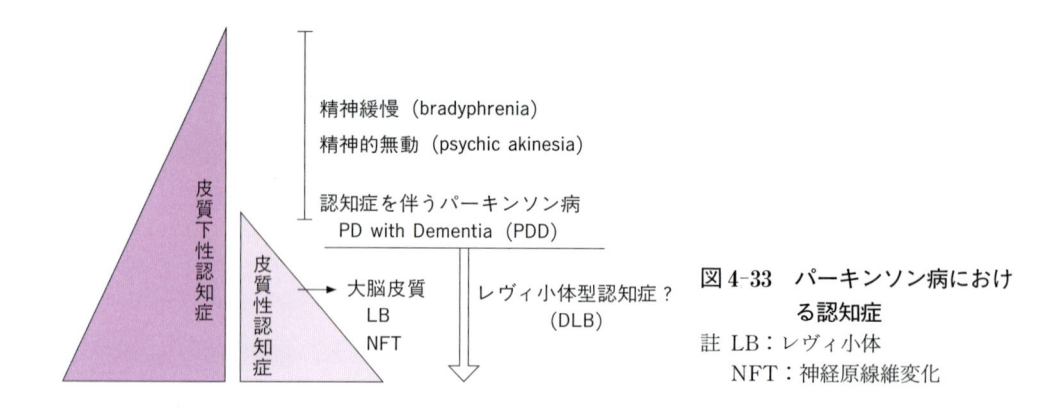

図4-33 パーキンソン病における認知症
註 LB：レヴィ小体
　　NFT：神経原線維変化

幻覚，妄想，異常言動などの皮質性認知症の加わったもの（図4-33）で，認知症出現前後から移動能力，ADLが悪化し，認知症発現後3年程度で死亡するものが多い．

この認知症の本態は不明であるが，認知症が運動障害に先行するもの，運動障害で発症後1年以内に認知症化するものはDLBの可能性が高いとされている．しかし発症後1年以上経過して認知症化するものでもDLBの臨床病理診断基準を満たすものもある．最近ではレヴィ小体に含まれるαシヌクレインの抗体染色により大脳皮質のレヴィ小体の検出率が向上し，この認知症とDLBが一連のものである可能性も推測されている．また，病理学的にかなりの例でATDないしそれに準ずる病変を伴っていることからATDともかなり関連のあるものと考えられている．

6) 慢性硬膜下血腫　chronic subdural hematoma（p.170）

高齢者の慢性硬膜下血腫は頭部外傷はあってもきわめて軽かったり，外傷の記憶のないものもあり，また，脳萎縮でクモ膜下腔が広いため，頭蓋内圧亢進症候が出にくく，発症も緩徐である．運動麻痺がはっきりせず，自発性低下と認知症が主症候となるものが多い．

画像診断にて脳表の血腫を確認し，血腫吸引ないし除去術を行うと認知症症状は消退する．

7) 正常圧水頭症　normal pressure hydrocephalus（p.195）

交通性水頭症でクモ膜下出血後に起きることが多い．認知症，歩行障害，尿失禁が3大症候で，シャント手術で水頭症の軽減ができれば認知症は改善しうる．

慢性硬膜下血腫と並んで脳外科的に治療しうる認知症の代表である．

9 てんかん epilepsy

　脳波異常を伴った発作性の脳の機能異常で，その結果意識の消失や変容，痙攣などの運動異常，感覚異常，自律神経症候などが発作性に出現する．

　てんかんには脳腫瘍や，脳血管障害，脳挫傷などの器質性の異常に伴って起きる二次性のてんかんと，脳に特別の病変や代謝異常，中毒性障害が想定されない特発性あるいは本態性てんかんとに分けられる．

　てんかんの分類は発作の型で分類するもの（表4-22）や年齢や原因を加味して分類するものがある．

1. 臨床型と症候

1) 大発作　grand mal

　前兆なく突然意識消失で発症し，強直性痙攣から間代性痙攣に移行し，やがて筋弛緩のまま意識もうろうないし睡眠状態に至って終わる．全過程は数分である．痙攣期には舌を噛んだり，嘔吐し，誤嚥したりする危険性がある．またしばしば失禁したり，失便したりする．

2) 小発作　petit mal

　欠神発作ともいう．数秒から十数秒の意識消失があり，その間会話や動作の突然の停止のみの場合（単純欠神発作）と，発作中に口を動かしたり手足を動かしたりする自動症（automatism）を伴うもの（複雑欠神発作）がある．

3) 部分（焦点，局所）発作　focal seizure

　発作が脳の特定部位に限局して始まるもので，意識障害のない単純部分発作と，前頭葉から側頭葉，辺縁系に限局して起こり意識障害を伴った複雑部分発作に分けられる．単純部分発作ではジャクソン発作（Jacksonian seizure）が最も重要である．これは身体の一部の痙攣で始ま

表4-22　てんかん発作国際分類（ILAE, 1981）[22]

I．部分（焦点，局所）発作
A．単純部分発作（意識は障害されない）
1．運動徴候を有するもの
2．知覚症状を有するもの
3．自律神経症状ないし徴候を有するもの
4．精神症状を有するもの
B．複雑部分発作（側頭葉，精神運動発作：意識が障害される）
1．単純部分発作に意識の障害が続く
a．単純部分発作で発症し，意識障害が次に続く
b．自動症を伴う
2．意識障害で発症
a．意識障害のみを伴う
b．自動症を伴う
C．部分発作で続発性全般発作（強直-間代性，強直性，あるいは間代性）に進展するもの
1．単純部分発作で全身発作に進展
2．複雑部分発作で全身発作に進展
3．単純部分発作で複雑部分発作，全身発作へと進展
II．全身発作（痙攣性あるいは非痙攣性）
A．欠神（小発作）発作
B．ミオクロヌス発作
C．間代性発作
D．強直性発作
E．強直-間代性発作
F．脱力発作
III．未分類てんかん発作（不完全なデータのため）

ってしだいに全身に広がる発作で，痙攣の開始部位の運動領野の近傍に病巣が存在している．

4） ミオクローヌス発作　myoclonic seizure

突然筋にミオクローヌスを生じそのため手足を投げ出すような運動や尻餅をつくような運動がみられる．

5） 脱力発作　atonic（astatic）seizure

姿勢保持に必要な筋の脱力発作で同時に瞬間的な意識障害を伴う．例えば失立発作は姿勢保持筋の緊張が瞬間的に抜けるため突然ガクンと倒れる発作で本人に意識消失の自覚はない．その他頭が突然ガクンと垂れる発作などがある．

6） 精神運動発作　psychomotor seizure

複雑部分発作ともいう．意識低下を伴い，発作の間，患者は意味のない動作，例えば口を動かす，着衣をいじる，徘徊するなどの動作（自動症）をする．

7） 自律神経発作　autonomic seizure

腹痛，嘔吐，下痢，動悸，紅潮などの自律神経症状が出現する．

8） 感覚発作　sensory seizure

視覚，味覚，嗅覚，聴覚などのさまざまな異常感覚が発作的に出現する．

2．二次性てんかん　secondary epilepsy

症候性てんかんともいわれ，脳または全身障害の結果てんかんを生ずるもので理論的には原因障害が完全に治癒されればてんかんも治癒するものである．二次性てんかんでも脳障害の原因が遺伝性のものならば遺伝性，家族性に発症する可能性がある．逆に家族性，遺伝性に発症したからといって本態性てんかんであるとはいえない．二次性てんかんの原因はさまざまである（表4-

表4-23　二次性てんかんの原因

A．	発達障害：小脳回症，穿孔脳など
B．	先天性感染症：トキソプラズマ症など
C．	先天代謝異常：フェニールケトン尿症，ニーマン・ピック病，ティ・サックス病，結節硬化症，スタージ・ウェーバー症候群，ポルフィリア
D．	脳性麻痺：出生児低酸素症，出産児脳障害，未熟児
E．	代謝疾患：低血糖，尿毒症，低Ca血症，ビタミンB_6欠乏
F．	頭部外傷
G．	中枢神経変性疾患：アルツハイマー病，クロイツフェルト・ヤコブ病
H．	妊娠中毒
I．	中毒：鉛中毒，アルコール中毒
J．	腫瘍
K．	感染症：脳炎，髄膜炎，急性散在性脳脊髄炎，日本住血吸虫，神経梅毒
L．	血管障害：脳梗塞，高血圧脳症，静脈洞血栓症，動静脈奇形
M．	ミトコンドリア脳筋症：MELAS

23）．二次性てんかんに対し，てんかんと称することに疑義を感ずる人は二次性てんかんといわず，二次性痙攣と称している．

3. 検査所見

1） 脳　波

てんかんの検査で最も重要なものは脳波である．脳波上異常がなくとも臨床症状からてんかんと診断する場合もあるが，脳波上典型的な異常所見があればたとえ臨床上の発作はなくともてんかんと診断し，予想される発作に予防的に対処することも可能である（実際，脳外科的手術後にしばしばとられる処置である）．

さらに重要なことは脳波所見から発作の臨床型や焦点を推測することができる場合が多いことである．

なお異常所見の概略は『第3章　臨床検査』で論じた．

2） CT と MRI

CT と MRI は二次性てんかん発症の原因となっている脳の障害や異常を描出できることがある．しかし一次性てんかんだけでなく二次性と考えられるてんかんでも CT や MRI に異常を示さないてんかんも多く，CT や MRI で異常がないからといってんかんを否定できない．

3） PET と SPECT

てんかんの一部には潜在的な脳虚血や局所の代謝の異常が原因となって発症する場合も多く，こうした場合 PET や SPECT で局所的異常を描出することができる．

4. 治　療

抗痙攣薬を副作用や血中濃度に注意し有効濃度で服薬させる．服薬可能限界までの量でも十分発作がコントロールできない症例がいくらか存在する．また部分的な発作焦点があり，そこからの発作が脳全体に拡大することがある．これらの場合，脳外科的に発作の拡大を防止する手術が行われることがある．

5. 主要疾患

1） 特発性全般性てんかん　tonic clonic seizure

とくに原因となる疾患がなく，両側性に出現するもので臨床症状から次の2種類に分けることが多い．

(1) 強直-間代性発作

前兆なく突然意識消失し全身の強直性痙攣が出現し，やがて間代性の痙攣となる．全身の激しい痙攣によって呼吸も停止することがある．

(2) 欠神発作　absence seizure

とくに前兆なく突然に始まる短時間の意識消失で，患者は精神・運動機能が停止する．そのため動作中であればその動作を突然停止しうつろな目で一点を見つめ呼びかけに対しても反応しない．発作時脳波上3Hzの棘徐波結合が左右同期して出現する．

2) 焦点性てんかん　focal epilepsy

これは発作分類上，部分（焦点，局所）発作といわれる発作症状を示す疾患群で，疾患分類上は特発性と症候性に大別され，特発性には中心，側頭部に棘波をもつ良性小児てんかんや後頭部に発作放電をもつ小児てんかん，原発性読書てんかんがあげられる．症候性のものがこのてんかんの主要なもので多くの疾患が包含される．

この群のてんかんは意識障害のない単純部分発作と複雑部分発作とよばれる意識障害を伴った部分発作とに分けられる．

この複雑部分発作（精神運動発作）は側頭葉てんかんといわれていたもので，側頭葉，あるいは前頭～側頭葉，辺縁系に異常発作の発射がある．臨床的には意識障害と自動症といわれる複雑な運動がみられることが特徴的で，舌なめずりをしたり，舌うちしたり，ボタンをはずしたりはめたりを繰り返すことなどがよくみられる．欠神発作に比し，発作の持続が長く，複雑で合目的的に見える動作を行うことなどから鑑別されることが多い．

3) ウエスト症候群　West syndrome

1歳以前に発症し，点頭てんかん（infantile spasms　幼児痙攣）とよばれ，電光性痙攣，点頭痙攣，前方にお辞儀をするような発作を呈する．脳波上はヒプスアリスミアとよばれる律動異常を示す．精神運動の発育も障害され予後不良なものが多い．本疾患の約60％は次のレノックス・ガストー症候群に移行する．

4) レノックス・ガストー症候群　Lennox-Gastaux syndrome

1～8歳の幼少児にみられる難治性のてんかんで成人期になっても種々の発作が持続し，精神発達も遅延していることが多い．発作型は強直発作だったり，脱力発作，欠神発作だったりする．

5) 若年性ミオクローヌスてんかん　juvenile myochronic epilepsy

若年性に発症し，四肢，体幹，頸部などに瞬間的に起きる筋の収縮で，持続は短く，意識消失はみられない．脳波上は多発性の棘波とそれに続く徐波からなる．

10 脊髄小脳変性症
spinocerebellar degeneration (SCD)

運動失調を主徴とし緩徐進行性の経過を示す原因不明の脊髄から小脳にかけての変性疾患の総称で，孤発性のものと遺伝性のものがある．最近，遺伝子解析の進歩により優性遺伝形式をとる遺伝性脊髄小脳失調症の新しい遺伝子による家系が次々とみつかり，2001年末までに，SCA (spinocerebellar ataxia) -1～17 型が分離され，これらのなかの多くはポリグルタミン酸をコードする CAG 3 塩基リピート (p.200) の異常伸長が認められている．劣性遺伝形式をとるものではフリードライヒ運動失調症などがある．

孤発性のものは多系統萎縮症として一括されているものが主で，わが国ではこのなかのオリーブ橋小脳萎縮症 (OPCA) が欧米に比し著しく高頻度で，1990年の全国調査によると，脊髄小脳変性症 (SCD) 全体の 35% を占めている．

表 4-24 は現時点での主な SCD の分類で，今後さらに追加，訂正が行われるものと考えられる．なお，従来から遺伝性小脳失調症の代表的疾患とされてきたホームズ型遺伝性運動失調症の多くは SCA-4, 6, 10, 11 に，メンツェル型遺伝性運動失調症はその他の SCA のいずれかに分割されつつあり，いずれも歴史的名称となってきた．

表 4-24 脊髄小脳変性症の分類

孤発性
 皮質性小脳萎縮症 (CCA)
 多系統萎縮症 (MSA)
  オリーブ橋小脳萎縮症 (OPCA)
  線条体黒質変性症 (SND)
  シャイ・ドレーガー症候群 (SDS)
遺伝性
1) 優性遺伝 (CAG リピート異常伸長のあるもの)
 脊髄小脳失調症 1 型 (SCA-1) [6 p　ataxin 1]
 脊髄小脳失調症 2 型 (SCA-2) [12 q　ataxin 2]
 マシャド・ジョセフ病 (SCA-3)
　　　　　　　　　　　　　[14 q　MJD gene]
 脊髄小脳失調症 6 型 (SCA-6)
　　　　　　　　　　　　　[19 p　CACNAIA]
 脊髄小脳失調症 7 型 (SCA-7) [3 p　ataxin 7]
 歯状核赤核淡蒼球ルイ体萎縮症 (DRPLA)
　　　　　　　　　　　　　[12 p　atrophin]
 その他
2) 劣性遺伝
 フリードライヒ運動失調症 (Friedreich's ataxia)
　　　　　　　　　　　　　[9 q　frataxin]
 その他

註　p：染色体短腕，q：染色体長腕

1. 孤発性のもの

多系統萎縮症と皮質性小脳萎縮症がある．

1) 多系統萎縮症　multiple system atrophy (MSA)

1969 年 Graham と Oppenheimer が OPCA の中核症候である小脳症候に加えて，パーキンソン症候と著しい自律神経症候を呈し，病理学的にオリーブ橋小脳系と線条体黒質系と胸髄側角細胞（自律神経核）に病変のある疾患に多系統萎縮症 (MSA) なる名称を提唱した．その後 OPCA，線条体黒質変性症，シャイ・ドレーガー症候群は初発症状，中核となる症候の強弱，経過など臨床的な差異はあっても，病理学的には同様の系統に変性があり，最近注目されている乏突起グリア細胞内の嗜銀性封入体とも 3 疾患に共通して認められることから MSA としてまとめ

られるようになった．なお，このグリア細胞内封入体のほか，神経細胞内封入体もパーキンソン病のレヴィ小体と同様にαシヌクレインを主構成蛋白としていることが明らかにされている．

この3疾患の関連は**図4-34**に模式的に示したようになる．

(1) オリーブ橋小脳萎縮症 olivopontocerebellar atrophy（OPCA）

DejerineとAndré Thomasが1900年に報告したもので，孤発性で中年以降の40～60歳に小脳性運動失調で始まり，後になってパーキンソン症候を呈してくることが多い変性疾患で，MSA-Cとよばれている．

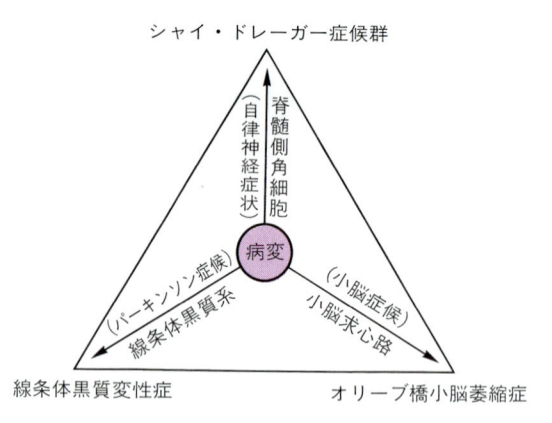

図4-34 多系統萎縮症3疾患の関連（安藤1997[25]より）

a. 病　理

橋核－中小脳脚，下オリーブ核－オリーブ小脳路の小脳求心系と小脳皮質プルキンエ細胞および線条体黒質系にも変性がみられ，乏突起グリア細胞内の嗜銀性封入体が認められる．脊髄にも軽度ではあるが，側角中間質外側核，錐体路，脊髄小脳路などに変性をみることも少なくない．

b. 症　候

両下肢，体幹の運動失調による歩行のふらつきで始まり，経過とともに歩行は不安定で独歩困難となる．やがて失調性構音障害，上肢の運動失調を生じ，さらに発症後2～5年の間に固縮，無動などのパーキンソン症候が加わってくることが多い．パーキンソン症候が強くなってくると運動が緩慢となり，運動失調は背後に隠れてめだたなくなる．

病の進行とともに構音と嚥下が困難となり，さらに尿失禁，起立性低血圧などの自律神経症候や錐体路徴候（深部反射亢進，病的反射など）も認められることが多い．

c. 画像診断

CTスキャン，MRIで小脳や脳幹の萎縮，第4脳室拡大を認める（**図4-35**）．

d. 治療と経過

thyrotropine-releasing hormone（TRH）注射とTRH誘導体内服薬が小脳症候に対してある程度奏功するが，治療効果には限界がある．能力維持のためのリハビリテーションとして，末梢からの固有感覚入力の増強によるフィードバックの強化を目的とした理学療法と作業療法が行われている．このために固有受容性神経筋促通法（proprioceptive neuromuscular facilitation：PNF），重り負荷，弾力帯装着による訓練などがあり，さらにフードガードや吸着盤付食器などの自助具使用，重り付き歩行器，家屋内の各種改造などの工夫が必要となる．

薬物療法やリハビリテーションにもかかわらず大半の例は**表4-25**に示した重症度分類の経過で数年後には寝たきり，構音不能，嚥下困難となるものが多く，罹病期間は5～10年である．

(2) 線条体黒質変性症（p.195）

パーキンソン症候とくに固縮と無動が前景に立って経過するが，起立・歩行時の歩隔が大きいことから小脳症候が背後にあることを推測させる．自律神経症候も伴うことが多く，画像診断で小脳と脳幹の萎縮を認める．

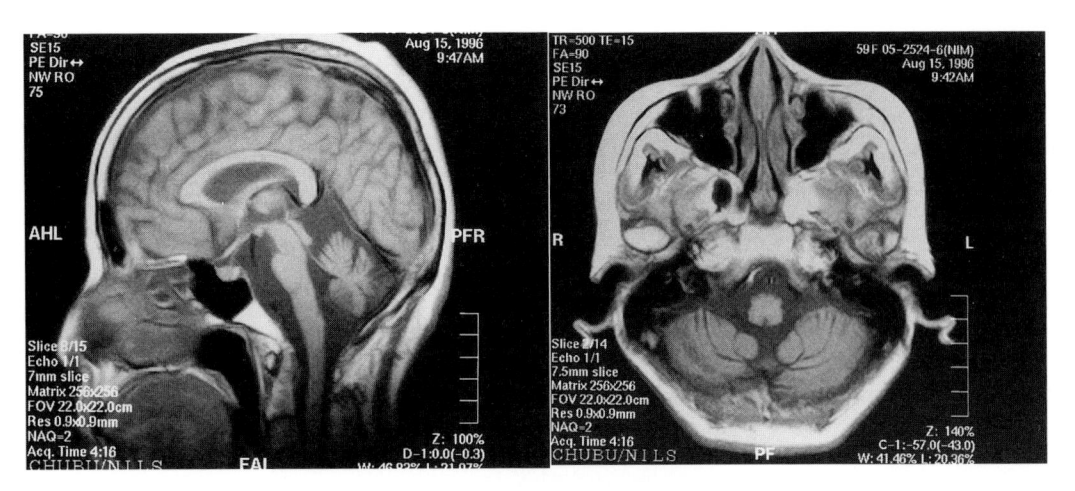

図4-35　オリーブ橋小脳萎縮症のMRI
小脳，脳幹の著明な萎縮がみられる．

表4-25　脊髄小脳変性症の経過とケア

```
重症度分類
 Ⅰ (微　度) 独歩可能：手指動作障害（軽），会話障害（－）〜（軽）
 Ⅱ (軽　度) 随時補助・介助歩行：食事スプーン，会話障害（軽）
            〔階段・外出介助，転倒防止〕
 Ⅲ (中等度) 常時補助・介助歩行－伝い歩行：手指動作拙劣，会話聞き取りにくい
            ┌移動介助，歩行器，手すり，食事補助，┐
            │ポータブルトイレ，差し込み便器，　　│
            └ワープロ　　　　　　　　　　　　　　┘
 Ⅳ (重　度) 歩行不能－車椅子移動：手指動作要介助
            会話わずかにわかる程度
            ┌車椅子，四つ這い，いざり，食事・着衣介助，┐
            └間欠導尿，導尿，オムツ，シャワー浴　　　　┘
 Ⅴ (極　度) 臥床状態：ADL不能，会話聞き取れない
            〔ADL全介助，褥瘡予防〕
```

(3) シャイ・ドレーガー症候群（p.259）

陰萎，起立性低血圧などの自律神経症候で初発し，経過中にパーキンソン症候か，あるいは小脳症候を呈してくる．一時期小脳症候を呈し，しだいにパーキンソン症候におき代わるものもある．また，偽性球麻痺，深部反射亢進，病的反射，神経原性筋萎縮など運動ニューロン症候を伴ってくるものもある．MSAのなかで性比が5：1と男性に多い特徴がある．

2) 皮質性小脳萎縮症　cortical cerebellar atrophy（CCA）

従来，50歳以上，平均60歳で発症し，男性に多く，きわめて緩徐に進行する孤発性で原因不明の小脳症候のみを呈する変性症は晩発性小脳皮質萎縮症（late cortical cerebellar atrophy：LCCA）とよばれてきたが，最近では40歳以上で発症しOPCAとされてきたもののなかで数年経過してもパーキンソン症候や自律神経症候を呈さないものも含めて皮質性小脳萎縮症としてまとめることになった．類似の病変を生ずるものに慢性アルコール中毒，ジフェニールヒダントイ

ン中毒などの中毒性小脳障害と，悪性腫瘍（肺癌が多い）に伴う亜急性小脳変性症など症候性のものがあるので鑑別が必要である．

(1) 病　　理

小脳上部の皮質，とくに虫部の萎縮が強く，プルキンエ細胞の消失，顆粒細胞の減少とグリアの増生がみられ，しばしばオリーブ核にも変性が認められる．

(2) 症　　候

歩行のふらつきで始まり，体幹失調が主体で，踵膝テストなどでの測定異常や下肢の運動分解などはあまり目立たない．起立保持と歩行障害が緩徐に進行し，転びやすくなる．

上肢の運動失調は少し遅れて出現し，比較的軽いが，測定過大などにより書字，箸の使用，ボタンかけなどの巧緻運動が障害される．後期には構音障害も出現する．

画像診断では小脳萎縮のみ認められる．

(3) 経　　過

10年以上の経過で起立・歩行不能となることが多いが，生命予後は比較的良好である．

2. 遺伝性のもの

わが国では脊髄小脳変性症の40％を占め，このなかで常染色体性優性遺伝をとるものではSCA 1～17型と歯状核赤核淡蒼球萎縮症（DRPLA）があり，劣性遺伝ではフリードライヒ運動失調症が主なものである．これらのなかで70～80％のものは病因遺伝子が同定され，遺伝子診断が可能になっている．したがって，従来は臨床症候や神経病理所見に基づいてなされてきた分類が原因遺伝子や遺伝子座によってなされるようになってきた．ここでは遺伝性脊髄小脳変性症のなかで代表的なもののみについて述べる．

1）脊髄小脳失調症 1 型　spinocerebellar ataxia type 1（SCA-1）

SCDのなかで最初に遺伝子異常が見いだされた疾患で，本症の疾患遺伝子は第6染色体の短腕にあり，ataxin-1とよばれる巨大な蛋白でCAGリピート（p.200）の異常伸長があり，健常人の遺伝子では38以下であるのに疾患遺伝子では40以上と著しく延びている．

発症年齢は6～60歳と幅広い．

(1) 症　　候

失調性歩行に始まり漸次上肢運動失調と構音障害，痙縮，深部反射亢進，眼振，核上性眼球運動障害，末期には声帯麻痺による喘鳴，顔面・舌などの筋萎縮を呈してくる．

(2) 経　　過

一般に発症後10～20年で歩行不能となる．

2）脊髄小脳失調症 2 型（SCA-2）

最初キューバで，ついでヨーロッパ，アメリカ，日本でも遺伝家系がみつかっているが，わが国では少なくてヨーロッパでは頻度が高い．

第12染色体長腕に遺伝子座があるataxin-2とよばれる遺伝子があり，健常人では32以下であるCAGリピートが本症では35以上と異常伸長がみられる．

発症年齢はSCA-1と同様で30歳代が多い．

(1) 症　候

失調性歩行，四肢運動失調，構音障害が主症候であるが，SCA-1 と異なり，筋トーヌス低下，深部反射消失があり，眼振や外眼筋麻痺はなくて，緩徐な眼球運動が特徴である．ほかに振動覚低下，姿勢振戦，斜頸，舞踏病様運動，感覚障害優位の末梢神経障害もしばしば認められる．

(2) 経　過

SCA-1 と同様である．

3) マシャド・ジョセフ病　Machado-Joseph disease (MJD, SCA-3)

ポルトガル人を先祖とする Joseph 家と Machado 家にみられた優性遺伝性運動失調症で，単にジョセフ病（Joseph disease：JD）ともよばれている．同様な疾患の家系はわが国でもかなり見いだされ，遺伝子座は第 14 染色体長腕にあり，MJD-1 遺伝子が単離され，CAG リピートが健常対照の 42 以下に対し 61 以上と著しく伸長している．本症は SCA-3 型に当たるもので遺伝性 SCD のなかでは最も頻度が高い．

(1) 病　理

橋核，歯状核，動眼神経核，黒質，淡蒼球，視床下核，脊髄前角，脊髄小脳路など広範な系の変性がみられるが，大脳皮質，小脳皮質の病変は乏しい．

(2) 症　候

10〜60 歳代，平均 30 歳で発症し，小脳性運動失調，痙性麻痺，ジストニー，アテトーゼ，眼球運動障害，開眼困難，眼振，びっくりまなこ（眼瞼後退）などの多彩な神経症候を呈する．

発症年齢により症候に差異があり通常は 3 型に分けられる．1 型は 10〜20 歳の若年発症で痙性麻痺と固縮，ジストニーを主徴とする．2 型は 20〜40 歳の発症で小脳性運動失調と痙性麻痺が主な症候であり，3 型は 40 歳以降の発症で小脳性運動失調と末梢神経障害（四肢筋萎縮と深部反射低下）を主徴とする．このほかにまれであるが 4 型としてより高齢発症でパーキンソニズムと末梢神経障害を呈するものがある．

(3) 経　過

特別の治療法もなく緩徐に進行し歩行困難，構音・嚥下障害を呈し発症後数年〜20 年（平均 13 年）で死亡する．SCD のなかでは罹病期間は長いほうである．

4) 脊髄小脳失調症 6 型 (SCA-6)

第 19 染色体短腕上の電位依存性カルシウムチャンネルの αIA サブユニット遺伝子（CACNAIA）内に CAG リピートの軽度伸長が認められている．

従来のホームズ型遺伝性小脳性運動失調症（遺伝性皮質性小脳萎縮症）の半数は本症であるといわれている．わが国ではかなり頻度の高い疾患で，とくに西日本に多い．

発症年齢は 20〜70 歳（平均 45 歳）である．

(1) 病　理

小脳皮質プルキンエ細胞の脱落変性が主体である．

(2) 症　候

緩徐に進行する小脳性運動失調が主症候で，構音障害，水平性と下方注視性の眼振，めまいをみることが多いが，末期まで小脳症候以外の症候はほとんど認められない．

画像診断でも小脳萎縮を認めるが，SCA-1，2 や MJD のように脳幹萎縮は認められない．

(3) 経　　過

きわめて緩徐に進行し，通常は発症後 14〜15 年になって歩行に介助が必要となる．平均罹病期間は 16.5 年である．

5) 脊髄小脳失調症 7 型（SCA-7）

第 3 染色体の短腕上に遺伝子座をもち，ataxin-7 遺伝子の CAG リピートの異常伸長が認められている．

発症年齢は小児期から中年と幅広く，小脳性失調のほか視力低下（網膜黄斑部色素変性），深部反射亢進，下肢の痙縮，緩徐な眼球運動，外眼筋麻痺などが認められることが多い．

6) 歯状核赤核淡蒼球ルイ体萎縮症　dentato-rubro-pallido-luysian atrophy（DRPLA）

本症は欧米に比べて日本に多く，原因遺伝子はわが国で同定され atrophin と命名された．遺伝子座は第 12 染色体短腕にあり CAG リピートの異常伸長がみられ，健常人遺伝子では 34 以下であるのに疾患遺伝子では 49 以上に伸長している．

本症は CAG リピートのみられる疾患のなかで世代を経るほど発症年齢が若年化する表現促進現象（anticipation）が最も顕著である特徴がある．

(1) 病　　理

主病変は小脳歯状核-赤核系（小脳遠心路系）と淡蒼球外節-視床下核（ルイ体）系（錐体外路系）の変性であるが，他に脳重量の減少，大脳白質髄鞘淡明化，脊髄萎縮などもみられる．

(2) 症　　候

発症年齢によって主要症候の起こり方に差がある．20 歳以前に発症する若年型ではミオクローヌスとてんかん大発作が前景に立ち（ミオクローヌスてんかん型），しだいに知能低下（幼児では精神発達遅延），小脳性運動失調，舞踏病アテトーゼが加わってくる．

20〜40 歳発症の早期成人型では小脳性運動失調あるいはてんかんが初発症状となり，間もなく舞踏病アテトーゼを発現してくる（運動失調・舞踏病アテトーゼ型）．

40 歳以降に発症する晩期成人型では舞踏病アテトーゼ運動が初発症状となり認知症を伴ってくるが，ミオクローヌスやてんかんはみられない．ハンチントン病と類似するので偽性ハンチントン型といわれるが，小脳失調がみられ，頭部 MRI では尾状核萎縮はなく大脳白質のびまん性高信号域と小脳脳幹萎縮がみられる．

(3) 経　　過

緩徐進行性で特別の治療法もなく運動失調，不随意運動，ミオクローヌスなどの運動障害の増悪と痴呆の進行により寝たきりで全介助の状態となり死亡する．若年型のほうが進行は速いが，平均罹病期間はミオクローヌスてんかん型 16 年，運動失調・舞踏病アテトーゼ型 13 年，偽性ハンチントン型 9 年，全体として 11 年で，MSA に比べるとかなり長い．

7) フリードライヒ運動失調症　Friedreich ataxia

常染色体劣性遺伝であるが，孤発性のものもあり，通常 10 歳前後に歩行のふらつきで発症する．わが国では有病率の低い疾患であるが，欧米では SCD のなかで最も頻度が高い．本症の遺伝子座は第 9 染色体にあり，frataxin と名付けられた疾患遺伝子が単離され，遺伝子異常の一

部は点変異によるが大部分はG（グアニン），A（アデニン），A（アデニン）リピートの異常伸長によるもので，健常遺伝子の40回以下に比し疾患遺伝子では大部分が700〜900回まで増大している．

なお，わが国では知能低下や筋萎縮を伴い，ビタミンE欠乏性や低アルブミン血症を伴うフリードライヒ様失調症があるので注意を要する．

(1) 病　　理

脊髄後索，脊髄小脳路，脊髄錐体路の変性が主であるが，小脳皮質プルキンエ細胞，歯状核にも変性を認める．

(2) 症　　候

下肢深部感覚障害，脊髄性と小脳性の混在した運動失調，ロンベルグ徴候陽性（p.21），深部反射消失，バビンスキー反射陽性，足の変形（凹足で甲が高く，足趾は屈曲した槌状趾：フリードライヒ足，p.30），彎曲手（手指伸展位で中手指節関節は過伸展，他の指関節は屈曲），脊椎後側彎，構音障害，眼振，心筋症などを呈する．

(3) 経　　過

緩徐に進行し，10〜20年で独歩困難となり，平均25年で心筋症などで死亡する．

11 運動ニューロン疾患

　運動ニューロン疾患は広義では上位運動ニューロンおよび下位運動ニューロンの変性をきたす疾患群の総称として用いられるが，狭義に筋萎縮性側索硬化症のみを指すこともある．疾患分類として確立したものはないが，病理所見，遺伝性などの観点から2群に大別される．まず第1は大多数が孤発性で上位運動ニューロンおよび下位運動ニューロンが障害される筋萎縮性側索硬化症とその類縁疾患である．筋萎縮性側索硬化症は一般的には孤発型であるが特殊なものとして家族性のもの（家族性筋萎縮性側索硬化症）がある．第2群は遺伝性に下位運動ニューロンのみが障害される脊髄性筋萎縮症とその類縁疾患である．この遺伝性脊髄性筋萎縮症には第5染色体に責任遺伝子のあるものと，X染色体上に異常遺伝子がある球脊髄性筋萎縮症が知られている．
　孤発型の筋萎縮性側索硬化症では上位運動ニューロンの症候がみられないもの（進行性脊髄性筋萎縮症）や，上位運動ニューロンの障害による痙性麻痺が進行性に増悪するが下位運動ニューロンの症候がみられないもの（進行性痙性対麻痺）などがあり，古くは筋萎縮性側索硬化症と別の疾患として分類していた時期がある．現在ではこれらはすべて筋萎縮性側索硬化症の臨床上の変異型にすぎないと考えられている．

1. 筋萎縮性側索硬化症　amyotrophic lateral sclerosis（ALS）

　上位および下位運動ニューロンが変性する疾患で中年以降発症する．有病率は10万人当たり2～3人で男性のほうが女性より1.5～2倍多い．予後が悪く2～5年でほとんどが死亡する．

（1）症　候

　筋萎縮（図4-36）と筋力低下が進行性に増悪する．どこの筋が侵されやすいのかで後述の臨床型に分けられる．筋萎縮に伴って筋線維束性収縮が出現することが多い．しばしばこむら返りが起き，とくに寒冷で誘発されやすい．
　球麻痺症候として舌の萎縮（図4-37），嚥下障害，構音障害などが出現し，しだいに進行増悪する．末期には発語も嚥下もまったく不能となり，誤嚥から嚥下性肺炎を併発し死亡の原因になる．また初期からかなり進行するまで球麻痺症候のみというタイプもある．さらに球症候以外の脳神経系の運動系が侵されて，両側性の顔面筋の筋力低下，咬筋の筋力低下なども出現しうる．
　上位運動ニューロンが障害されると深部反射の亢進，クローヌス，バビンスキー徴候などが出現する．しかし病型によって上位運動ニューロンの症候が軽く，下位運動ニューロンの症候が高度であると深部反射はむしろ低下する．
　感覚障害，外眼筋麻痺，膀胱直腸障害，褥瘡は出現せず，これを4つの陰性徴候ということがある．

（2）検査所見

　筋電図では神経原性所見が認められる．安静時には線維性，線維束性収縮などが出現し，随意収縮時には干渉波の減少をみる．しばしばこれらの所見は自覚症状や他覚的筋力低下に先立って出現する．
　筋生検では神経原性筋萎縮の所見すなわち筋線維の群集萎縮，筋線維型群集（fiber　type

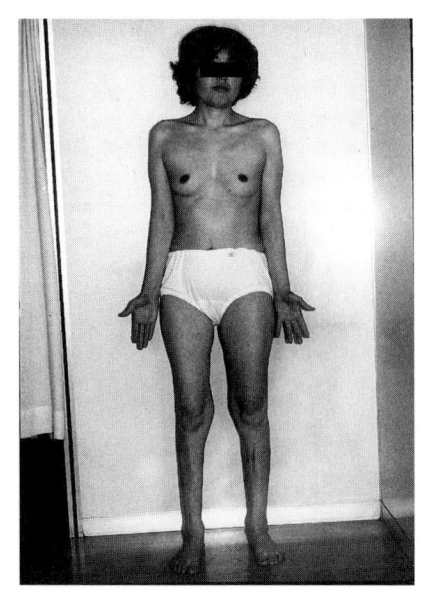

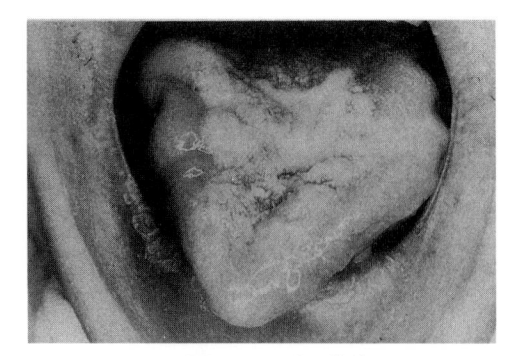

図 4-37　舌の萎縮

図 4-36　筋萎縮

grouping) などの所見がみられる (図 3-43).

血液生化学所見では血清クレアチンカイネース (creatine kinase : CK) が軽度に上昇するが筋ジストロフィーのようには上昇しない.

画像検査,末梢神経伝導速度,髄液検査などには異常は出現しない.

(3) 病　　理

脊髄,脳幹の運動神経細胞の萎縮,変性,脱落が主要病変で,残存運動神経細胞にはブニナ小体という好酸性封入体が出現する.ま

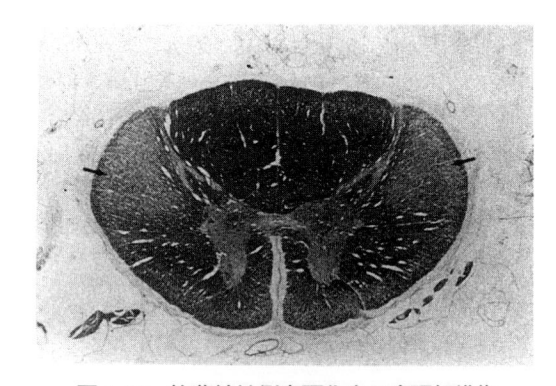

図 4-38　筋萎縮性側索硬化症の病理組織像

た大脳皮質の運動野のベッツ巨細胞も脱落する.その結果錐体路の軸索の変性と脱落,グリオーシスがみられる (図 4-38).

(4) 経過・予後・治療

経過はタイプによってやや違いがある.経過の長いものは 10 年以上生存することがある.男性のほうが経過が短く,高齢発症のほうが経過が早く予後が悪い.平均すれば多くは 2〜5 年で呼吸筋麻痺で死亡する.人工呼吸器 (respirator) を装着すれば長期生存が可能であるが,二次的合併症の危険性が増加し嚥下性肺炎などで死亡することも多い.

筋萎縮性側索硬化症の薬物治療として中枢神経系で興奮性神経毒性のあるグルタミン酸の遊離を抑制するリルゾール (riluzole) が数年前から使用されているが,十分な効果は期待できず,より有効な薬剤の開発研究が進められている.したがって,いまなお QOL を重視した支援的なリハビリテーションや介護が重要である.

臨床の現場では病名を告知したうえで,「進行性の経過を停止させることが困難であるが,現在の最良の治療とケアによって少しでも進行を遅らせることが,今後の更なる新薬などの医学の

進歩の恩恵に浴するチャンスを利用できることになる」と説明している．病名や予後の告知は重要な問題で，関係する医療スタッフが告知内容を確認し，統一しておかないと，患者の不安や苦悩をかきたてるだけになってしまう．

経過の全時期にわたって適切で強力な心理的サポートが重要で，まわりの医療スタッフがこれほど支えてくれるのだから自分も希望を持って頑張らなければと思うようになることが理想的である．

(5) 臨床病型と特殊型

a．古典型

筋萎縮は上肢遠位部から始まり早期から深部反射が亢進する．とくに下肢は痙縮が著明となる．やがて球麻痺が出現し増悪する．

b．進行性脊髄性筋萎縮症（progressive spinal muscular atrophy）

この疾患は以前は筋萎縮性側索硬化症とは別の独立した疾患と考えられていたが，孤発性のものは病理学的にも筋萎縮性側索硬化症と同一であり，また遺伝を認めるものは遺伝子検索で球脊髄性筋萎縮症であることが判明した．しかしこの孤発型の進行性脊髄性筋萎縮症でもいわゆる古典型の筋萎縮性側索硬化症とはかなり異なった臨床症候を呈し，古典型の筋萎縮性側索硬化症とは別の疾患であるかのような印象を受ける．すなわち上位運動ニューロンの症候はみられず，全身の筋萎縮のみが進行するもので，球症状は最後までみられないものと，末期に軽度の球症状のみられるものとがある．古典型に比べ経過も緩徐であるが，やがて多くは呼吸筋の萎縮から呼吸困難となり死亡する．剖検所見を検討すると筋萎縮性側索硬化症と異なるところがないことから筋萎縮性側索硬化症の臨床亜型にすぎないとされる．

c．進行性球麻痺型 progressive bulbar palsy（PBP）

やや高齢者に多く，初期から球麻痺症候で発症し，遅れて四肢の筋萎縮や筋力低下が出現する．進行が速く，窒息や嚥下性肺炎で死亡することが多い．

d．偽多発神経炎型 pseudopolyneuritic form

筋力低下や筋萎縮が下肢遠位部から進行し，深部反射もアキレス腱反射から消失していくのでまるで多発神経炎のような症候を示す．しかし神経伝導速度は異常を示さず，進行は急速でやがて筋萎縮，筋力低下は四肢，体幹に進行しALSの症候と一致してくる．病理学的にも下位運動ニューロンの異常を示し，ALSの所見を示す．

e．ヴュルピアン・ベルンハルト（Vulpian-Bernhardt）型

筋萎縮が上肢近位部から出現し，上肢近位部が高度に障害されても，上肢遠位部や下肢は障害がほとんどないか軽度の場合で，頸椎症性の脊髄症による筋萎縮との鑑別が重要となる．経過を観察すればやがて下肢にも症候が出現する．

2. 家族性筋萎縮性側索硬化症 familial amyotrophic lateral sclerosis（FALS）

臨床像は孤発型のALSと変わらないが家族性に出現するもので，常染色体性優性遺伝と考えられる．病理学的に2群あると考えられており，1つは通常のALSと変わらないもの，もう1つは脊髄後索の変性やクラーク柱の神経細胞の変性と脊髄小脳路の変性を伴う群である．しかし後者の群でも臨床症状は前者と変わりがない．

近年この疾患の一部（本疾患の約20％といわれる）に第21染色体上に存在するCu/Zn superoxide dismutaseの遺伝子に塩基置換や欠失などの突然変異が起きていることがわかったが，本疾患の本態との関係は依然明らかではない．

3. 遺伝性脊髄性筋萎縮症　hereditary spinal muscular atrophy

この疾患群には第5染色体に責任遺伝子の存在するウェルドニッヒ・ホフマン病とクーゲルベルク・ウェランダー病があり，さらにX染色体上にあるアンドロゲン受容体遺伝子の異常が判明している球脊髄性筋萎縮症がある．

(1) 球脊髄性筋萎縮症　bulbospinal muscular atrophy

伴性劣性遺伝で男性のみ発病する進行性の脊髄性筋萎縮症で四肢筋，顔面筋に線維束収縮を伴い筋萎縮，筋力低下があり，舌の萎縮や嚥下障害，構音障害を伴う．これらの症候はきわめてALSに類似するが経過がきわめて長く，運動ニューロン疾患のなかでは予後の良い疾患である．この疾患はこうした神経症候以外に女性化乳房，インポテンス，睾丸萎縮などの性機能異常，糖尿病，肝機能異常などを認める．本疾患は最近X染色体にあるアンドロゲン受容体の遺伝子のCAGリピートが特異的に増加していることが判明している．

(2) ウェルドニッヒ・ホフマン病　Werdnig-Hoffman disease

本症は幼児型の遺伝性脊髄性進行性筋萎縮症で90％は1歳以内に発症する．生下時から発症すると四肢，頸部の筋力低下，筋緊張の低下などからぐにゃぐにゃ幼児（floppy infant）となる．発症が遅いほど進行が遅く，したがって発症が遅かった者ほど同年齢でも症候が軽い．深部反射は消失ないし低下する．顔面筋の筋力低下はなく球症候も認められない．知能は正常である．

最近本症の遺伝子が第5染色体上に存在することが判明した．

(3) クーゲルベルク・ウェランダー病　Kugelberg-Welander disease

常染色体劣性遺伝をする疾患で，ウェルドニッヒ・ホフマン病と同一遺伝子による表現型の相違にすぎないことが明らかになった．多くは下肢近位筋の筋萎縮と筋力低下が2歳から15歳前後に発症する．筋萎縮は緩徐に進行し，腰帯部から上肢帯に及ぶ．顔面筋の萎縮はなく，球麻痺症候はない．筋線維束性収縮がみられる．上位運動ニューロン徴候はない．筋電図や筋生検では神経原性変化を基本に筋原性変化が混在する．

4. 運動ニューロン疾患のリハビリテーション

運動ニューロン疾患のリハビリテーションとして，筋萎縮や筋力低下の進行阻止に対する筋力増強訓練は過用とならないよう運動後の筋痛，疲労，筋力低下などの臨床症状を十分観察，評価して行う．

重症度に対応して補装具，自助具の適応訓練と残存機能を利用しつつ，ADLの維持に努める．介助必要量が増すにしたがって介護負担の軽減のための介助指導，支援機器（リフトや介護ベッド）や人工呼吸器の導入，家屋改造支援などを行う．重症期では呼吸管理とコミュニケーションの確立が重要で，眼瞼や眼球運動のわずかな動きに反応するコミュニケーションエイドなどを導入する．終末期は本人・家族に対する心理的サポート，患者のQOLの維持がリハビリテーションスタッフの重要な役割になる．

12 脱髄性疾患 demyelinating disease

　脱髄とは oligodendroglia によってつくられる中枢性髄鞘か，シュワン細胞によってつくられる末梢性髄鞘のどちらかがいったんつくられた後で障害され，髄鞘を失った状態である．しかし狭義に脱髄性疾患という場合は中枢性の髄鞘破壊性疾患を示し，その病態はなんらかの免疫異常に基づくものと考えられている．広義には先天代謝異常による髄鞘形成不全や末梢性の脱髄性疾患（急性および慢性の炎症性脱髄性ニューロパチー）をも含める場合がある．

　本疾患群の中心は多発性硬化症（multiple sclerosis：MS）である．デビック病（Devic disease）といわれているものも多発性硬化症の一亜型である．従来，シルダー病（Schilder disease）といわれていた疾患は男性例は副腎白質ジストロフィー（adrenoleukodystrophy）であり，女性例は多発性硬化症であると考えられる．

　急性散在性脳脊髄炎（acute disseminated encephalomyelitis：ADEM）は脳脊髄の白質の静脈周囲の脱髄と細胞浸潤をきたす疾患で，急性出血性白質脳炎（Hurst）もこの疾患の急性型と考えられる．急性散在性脳脊髄炎はウイルス感染後発症するもの，ワクチン接種後発症するもの，それらのいずれもないものなどに分けることもあるが臨床症候は類似している．

1. 多発性硬化症　multiple sclerosis（MS）

　脱髄性疾患の中心的疾患であり，中枢神経に多巣性に脱髄をきたす．発症頻度は欧米では人口 10 万に 20〜60 人で北緯 40 度以北に高頻度に発症する．わが国では欧米の 1/10 程度である．発症年齢は 15〜50 歳が多く，女性のほうがやや多い．

　(1) 病因と病理

　この疾患についてはこれまで膨大な研究が集積されてきたが，未だ確定的な原因が解明されていない．現在重要なものは自己免疫説で中枢性ミエリンの構成蛋白であるミエリン塩基性蛋白（myelin basic protein）に対する抗体が認められている．さらにこの疾患の実験的モデルと考えられている実験的アレルギー性脳脊髄炎（experimental allergic encephalomyelitis）との間でいくつかの免疫学的な共通性が見いだされている．もう 1 つの有力な学説は遅発性ウイルス説である．これはこの疾患に明らかな好発地域があり，好発地から低発症地域に 15 歳以降移住しても高率に発症するという疫学的事実に基づくものである．いっぽう家系により明らかな好発性が認められたり，HLA（human leukocyte antigen）の特定の遺伝的なタイプとの関連が認められるなど遺伝的な好発性が認められている．したがってこうした 3 つの有力な学説のすべてを説明しうる確定的な病因はまだ見いだされていない．

　病理学的には脳や脊髄の白質や視神経に多巣性に脱髄巣（plaque）がみられる．plaque では神経線維の髄鞘が崩壊し，髄鞘を貪食したマクロファージがみられる．また陳旧性の plaque では破壊された組織はグリア細胞に置き換わっている．

　(2) 症　　候

　前駆症状として発熱，頭痛，疼痛，めまいなどに続いて，視力障害，感覚障害，運動麻痺・歩行障害，運動失調などが出現する．しばしばこむら返りや吃逆が頻発する．

神経学的には錐体路障害が主体となる．したがって痙性麻痺，深部反射亢進や病的反射の出現などである．視力障害はわが国の例では最も高率にみられる．脊髄障害として分節性の感覚障害や膀胱直腸障害がみられる．運動失調や眼振などの小脳症状はそれほど高頻度ではない．むしろ眼球運動障害・複視が多く，内側縦束症候群はこの疾患に比較的特徴的である．知的能力障害は初期には目立たないが，緩徐に増悪し，病識の欠如，性格の変化，人格の障害などがしだいに明らかになるものもある．本症の重要な特徴にこれらの症状が寛解と増悪を繰り返すこと（時間的多発性）と障害部の局在が2つ以上の離れた部位に存在すること（空間的多巣性）である．

これらの症状は急性に出現する場合と慢性進行性に増悪する場合とがある．

(3) 検査所見

検査所見などとして，多発性硬化症の場合，脳脊髄液のミエリン塩基性蛋白やIgGの増加，IgGの乏クローン帯（oligoclonal band）の出現などの所見がみられる．MRIでとくにT2強調画像で高信号となる病巣をよく描出できる．電気生理学的な各種誘発電位検査は潜在性病変の発見に有用である．

(4) 治療と予後

治療について多発性硬化症に本質的に有効とされるものはほとんどない．副腎皮質ステロイドは寛解を促進する効果があると考えられている．通常量の副腎皮質ステロイドに反応しない場合，パルス療法といわれるステロイドの大量療法や免疫グロブリン大量静注療法，インターフェロンβ投与，血漿交換療法などが行われている．対症療法として痙性麻痺に対して抗痙縮剤，こむら返りには抗けいれん薬，神経因性膀胱に対しては自律神経調節薬が使用される．

予後はしばしば寛解と再燃・増悪を繰り返し（約85％），次第に後遺症を残すようになることが多い．寛解がみられず慢性に進行するもの（約15％）や，完全寛解しその後再燃しないものもある．発症年齢が高い，頻回に再発する，寛解がなく慢性に進行するといったものは予後が不良である．約30％はほぼ日常生活が可能になるが約30％は介助を要する状態に陥る．生命予後はそれほど悪いものではなく，発症後25年生存率は65％前後といわれている．

(5) リハビリテーション

多発性硬化症のリハビリテーションにおいても障害度を評価することは重要であるが，運動，感覚，小脳，脳幹，脊髄の多彩な症状や精神症状までを的確に把握しその重症度を評価記録することは容易ではない．

リハビリテーションプログラム自体は脊髄障害の痙性対麻痺や脳血管障害の感覚障害や片麻痺，小脳・脳幹梗塞の障害の場合と本質的には変わらない．しかし多発性硬化症の疾患特徴のうえに立った次のような事項に注意して実施する．すなわち，視覚や視野の障害を伴っている場合が多いので，安全に配慮して転倒などを避ける，過労で悪化することや入浴や暖房，電気毛布など温熱に対する非寛容性から悪化することがある．抑制の低下や軽躁状態，感情の変動など軽度の精神症状をきたしていることも多く，指示どおりにできないことが多い．青年期から壮年期に発症することが多く，結婚や職業復帰など社会心理的サポートが重要になってくる，などである．治療が奏功し，緩解に入ることも多いので，拘縮や廃用障害を防止できていれば，順調な機能回復を示し，リハビリテーションの効果を患者も治療者も実感できる．

2. 急性散在性脳脊髄炎　acute disseminated encephalomyelitis（ADEM）

　臨床所見から脳炎型，脊髄炎型に分けることもある．脳炎型では頭痛，嘔吐など髄膜刺激症状で始まり，しだいに痙攣，片麻痺，失語，精神症状，意識障害，小脳性運動失調などが出現する．脊髄炎型では痙性対麻痺，感覚障害，膀胱直腸障害などが出現する．ときに視神経も障害されることがある．

　経過は単相性である．麻疹後発症したものは後遺症を残すことが多いが，そのほかは後遺症なく治癒するものが多い．

　髄液所見など脳炎のようにリンパ球や蛋白の高度増加はなく，軽度増加ないし正常にとどまることが多い．

　MRIもMSと異なって明らかな異常所見を示さない．

3. adrenomyeloneuropathy

　副腎白質ジストロフィーの病型の1つで伴性劣性遺伝し，10歳代以降（13～55歳：20歳代が多い）に緩徐に進行する痙性対麻痺を特徴とする．症例によって末梢ニューロパチーによる感覚障害を認める．ほとんどの例で副腎機能の低下を認め，性機能の低下を認める例も多い．脱髄をきたす機序はいまだ十分解明されていない．

13 脊椎・脊髄疾患 spine and spinal cord disease

脊髄は脊椎という多数の関節をもつ可動性の運動器でもある骨性の容器の中に位置し，その椎骨の間から末梢神経が出るという特異な構造をしている．容器としての脊椎は構造的に複雑で，可動的であることで変形をきたしやすく，脊椎疾患に伴った多くの神経障害の原因になっている．さらに脊髄自体にも血管障害，奇形，腫瘍，変性疾患など神経系として共通の疾患が存在する．

1. 変形性脊椎症　spondylosis deformans

脊椎が加齢による骨粗鬆や外力の結果変形し，骨棘を形成し脊髄や根を圧迫し疼痛やしびれをきたすものである．椎体の変形には椎間板の変性による椎間腔の狭小化が関与する．

変形した脊椎の神経圧迫によるしびれ感，疼痛などの感覚障害や手指筋の麻痺などを呈すると頸椎症（cervical spondylosis）といわれる．この場合は神経根が圧迫障害を受け，しばしば根性疼痛が出現する．神経を伸展させ刺激すると疼痛が神経走行に沿って拡散する（ラセーグ徴候 Lasegue sign）．疼痛に伴って筋緊張の亢進がみられることがある．圧迫がさらに進行して脊髄を圧迫するようになると下肢の感覚障害や深部反射亢進，痙縮などを呈し，頸椎症性ミエロパチー（cervical spondylotic myelopathy）といわれる．まれに筋萎縮を伴った運動障害のみを呈することがある．これらの症候は体位や歩行などの運動負荷で増強することがある．

検査所見では脊椎の単純X線で椎間の変形，骨棘の形成，椎間の狭小化，脊椎管の狭窄などの所見を得る．またMRIで椎間板の変性や脊髄の圧迫が描出される．

治療は明らかな脊髄圧迫症候がある場合には椎弓切除術で圧迫を減圧する．

手術の対象にならない根刺激症候や疼痛に対しては安静，温熱，牽引療法で治療効果を観察する．痛みに対しては鎮痛，消炎剤が用いられる．

2. 脊椎椎間板ヘルニア intervertebral disc herniation

椎間板の変性や外力により椎間板の線維輪が破裂し髄核が椎体外に脱出することで，その結果椎間板が神経根や脊髄を圧迫し神経症候や疼痛を呈するものである（図4-39）．臨床所見は椎間板のヘルニアを生じている部位によって異なる．背側に突出し神経根を圧迫ししびれや疼痛を呈することが多い．頸椎でのヘルニアなどでは脊髄を圧迫することもある．脊髄圧迫が起きると下肢の痙縮や深部反射の亢進，下肢の感覚障害などを呈する．ラセーグ試験といって仰臥位で下肢を伸展挙上させ坐骨神経を伸張させ

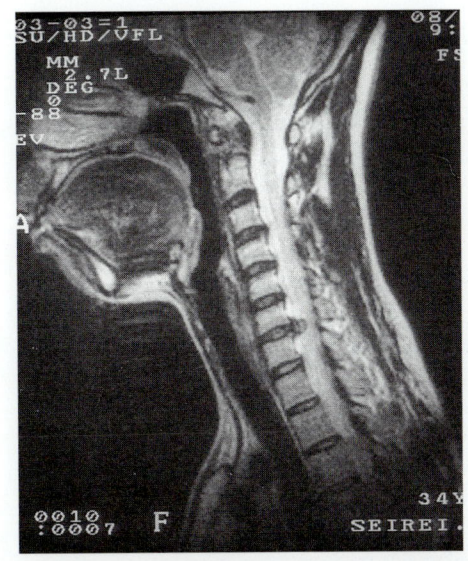

図4-39　頸椎椎間板ヘルニアのMRI像

ると神経圧迫が増強され疼痛を生ずる．

　検査ではMRIが有用で脱出した椎間板を描出できる．

　治療は脱出した椎間板を切除したり髄核を吸引したりする．手術的適応にならない場合は牽引除圧したり，安静にし消炎鎮痛剤で鎮痛を図ると同時に椎間板の破壊や神経への圧迫の結果生じている腫脹や，循環障害による組織破壊やその結果の炎症に対処する．疼痛が高度の場合硬膜外ブロックが試みられる．

3. 腰部脊椎管狭窄症　lumbar spinal canal stenosis

　腰部の変形性脊椎症や分離症のない変性すべり症で脊椎管が狭窄し，神経根や馬尾が圧迫されて，下肢のしびれ，感覚鈍麻アキレス腱反射の低下，筋力低下などを呈するもので，特に第4腰椎と第5腰椎間の神経管の狭窄で特徴的な間歇性跛行を呈する．歩行を続けると下肢のしびれや脱力で歩行できなくなる．

4. 後縦靱帯骨化症　ossification of posterior longitudinal ligament (OPLL)

　脊椎椎体の背側を各椎体を結合するように縦走している靱帯が石灰化し肥厚し，その結果脊椎管が狭窄し脊髄を圧迫する疾患で日本人に多い．ほとんど頸椎部にみられる．原因は不明である．

　臨床症状としては上肢の感覚障害と疼痛，下肢の感覚障害と痙縮である．さらに後縦靱帯骨化のため項部，頸部のこわばり，背部の重圧感，頸部の可動域制限，屈曲時の電撃痛などが出現する．やがてしだいに上肢の運動障害や筋萎縮が出現し，さらに高度の痙性麻痺となり膀胱直腸障害などを呈してくる．

　検査所見は単純X線，とくに側面像で石灰化し，肥大した後縦靱帯の像が重要である（図3-3参照）．CTとくにミエロCTでは後縦靱帯による脊髄圧迫の所見が得られる．根治的には手術治療となるがその効果には限界がある．症候が軽度のうちは対症療法が中心となる．

5. 前脊髄動脈症候群　anterior spinal artery syndrome

　前脊髄動脈の動脈硬化性の血栓症や頸椎症，腫瘍による圧迫など種々の原因による脊髄の梗塞性疾患である．

　脊髄の腹側2/3が障害され，初発症状の両下肢，背部の痛み（鈍痛あるいは疼痛）に続いて痙性四肢麻痺ないし対麻痺，解離性感覚障害，膀胱直腸障害がみられる．深部反射は初期減弱し，その後亢進する．脊髄前角が障害されると支配筋に筋力低下が出現する．

6. 脊髄出血　hematomyelia

　脊髄内の血管からの出血によるものであるが，脳出血と異なり著しくまれである．出血の原因は脊髄動静脈の奇形，外傷，出血性素因などで，若年者に発症することが多く，動脈硬化や高血圧とは関連がない．

脊髄動静脈奇形は動脈，静脈間にシャントが存在し，静脈圧が上昇し，そのため脊髄の表面を走行する血管や髄内の血管が異常に膨隆蛇行する．さらに動脈血が末梢に還流しないで静脈に回ってしまうこと（steal現象）から脊髄の虚血をきたし，脊髄が萎縮，変性する．また静脈圧が異常に高まり，破綻出血する．

臨床所見は突然激しい背部痛に引き続き感覚障害，弛緩性麻痺，反射の消失，膀胱直腸障害が突然発症する．出血部以下のレベルはやがて痙性麻痺に移行する．

検査所見上CTとMRIで出血の所見が描出される．すなわちCTでは髄内に高吸収域を示し，MRIでは急性期T2低信号，急性期を過ぎるとT1，T2とも高信号となる．さらに脊髄造影，脊髄血管造影などで異常血管が描出される．髄液検査で血性あるいはキサントクロミー（黄色調）を呈していれば出血を確認できる．

7. アーノルド・キアリ奇形　Arnold Chiari malformation

小脳虫部と小脳扁桃および下部脳幹が下方に変位し，大孔から脊椎管内に入り込んだ状態である（図4-40）．髄膜脊髄瘤（meningomyelocele）に合併していることも多い．下部脳幹の圧迫症状が出てくる．髄液循環が障害され水頭症を合併したり，脊髄空洞症，二分脊椎などを合併することも多い．

8. 頭蓋底陥入症　basilar impression

喉頭骨の頭蓋底や環椎，軸椎などの異常のため軸椎歯状突起が大孔内に入り込んで脳幹を圧迫

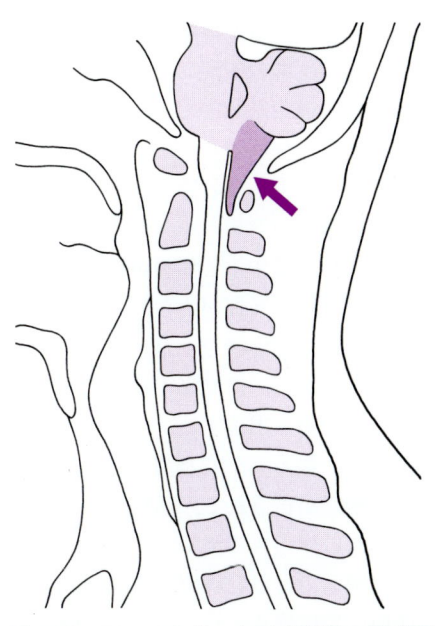

図4-40　アーノルド・キアリ奇形の模式図
　小脳の一部（矢印）が大後頭孔から下に脱出している．

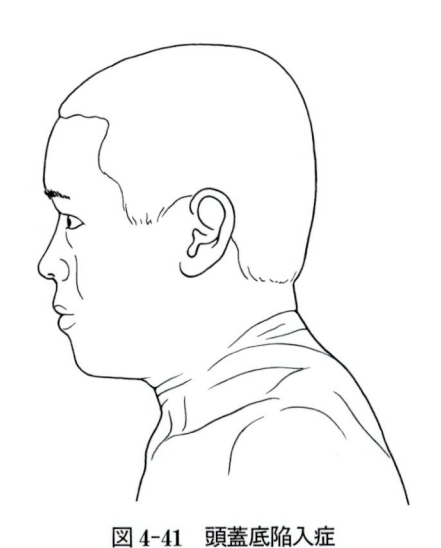

図4-41　頭蓋底陥入症
　頸部が著しく短くなって側頸部から後頸部に深い横皺が形成されている（翼状頸）．

するようになり発症する（図4-41）．臨床的には痙縮，歩行障害，構音障害などで，くしゃみによって誘発されるめまい，失神などが特徴的である．検査上は歯状突起の位置を頭蓋底部の側面X線で計測し基準値と比較し検討する．治療を要する神経症候があれば手術的に大孔部を拡大し減圧する．

9. 二分脊椎　spina bifida

　神経管の閉鎖障害（dysraphic state）によるもので脊椎管の後部を形成する椎弓が癒合していないものである．しばしば皮膚や皮下組織，脊髄，馬尾，髄膜のなんらかの異常を合併していることが多い．癒合障害を起こした椎弓から神経組織が脱出していないで外表からも異常が著明でない潜在性二分脊椎と外表から囊胞状の膨瘤がみられる囊胞性二分脊椎とがある．

10. 脊髄腫瘍　spinal cord tumor

　脊髄腫瘍というとき，脊髄自体の腫瘍をいうだけでなく，転移性腫瘍を含めて，脊椎管内に発生したすべての腫瘍を総称することが通例である．
　その分類は発生部位によって分類するのが臨床症候の特徴や治療法からも便利である．
　硬膜外腫瘍は全脊髄腫瘍の約1/3を占め，その大多数が癌の転移によるものである．硬膜内髄外腫瘍は全脊髄腫瘍の約半数を占め神経鞘腫，髄膜腫，肉腫が多い．硬膜内髄内腫瘍は全脊髄腫瘍の20％を占め星細胞腫，脳室上衣腫が多い．
　臨床所見として，初発症状は多くの腫瘍の圧迫による痛みであり次に感覚障害である．痛みは背部痛であったり，神経痛様の痛みであったりする．感覚障害も初め異常感覚であることが多い．髄内腫瘍で脊髄白質が障害されると伝導路の障害が出現する．そのうち錐体路の障害では障害部以下の痙性麻痺，深部反射の亢進，バビンスキー反射などの病的反射の出現などをみる．感覚路障害も障害部以下に感覚の異常が出現する．脊髄内で非交叉性の後索系障害では障害と同側の振動覚，関節位置覚障害をきたし，交叉性の外側脊髄視床路の障害では反対側の温痛覚鈍麻が出現する．感覚路の障害の場合，しばしば鈍麻ではなく，刺激症候としてしびれ感や疼痛が出現することもある．脊髄小脳路の障害では障害と同側の運動失調が出現する．
　脊髄根の障害でしばしば根性疼痛が出現する．神経を伸張させ刺激すると疼痛が神経走行にそって拡散する（ラセーグ徴候 Lasègue sign）．疼痛に伴って筋緊張の亢進がみられることがある．髄外腫瘍は神経根を圧迫したり，巻き込みやすく，びりびり感や根性疼痛をきたしやすい．やがて障害が高度となり範囲も拡大すると感覚鈍麻が出現するようになる．運動障害は潜行性に増悪する．痙性麻痺が高度になってくると歩行も障害される．排尿障害も出現する．
　検査所見としてはMRIで腫瘍が無侵襲で描出でき（図4-42），最も有効な検査である．CTは脊髄造影とあわせて，ミエロCTとして行えば優れた脊髄横断像が得られる．通常の脊髄造影のみの検査はあまり行われなくなった．髄液検査も危険性のわりに得られる情報が少ない．
　良性の腫瘍で手術的に摘出できれば予後はよい．浸潤性の腫瘍では放射線照射や減圧のための椎弓切除が行われる．癌の脊椎や脊髄転移の場合予後が悪い．対症療法として痛みの治療のために脊髄減圧術や神経圧迫部の腫瘍切除などが行われる．

11. 脊髄空洞症　syringomyelia

さまざまの原因で脊髄の中心部に空洞を形成するもので中心管の拡大するものが多いがなかには中心管と独立して空洞を形成しているものもある．頸髄に生じることが多く，延髄や腰髄まで進展することもある．

臨床症候は温痛覚が障害され，触覚や関節位置覚が保たれる解離性感覚障害を呈する（図2-33参照）．これらの症状は慢性潜行性に進行し，頸髄の空洞症ではやがて手指筋などの筋萎縮，筋力低下が出現し，膨化した空洞が白質まで圧迫するようになると下肢の痙縮などが出現する．

検査所見ではMRIで髄内の空洞形成が確認されることが重要である．骨のX線やCTで合併する奇形が明らかになることがある．

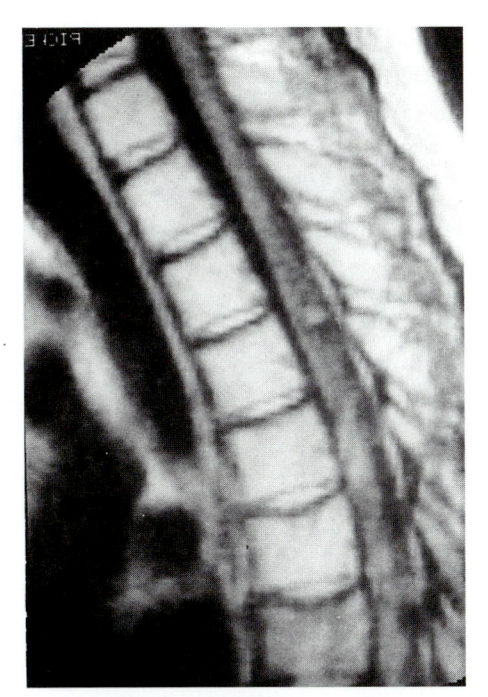

図4-42　脊髄腫瘍のMRI像

12. 若年性一側上肢筋萎縮症　juvenile unilateral muscular atrophy

本症は若年に発症し一側性ないし左右差のある上肢遠位部の筋萎縮を呈する疾患である．

発症年齢は15〜25歳の若年者がほとんどで，男性が多い．一側上肢の手指筋群と前腕の筋の萎縮と筋力低下が緩徐進行性に出現し，多くは2〜5年で進行は停止する．両側性の場合も著しく左右差がある．深部反射は上肢は正常で下肢は正常ないしやや亢進する．感覚は正常か上下肢に軽い感覚鈍麻をみることもある．

筋電図では神経原性の所見が得られ，萎縮のみられない対側にも異常がみられることが多い．末梢神経伝導速度検査は正常である．本症に特徴的な所見はミエログラフィーやMRIでみられる所見で，頸椎を前屈すると下部頸髄が前方に移動し，椎体後面に押しつけられるようになり偏平化する．MRIでは脊髄後方の硬膜外に内椎骨静脈叢のうっ血によると思われる高信号を認める．

本症は上記の画像所見や剖検例から頸椎前屈によって脊髄が過伸展され，また椎体後面への圧迫によって脊髄循環障害を生じ，その結果脊髄前角細胞が変性脱落するものと考えられている．脊髄過伸展の原因は脊髄と脊椎の発育のアンバランスがあると考えられている．

これらのことより本症を屈曲性脊髄症（flexion myelopathy）とよぶことが提唱されている．

14 末梢神経疾患 peripheral nerve disease

　末梢神経とは下位運動ニューロンの軸索および一次感覚ニューロンの末梢性軸索が硬膜外に出た部分より末梢を示すことが通例である．また自律神経線維の場合は節前線維が硬膜外に出てからの末梢側を末梢神経と称することが一般的である．この場合神経は髄液の影響を離れ，神経外膜を境にし直接神経外組織と接することに末梢神経としての特徴がある．

　しかし一方で，その由来する神経細胞体まで含めて下位運動神経や一次感覚神経全体をさすこともある．この場合は機能的な単位として神経細胞を一体として考慮する必要を重視する考え方である．

　また別に末梢神経とは軸索を被覆するものがシュワン細胞であることを特徴とするという考え方もあり，その場合は脊髄を出た線維をすべて末梢神経とすることになり，前根，後根も末梢神経に分類される．

　どちらの定義を採用するにしても末梢神経は長いことを特徴とし，頭蓋あるいは脊椎という骨性の容器を出て長い走行をたどるというもう1つの特徴をもつ．末梢神経疾患とはこうした解剖的特徴に由来した共通の基盤のうえで発症する疾患群である．

1. 分　類

　末梢神経疾患の分類法もいくつかある．

　1つは障害の様式による分類である．まず1本の末梢神経の分枝だけが障害された場合で単ニューロパチー（mononeuropathy）という．単ニューロパチーが多発するもの，すなわち全身の複数の神経分枝が障害される場合は多発性単ニューロパチー（multiple mononeuropathy）という．多数の神経線維が同時にその末梢から障害されるものを多発ニューロパチー（polyneuropathy）という．この場合障害は神経の長いものが最も長いところから障害されることで手袋と靴下を履いたように障害される特徴をもつことから gloves and stockings 型障害ともいわれる（図2-31参照）．

　次に障害が一次的にどこを障害するものかによって分類するもので，髄鞘が障害される脱髄性ニューロパチー，軸索が障害される軸索変性性ニューロパチー，神経細胞体が障害されるニューロン症（neuronopathy）あるいは神経節症（ganglionopathy）に分類される．

　最も一般的な分類は障害原因による分類である．遺伝性，代謝性，免疫性，中毒性などに細分される．一般的にはこの分類が末梢神経疾患の病名分類として最も一般的に用いられる．しかしこの分類は原因が明らかにならないと適用できないので，多くの臨床的に原因不明のニューロパチーを残すことになる．

2. 末梢神経障害の一般症候

　末梢神経疾患では運動神経の症候，感覚神経の症候，反射の異常，自律神経の症候などが障害された神経領域に一致して出現する．その症候は末梢神経障害に特有であり，中枢神経系とは異

った，末梢神経障害の症候として理解することが重要である．障害が軽度であったり，初期の場合はしばしば障害領域が明確にならないこともあり，診断が困難になる．

運動神経系の異常は筋力低下や運動麻痺がみられ，しばしば筋トーヌスが低下し，やがて萎縮する．神経支配を絶たれた筋は線維束性収縮（fasciculation）が起きるようになる．

感覚系の異常ではしびれ感や感覚鈍麻が単ニューロパチーや多発性単ニューロパチーでは障害神経の支配領域に一致してみられ，多発神経障害では手袋-靴下型にみられる．と

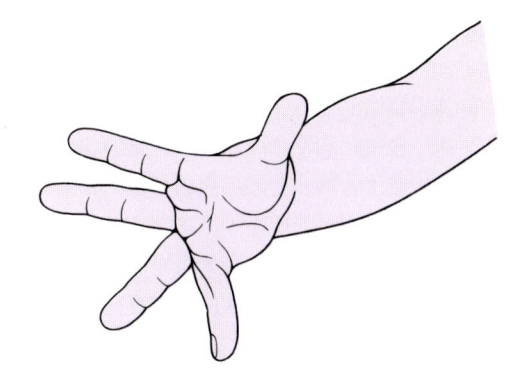

図4-43　偽性アテトーゼでみられる奇妙な手指の動き（Hammond 1871[26]より）

きに大径線維の障害が優位に出現することがあり，その場合は深部感覚障害や感覚鈍麻が強く，温痛覚障害は軽度となる．また感覚性運動失調や偽性アテトーゼ（深部感覚障害で出現する手指の緩徐なアテトーゼ様の運動で，手指の位置を認知できないことによって生じると考えられている（図4-43））がみられる．一方小径線維障害が優位に出現すると温痛覚鈍麻が著しくなり切り傷ややけどが絶えないことになるが，本人は痛みがないので平気である．

神経が圧迫や外傷で切断されたり，軸索変性を生じると，その断端部分やそれからの神経再生部の先端は機械的刺激に鋭敏となり，その部分を軽く叩打しても著しい放散痛を生じる．この現象はチネル徴候（Tinel sign）といわれ，とくに末梢神経の再生の際にチネル徴候の出現部位がしだいに末梢側に移動することで再生の速度を推定することに利用される．

自律神経系の障害では起立性低血圧，排尿障害，便秘，瞳孔異常，血管運動神経の異常，皮膚の栄養や発汗障害などがみられる．

感覚・運動系の両者が関与して深部反射の低下や消失，筋トーヌスの低下，筋の過伸展性などがみられる．

3. 主要疾患

1) ギラン・バレー症候群　Guillain-Barré syndrome

急性発症する炎症性脱髄性の多発神経炎で自己免疫性のメカニズムの関与が推測されるがその機序は明らかではない．

臨床的にはしばしば先行感染後に発症する．発症初期下肢などに一過性のびりびり感などの軽い感覚障害があり，続いて下肢，上肢，顔面筋などの筋力低下を生じ急速に筋力低下は拡大する．筋力低下が呼吸筋に及ぶと呼吸困難となり人工呼吸器の装着が必要となる．深部反射は早期から消失ないし高度に低下する．自律神経症候がみられることもある．

いくつかの亜型がありどこまでをギラン・バレー症候群の亜型とすべきか，どこからを異なった疾患とすべきか問題が多い．とくに重度の感覚障害を伴っているものや，運動障害が著しく軽く，自律神経障害が著しい症例などは本症に入れることに問題がある．

検査所見では髄液に蛋白細胞解離の所見すなわち細胞数は正常で蛋白のみ上昇する所見がみら

れる．末梢神経伝導速度では伝導速度の低下や伝導ブロックの所見が出現する．F波は多くの症例で遅延を認める．免疫血清学的検査所見では抗ガングリオシド抗体の上昇をみる例もある．

経過が特徴的で急性発症し，2〜4週で極期に達し，進行は停止する．多くの症例は停止後2〜4週で自然に回復に向かう．完全回復する例が多いが20％以内が後遺症を残す．

自然回復するのがこの疾患の特徴であるので，重症者でも呼吸管理と不整脈対策，感染症などの二次的合併症の管理を十分に行うことが中心となる．血漿交換療法が回復期への移行を早める．その他の治療法については効果が確立していない．リハビリテーションは重要で麻痺の出現早期から神経，筋，関節の二次的障害を防止し，回復期に入ったら積極的に神経筋機能の回復を図る．

2) フィッシャー症候群　Fisher syndrome

本症はギラン・バレー症候群の亜型としてFisherによって分離された症候群で，外眼筋麻痺，腱反射の消失，運動失調を3主徴とする．さらに髄液の細胞・蛋白解離を示す場合が多く，ほとんどが3ヶ月以内に自然緩解するなどギラン・バレー症候群と類似する特徴を持ち，発症機序に共通するものがあることが推測される．ガングリオシドに対する血清の抗GQ1B抗体価が上昇していることが多く診断にも利用される．本症の外眼筋麻痺や運動失調を小脳を含めた脳幹脳炎によるとする説もあるが末梢性の機序とする説が現在では大勢である．

3) 慢性炎症性脱髄性神経根ニューロパチー　chronic inflammatory demyelinating polyradiculoneuropathy（CIDP）

本症はギラン・バレー症候群から異なった経過と臨床所見をもつものとして分離独立したもので，炎症性脱髄性機序による末梢神経疾患である．

臨床所見では運動感覚障害が8週以上の長期にわたって増悪する．筋力低下は多巣性に近位部にも認められる．感覚障害は全感覚鈍麻とびりびり感などの異常感覚が出現する．

検査所見では髄液で蛋白細胞解離を示すことがあり，神経伝導速度検査で伝導速度の低下を認め，神経生検では脱髄と髄鞘の再生の所見が示される．

経過では約2/3は長期にわたって進行を続け，1/3は寛解し，さらにその一部は寛解と再燃を繰り返す．

治療法としてステロイドの有効性が統計学的にも明らかになっている．ステロイドの効果のない例では血漿交換療法や吸着カラムによる血液浄化法が行われる．グロブリンの大量投与も血漿交換療法や血液浄化法と同等の効果を認めている．

4) 遺伝性ニューロパチー

遺伝性ニューロパチーは遺伝子異常の結果，末梢神経が変性に陥るか発達が障害される疾患群である．侵される神経の種類や病理所見，遺伝形式によって疾患分類される．近年の分子遺伝学の進歩によっていくつかの疾患の異常遺伝子とその局在が明らかになってきている．

(1) 遺伝性運動感覚性ニューロパチー

本症疾患は遺伝性に運動と感覚の神経が変性する疾患として一部はCharcot, Marieらによって報告され，これまで広くシャルコー・マリー・トゥース病と称せられていた．その後いくつかの異なった疾患から成ることが明らかとなり，Dyckらによって遺伝形式や臨床像，病理所見の違いにより遺伝性運動感覚性ニューロパチー（hereditary motor and sensory neuropathy）I

型からⅤ型までに分類された．Ⅰ型，Ⅱ型はCharcot，Marieらの報告からシャルコー・マリー・トゥース病のⅠ型，Ⅱ型ともいわれる．Ⅰ，Ⅱ，Ⅲ型（デジュリン・ソッタス病といわれる）以外はわが国ではほとんどみられない．

Ⅰ型は常染色体優性遺伝で10歳代に下肢の遠位部の筋力低下，筋萎縮で発症する．慢性に進行し凹足，内反尖足となり，典型的な下垂足歩行を示す．やがて筋萎縮が下腿全体に進行し下肢がシャンペンボトルを逆にしたような形となる．大腿まで進行すればコウノトリの肢（図4-44）といわれる状態となる．上肢も遠位部から発症し，やがて猿手（ape hand）（図2-21）変形を呈する．次第に前腕に筋萎縮が進行する．感覚障害はちょうど手袋や靴下で覆われる部分の感覚が鈍麻する（手袋・靴下型の感覚障害）．感覚障害は運動障害に比して軽度のことが多く，また感覚鈍麻があるが自覚的異常感覚は出現しないことが一般的である．そのため本人自身が進行するまで感覚障害に気づかないことがある．深部腱反射は発症初期から消失する．自律神経障害も四肢に出現し，発汗減少，皮膚温低下がみられる．神経伝導速度検査では早期から著しい遅延を認め，中期以降は振幅も低下する．上肢も自覚症状のない時期からすでに伝導速度の著明低下を示す．神経生検では脱髄性所見と典型的なonion-bulb形成がみられる．中期からは軸索の変性もみられるようになり，神経線維が消失していく．異常遺伝子が明らかになっており，それによってIa（異常遺伝子は第17染色体短腕にありPMP 22と名づけられている）とIb（異常遺伝子は第1染色体長腕でP0と名づけられている）にさらに分類されるようになった．

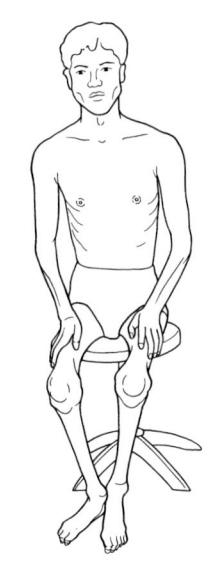

図4-44 コウノトリの肢

Ⅱ型は常染色体優性遺伝で異常遺伝子は第1染色体短腕に存在すると考えられている．臨床的にはⅠ型と類似しているが，Ⅰ型に比してやや発症年齢が高く，症状の進行もやや緩徐である．神経生検像は軸索変性を呈し，軸索の再生と変性の所見を認める．したがって神経伝導速度検査でも伝導速度の遅延は軽度で，活動電位のみが高度に低下する．

Ⅲ型はシャルコー・マリー・トゥース病とは異なる疾患としてDejerine，Sottasらによって報告されたものでデジュリン・ソッタス病といわれる．常染色体劣性遺伝し，PMP 22遺伝子の点変異を示す例とP0遺伝子の点変異を示す例とが報告されている．Ⅰ型よりも若年で発症する．歩行開始の遅れで発見され，やがて下肢の筋力低下や筋萎縮が目立つようになり，凹足変形が明らかになる．すべての感覚が四肢遠位部で鈍麻し，腱反射は四肢で消失する．末梢神経が著しく肥厚し，肥厚した神経を表面から触れたり見たりすることができる．Ⅰ型に比して進行が急速で早い時期から車椅子生活を余儀なくされる．神経伝導速度検査も早期から著明に遅延する．

遺伝性圧脆弱性ニューロパチー（hereditary neuropathy with lability to pressure palsies（HNPP））はIa型と同様のPMP 22遺伝子異常によるが本疾患ではこの遺伝子自体が欠損している．脱髄の反対の現象が起き髄鞘が過剰に生成され伸張する（redundant myelin）．本疾患は常染色体優性遺伝で，臨床的には圧迫にきわめて脆弱となり，長時間の正座で下肢に麻痺が出現したり重いリュックサックで両上肢が麻痺したりすることをしばしば繰り返しやがて四肢麻痺にまで至ることがある．

表 4-26 糖尿病性ニューロパチーの病型分類 (Dyck 1987[27]より)

1. 対称性多発ニューロパチー 　感覚性・感覚運動性多発ニューロパチー 　自律ニューロパチー 　対称性近位性下肢運動ニューロパチー	2. 局在性・多巣性ニューロパチー 　脳ニューロパチー 　軀幹・四肢単ニューロパチー 　非対称性下肢運動性ニューロパチー
3. 混合型	

(2) 遺伝性感覚性ニューロパチー

本疾患群も複数の異なる疾患から成り，I型からV型までに分類される．自律神経も障害されるため遺伝性感覚自律神経性ニューロパチー（hereditary sensory and autonomic neuropathy）ともいわれる．I, II, III, V型がわが国でも報告されているが，一般的にはきわめてまれな疾患である．

I型は常染色体優性遺伝で10歳代以降足部の無痛性，難治性潰瘍で発症し，多くは足趾の骨が融解消失する．下肢に強い感覚障害を呈するが，温・痛覚が触覚・振動覚に比して強く障害される．

II型は常染色体劣性遺伝で10歳以前に発症し下肢のみでなく全身に感覚障害がみられる．また感覚障害は温・痛覚だけでなく全感覚が障害される．

III型は常染色体劣性遺伝でRiley-Day症候群あるいは家族性自律神経異常症ともいわれる．生後からいくつかの著明な自律神経症候を認め，さらに温痛覚障害も認める．

V型は先天性無痛症といわれ，先天的に痛覚を伝達する小径有髄神経線維と無髄神経線維が欠損している．

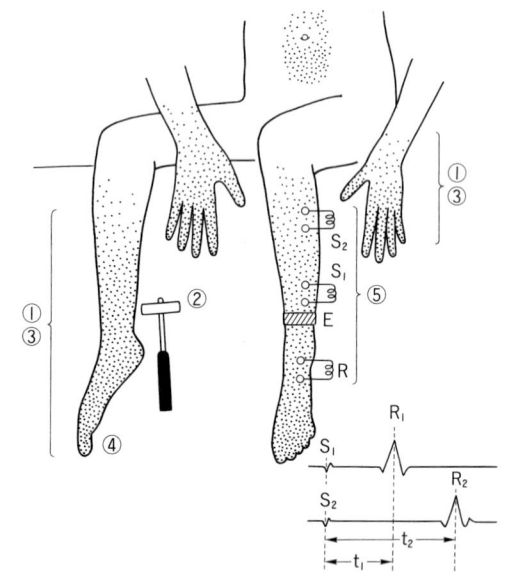

図 4-45 糖尿病性ニューロパチーの臨床症候
(杉村 1991[28]より)

①感覚障害は glove and stocking 型（一部胸腹部正中部にも障害）．振動覚が触覚・温痛覚より障害されやすい
②アキレス腱反射の減弱・消失（症候が進行すると膝蓋腱反射も減弱）
③四肢で発汗が低下．症候が進行するとその他の多彩な自律神経障害
④運動障害は軽微
⑤神経伝導速度の遅延

5) 糖尿病性ニューロパチー
　　diabetic neuropathy

糖尿病に伴って出現するニューロパチーの総称でいくつかの臨床病型に分けられている（表4-26）．

最も重要なものは対称性遠位感覚型ニューロパチーであるので主としてこの型の臨床像を把握しておくことが重要である．感覚障害は自覚的しびれ感と感覚鈍麻で感覚鈍麻の時期が先行した後しびれが出現する．感覚鈍麻は深部感覚優位のものが多く，振動覚は早期から障害されるが，ときに表在感覚も高度に障害されているものもある．障害は下肢優位で上肢では感覚障害も手指

に限局していることが多い．感覚障害が優位で運動障害は足趾に筋力低下を認める程度のことが多い．深部反射も早期から低下する．しばしば眼筋麻痺を伴い，両側の眼瞼挙筋が障害される．自律神経症候も早期から出現し，発汗異常，インポテンス，瞳孔障害などが認められる（図4-45）．

検査所見では神経伝導速度検査で発症早期から伝導速度の低下を示し，中期からは急速に振幅も低下する．上肢では自覚的感覚障害のない時期にも伝導速度検査では異常を示すことが一般的である．神経生検では初期には脱髄性変化が主体で中期から軸索変性が多くなり線維減少が著明となる．その他種々の自律神経検査で異常所見を得る．

6） アルコール性ニューロパチー　alcoholic neuropathy

アルコール多飲者にみられるニューロパチーであるが，アルコールの直接的中毒作用や飲酒に伴った食習慣による偏った栄養の結果，あるいはアルコール代謝がもたらす代謝異常の結果が混在して発症に至ると考えられている．

臨床所見は下肢の左右対称性の感覚障害が優位の所見で，灼熱感や蟻走感などの異常感覚が強い．振動覚鈍麻は初期から目立った所見である．筋のやせの割合に筋力が保たれている．下肢の皮膚温低下や発汗障害もみられる．アキレス腱反射は消失し，膝蓋腱反射は低下の場合とむしろ亢進している場合とがある．

検査所見では末梢神経伝導速度が低下し，振幅もかなり低下する．

7） ベル麻痺　Bell palsy

急性の末梢性顔面神経麻痺で原因は確定できていない．誘因になっていると考えられているものにストレスや寒冷への曝露による顔面神経栄養血管の攣縮，ウイルス感染などがある．近年単純ヘルペスのタイプ1（HSV-1）ウイルスが確かな原因と考えられる報告があり，注目を集めている．

症候は一側性のことがほとんどであるが，まれに両側性や短い間隔で左右が相次いで侵されることもある．顔面神経の起始部から末梢までのどの部位に病変を生じたかによって障害される分枝が異なってくる．茎乳突孔より末梢部の障害では前頭筋，眼輪筋，頬筋，口輪筋，広頸筋などの麻痺をきたす．茎乳突孔付近の障害では後耳介神経が分岐する前で障害され，前述の障害に加え顎二腹筋の麻痺を生ずる．それよりさらに近位部から膝神経節までの部分で障害されると，さらに鼓索神経が障害され味覚障害，唾液分泌障害を生ずる．さらにそのうえでアブミ骨筋神経や大錐体神経が障害されると，これらに加えて聴覚過敏が出現する．膝神経節付近より上の障害では，涙の分泌も障害される．

障害回復はさまざまで，麻痺の完全治癒するものからほとんど回復せず後遺症を残すものまである．一般的には障害部位が末梢ほど回復は良好である．また再生のときに唾液腺に向かうべき神経が涙腺へと向かうと食事のとき，涙が出てくるようになる．この症候を空涙（そらなみだ）症候群という．

治療として近年のHSV-1ウイルスが原因とする立場に立って，できるだけ早期にステロイドと抗ヘルペスウイルス剤を投与することが，回復を早め後遺症を少なくするうえで重要と考えられている．また顔面筋のリハビリテーションとして筋力増強訓練，電気刺激による筋マッサージなどが行われる．

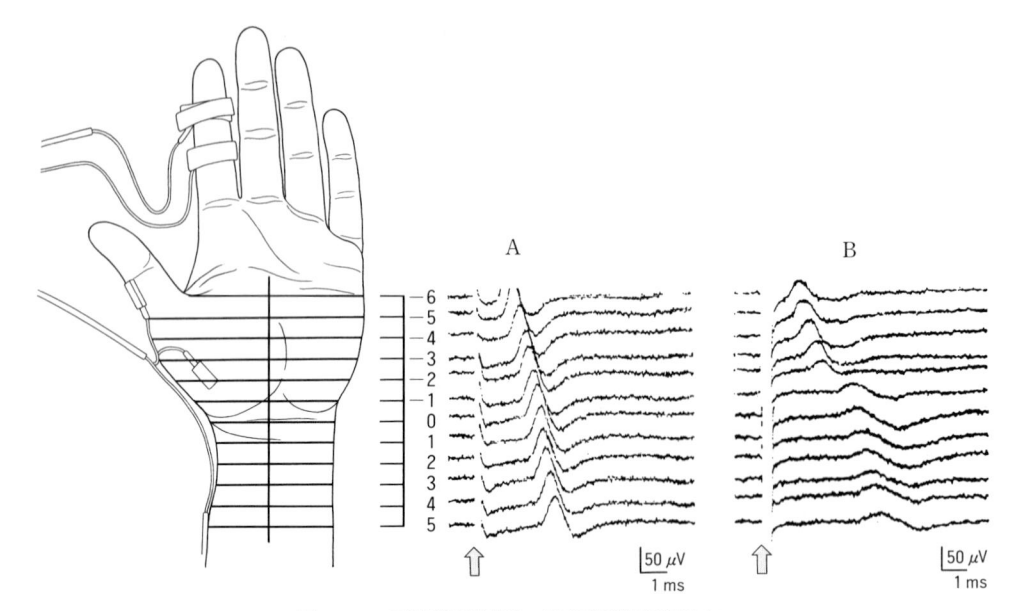

図4-46　手根管症候群の神経伝導速度検査

　正中神経を手根管通過部（0点）を中心に1 cmごとに6〜-6の部位で電気刺激し，示指で記録された感覚神経活動電位波形．
　A（正常者）では刺激部位からの距離に応じて刺激（⇧）から正確に潜時が長くなっている．
　B（手根管症候群）では0点部位を越えた部位の刺激では潜時が著しく延長しかつ活動電位の振幅も低下している．

8）　手根管症候群　carpal tunnel syndrome

　絞扼性ニューロパチーのうち最も頻度が高い疾患である．正中神経が手関節部の手根管部で圧迫を受け機能障害に陥るもので，さらにいくつかの因子が働いて発症に至る．

　臨床的には中年女性に多く，手を使う仕事や糖尿病，妊娠などに伴って発症することが多い．正中神経領域に限局したしびれや疼痛で手を使うことで増強する．やがて運動神経も障害され短母指外転筋や短母指屈筋浅頭などの筋力低下・筋萎縮をもたらす．手根管部に一致して正中神経のチネル徴候（Tinel sign）が認められることが多い．神経伝導速度検査で手根管部の近位側が正常で遠位側が異常を示す所見が得られる（図4-46）．

　治療は基礎疾患がある場合はその治療を行い，手仕事を制限する．手根管内にステロイドの注入も早期なら効果がある．進行例では手根管開放術の適応となる．

9）　橈骨神経麻痺　radial nerve palsy

　本症の大多数は絞扼性ニューロパチーや上腕筋肉注射の際に誤って橈骨神経を傷つけた場合などで一側性に出現するが，まれに鉛ニューロパチーやポルフィリン症性ニューロパチーで両側性に出現することもある．絞扼個所は上腕骨に接して走行する部分で，橈骨神経溝を形成している部分である．椅子の肘掛けに上腕を乗せたまま午睡などをしてこの部分を圧迫すると，椅子と硬い上腕骨との間に挟まれ絞扼性障害を発症する．これは別名でアームチェアー症候群という．

　橈骨神経は手指および手関節の伸筋と母指外転筋を支配しているため，橈骨神経麻痺では垂れ

手となる．感覚は1〜3指の背側で手指基節部から近位部が障害される．前腕の橈骨側も橈骨神経支配であるが，この部位の感覚が障害されることはまれである．

10） 尺骨神経麻痺　ulnar nerve palsy

　この神経も絞扼性ニューロパチーを発症しやすい神経である．絞扼部位の1つは肘部管（cubutal tunnel）である．この部位での尺骨神経の絞扼症候は肘部管症候群（cubital tunnel syndrome）といわれる．さらにこの近接部で上腕骨内側上顆の尺骨神経溝部分がもう1つの絞扼部分となる．第3の絞扼部位は手根関節部で手根管の外側で豆状骨の掌側部，Guyon管とよばれる輪状靱帯がつくる間隙を通過する部位である．これはギヨン（Guyon）管症候群とか尺骨神経管症候群とよばれる．

　尺骨神経麻痺では運動神経の支配筋である尺側手根屈筋，深指屈筋，小指球筋群，背側および掌側の全骨間筋，短母指屈筋深頭，母指対立筋が筋力低下，筋萎縮に陥る．手関節の屈曲は他の屈筋群が代償するため，尺側手根屈筋の収縮が触知されない状態でもあまり障害されない．第4指，第5指の末節，中節および全指の基節の屈曲が障害される．また母指は外転し伸展する．その結果鷲の手のようにみえる．また母指と示指の基節掌面を合わせて摘めなくなり母指先端と示指の末節，中節とで挟むようになる．これをフロマン（Froment）徴候という．進行すると全骨間筋の萎縮と小指球の萎縮がみられるようになる．

　感覚は第4指，5指の背側および掌側の感覚障害が起きる．手根管症候群に比して自発痛は少なく，感覚鈍麻が潜行性に進行することがある．

　絞扼部位の診断には神経伝導速度検査が有効で絞扼部位の遠位部では電位の低下，伝導速度の遅延がみられる．

　小児期の肘関節部の骨折に続発して外反肘（cubitus valgus）が遺残すると長期間尺骨神経が過伸展され，摩擦が反復繰り返され摩擦神経炎から線維性増殖を生じ，しだいに上述の尺骨神経麻痺の症候が出現してくる．これを遅発性尺骨神経麻痺（tardive ulnar nerve palsy）という．

4. 末梢神経疾患のリハビリテーション

　末梢神経が一般に再生機能をもつことはよく知られている．そこで末梢神経疾患のリハビリテーションは神経再生を促進する刺激を与えることである．神経再生促進法としては運動神経細胞や錐体路，脊髄前角細胞が健全であれば，随意運動刺激を与えることである．しかしこれも十分な観察を行い，過用にならないよう注意する．その他，温熱，マッサージ，他動運動などは神経への血流を促進して再生に好条件となると考えられる．

　神経再生が望めない場合，筋萎縮や不良肢位拘縮をもたらす．こうした場合，装具を適切に使用し変形を防止し，さらに機能的肢位に保つことで機能をある程度代償することもできる．

　詳細は第6章を参照する．

15 ミオパチー myopathy

　筋肉系に異常をきたす疾患のなかで一次的に骨格筋を障害する疾患を一般にミオパチーとよんでいる．したがって筋萎縮などをきたす疾患のなかでも神経系に一次的原因があると考えられているALSなどの神経原性筋萎縮症はミオパチーとはいわない．また全身に及ぶ原因で種々の臓器に異常がみられる場合でも，筋肉の障害も大きな意味をもつ場合便宜的にミオパチーといっている（糖尿病性ミオパチー，甲状腺性ミオパチーなど）．

1. 進行性筋ジストロフィー progressive muscular dystrophy（PMD）

　遺伝性ミオパチーをジストロフィーと呼ぶ．進行性筋ジストロフィーや筋強直性ジストロフィーなどがあり，進行性筋ジストロフィーはさらにいくつかの疾患に分類される．筋強直性ジストロフィーも遺伝性の筋萎縮性疾患であるが進行性筋ジストロフィーとは区別されて分類されることが一般的である．先天性ミオパチーなどのなかには遺伝子異常が明らかになってジストロフィーと称してもよいものもあるが，そのままミオパチーといわれることもある．

　進行性筋ジストロフィー自体も遺伝的にも症候学的にもきわめて多数の遺伝性筋萎縮症疾患の総称で，デュシェンヌ型，顔面肩甲上腕型，肢帯型の3型のほか，先天性筋ジストロフィー（先天性ミオパチーともいわれる），遠位型筋ジストロフィー（遠位型ミオパチーともいわれる），眼筋型筋ジストロフィー（眼筋型ミオパチーともいわれる）などがある．進行性筋ジストロフィーは狭義ではデュシェンヌ型，顔面肩甲上腕型，肢帯型の3型のみを指すこともある．主要な3型の遺伝形式や臨床像については表にまとめた（**表4-27**）．

　(1) デュシェンヌ型筋ジストロフィー Duchenne muscular dystrophy

　本疾患はX染色体上の遺伝子異常によって筋細胞膜の構成蛋白（ジストロフィンと名づけられた）が筋細胞表面に表現されず，筋細胞が正常の機能が維持できずに変性壊死に陥る．

　本疾患は伴性劣性遺伝するため男児にのみ発症する．また1/3は突然変異によるとされている．

　臨床所見では発症が通常5歳以下，転倒しやすいとか，走るのが遅いといったことで気づかれる．その後階段昇降困難，登はん性起立（ガワーズ徴候 Gowers' sign），動揺歩行（waddling gait）などの症状が出現ししだいに筋萎縮が進行，10歳前後で起立，歩行困難となる．比較的

表4-27　進行性筋ジストロフィーの3型の臨床像・遺伝形式（Rowland 1995[29]より）

	デュシェンヌ型	顔面肩甲上腕型（FSH）	肢帯型
発症年齢	幼児	思春期	早期または晩発
性	男子	性差なし	性差なし
仮性肥大	著明	まれ	少ない
初発部位	腰帯	肩甲帯	四肢近位部
顔面筋萎縮	まれ	必発	なし（？）
進行度	比較的速い	遅い	中間
関節拘縮および変形	必発	まれ	しばしば
遺伝形式	X-染色体劣性	常染色体優性	常染色体劣性

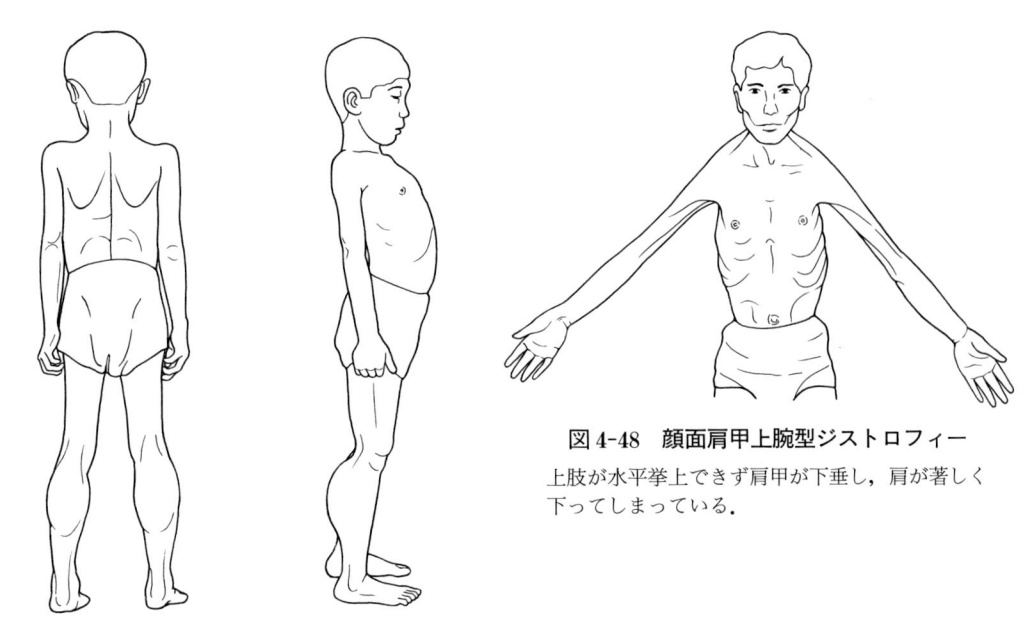

図4-48 顔面肩甲上腕型ジストロフィー
上肢が水平挙上できず肩甲が下垂し，肩が著しく下ってしまっている．

図4-47 デュシェンヌ型筋ジストロフィーの男児
まだ起立保持可能であるが体幹筋や四肢近位筋に筋萎縮を認め，腓腹筋に仮性肥大を認める．

侵されやすい筋と末期まで保たれる筋とがあり，腓腹筋は偽性肥大を示す（図4-47）．やがて股関節や膝関節などの拘縮，脊椎の前彎，側彎などが出現する．末期には呼吸不全が進行し，人工呼吸器の使用を余儀なくされ，心筋も障害され死に至る．

(2) ベッカー型筋ジストロフィー　Becker type of muscular dystrophy

本症は1955年にベッカーらによってデュシェンヌ型と同様な臨床症状とX染色体劣性遺伝を示しながら発症年齢が遅く進行も緩徐な症例があることを報告し，それ以来この型はベッカー型筋ジストロフィーとよばれている．

近年デュシェンヌ型筋ジストロフィーではジストロフィンの欠損が示されているが，ベッカー型ではジストロフィンは骨格筋細胞表面に弱く不連続に出現している．これはベッカー型では遺伝子の部分欠失により小さな分子量のジストロフィンが出現しているためであることが明らかとなった．

臨床的にはデュシェンヌ型と同様な症候を示すが，多くは7歳以降に発症し15歳以降でも歩行可能である．筋におけるジストロフィン含有量の多いものほど進行が緩徐である．

(3) 肢帯型筋ジストロフィー　limb-girdle muscular dystrophy

本型は男女ほぼ同率に発症し，常染色体劣性と考えられている．孤発例も多い．発症は青年期以降のことが多い．初発部位に特徴があり，四肢近位部および腰帯，肩甲部から進行する．進行は遅く，20年以上日常生活が可能の例が多い．関節の拘縮や脊柱の著しい変形は末期まで目立たない．本症のなかには小児発症のもので筋細胞構成蛋白の遺伝学的異常が明らかになったものもあるが，多発筋炎の特殊なものなどかなり雑多なものまで含まれている可能性がある．

(4) 顔面肩甲上腕型ジストロフィー　facioscapulohumeral muscular dystrophy（FSH）

本症は第4染色体の遺伝子異常による常染色体優性遺伝をし，20歳代の男女に同率で発症す

る．進行が遅く，予後良好である．顔面筋がおかされるほか肩甲，上腕の筋に萎縮と筋力低下が出現し，上肢を側方挙上させると肩甲が下垂し，上肢がまるで胸部から伸びているような特異な肢位となる（図4-48）．

(5) 先天性筋ジストロフィー　congenital muscular dystrophy

先天性に筋力低下，筋萎縮を呈し，独立歩行可能となることはほとんどないきわめて早期に発症する筋ジストロフィーは先天性筋ジストロフィーとよばれ，いくつかの成因的に異なる疾患が知られている．わが国では福山が1960年報告した福山型筋ジストロフィーがほとんどである．本症は常染色体劣性遺伝し，男女ほぼ同数が発症する．最近第9染色体に異常遺伝子が存在することが明らかになった．

本症は生後2〜8カ月に発症し，首座り，お座りは可能となるが，その後顔面筋（ミオパチー顔貌を呈する）を含む全身の筋の筋力低下，筋萎縮が進行し，多くは起立歩行ができない．関節の拘縮も著明となる．知能遅滞，言語発達障害を認め，CTでは白質の低吸収域を認め，小多脳回を認める．

(6) 遠位型筋ジストロフィー　distal muscular dystrophy

四肢遠位筋より発症する遺伝性の特殊な筋疾患は遠位型ミオパチー（distal myopathy）または遠位型筋ジストロフィーとよばれている．実際はいくつかの異なった原因遺伝子による異なった疾患からなる．わが国では「三好の遠位型ミオパチー（distal myopathy（Miyoshi）またはdistal muscular dystrophy（Miyoshi））」と「縁取り空胞（rimmed vacuole）を伴った遠位型ミオパチー（distal myopathy with rimmed vacuole）」の2型が疾患単位として確立し，患者発症が認められる．

最近三好型は第2染色体上に，縁取り空胞を伴った遠位型では第9染色体上に異常遺伝子が存在することが明らかになった．

三好の遠位型ミオパチーは常染色体劣性遺伝し，男女同率に10歳代後半から20歳代で発症し，筋力低下は下肢遠位部とくに腓腹筋に早期から強く出現し，つま先立ちができなくなる．やがて大腿屈筋群も障害され，起立歩行にも支障がでる．上肢も遠位部から障害されるが下肢に比べ程度が軽いことが多い．血清クレアチンキナーゼは中等度から高度に上昇し，筋電図上も筋原性パターンを示す．筋組織も筋線維の壊死，再生といった変性過程を示す．予後は車椅子生活を余儀なくされるがベッド生活になることは少ない．

最近このミオパチーと肢帯型のジストロフィーとがともに第2染色体上の近接した部位に異常遺伝子が存在することが明らかになってその関連が検討されている．

縁取り空胞（rimmed vacuole）を伴った遠位型ミオパチーは筋組織に多数の空胞を伴うことを特徴としている．同胞発症することが多く，常染色体劣性遺伝と考えられている．発症年齢は20歳代が多いが40歳代発症もある．初発は下肢遠位筋の前脛骨筋であるが，やがて大腿後面の屈筋群や腰帯筋群にも筋力低下と筋萎縮が進行する．上肢は下肢に比べ軽度であるが遠位筋が侵される．頸部の前屈も障害され，進行すると腰椎前彎し，鶏歩で動揺性の歩行となる．血清のクレアチンキナーゼは軽度上昇にすぎない．筋電図的にも筋原性変化に加えて神経原性変化も混在している．経過は6〜10年で車椅子となりはじめ，20年ではすべて車椅子生活となる．

(7) 進行性筋ジストロフィーのリハビリテーション

筋萎縮・筋力低下による運動能力の低下や，関節拘縮・変形に対してリハビリテーションが実施される．障害段階に応じて自動運動，自動他動運動，他動運動など機能障害度に応じて実施す

る．初期には起立・歩行維持が主眼となり，中期以降は筋萎縮と関節の拘縮変形の抑制，さらに残存機能や補装具を利用しての ADL 維持が重要となる．装具は筋力を代償し，関節や脊柱の変形の抑制に有用である．電動車椅子での活動範囲の拡大，上肢でのパソコン操作などは可能で学業の維持も重要である．晩期には人工呼吸器の装着，精神・心理的サポート，QOL の向上が重要である．

2. 筋強直性ジストロフィー　myotonic dystrophy

　本症は顔面，頸部，四肢の筋萎縮，筋強直に加えて白内障，禿頭，内分泌異常など全身の諸臓器にも異常がみられるもので，19 番染色体上のミオトニンプロテインカイネースをコードしている遺伝子の異常によることが明らかになった．

　本症は優性遺伝し罹病率は 10 万人に約 5 人である．男女差はないが男性のほうが症候が顕著である．

　筋萎縮と筋力低下は顔面筋にも初期から著明にみられる．側頭筋，咬筋，眼瞼挙筋の筋力低下，筋萎縮から，眼瞼下垂，閉口不全，斧状顔貌（hatchet face）などがみられる．頸部の屈筋と胸鎖乳突筋の筋力低下，筋萎縮も初期からみられ，臥位から頭部を持ち上げることが初期から困難である．四肢の筋力低下，筋萎縮は遠位筋にも早期からみられ，肩甲腰帯部はむしろかなり良く保たれる．

　心筋も侵され，心電図異常を示すこともある．

　本症に最も特徴的な所見は筋強直現象（myotonia）である．筋を叩打したり（percussion myotonia），手を強く握って急に開こうと思っても開くことができない（grip myotonia）．叩打ミオトニアは母指球や舌に著明にみられる．

　かなりの頻度で知能低下がみられるほかしばしば人格の偏倚がみられる．白内障もほぼ全例で認め，内耳性聴力障害も認める．

　骨異常がみられ，頭蓋骨の肥厚，顔面頭蓋の形状の異常，脊椎の後彎側彎などの多様な形成，発育異常がみられる．

　本症に特徴的所見として禿頭がみられる．男性でみられるが女性でも頭髪が薄いことがある．前頭部の禿頭で始まりしだいに頭頂部に及ぶ．

　そのほか内分泌異常を示すことも多く，耐糖能異常から糖尿病，性腺萎縮，月経異常などを呈する．

　検査所見では針筋電図で異常刺入電位すなわちミオトニー放電（急降下爆撃機音）を認める．

　次に重要な検査所見は筋生検所見である．一般的な筋原性変化に加えて，核の鎖状配列，輪状線維，sarcoplasmic mass などが特徴的である．

　治療は筋ジストロフィーと同様で筋萎縮などに対する有効な治療法はない．ミオトニアに対する薬物療法は塩酸キニーネやプロカインアミドなどが試みられているが効果は不十分である．運動能力の低下は筋萎縮，筋力低下にあるのでミオトニアが多少改善してもあまり機能改善にならない．

　進行はデュシェンヌ型の筋ジストロフィーに比して緩徐であるが，中年以降寝たきりになり，心筋障害や誤嚥から窒息や肺炎で死亡することが多い．

表 4-28　先天性ミオパチーの 3 型の臨床像

疾患	セントラル・コア病	ネマリンミオパチー	ミオチュブラルミオパチー
遺伝	常染色体優性または孤発	常染色体劣性	常染色体優性
性差	女性にやや多い	女性にやや多い	性差はない
初発年齢と経過	生後まもなく発症し、小児期に診断される	乳児期に哺乳力低下や泣き声が弱いか幼児期に歩行障害で発症	生下時発症（floppy infant）
筋症状	四肢近位筋の筋緊張低下	全身の筋萎縮、緊張低下、筋力低下	四肢および体幹筋の筋萎縮、筋力低下
その他の異常	先天性股関節脱臼、腰椎側彎、斜頸、偏平足	側彎、鳩胸、内反足、高口蓋	側彎、鳩胸、内反足、高口蓋
筋病理	筋線維の中央部に種々の大きさの 1～数個の core がみられる	筋線維の周辺に特異な桿状物質を有する	筋線維の中央部に中心核があり、筋線維の発達途上の myotube に似た構造をしている

3. 先天性ミオパチー　congenital myopathy

　先天性ミオパチーは先天性の筋疾患で新生児期から筋緊張低下、筋萎縮、筋力低下などを示し、それぞれ筋に特有の病変を認めることから、ネマリンミオパチー、ミオチュブラーミオパチー、セントラルコアミオパチーとよばれる。これらの臨床像は表に示した（表 4-28）。

4. ミトコンドリアミオパチー　mitochondrial myopathy

　ミトコンドリアの DNA の変異によって異常なミトコンドリアが産生されその結果筋の異常をきたす疾患である。臨床所見としてはカーンズ・セイヤー症候群では少年期から若年期に緩徐進行性に外眼筋の麻痺、心伝導障害、網膜色素変性を 3 主徴に、その他四肢筋力低下、小脳性運動失調、難聴、糖尿病などがみられる。
　MELAS（mitochondria myopathy, encephalopathy, lactic acidosis and stroke-like episodes）は小児期に脳血管障害の発作を繰り返し、知能低下をきたし、脳波異常や CT に梗塞所見を得る。さらに多くは筋力低下などの筋症状を呈する。MERRF（myoclonus epilepsy with ragged-red fibers）は小児期にミオクローヌスてんかんで発症し、やがて外眼筋麻痺、四肢の筋力低下や知能低下をきたす疾患である。これらのミオパチーでは検査所見として筋生検上赤色ぼろ線維（ragged-red fiber）を認め、血液中の乳酸、ピルビン酸の異常高値やミトコンドリアの DNA の異常がみられることが重要である。

5. 多発筋炎　polymyositis（PM）

　骨格筋の炎症性疾患の総称で表 4-29 に示されるように少なくとも 4 種類以上の異なった原因により成立する類似の疾患ないし病型を含むものである。疾患の成因には自己免疫機序が関与していると考えられる。臨床症候としては四肢近位筋や肩甲腰帯部筋、頸筋に優位の筋力低下と筋萎縮を呈する。筋力低下のため起立困難や歩行の不安定なども出現する。罹患筋の筋痛や筋の圧

表 4-29　ミオパチーの分類

```
A. 遺伝性疾患
  1) X染色体劣性遺伝型筋ジストロフィー
     a. デュシェンヌ型
     b. ベッカー型（良性型）
  2) 常染色体劣性遺伝型筋ジストロフィー
     a. 肢帯型
     b. 先天型（日本では福山型が多い）
     c. 遠位型（三好型）
  3) 常染色体優性遺伝型
     a. 顔面肩甲上腕型
     b. 眼筋咽頭型
  4) 常染色体優性遺伝の特殊型
     a. 筋強直性ジストロフィー
B. ミトコンドリアミオパチー
  1) カーンズ・セイヤー症候群
  2) mitochondrial myopathy, encephalopathy, lactic acidosis and stroke-like episodes (MELAS)
  3) myoclonic epilepsy with ragged-red fibers (MERRF)
C. 先天性ミオパチー
  1) ネマリンミオパチー
  2) ミオチュブラーミオパチー
  3) セントラルコア病
D. 代謝性ミオパチー
  1) 周期性四肢麻痺
     a. 原発性
        i. 低カリウム血症性
        ii. 高カリウム血症性
        iii. 正常カリウム血症性
     b. 症候性
        i. 低カリウム血症性：甲状腺機能亢進症など
        ii. 高カリウム血症性：腎不全，副腎不全，薬物性，カリウム過剰摂取など
  2) 糖原病
E. 内分泌障害に伴ったミオパチー
  1) 甲状腺性ミオパチー
  2) 副甲状腺性ミオパチー
  3) 糖尿病性ミオパチー
F. 薬剤性ミオパチー
     ステロイドミオパチー，クロロキンミオパチーなど
G. 多発筋炎
  1) 急性，亜急性，慢性多発筋炎
  2) 膠原病に伴った多発筋炎
  3) 皮膚筋炎または悪性腫瘍に伴った多発筋炎
  4) その他の原因による炎症性筋炎
H. 重症筋無力症
```

痛などが出現する．咽頭筋が侵されると嚥下障害を呈する．発熱や関節痛を伴うこともある．経過は亜急性ないし慢性に進行するものが多い．

　皮膚筋炎では上記の筋症状に加えて浮腫状紅斑や発疹が顔面，前胸部などに出現する．とくにヘリオトープ疹といわれる眼瞼の浮腫状紅斑が出現する．色素沈着，皮膚萎縮，レイノー現象な

どを認める．

　また関節リウマチ，SLE，MCTD，間質性肺炎などを合併するタイプのものがある．さらにさまざまの悪性腫瘍を合併するタイプのものもある．

　検査所見はCK，aldolaseなどの筋原性酵素の上昇が最も重要である．炎症性反応として血沈上昇，CRPの上昇，γ-グロブリンの上昇が疾患の活動性の指標となる．筋電図は低振幅，短持続電位といった筋原性パターンに加えて神経原性所見が混在する．筋生検により筋炎の所見が確認できる．また免疫血清学的に各種抗体が検出されることがある．

　多発筋炎のリハビリテーションについては急性期か，慢性期かによって対応が異なる．

　急性期は関節可動域維持のための他動運動や体位変換が中心となる．等尺性筋収縮訓練についてはCK値や筋痛筋力低下などの推移をみながら慎重に行う．遷延・長期化しての廃用性筋萎縮やステロイドの長期使用によるステロイドミオパチーに対しては適度な筋力増強訓練が適応になる．嚥下障害には嚥下時の頸位の指導や嚥下補助食品の使用を指導する．

　慢性期では症例によりさまざまな筋力低下や筋萎縮を呈する．CK値や訓練後の疲労感，筋痛などを考慮し至適運動量の範囲内で筋力増強訓練を行う．またADLの改善のために住宅改造や電動車椅子の導入などを積極的に進める．廃用性筋萎縮，ステロイドミオパチー，肺線維症，嚥下障害，骨折の危険性などそれぞれリハビリテーションの対象になる．

6. 重症筋無力症　myasthenia gravis（MG）

　運動神経の筋への刺激伝達物質であるアセチルコリンの受容体に対する抗体が産生され，神経から筋への伝導が阻害され筋力低下を生ずるものである．

　本症の分類として発症年齢と罹患筋の特徴からOssermanの分類が広く用いられている（表4-30）．

　臨床症状としては運動の繰り返しや持続に際して筋力がしだいに低下し，休息によって回復する．夜間就眠の後の早朝は症状がないか軽く，午後には症状が強くなるなどの日内変動を認めることが多い．その他感染や各種のストレスなどで症状が変動する．侵されやすい筋があり，外眼筋，顔面筋，咬筋，嚥下筋，頸筋などで筋力低下しやすい．四肢で近位筋が障害されやすい．呼吸筋も障害され，呼吸困難，血液酸素分圧の低下などを生じる．

　胸腺腫を伴うことが多く，またしばしばその他の自己免疫疾患を合併する．経過中にクリーゼといって筋力低下が急速に増悪し，呼吸困難や気道閉塞などの重大事態になることがある．これには筋無力症自体の急速悪化（myasthenic crisis）の場合とアセチルコリンがむしろ過剰になっている場合（cholinergic crisis）とがある．

　検査所見としては診断学的なものが多い．抗アセチルコリンエステラーゼ剤の静注で筋力低下が改善する．電気生理学的所見では連続電気刺激時のwaning（誘発される反応の振幅がしだいに減弱すること）がみられる．画像所見ではしばしば胸腺の腫大を認める．血中の抗アセチルコリン受容体抗体が陽性になっている．

　治療は免疫抑制療法が中心となる．外科的な胸腺

表4-30　Ossermannの重症筋無力症分類

| A. 新生児型 |
| B. 若年型 |
| C. 成人型 |
| Ⅰ型（眼筋型） |
| Ⅱ型（全身型） |
| ⅡA型（軽症全身型） |
| ⅡB型（中等症全身型） |
| Ⅲ型（急性激症型） |
| Ⅳ型（晩期重症型） |
| Ⅴ型（筋萎縮型） |

摘除術が行われ，自己免疫状態の改善がはかられる．ステロイド療法や血漿交換療法なども効果をあげている．抗コリンエステラーゼ剤は神経筋接合部で作用するアセチルコリンの量を増加させ症状の改善の対症療法となる．

予後に関しては眼筋型が最も予後がよく，全身重症型では約1/3は各種治療に抵抗し，不変ないし悪化する．しかし最近は胸腺摘除術とステロイド療法によって予後が良くなり，軽症化してきている．

7. 筋無力症様症候群（Eaton-Lambert症候群）　myasthenic syndrome

悪性腫瘍，とくに肺癌に伴って神経筋移行部での伝導障害をきたすもので，主として下肢の筋力低下と易疲労性を呈する．上肢の筋力低下や眼瞼下垂，複視などは比較的少ない．筋電図は低頻度反復刺激では活動電位の漸減現象（waning），高頻度刺激では漸増現象（waxing）がみられ，重症筋無力症と異なっている．抗コリンエステラーゼ剤には反応しない．

8. 周期性四肢麻痺　periodic paralysis

筋の表面膜電位の異常から間欠的筋脱力発作を繰り返す疾患群である．分類の項で示したように原発性と特発性に分けられ，原発性の周期性四肢麻痺では遺伝子異常が確定されてきている．

臨床症状は一般的に両下肢の筋力低下が運動後の休息時やその他の誘因に伴って発症する．麻痺は短時間に両上肢におよびときに呼吸筋にも軽度の麻痺が出現することがある．数時間ないし数日持続した後しだいに筋力は回復する．予後はよく，発作を繰り返すが間欠期には無症状である．しかし発作を繰り返すと一部不可逆的な筋力低下を残すこともある．

臨床検査では筋生検で筋に多数の空胞を認める．また発作時の血中カリウム濃度の異常や甲状腺機能亢進症などの原因疾患の把握やその管理が重要である．

16 自律神経疾患 autonomic nerve disease

　自律神経疾患とは交感神経および副交感神経を系統的，選択的に障害する疾患の総称である．さらに実際には多くの疾患で自律神経系も障害されるが，それらは個々の疾患の症候として重要であるが自律神経疾患とはいわない．また「いわゆる自律神経失調症」といわれるものがあるが，これはさまざまな疾患や状態に伴って，あいまいで多彩な不定の身体症候がみられるが，明らかな自律神経系病変に基づかない病態を示す言葉であり，これは自律神経疾患という概念には当たらない．

　自律神経疾患の分類として原因論的立場に立ったBannisterの分類か障害部位の解剖学的立場に立ったMcLeodの分類が広く用いられている．

　実用的には，①原発性に中枢自律神経系を障害する疾患，②続発性に主として中枢自律神経系を障害する疾患，③原発性に末梢の自律神経系を障害する疾患，④末梢神経疾患に合併して末梢自律神経系が障害される疾患，などに分類される（表4-31）．

1. 純粋自律神経不全症　pure autonomic failure（PAF）

　本疾患は2：1で男性に多く，中年以降発症する．起立性低血圧で発症することが多く，起立性失神やめまい感で受診することが多い．その後発汗障害，インポテンス，排尿障害，瞳孔異常などが出現する．

　剖検例では脊髄中間質外側核の神経細胞の脱落，腰部交感神経幹神経節の神経細胞の著しい変性脱落と多数のレヴィ小体を認めている．

表4-31　自律神経疾患の分類

A．原発性に中枢自律神経系を障害する疾患〔原発性自律神経不全症（primary autonomic failure）〕
　1．純粋自律神経不全症（pure autonomic failure）
　2．多系統変性症を伴った自律神経不全〔シャイ・ドレーガー症候群（Shy-Drager syndrome）〕
　3．パーキンソン症状を伴った自律神経不全
B．続発性に主として中枢自律神経系を障害する疾患
　1．視床下部の血管障害あるいは腫瘍あるいは多発性硬化症
　2．ウェルニッケ脳症（Wernicke encephalopathy）
　3．アディー症候群（Adie syndrome）
　4．薬剤中毒
C．原発性に末梢自律神経系を障害する疾患
　1．急性・亜急性汎自律神経不全症（acute and subacute pandysautonomia）
　2．コリン作動性自律神経異常症（cholinergic dysautonomia）
　3．ボツリヌス中毒
D．末梢神経障害で末梢自律神経も障害される疾患
　1．糖尿病
　2．アミロイドーシス
　3．急性間歇性ポルフィリア
　4．家族性汎自律神経異常症（familial pandysautonomia）
　5．慢性感覚・自律神経ニューロパチー（chronic sensory and autonomic neuropathy）

2. シャイ・ドレーガー症候群　Shy-Drager syndrome

　本疾患は進行性の自律神経機能障害に線条体黒質変性症，オリーブ橋小脳萎縮症を伴ってくるもので，多系統萎縮症のなかで病初期に自律神経症候が前景に出たものとする考え方が一般的である．40歳以上の男性に多く孤発性である．

　臨床的には起立性低血圧，インポテンス，尿閉あるいは尿失禁，発汗障害，便秘，瞳孔異常などの自律神経症状に小脳失調，錐体路徴候，パーキンソン症候などが出現する．

　検査所見では各種の自律神経機能試験で異常所見を呈するが多くは中枢自律系，自律神経節前線維，自律神経節後線維の順に障害が拡大していく．

　根治的治療法はなく，予後不良で6～10年で死亡する．対症療法的に急に起立しないよう徐々に体位を変換するとか，入浴後の失神発作に注意し，また弾性包帯や弾性ストッキングも試みられている．ただしこれらの方法で効果のあるのは初期に限られており症状の進行とともに無効となる．

3. パーキンソン病を伴う自律神経不全症　autonomic failure with Parkinson disease

　本疾患は起立性低血圧，排尿障害，便秘，インポテンス，発汗障害などの自律神経症候が主体であるが，パーキンソン病の症候が遅れて出現したり，軽い症状として伴っているものである．剖検例では黒質，青斑核，迷走神経背側核の神経細胞減少とレヴィ小体を認め，脊髄では前角細胞と中間質外側核の神経細胞の減少を認める．さらに交感神経節細胞の減少とレヴィ小体の出現をみている．この所見はパーキンソン病と前記のPAFが合併したような像といえよう．

　パーキンソン病のなかで軽度の自律神経症候を伴ったものがあることは知られているが，本疾患のように高度な自律神経症候を呈するものは独立した疾患群か，パーキンソン病と純粋自律神経不全症との合併か結論は得られていない．最近ではこの疾患はびまん性レヴィ小体病のなかの1つの病型であろうとの考え方が支持されてきている．

4. 急性・亜急性汎自律神経異常症　acute and subacute pandysautonomia

　急性ないし亜急性に自律神経系が広範に障害される疾患でしばしば感冒様症状や消化器症状が前駆し，免疫学的異常が契機となっていることが推測される．

　前駆症状に引き続き起立性低血圧，排尿障害，便秘，発汗障害，インポテンス，嘔吐，発作性咳嗽，瞳孔異常などの自律神経異常が現れる．

　検査所見では自律神経機能検査で広範な異常を認めるが交感神経性，副交感神経性どちらかの障害が優位なものである．髄液検査では約半数に蛋白細胞解離を認める．

　本疾患にステロイド剤が有効であるかどうか議論のあるところである．その他の起立性低血圧や排尿障害に対症療法が行われるが効果には限界がある．

　本症の生命的予後は良好であるが完全治癒に至るものはむしろ少なく2年以上経過後もなんらかの症状が残っているものが多い．

5. アディー症候群　Adie syndrome

　アディー症候群は緊張性瞳孔と深部反射（腱反射）消失を伴う症候群である．緊張性瞳孔とは一側の瞳孔の対光反射，輻輳反射，調節反射が一見消失しているようにみえるがゆっくり緊張性に反応する状態をいう．ニューロパチーに伴う症候性のものと特発性のものに大別される．

　特発性のものは女性に多く孤発性で20歳代以降に発症することが多い．

　特発性の場合は患者の自覚症状は羞明，目の疲れ，まぶしさ程度の軽度のことが多い．臨床症候としては瞳孔は明室では患側はやや散瞳し対光反射は減弱ないし消失し，輻輳反射は対光反射に比し保たれているが反応は緩徐である．患側は左眼のことが多い．約1～2割に両側性の障害がみられる．患側瞳孔は不正楕円形を呈していることが多い．患側は0.125％のピロカルピン点眼で著明な縮瞳を認める．

　約90％の症例で深部反射が左右対称性に減弱ないし消失している．深部反射の消失は下肢だけでなく上肢の深部反射も消失していることが多い．

　発汗障害がまれに合併し，無汗症ないし多汗症が片側性あるいは分節性に認められる．

　これらの症候は毛様体神経節，脊髄後根神経節，交感神経節の変性によるものと考える説が有力であり，共通の系統性の障害機序が関与していると考えられている．

　症候性のものでは原疾患の症候に加え，瞳孔異常がみられるが，両側性であったり，瞳孔反応の緊張性が明らかでなかったり，ピロカルピンに対する反応が顕著でないことが多い．

17 先天異常 congenital anomalies

　先天異常性神経疾患とは通常中枢神経系の先天性の発育（発生）異常と全身性の先天代謝異常による神経系の異常の両疾患群を包括的に総称したものである．先天代謝異常は代謝異常疾患として別に区分されることも多い．本書でも先天代謝異常は代謝性疾患のなかで述べられる．

　先天性の発育（発生）異常とは胎児あるいは出生直後から形態や機能の異常を呈する疾患群である．

　成因的な分類では染色体の異常による染色体異常症や遺伝子の異常による遺伝子病，その他の先天奇形に分類される．その他の先天奇形は母体外要因（感染，薬剤，環境汚染など）によるもの，母体内要因（糖尿病，子宮の異常など）によるもの，胎児内要因（出血，虚血，黄疸など）によるもの，さらに原因不明のものなどがある．

　また形態異常の発症機序からは奇形，破壊，変形，癒合，異形成などがあるが，実際上は異常形態と部位から分類される（表4-32）．

　さらに脊髄に関しては脊椎の異常を伴っていることが多く，脊椎・脊髄の先天異常として総括される．これらの疾患は頭蓋・頸椎移行部の先天異常，先天性の頸椎癒合，発育不良性脊椎管狭窄症，脊椎管の閉鎖障害，脊髄空洞症，先天性脊椎彎曲異常など多彩にわたる（表4-33）．

　染色体異常症もその染色体の種類や異常の種類によって多数の疾患があげられる（表4-34）．

　さらに神経系では母斑症（phacomatosis）ともよばれる神経・皮膚症候群も重要である．これは神経系と皮膚に腫瘍や奇形を作る遺伝性の先天異常症で，神経線維腫症（neurofibromatosis），結節性硬化症（tuberous sclerosis），スタージ・ウェーバー（Sturge-Weber）病，ヒッペル・リンドウ（Hippel-Lindau）病などが知られている．

1. 染色体異常症　chromosomal abnormality syndromes

　染色体異常による先天奇形は染色体異常症としてまとめられており，数多くの疾患が存在する．染色体異常にはモノソミーやトリソミーといった染色体の数の異常によるもの，欠失や転座，重複，逆位といった構造異常によるもの，モザイクやキメラといった染色体構成の異なった細胞が同一個体に存在してしまう場合などがある．また常染色体性の異常と性染色体の異常とがあり，性染色体の異常では性機能のさまざまな異常を伴う．次の疾患は発症頻度が比較的高く，神経学的な異常を呈するので神経内科的にも重要である．

1）ダウン症候群　Down's syndrome

　染色体異常のなかで最も高頻度で発症（発症頻度は0.5％）する代表的な疾患である．1866年Downが最初にこの疾患を記載したことからダウン症候群とよばれる．本症候群は第21染色体が3個あるところから21トリソミー（trisomy）ともよばれる．母親の加齢に伴った減数分裂の際の染色体の不分離が原因になることが多い．最も大きな障害は知的障害で知能指数は50以下である．言語発達も著しく遅れる．身体発育の遅延から低身長で，筋緊張も低下し関節は過伸展し運動面の発達も遅延する．顔貌は特有で眼裂が外上方につり上がり鼻は低く，口は小さい．

表 4-32　中枢神経系の先天異常

A．脳瘤
B．クモ膜嚢胞
C．頭蓋骨癒合症
　1．舟型頭蓋
　2．短頭症
　3．尖頭症
　4．頭蓋底陥入症
　5．環椎後頭骨癒合
　6．環椎軸椎変異
　7．クリッペル・ファイル症候群（Klippel-Feil syndrome）
D．水頭症
　1．交通性水頭症
　2．非交通性水頭症

表 4-33　脊椎脊髄の先天異常

A．アーノルド・キアリ奇形（Arnold-Chiari deformity）
B．脊髄空洞症
C．癒合椎
D．二分脊椎
　1．潜在性脊椎披裂
　2．meningocele を伴った脊椎披裂
　3．myelomeningocele を伴った脊椎披裂
E．腰仙移行椎

表 4-34　染色体異常症

A．常染色体異常
　1．ダウン症候群
　2．18 トリソミー症候群
　3．13 トリソミー症候群
　4．猫なき症候群
　5．4 p-症候群
　6．9 p トリソミー症候群
　7．18 p-症候群
　8．18 q-症候群
B．性染色体異常
　1．ターナー症候群
　2．クラインフェルター症候群
　3．XXY 症候群
　4．XXX 症候群
C．隣接遺伝子症候群
　1．プレダ・ウィリー症候群
　2．エンジェルマン症候群
　3．無虹彩・ウィルムス腫瘍連合症候群
　4．ベックウィズ・ウィーダーマン症候群
D．染色体構造異常遺伝子病
　1．脆弱 X 症候群
　2．染色体断裂症候群

皮膚紋理に特徴があり，手指が短い．約半数に先天性心奇形を伴う．心奇形は心室中隔欠損，心房中隔欠損，心内膜床欠損などが多い．環軸椎亜脱臼を伴う例もある．

2）18 トリソミー症候群　18 trisomy syndrome

心身の著しい発育遅延と特徴的な顔貌を呈する染色体異常で，第 18 染色体が 3 個あることから 18 トリソミーとよばれる．新生児 5,000〜6,000 人に 1 人程度の頻度と考えられている．生命予後は不良で 1 歳までに 90％が死亡する．

頭が前後に長く，眼裂狭小，小顎，耳介低位，耳介奇形による特徴的な顔貌を呈する．著しい知能障害と全身性の筋緊張の亢進がみられる．痙攣や全身性のミオクローヌスがみられる．大脳や小脳の細胞構築の異常や低形成が顕微鏡的異常としてみられる．

3）13 トリソミー症候群　13 trisomy syndrome

新生児の 15,000〜20,000 人に 1 人程度の頻度でみられるまれな染色体異常である．生命予後不良で 1 歳までに 90％以上が死亡する．

子宮内発育遅滞，無嗅脳症，単脳室前脳症などの重篤な脳奇形，聾，小または無眼球，口唇裂，口蓋裂，心奇形など多くの奇形を合併している．

2. 神経・皮膚症候群　neurocutaneous syndrome

神経・皮膚症候群とは母斑症（phacomatosis）ともよばれ，遺伝子異常によって皮膚と神経系の先天的な異常をきたす疾患群である．

1) 神経線維腫症　neurofibromatosis

本症は神経・皮膚症候群の主要疾患でⅠ型とⅡ型が存在する．
　Ⅰ型はレックリングハウゼン病とよばれ原因異常遺伝子が第17染色体上にある．皮膚にはカフェオレ（café au lait）斑とよばれる色素沈着が幼児期から出現し，成長にしたがって数が増える．皮下には末梢神経由来の神経線維腫が全身性に多発する．虹彩にもリッシュ結節とよばれる小結節が形成されることがある．脳・脊髄に神経膠腫，髄膜腫ができることがある．知能障害，てんかんがみられることもある．
　Ⅱ型は両側の聴神経腫瘍が20歳頃に出現し，カフェオレ斑，神経線維腫なども出現する．この異常遺伝子は22染色体上に存在する．

2) 結節性硬化症　tuberous sclerosis

ブルネヴィーユ・プリングル（Bouneville-Pringle）病ともいわれ，常染色体優性遺伝する疾患である．皮膚では特徴的な皮脂腺腫が顔面とくに鼻から頬にかけて多発する．発疹様であるが皮膚腺由来の小腫瘍が多発している状態である．その他脱色素斑や鮫皮（さめがわ）斑，小線維腫が多発する．
　脳内にも石灰沈着を伴った神経膠細胞と上衣細胞由来の小結節が多発する．その他脳回の奇形なども認める．
　てんかんが大発作など多彩な型で出現する．知能障害を伴うことが多いが障害程度は軽度から重度までさまざまである．

3) スタージ・ウェーバー病　Sturge-Weber disease

顔面半側のポートワイン様の血管腫と同側の大脳半球の軟膜の血管腫を生ずる疾患で，常染色体劣性遺伝するものと考えられている．眼球脈絡膜にも血管腫が出現すると緑内障を生ずる．軟膜血管腫のある部位の大脳皮質は変性してんかんの焦点となったり，片麻痺の原因となる．石灰沈着すれば脳表の石灰化像がX線でも認められる．

4) ヒッペル・リンドウ病　Hippel-Lindau disease

家族性に小脳の血管腫や網膜の血管腫がみられるもので，常染色体優性遺伝し，病因遺伝子は第3染色体上に存在する．このため緑内障や眼底出血を呈するほかてんかん発作やクモ膜下出血の原因になる．脊髄や脳幹に血管腫が生ずると圧迫症状が出現する．その他腎癌，髄膜腫，褐色細胞腫がこの疾患では高頻度に合併する．

18 代謝性疾患 metabolic disease

　代謝性神経疾患とは先天代謝異常による神経疾患と糖尿病，尿毒症，ビタミン欠乏症などの後天性の代謝疾患による神経障害の総称として用いられる．先天代謝異常には細胞中に脂質が蓄積するリピドーシス（表4-35），アミノ酸が代謝できないため蓄積したり欠損するアミノ酸代謝異常（表4-36），その他などがある．

　先天性代謝疾患では代謝酵素や分解酵素の欠損のため出生後から神経細胞に代謝できない物質が蓄積し神経細胞は変性消失する．蓄積から変性までの時間が発症までの時間となる．疾患差や個人差があるが多くは出生直後から生後数年までに発症する．精神発達遅滞，痙攣発作，痙性麻痺，運動失調といった中枢神経症状を呈することが多く，一部末梢神経系の異常を呈する疾患もある．多くの疾患は肝臓や血液，皮膚などにも蓄積物質が出現し異常がみられるが，細胞再生能力がないため悪いものは壊して新しく作り直すことのできない神経系にもっとも症状が顕著に出現する．

　後天性の代謝疾患では疾患の重症度や罹病年数が合併症としての神経系の障害の重症度に関連する．神経障害としては末梢性の運動麻痺や感覚鈍麻等の感覚障害などが主体になることが多い．

1. リピドーシス　lipidosis

　脳リピドーシスではスフィンゴリピド類の代謝異常が問題となる．それぞれの酵素欠損で異なった脂質が神経細胞に蓄積する．さらに発症年齢や経過でタイプ分類されているものもある．症候にも若干の疾患ごとの特徴がある（表4-35）．

2. アミノ酸代謝異常　amino acid metabolic disorder

　アミノ酸の代謝に関与する酵素欠損によって代謝できないアミノ酸の大量蓄積や必要アミノ酸の欠損を生じ神経症候を発症する（表4-36）．

3. プリン代謝異常　purin metabolic disorder

　レッシュ・ナイハン症候群（Lesch‐Nyhan

表4-35　リピドーシスの種類

A．GM_1-ガングリオドーシス
1．幼児型
2．若年型
3．成人型
B．GM_2-ガングリオドーシス
1．ティー・サックス病
2．サンドフォッフ病
3．若年型 GM_2-ガングリオドーシス
4．成人型 GM_2-ガングリオドーシス
C．ゴーシェ病
1．成人型
2．幼児型
3．若年型
D．ニーマン・ピック病
1．A型
2．B型
3．C型
4．D型
5．E型
E．ファブリ病
F．バッサン・コーンツワイフ症候群
G．レフサム病
H．脳腱黄色腫症

表4-36　アミノ酸代謝異常の種類

A．フェニルケトン尿症
B．悪性高フェニルアラニン血症
C．メープルシロップ尿症
D．ハートナップ病
E．ホモシスチン尿症
F．ローウェ病

syndrome）といわれX染色体劣性遺伝性で男子にのみ出現する，プリン代謝酵素のhypoxanthine-guanine phosphoribosyl-transferase の欠損による疾患である．尿酸が過剰産生され，腎や関節に沈着し，腎不全，関節障害を引き起こす．自分の口唇や手指嚙み切る特異な神経症状のself-mutilation（自傷行為）や不随意運動，痙性麻痺，精神発達遅滞などを呈する．予後不良で若年期に死亡する．

4. ポルフィリン症　porphyria

血色素であるヘモグロビンの前駆物質ヘムの合成系酵素の遺伝的欠損による疾患で，尿中ポルフィリン体の排泄増加を示す．合成系のどの酵素が欠損するかでいくつかの疾患に分かれるが，最も重要なのは急性間歇性ポルフィリン症である．この疾患は常染色体優性遺伝形式をとり，青壮年期に発症する．

臨床症状は腹痛，便秘，嘔吐などの急性腹症様の腹部症状，弛緩性麻痺やしびれ感，ぴりぴり感を伴った感覚障害などの末梢神経障害が出現する．興奮，錯乱，幻覚，痙攣などの多彩な精神症状が出現する．発作の出現にはバルビタール，精神安定剤，経口避妊薬などの薬剤服用や手術，感染症，アルコール，ストレスなどが誘因になる．

検査所見として尿を放置しておくと色調が暗褐色になり，ポルフィリン体前駆物質やアミノレブリン酸の尿中排泄増加が重要である．

5. ウィルソン病　Wilson disease

本疾患は銅輸送蛋白の遺伝的異常により銅と結合する蛋白であるセルロプラスミンが減少し，結合銅も減少する．しかし蛋白と非結合の銅の含有量は増加する．そのため尿中への銅排泄が増加し，また脳，肝などの組織に沈着する．常染色体劣性遺伝で10歳代に発症することが多い．

臨床所見としては肝障害は肝硬変になり腹水の貯留などの症候がでなければ無自覚症状である．神経症候は筋固縮，振戦，ジストニアなどの基底核症候に痙攣，知能低下などの皮質機能障害がみられ，構音障害から発語困難，嚥下障害も出現する．さらに深部反射の亢進や病的反射の出現などの錐体路障害が出現する．振戦はパーキンソン病と区別できない静止振戦と羽ばたき振戦の2つのタイプのものがある．角膜に銅が沈着するとカイザー・フライシャー輪（Kayser-Fleischer ring）がみられるようになる．

検査所見として血清セルロプラスミンの低値，血清銅の減少，尿中銅排泄の増加，肝機能障害などの所見はウィルソン病を示す所見となる．眼科的には細隙灯検査でカイザー・フライシャー輪が確認される．

MRI画像上T2強調画像で尾状核，被殻が高信号となり，淡蒼球は等信号となる所見が重要である．

治療はD-ペニシラミンや塩酸トリエンチンといった銅キレート剤を用いる．

早期に診断し，早期から治療すれば正常な生活を送ることが可能であるが，進行した症例では改善も困難でしだいに進行することも多い．

6. アミロイドーシス　amyloidosis

　アミロイドーシスはアミロイド蛋白が全身あるいは疾患ごとに限局した臓器の組織間質に沈着し障害を起こす疾患群でアミロイド構成蛋白の種類によって全身性が5群11疾患，限局性が4群10疾患に分けられる．臨床的にも構成蛋白の違いに対応したいくつかの疾患があげられる．
　臨床所見としては家族性アミロイドポリニューロパチー（familial amyloid polyneuropathy：FAP）が重要でⅠ型とⅣ型が重要である．Ⅰ型では温痛覚障害が優位の感覚障害，自律神経障害（下痢や便秘，排尿障害，起立性低血圧，インポテンスなど）で発症し，やがて筋萎縮や筋力低下などの運動障害が出現する．Ⅳ型では末梢神経障害のほかに角膜格子様変化，顔面神経麻痺，全身の皮膚変化などをきたす．原発性アミロイドーシスではFAPと同様の温痛覚障害優位の感覚障害と自律神経障害，次いで運動障害が出現する．そのほかに内臓臓器にアミロイドが沈着する．骨髄腫に伴うアミロイドーシスでは神経外膜の結合織にアミロイドが沈着し手根管症候群をきたす．
　検査所見では沈着の予測される組織の生検でアミロイドが証明されることが重要である．またFAPでは血清や髄液中の異常蛋白を測定したり生検組織のDNA解析で遺伝子異常を確認できる．自律神経機能検査や末梢神経伝導速度検査などが障害の重症度を明らかにする．
　治療は異常蛋白の主要な産生臓器である肝臓の交換ともいうべき肝移植を除いて真に有効な治療法はない．これも障害が高度となり回復の限界を越えたものでは効果がない．

7. ビタミン欠乏症　vitamin deficiency

　ビタミン欠乏症は多くの臓器障害をきたすが神経障害が重要になるものはビタミンB_1欠乏症のウェルニッケ脳症と脚気ニューロパチー，ペラグラ，ビタミンB_{12}欠乏による亜急性脊髄連合変性症である．
　ウェルニッケ脳症は多量飲酒に伴って起きることが多いが，飲酒以外の要因により起きることもある．眼振，外眼筋麻痺，意識障害，小脳失調などを呈し，MRIでガドリニウムでT1高信号が乳頭体や第3脳室，中脳水道外側壁部に認められる．脚気ニューロパチーでは筋痛，筋力低下を伴った感覚・運動性障害を示す．
　ペラグラは下痢，嘔吐などの腸症状の後，口角炎，舌炎，口内炎，皮膚炎を呈し，意識障害，精神症状，知能低下などをきたし，また錐体路・錐体外路症候を伴うことがある．
　亜急性脊髄連合変性症では四肢の感覚障害，後索障害としての感覚性失調，痙性麻痺などの後索および側索障害の症候が出現する．

8. 糖尿病性神経障害　diabetic neuropathy

　糖尿病による神経系の合併症としては糖尿病性ニューロパチーと糖尿病性昏睡とが重要である．糖尿病性ニューロパチーもいくつかの臨床病型に分けられる．最も重要なのは対称性遠位性ポリニューロパチーである．このタイプでは一般に下肢遠位部優位で，感覚障害優位の障害のニューロパチーを呈する．早期から振動覚が低下し，下肢の腱反射も早期から低下する．また自律神経障害も早期から出現し，しばしば動眼神経，外転神経麻痺を伴う．

糖尿病性昏睡はケトアシドーシス性昏睡と高浸透圧性非ケトン血性昏睡とに分けられる．両者とも全身倦怠，悪心・嘔吐などが先駆し，やがて意識障害に陥る．ケトアシドーシスを伴う昏睡では呼気にアセトン臭を伴う．

9. 尿毒症性神経障害　uremic neuropathy

腎不全の末期に出現する高度の代謝異常で，全身各臓器の異常を呈するが，神経症状としては尿毒症性脳症と尿毒症性ニューロパチーがある．尿毒症性脳症は無欲状態から昏睡までのさまざまな段階での意識障害が主体で痙攣，幻覚，不穏状態などもみられる．脳波上徐波が増加した所見がみられる．

尿毒症性ニューロパチーは緩徐に進行し四肢の異常感覚が著明の感覚障害から進行すると四肢の筋萎縮，筋力低下などの運動障害も加わる．異常感覚は特有で不穏脚症候群（restless legs syndrome）といわれるように，下肢の不快感を紛らわすため下肢をさかんに動かし，じっとしていられないようになる．

19 中毒性疾患

　中毒性神経疾患は飲食物，薬剤，産業材料ないし生成物への曝露，環境汚染，動植物性毒物などによる神経毒によるもので，しばしば集団で患者発生があり，社会問題化する．中毒性物質の曝露から回避されれば回復する場合と後遺症を残したり，直接的に生命予後に関連する重篤な症状を呈する場合とがあって軽視できない疾患が多い．

　中毒性疾患の分類は曝露・摂取などの人体侵入の状況と中毒物質の種類の2面から分類することが一般的である．食物中毒はアルコールなどのように過剰摂取した場合と毒性の高いものを間違って摂取した場合とが多い（表4-37）．

1. 鉛中毒　lead poisoning

　重金属中毒の代表的疾患で塗料，蓄電池など鉛や鉛を含む製品を扱う産業労働者に発症することが多い．

　鉛の神経障害は急性鉛脳症と末梢神経障害である．脳症では痙攣，意識障害，せん妄，知的機能障害などが出現し，後遺症を残すことが多い．末梢神経障害は運動・感覚性ニューロパチーで伸筋麻痺を呈し，垂れ手，垂れ足となる．

2. 有機水銀中毒（水俣病など）　organic mercury poisoning

　有機水銀中毒として知られているものはメチル水銀およびエチル水銀中毒で，とくにわが国では水俣湾におけるメチル水銀中毒は水俣病とよばれている．

　水俣病は1953年から1960年水俣湾地方で工場排水の水銀に汚染された魚介類を摂取したものがメチル水銀中毒に罹患したもので2,200人以上の被害者が出た．またこのメチル水銀中毒母体から生まれた子供が脳性麻痺や重い知能障害で生まれ，胎児性水俣病としてその悲惨さが世間を震撼させた．

　これに類似した事件が1964年から1965年にかけて阿賀野川下流沿岸地域に発生し，新潟水俣病とよばれた．そのほか国内外で農薬中毒や産業現場からの毒物で汚染された魚介類摂取によるアルキル水銀による有機水銀中毒が散発している．

　大量の有機水銀が短期間に摂取されると口囲，舌，四肢のしびれ感，精神症状，痙攣，意識障害を起こし死亡することもある．多くは慢性中毒として発症する．慢性中毒症候はHunter-Russell症候群といわれ，中心性視野狭窄，運動失調，言語障害，聴力障害，感覚障害などを呈するが，さらに眼球追従運動障害，平衡機能障害，関節痛や拘縮なども重要である．感覚障害は初発症状で，四肢の先端のび

表4-37　主な中毒性疾患の分類

A．食物中毒
  1．アルコール
  2．植物性　　毒キノコ
  3．動物性　　フグ
B．薬品中毒
  1．医薬品中毒
  2．工業薬品中毒
  3．農薬・殺虫剤中毒
  4．環境汚染による中毒
C．細菌毒中毒
　　　ジフテリア菌，ボツリヌス菌
D．動物毒中毒
　　　ハブ・マムシ，サソリ，毒蜘蛛

りびりしたしびれ感で始まりやがて舌，口囲から全身に及ぶ．
　胎児性水俣病では精神障害，運動失調，歩行，嚥下障害，錐体路障害，不随意運動などを呈する．
　経過は毒物の摂取が終われば症状は停止しやがてある程度は回復に向かう．しかしなかには毒物摂取後，数カ月から数年を経て神経症候が発症したものもある．
　治療は水銀排除薬としてペニシラミンなどが用いられる．多くの後遺症を残すことが多い．後遺症に対してはリハビリテーションが重要である．

3. 有機リン中毒　organic phosphorus poisoning

　農薬中毒の主要疾患で，コリンエステラーゼ阻害作用による発汗過多，流涎，縮瞳，筋の線維束性攣縮，意識障害などの症状が出現するが，慢性中毒では全身倦怠感，意欲低下，記憶力低下，思考力低下，不安，不眠，知覚異常など不定の愁訴が主体で精神疾患との鑑別が困難となる．

4. 一酸化炭素中毒　carbon monoxide poisoning

　ガス中毒のなかで最も高頻度の疾患である．COはヘモグロビンと強く結合し，O_2との結合を阻害するため組織の低酸素をもたらす．またCO自体が神経毒性をもつと考えられている．
　臨床所見としては激しい頭痛，悪心・嘔吐，めまいから進むと意識障害，視力障害，幻覚，呼吸促迫，痙攣，呼吸停止に至る．重症例では後遺症として失外套症候群，パーキンソン症候群，健忘症，認知症，性格変化などが出現する．

5. アルコール性神経障害　alcohol intoxication

　アルコール性神経障害は過剰な飲酒に関連して発症する．急性アルコール中毒と慢性中毒，アルコール依存症があげられる．そのほかに飲酒が関連した栄養障害や電解質異常などもアルコール性神経障害として包含される．
　臨床所見として急性中毒では抑制解除，興奮といった状態に続いて異常酩酊となり，運動失調，感覚鈍麻と反射の低下，記憶障害が出現する．さらに血中濃度が高まるとアルコール性昏睡，呼吸不整，心拍促進，体温低下から呼吸停止し死亡する．
　慢性中毒では記銘力低下，歩行障害，下肢に優位の小脳失調などがみられ，そうした患者のCTやMRIでは前頭葉優位の大脳皮質萎縮の所見が得られる．さらに脳室も拡大していることが多い．小脳虫部や半球上部の萎縮もみられる．
　アルコール依存症はアルコール中毒のある意味で最悪の状態であって，飲酒への強い渇望と禁断症状がみられる．禁断症状は手指振戦，不穏，幻覚，痙攣や発熱，発汗，頻脈などの自律神経症候である．

6. 麻薬中毒　narcotic intoxication

　麻薬取締法では数種の系統の薬剤が麻薬として取り締まり対象になっているが，主要なものは

モルヒネ，ヘロイン，コデインといったアヘンアルカロイド系麻薬である．慢性中毒の薬物依存が問題となる．craving といわれる薬物への渇望（精神依存）と薬剤の中断による禁断症状（身体依存）が最も重要な中毒症状である．やがて耐性上昇に伴い使用量や使用頻度が増加すると気分の変調，性格の変化，意欲の減退などからやがて人格荒廃し，廃人となる．

7. スモン　SMON

1955年頃から1970年にかけてわが国で多数の患者が発生した疾患で，原因が不明であったが，1970年整腸剤のキノホルムが原因であることが明らかにされ，同年9月同剤の販売停止措置がとられ，患者の発生は実質的になくなった．

本症は腹部症状に引き続き下肢の運動，感覚障害や視力障害を発症するため subacute myelo-optico-neuropathy（SMON）と名づけられたが，スモンと称することが一般的である．

1972年の調査では11,127名であったが現在は約半数がさまざまの理由で死亡し，患者は約5,000名程度と考えられている．

本症は激しい腹痛，1週間以上続く下痢に続いて神経症候が出現する．神経障害は足先より上行するきわめて強い異常感覚（付着感，しびれ感，ぴりぴり感，痛み，冷感，硬直感など），全感覚の低下がみられ，運動麻痺も下肢末梢から出現する．アキレス腱反射は消失し，膝蓋腱反射は消失する場合と錐体路障害を反映して亢進する場合とがある．視神経障害を呈することもある．若年発症者ほど運動障害や視神経障害が強い傾向にある．皮膚や内臓系の自律神経障害もほぼ全例に認める．

当初のさまざまな治療にかかわらず90％以上が後遺症を遺している．さらに年月の経過とともに異常感覚のしめつけ感が増強し，老化からくる運動機能の低下や合併症が加わって運動障害が一層深刻になっている．

8. 有機溶剤中毒　organic solvent poisoning

有機溶剤は強い脂溶性があり，神経系に移行しやすい．また揮発性が強く吸入しやすいという特徴をもつ．それぞれの有機溶剤によって障害されやすい臓器が多少異なっている．トルエンは中枢神経症状が強く，多幸感，めまい，小脳失調，錯乱，幻覚，せん妄，意識障害をきたし，慢性中毒では小脳失調，視神経萎縮，多発ニューロパチーをきたす．

n-ヘキサン，キシレンでは多発ニューロパチーを呈する．ベンゼンは毒性が強く，急性中毒では多幸感，耳鳴り，めまい，頭痛，悪心・嘔吐，小脳失調，痙攣，意識障害がみられる．慢性中毒では錐体路障害，小脳失調，視神経炎，多発ニューロパチーを呈する．

第5章

神経難病

1. 難病の定義

わが国で多数の患者が発生した整腸薬キノホルムによる視神経脊髄障害であるSMONはきわめて難治性で，しかも薬害であることもあって，国会で難病論議が起こり，1972年厚生省内に難病対策室（のちに特定疾患対策室と改称）が開設された．SMONの場合は原因は判明していたが，一般に難病は，①原因不明で治療法未確立，②長期慢性の経過，③介護を要するものが多いため患者，家族の経済的，精神的負担が大きいなどの特徴がある．このなかでも神経難病は移動，会話，摂食，嚥下，排泄，視力，精神の障害などにより日常生活動作が障害され，介護を必要とするものが際立って多い．したがって医療と福祉の両面からの対策による援助が必要となる．

2. 神経難病の種類

難病の特徴をもった神経疾患の種類は多数あるが，これまでに行政上の神経難病（特定疾患）として医療費の公費負担が認められている特定疾患治療研究事業（自己負担分の医療費を国と都道府県で半分ずつ負担）の対象神経疾患を指定された年次順に**表5-1**に示した．括弧のなかのものは行政上の分類では神経系以外に属し，ベーチェット病（重症になると神経系が侵され神経ベーチェットとよばれる），原発性アミロイドーシス，後縦靱帯骨化症，広範脊柱管狭窄症は「その他」に，皮膚筋炎，多発筋炎は強皮症などとして「膠原病」に分類されている．

表5-1 特定疾患治療研究対象神経難病
（対象として指定された年次別疾患名）

S. 47年4月	SMON，重症筋無力症， 　　（ベーチェット病）
48年4月	多発性硬化症
49年10月	筋萎縮性側索硬化症 　　（皮膚筋炎，多発筋炎）
51年10月	脊髄小脳変性症
53年10月	パーキンソン病：重症度ステージⅢ・ 　　　　　　　生活機能症度Ⅱ以上
54年10月	（原発性アミロイドーシス）
55年12月	（後縦靱帯骨化症）
56年10月	ハンチントン病
57年10月	ウイリス動脈輪閉塞症
61年1月	シャイ・ドレーガー症候群
H.元年1月	（広範脊柱管狭窄症）
9年1月	クロイツフェルト・ヤコブ病
10年5月	神経線維腫症：Ⅱ型 　　　　　　Ⅰ型でステージⅣ，Ⅴ
12月	亜急性硬化性全脳炎
12年4月	副腎白質ジストロフィー
14年4月	プリオン病*

註 ＊：クロイツフェルト・ヤコブ病，致死性家族性不眠症とゲルストマン・ストロイスラー・シャインカー病を統合
（　）：神経難病関連のもの

表 5-2 特定疾患対策研究事業対象 118 疾患中の神経疾患

＊ 脊髄小脳変性症	＊ ライソゾーム病
＊ シャイ・ドレーガー症候群	＊ クロイツフェルト・ヤコブ病
＊ ウイリス動脈輪閉塞症	ゲルストマン・ストロイスラー・シャインカー病
正常圧水頭症	致死性家族性不眠症
＊ 多発性硬化症	＊ 亜急性硬化性全脳炎
＊ 重症筋無力症	進行性多巣性白質脳症
ギラン・バレー症候群	＊ 後縦靱帯骨化症
フィシャー症候群	黄色靱帯骨化症
慢性炎症性脱髄性多発ニューロパチー	＊ 広範脊柱管狭窄症
多発限局性運動性末梢神経炎（レビス・サムナー症候群）	メニエール病
単クローン抗体を伴う末梢神経炎（クロウ・深瀬症候群）	ミトコンドリア病
＊ 筋萎縮性側索硬化症	＊ ファブリ病
脊髄性進行性筋萎縮症	＊ アミロイドーシス
球脊髄性筋萎縮症（ケネディ・アルター・スング病）	＊ ベーチェット病
脊髄空洞症	＊ 多発筋炎・皮膚筋炎
＊ パーキンソン病	側頭動脈炎
＊ ハンチントン病	＊ 神経線維腫症 I 型（レックリングハウゼン病）
進行性核上性麻痺	＊ 神経線維腫症 II 型
＊ 線条体黒質変性症	結節性硬化症（プリングル病）
副腎白質ジストロフィー	＊ SMON

註 ＊：特定疾患治療研究事業対象疾患

このなかでパーキンソン病は患者数が多いので重症度ステージⅢ（無動と歩行障害が明確で，姿勢反射障害が出現），生活機能症度Ⅱ（日常生活，通院に部分的な介助が必要）以上の症度のもののみが医療費公費負担の指定対象とされ，後縦靱帯骨化症では，日常生活上の支障となる著しい運動障害のあるもののみが，また，神経線維腫症も両側前庭神経鞘腫のあるⅡ型と，Ⅰ型のなかで生活障害の目立ってくるステージⅣ，Ⅴのみが同様に指定対象になっている．なお，1998年5月からは難病対策の見直しにより，SMONとクロイツフェルト・ヤコブ病を除く神経難病は眼ないし肢体機能の重症患者認定基準を満たす（障害年金1級および身体障害者1，2の級の認定基準に相当）もの以外は医療費に一部自己負担制度が導入されている．

2002年からクロイツフェルト・ヤコブ病にゲルストマン・ストロイスラー・シャインカー病と致死性家族性不眠症を統合してプリオン病とし，ファブリ病はライソゾーム病として統合され，特定疾患治療研究事業対象疾患は45疾患ないし疾患群となったが，このなかの神経疾患と神経関連疾患は18疾患ないし疾患群である．

この特定疾患治療研究事業と併行して特定疾患対策研究事業が国の施策として推進されているが，この対策研究事業対象疾患は118疾患で，このなかでの神経疾患とその関連疾患は表5-2に示した40疾患で行政上の広義の神経難病ということになる．このうちの半数は治療研究対象疾患で行政上の狭義の神経難病である．

3. 神経難病の疫学

特定疾患治療研究事業により医療費の自己負担分の公費助成を受けるためには，毎年都道府県に主治医の診断書を添付して申請し，審査を受け認可される必要がある．患者ごとのこの認可数

表 5-3 神経難病による特定疾患医療給付受給者数（全国）

（人口 10 万対の数, 2003 年 3 月末調査）

疾患名	全国 10 万対の数
パーキンソン病	51.8
脊髄小脳変性症	18.4
後縦靱帯骨化症	17.4
重症筋無力症	10.8
多発性硬化症	7.9
ウイリス動脈輪閉塞症	7.6
筋萎縮性側索硬化症	5.2
SMON	1.6
神経線維腫症	1.4
アミロイドーシス	0.7
シャイ・ドレーガー症候群	0.6
ハンチントン病	0.5
クロイツフェルト・ヤコブ病	0.2
亜急性硬化性全脳炎	0.08
副腎白質ジストロフィー	0.08

の集計は疾患の有病率を推定するのに役立つ．**表 5-3** は 2003 年 3 月末の全国の神経系の特定疾患医療給付受給者の人口 10 万対の数を示したものである．

しかし，医療費は身体障害者福祉法による重度障害者は全額公費負担であり，老人保健法による老人と健康保険本人は一部負担のみであるため特定疾患医療公費負担助成申請を提出していないものもある．したがって毎年都道府県ごとに集計されている疾患ごとの特定疾患医療給付受給者数はとくに重度障害者や高齢者の多い疾患では実数よりは少ないと考えられる．**表 5-3** のなかでパーキンソン病，SMON などは高齢者や重度障害者が多く，パーキンソン病では重症度ステージⅢ，生活機能症度Ⅱ以上のもののみが，また神経線維腫症と後縦靱帯骨化症も障害度の高いもののみ申請できる点から表中の値は実数よりかなり低い．また，SMON は発症後少なくとも 30 年以上経過し有効な治療法がないため特定疾患の申請者の率が低くなっている．さらに各地方自治体により申請者の診査認定基準は必ずしも同一ではなく，審査の厳格さに差があるので，2001 年から申請診断書の記載項目が増え，コンピュータ処理でチェックされて均一化が図られている．

厚生労働省特定疾患調査研究班などの資料による 10 万対の推定有病率（ある時点での 10 万人当たりの生存者数）では上記理由により，パーキンソン病，SMON と神経線維腫症および後縦靱帯骨化症は特定疾患医療給付受給者の率よりもかなり高率であると考えられるが，その他のものは表の値とほぼ類似している．

4. 神経難病の治療と予後

難病は原則として治療法未確立のものとされているが，重症筋無力症，パーキンソン病のよう

A. 自己免疫疾患

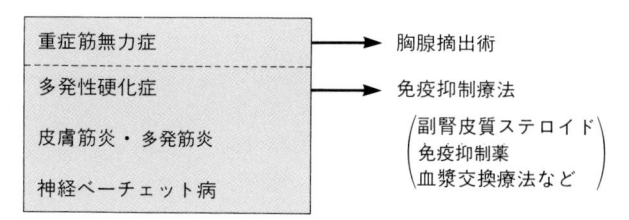

```
重症筋無力症       → 胸腺摘出術
----
多発性硬化症       → 免疫抑制療法
皮膚筋炎・多発筋炎         ⎛副腎皮質ステロイド⎞
神経ベーチェット病        ⎜免疫抑制薬      ⎟
                        ⎝血漿交換療法など  ⎠
```

B. 変性疾患

1) 生化学的機序（神経伝達物質）かなり判明

```
パーキンソン病    → 抗パーキンソン薬
                   （レボドパなど）
ハンチントン病    → 抗精神病薬など
```

2) 生化学的機序不明

```
脊髄小脳変性症      → TRH（甲状腺刺激ホルモン
                          遊離ホルモン）
筋萎縮性側索硬化症   → グルタミン酸放出抑制
                      （リルゾール）
シャイ・ドレーガー症候群 → ドロキシドパ
                         メチル硫酸アメジニウム
                         塩酸ミドドリン
```

C. 中毒性疾患

```
SMON    → ノイロトロピン
```

D. 代謝性疾患

```
アミロイド・ニューロパチー → DMSO
                          （ジメチルスルホキサイド）
                           ドロキシドパなど
                           肝移植
```

E. 感染性疾患

```
クロイツフェルト・ヤコブ病 → とくになし
```

F. その他

```
後縦靱帯骨化症      → 脊椎の減圧手術
ウイリス動脈輪閉塞症  → 血行再建部
```

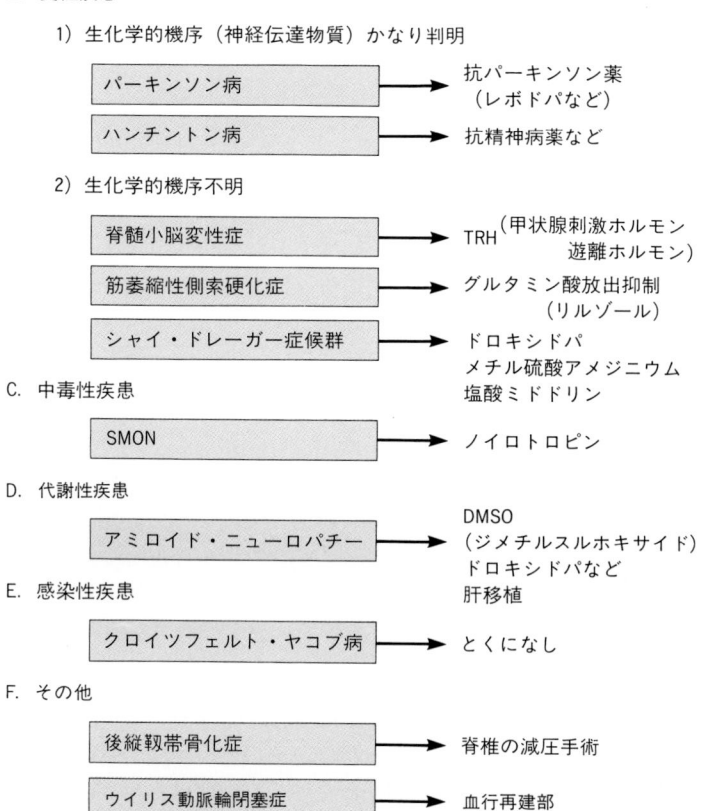

図5-1　原因別にみた神経難病の種類とその治療法

に治療法のかなり進歩してきた疾患もある．図5-1には原因別にみた神経難病の種類とその主な薬物療法を示した．

　自己免疫疾患は免疫療法の進歩により，かなり治療効果があがってきた．とくに重症筋無力症は副腎皮質ステロイドと胸腺摘出術により著しい効果をあげるようになり，最近は従来のような急性増悪（クリーゼ）はほとんどみられなくなり，全体に軽症化してきている．

　多発性硬化症も急性期，再燃期の副腎皮質ステロイドのパルス療法，再燃予防のための免疫抑制性のサイトカインである β-インターフェロン療法などが行われ，ほかにも現在さまざまな治験が行われている．

　ベーチェット病も最近では重症化して失明や中枢神経障害を生じる重症例は減少し，全体に軽

症化してきている．

大脳基底核の神経伝達物質の解明と治療法への応用が著しく進歩し，パーキンソン病では種々の抗パーキンソン薬により治療開始数年間は著しい効果がみられるが，しだいに効果の持続時間の短縮，副作用，効果の低下，さらに認知症化，骨折などの合併症により，全体として治療効果は長期治療になるほど漸次減退する．本症の平均生存期間は 30 年前のレボドパ以前の時代に比べ，5～7 年の延長がみられている．

脊髄小脳変性症のなかで優性遺伝性のものは，ほとんどが疾患遺伝子に 3 塩基対反復配列の過剰延長である CAG リピートの異常伸長が認められている．OPCA，シャイ・ドレーガー症候群，線条体黒質変性症は非遺伝性で多系統萎縮症としてまとめられる疾患で遺伝性のものよりも生存期間は短い．この多系統萎縮症の平均生存期間は 1970 年以前と 1991 年以降とを比べると 4.9 年から 6.8 年と約 2 年延長している．遺伝性の脊髄小脳変性症はハンチントン病，アミロイド・ニューロパチーなどとともに遺伝子解析がほぼ完成し，発症機序に関する研究も急速に進歩してきているので将来の分子生物学的治療の可能性に期待がもたれている．

筋萎縮性側索硬化症は難病中の難病で予後が悪く，平均生存期間は 20 年前の厚生省研究班の全国調査では男 2.5 年，女 2.8 年と短く，3 年生存率は 31.5％，5 年生存率は 10.4％であったが，その後，呼吸筋麻痺に対する人工呼吸器装着が普及し，在宅での人工呼吸器管理が可能となって生存期間はかなり延長してきている．さらに現在では，神経変性の進行を防ぐ治療薬の開発が進められ，グルタミン酸放出を抑制するリルゾールに平均 3 カ月の生存期間延長効果が認められてアメリカで市販され，わが国でも 1999 年春から使用が開始されている．

家族性アミロイド・ニューロパチーはアミロイド前駆体蛋白の遺伝子異常が確定され，アミロイドを分解する DMSO 投与と血液浄化療法，さらに肝移植でアミロイド前駆体蛋白の除去が行われている．

表 5-4 介護保険における特定疾病として政令に定められた 16 の疾病ないし症候群

－第 2 号被保険者（40～64 歳）の給付対象疾患－

1.	がん【がん末期】（医師が，一般に認められている医学的知見に基づき回復の見込みがない状態に至ったと判断したものに限る）
2.	関節リウマチ
＊3.	筋萎縮性側索硬化症
＊4.	後縦靱帯骨化症
5.	骨折を伴う骨粗鬆症
6.	初老期における認知症
＊7.	【パーキンソン病関連疾患】進行性核上性麻痺，大脳基底核変性症およびパーキンソン病
＊8.	脊髄小脳変性症
＊9.	脊柱管狭窄症
10.	早老症（ウェルナー症候群等）
＊11.	【多系統萎縮症】オリーブ橋小脳萎縮症，線条体黒質変性症，シャイ・ドレーガー症候群
12.	糖尿病性神経障害，糖尿病性腎症および糖尿病性網膜症
13.	脳血管疾患（脳出血，脳梗塞等）
14.	閉塞性動脈硬化症
15.	慢性閉塞性肺疾患
16.	両側の膝関節または股関節に著しい変形を伴う変形性関節症

＊：特定疾患治療研究事業対象の神経難病

5. 神経難病のリハビリテーションと福祉施策

神経難病は他の領域の難病と比べて多面的な機能障害を伴うことが多く，ADL も QOL も低下しやすい．これらの疾患のなかには部分的に治療法のかなり進歩したものもあるが，難治性のものが大多数を占め，疾患による程度の差はあっても進行性の経過をとり，呼吸循環機能障害，

活動性低下による廃用症候群およびさまざまの二次的合併症も加わって心身障害の程度はしだいに重篤化する．

神経難病のリハビリテーションは心身機能の障害による能力低下の進行を防止ないし可及的に遅らせる三次予防に重点があり，これにより患者のQOLを維持することを目標としている．心身機能の維持には障害がかなり進行してからではなく障害が軽度な早期からのリハビリテーションが重要で，適切な運動訓練，言語療法に加えて治療体操，ADL指導，作業療法など患者が興味をもって施行しやすい訓練を継続する．さらに原疾患に付随した，また，合併症や廃用症候群による二次的能力低下を予防するための全身的管理も重要で，関節拘縮，変形，呼吸障害，起立性低血圧，疼痛，転倒による骨折などの防止，呼吸循環系耐久性（CR-fitness）の向上訓練などが必要である．

神経難病に対する公的な支援は1995年度までは特定疾患治療研究事業による医療費の公費負担が主で，このほか地区によっては都道府県保健所によって集団検診，医療相談，保健師訪問，専門医の訪問診療，地域リハビリテーション，患者および家族教室などが行われてきた．しかし神経難病では治療法が未確立で長期慢性の経過をとり，日常生活動作が障害され，介護を必要とするものが多く，医療支援のみでは不十分で福祉サービスの充実が必要である．

神経難病に対する福祉施策は，従来は身体障害者福祉法による重度障害者や老人福祉法による老人に該当する者にのみ適用されていたが，1996年度からは公的な福祉施策として，難病患者等居宅生活支援事業（ホームヘルプサービス事業，短期入所事業，日常生活用具給付事業，ホームヘルパー養成研修事業）が行われている．この対象となるのは在宅療養中の特定疾患対策研究事業の対象疾患118（**表5-2**）と慢性関節リウマチで，このなかの40疾患が広義の神経難病である．

さらに2000年4月からは介護保険が施行され，介護が必要と認定された者に在宅または施設で，ケアプランに基づいて種々のサービスが行われている．介護保険は65歳以上の高齢者（第1号被保険者）が主な対象であるが，2006年の改正により40歳以上65歳未満でも老化と関連の深い16の特定疾病ないし症候群（**表5-4**）により要介護状態にある者は給付対象となっている（第2号被保険者）．神経難病で介護給付を受けるのは第1号被保険者では問題はないが，第2号保険者では特定疾病に該当している表中＊のついた6つの神経難病に限られる．

在宅でのホームヘルプや訪問看護，通所サービスを受けているものと介護老人福祉施設（特別養護老人ホーム）入所者では介護保険と医療保険を併用することができるが，介護老人保健施設入所者では一部の医療行為以外は医療保険は利用できず，特定疾患治療研究事業による医療費の公費負担制度も利用できないので，入所中は，神経難病に必要な医療行為は受けにくい難点がある．

6. 特定疾患の制度改正

2003年10月から特定疾患治療研究事業の制度改正が施行されることになり，この対象となる神経難病については①パーキンソン病関連疾患として従来からのパーキンソン病のほかに，進行性核上性麻痺（p.196）と大脳皮質基底核変性症（p.199）をこの中に含めることとなった．ただし，この2疾患以外のパーキンソン症候群は本事業による医療給付対象に含まれていないので注意を要する．

②多系統萎縮症（p.223）としてシャイ・ドレーガー症候群のほか，従来，脊髄小脳変性症

（p.223）のなかに含められていたオリーブ橋小脳萎縮症と線条体黒質変性症が包括されることになった．

このほかに，認定基準の見直しが行われ，これに沿って主治医が記入する臨床調査個人票の改定がなされ，新しい治療法を含め具体的な治療法とその効果，進歩してきた新しい検査を含めた臨床検査の成績，家族歴，受診状況のほか，身体障害者手帳，介護認定，生活状況などの記入が加えられた．なお，新規申請と年度ごとの更新申請の臨床調査個人票の様式が異なったものになった．さらに，45疾患ないし疾患群のなかの19疾患については，治療の進歩で臨床所見が改善し，1年以上寛解状態で生活の制限もなく，疾患特異的治療の必要もなくなった場合は「軽快者」として医療給付の対象から外すことになった．

第6章

神経疾患のリハビリテーション

1. リハビリテーションにおける障害

神経疾患の種類は多彩であるが，その症候には各種の運動障害，視力障害，高次脳機能障害，球麻痺症候，膀胱直腸障害などが多いために日常生活や社会生活に支障をきたしやすい．

神経内科学での神経症候の把握は神経系の機能障害（impairment）から病変部位や種類を推定し，それを疾患の診断と治療による経過の観察に役立てることに主目的がある．一方リハビリテーションの立場では，このような機能障害に基づいて生じる日常生活上の能力低下（disability），社会生活上での不利（handicap）という障害の相の評価がより必要である．

歩行の障害は神経症候としては歩行パターンの特徴の把握が疾患の診断上重要であるが，リハビリテーションでは移動動作としての実用性（自立度，速度，正確さ，安全性など）がより重要で機能障害より能力低下の面がより重視される．

リハビリテーションにおける機能障害や能力低下には疾患そのものの影響のみでなく，二次的な合併症としてのうつ状態などの情動障害，転倒による骨折，活動性低下によるさまざまな廃用症候群（表6-1）の影響も加わっている（図6-1）．高齢者の場合には種々の老化と関連した合併症の影響があり，廃用症候群も顕著に出現しやすく，それからの回復がかなり困難となることが多い．

要するに神経内科学では神経疾患という疾病が主な対象となるのに比し，リハビリテーションでは疾病と合併症により生じた障害をもった人間を社会復帰の方向に向かって復権を図ることを目的とするため，多面的に障害を把握することが必要となる．

表6-1　廃用症候群（disuse syndrome）

関節拘縮 廃用性筋障害：筋萎縮 　　　　　　　　筋力低下 　　　　　　　　耐久力低下 骨粗鬆症
褥瘡 静脈血栓
心肺機能低下 食欲不振・便秘 起立性低血圧
精神障害：知能低下 　　　　　うつ状態

2. 能力低下の評価

能力低下は日常生活動作（ADL，p.151）の能力で評価される．基本的ないし標準的

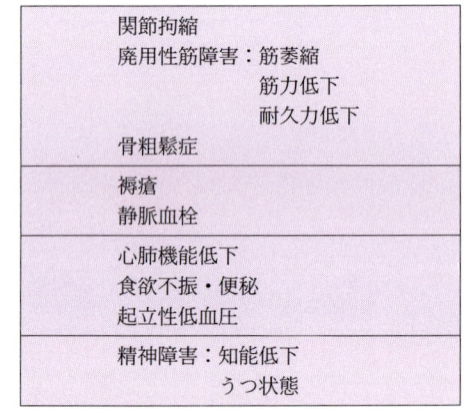

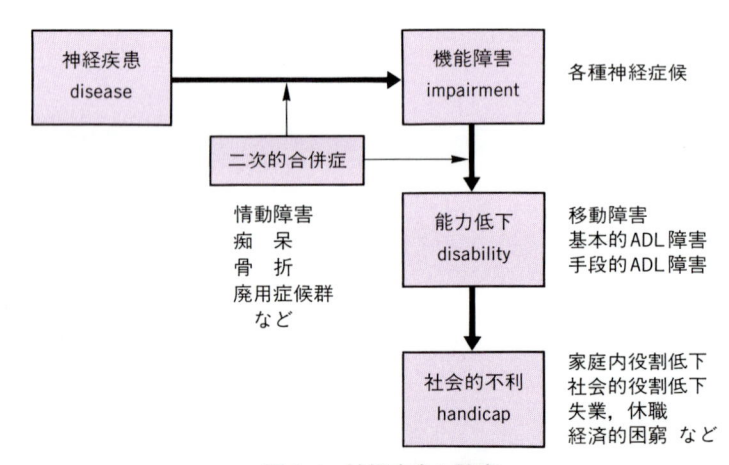

図6-1　神経疾患と障害

表 6-2 老研式活動能力指標（古谷野ほか　1987[9]）より）

毎日の生活についてうかがいます．以下の質問のそれぞれについて，「はい」「いいえ」のいずれかに○をつけて，お答え下さい．質問が多くなっていますが，ごめんどうでも全部の質問にお答え下さい．	

(1)	バスや電車を使って一人で外出できますか ……………………	1．はい　2．いいえ
(2)	日用品の買い物ができますか ……………………………………	1．はい　2．いいえ
(3)	自分で食事の用意ができますか …………………………………	1．はい　2．いいえ
(4)	請求書の支払いができますか ……………………………………	1．はい　2．いいえ
(5)	銀行預金・郵便貯金の出し入れが自分でできますか …………	1．はい　2．いいえ
(6)	年金などの書類が書けますか ……………………………………	1．はい　2．いいえ
(7)	新聞を読んでいますか ……………………………………………	1．はい　2．いいえ
(8)	本や雑誌を読んでいますか ………………………………………	1．はい　2．いいえ
(9)	健康についての記事や番組に関心がありますか ………………	1．はい　2．いいえ
(10)	友だちの家を訪ねることがありますか …………………………	1．はい　2．いいえ
(11)	家族や友だちの相談にのることがありますか …………………	1．はい　2．いいえ
(12)	病人を見舞うことができますか …………………………………	1．はい　2．いいえ
(13)	若い人に自分から話しかけることがありますか ………………	1．はい　2．いいえ

　ADLといわれるものは家庭での日常の身の周りの動作（self care）で，バーセル・インデックス（Barthel index：BI，p.150）は移動（ベッドへの昇降，歩行，階段昇降），食事，整容，排泄，更衣，入浴について自立か，あるいはどの程度の介助を要するかを実際に行わせて判定する．この方法は設定された場面での能力テストで「できるADL」といわれるものの評価である．したがって病室ないし家庭で実際に患者が日常行っている「しているADL」ではない．

　BIではコミュニケーションの評価は含まれていないので，コミュニケーションと社会認知（社会的交流，問題解決，記憶）を加え，完全自立から全介助まで7段階で評価する機能的自立度測定（FIM，p.151）は「しているADL」に重点をおいた評価法としてより有用性が高い．

　家庭での人間の生活は身の周りの動作のほかに電話，テレビ，炊事，掃除，洗濯，家計処理，服薬，外出など生活環境への適応行動も必要で，これらの動作は生活関連動作（APDL，p.151）ないし手段的ADL（IADL，p.152）とよばれている．この種のADLはIADLスケール（p.152）や老研式活動能力指標（TMGI-IC，表6-2）で測定できる．標準的ADLとIADLを加えた拡大ADL尺度（12項目）も試用されている（細川　1994[1]）．

3. 社会的不利の評価

　能力低下をもった神経疾患の患者は家庭的，社会的側面でもさまざまな制約を受け，役割が低下し，経済面でも収入の減少や医療費の負担が生じてくる．患者本人の受ける不利益のみでなく，家族に与える不利益も大きい．能力低下のため介護を要するものは家族にその負担がかかり，家計を支えている者では職業上の収入減による経済的打撃を家族に与える．さらに心理的な面でも家族にさまざまな負の影響を及ぼすとともに患者も焦燥，抑うつなどの情動障害を起こしてくることが少なくない．

　社会的不利は疾患の予後，機能障害や能力低下の程度と家庭的，社会的，経済的状況の相異による個人差がかなり強いので，こうした面について多面的に調査し，できるだけ客観的に評価し

4. ADL と QOL

神経疾患では機能障害の程度が強く回復が困難なものや慢性進行性疾患も多く，リハビリテーションによっても ADL の改善には限界のあることが少なくない．ADL の自立促進は医学的リハビリテーションの目標として重要であるが，自立困難なものには介護，福祉機器などにより援助することで，患者が家庭的・社会的役割を果たし，趣味を生かして生きがいのある生活をすることも不可能ではない．このために最近ではリハビリテーションの目標は ADL より QOL（p. 153）がより重視されるようになってきた．

QOL の life は生命，生活，人生など個人の生物学的レベルから社会的レベルまで含んだ概念で，客観的 QOL と主観的 QOL があり，客観的 QOL は前述した障害の三相である機能障害，能力低下，社会的不利にほぼ相応する．主観的 QOL は患者本人の満足度，幸福感，生きがいに当たるものである．客観的 QOL と主観的 QOL は必ずしも平行しない．障害の受容の乏しいものや情動障害のあるものは，前者はある程度高くても後者は著しく低い傾向がある．

QOL の評価には種々の方法が提案されている（p.153）が，きわめて多面的なものであり，とくに主観的 QOL の評価はむずかしい．図6-2のようなレーダーグラムにより図示する上田（1994）の試みも 1 つの方法である．

最近では患者の視点からみた主観的な健康度（health-related quality of life：HRQOL）が重視され，国際的な比較の可能な調査票としてアメリカを中心として MOS（medical outcome study）質問票を大幅に短縮し 8 尺度 36 の質問項目からなら MOS SF-36（**表6-3**）が国際的に利用されている．

また，最近ではすべての治療にインフォ

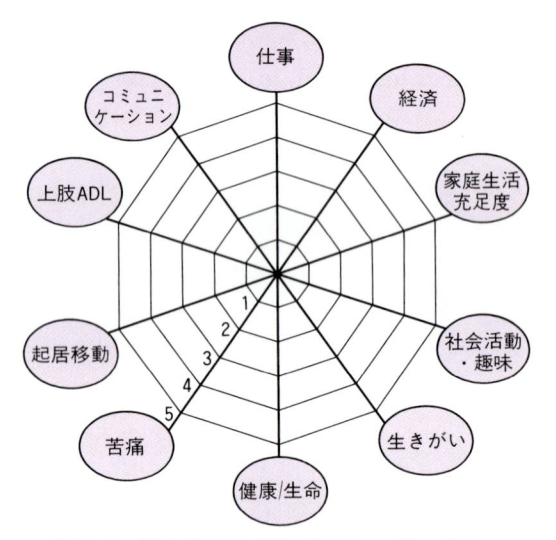

図6-2 総合的 QOL 評価表のレーダーグラム
（上田 1994[2]より）

表6-3 MOS SF-36 サブスケール（Ware 1992[3]より）

1. 身体機能（日常生活動作，物の運搬，階段昇降など）
2. 身体的障害による役割制限（身体的な理由での家事，仕事の制限）
3. 精神機能（神経質，落着がない，ゆううつ，倦怠など）
4. 精神機能障害による役割制限（心理的な理由での家事，仕事の制限）
5. 社会的機能（友人，親類などとの付合いなど）
6. 疼痛（痛みの程度と痛みのための家事や仕事への妨げ）
7. 全体的健康観（健康状態の自己評価，以前と比べての現在の健康の程度）
8. 活力（疲労度，元気さ）

ームドコンセント（informed consent）をとることの必要性が強調されてきている．このインフォームドコンセントは日本語では説明と同意と訳されているが，本来の主旨は患者の利益となるいくつかの治療法について説明を受け，それを理解して，そのなかから自分で好ましい治療法を選択する自己決定権の尊重にあり，説明と選択と解釈すべきであるといわれている．リハビリテーションでもインフォームドコンセントが重要視されるようになってきたのと，その目標がADL から QOL に移ってきたことは患者の人権尊重という共通の理念に基づいている．

5. 新しい障害の分類

　これまで述べてきた機能障害，能力低下，社会的不利という障害の3相は1980年のWHO国際障害分類によるもので，障害というマイナス面の客観的構造が整理され，今日までリハビリテーションの基本概念として役立ってきた．

　しかし，21世紀を迎えるに当たりこの障害というマイナス面を中心としてみるよりも，健康というプラス面に重点をおく分類がより適切であることが指摘され，2001年5月のWHO総会で新しい国際障害分類として「生活機能，障害，健康の国際分類」（International Classification of Functioning, Disability and Health：ICF）が成立した．

　ICFでは機能障害は心身機能と身体構造に，能力低下は活動に，社会的不利は参加に，それぞれプラスの名称におきかえて示されるようになっている（**図 6-3**）．これらのマイナス面は機能障害，活動制限，参加制約とよばれる．この生活機能とその障害は健康状態と背景因子（環境因子と個人因子）に影響され，各構成要素は相互に作用しあっている．

　リハビリテーションの理念として障害というマイナス面の減少を図るよりも，生活機能というプラス面の向上を重視するこの新しい国際障害分類（国際生活機能分類のほうが適切）がこれからのリハビリテーションのなかにどのように生かされていくかは今後の課題である．前項で述べたリハビリテーションの目標としてのQOLの向上も同一線上にある理念と考えられる．

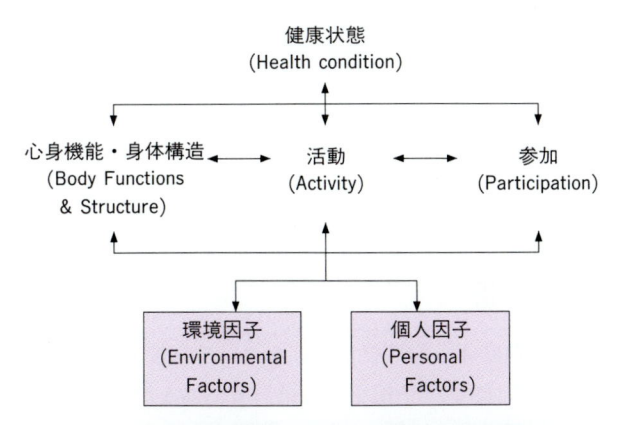

図 6-3　WHO 生活機能，障害，健康の国際分類（ICF）の構造モデル（上田　2002[5]より）

6. 疾患の種類とリハビリテーションの目標

　神経疾患のなかで定型的な片麻痺を主体とする脳血管障害のほか，頭部外傷，ギラン・バレー症候群などの回復可能な急性神経疾患では，救命処置や薬物療法と並行して可及的早期からベッド上での体位変換，良肢位保持，関節可動域（ROM）訓練を兼ねた他動運動などを開始する．病状の経過をみながら漸次運動訓練を強化し，心身機能と活動の増進をはかり，ある程度の後遺症としての機能障害は残る場合でも支援機器や環境整備により活動レベルを高めて家庭および社会での自立性の確保と参加が可能となるように努力する．

　多発性硬化症，多発筋炎など再燃を起こしやすい免疫性神経疾患では疾患の活動性を考慮しつつ緩和な運動訓練から始める．

　パーキンソン病，脊髄小脳変性症，運動ニューロン疾患などの慢性進行性神経疾患で経過とともに漸次機能と活動性の低下するものでは，できるだけ活動性の低下を遅らせQOLを維持するため早期から薬物療法とともに維持的な理学療法，作業療法，言語療法を継続していくことが必要である．それでも病の進行とともにADLの自立性は低下し介助度が増し，やがて全面介助が必要となることは避けられない．したがって，これらの疾患に対するリハビリテーションは少しでも長期にADLの自立度を維持し，ADLは介助が必要となってもQOLを保持していくことが重要である．このために可能な範囲内で補装具，杖，車椅子，自助具などの給付，家屋改造などの環境整備，ヘルパーの派遣，地域リハビリテーション，訪問看護など福祉サービスの充実を図り，社会との接点を保つ対策を講じていくことも必要である．

　なお，高齢者の場合には脳血管障害などでリハビリテーションによりかなりの程度活動性が回復しても，リハビリテーションを継続しないとしだいに運動量が減少して老化と廃用症候群により再び活動性が低下しやすい．したがって，常に継続的な維持的運動機能訓練を要する．

　参考までに各種神経疾患の慢性期にあるものの2年間の能力低下の経過（70％の症例はさまざまな程度にリハビリテーションが行われている）の調査では図6-3のように，通常の脳血管障害やスモンでは若干の改善ないし同一の水準が維持されているが，パーキンソン病，多発性脳梗塞では悪化するものがかなりあり，脊髄小脳変性症，変性性パーキンソニズム（線条体黒質変性症，進行性核上性麻痺など）では悪化するものが大半を占めている．この能力低下悪化の要因として疾患そのものの性質，薬物療法の効果の乏しさ，70歳以上の高齢者，随伴症候ないし合併症としての認知症，うつ状態，転倒による骨折，変形性関節症，心疾患などとともにリハビリテーション不施行ないし訓練に対する不熱心などの要因があげられている[4]．

　なお，わが国では2001年度からリハビリテーションを急性期，回復期，維持期に分け，それぞれに必要な体制，期間，報酬を定めてより効率的なリハビリテーションシステムの構築が図られている．

7. 神経疾患と転倒，骨折

　てんかん，失神，急激な運動麻痺，殴打などによらないで立位で不注意につまずいたり滑って倒れるのを転倒（fall）とよび，ベッドや椅子から落ちる転落と滑落も含めることもある．65歳以上の在宅の高齢者では年1回以上の転倒（年間転倒率）は30％程度（男20％，女40％）で，より高齢になるほどこの率は高くなる．また，住み慣れた自宅より病院，施設内ではより高率で

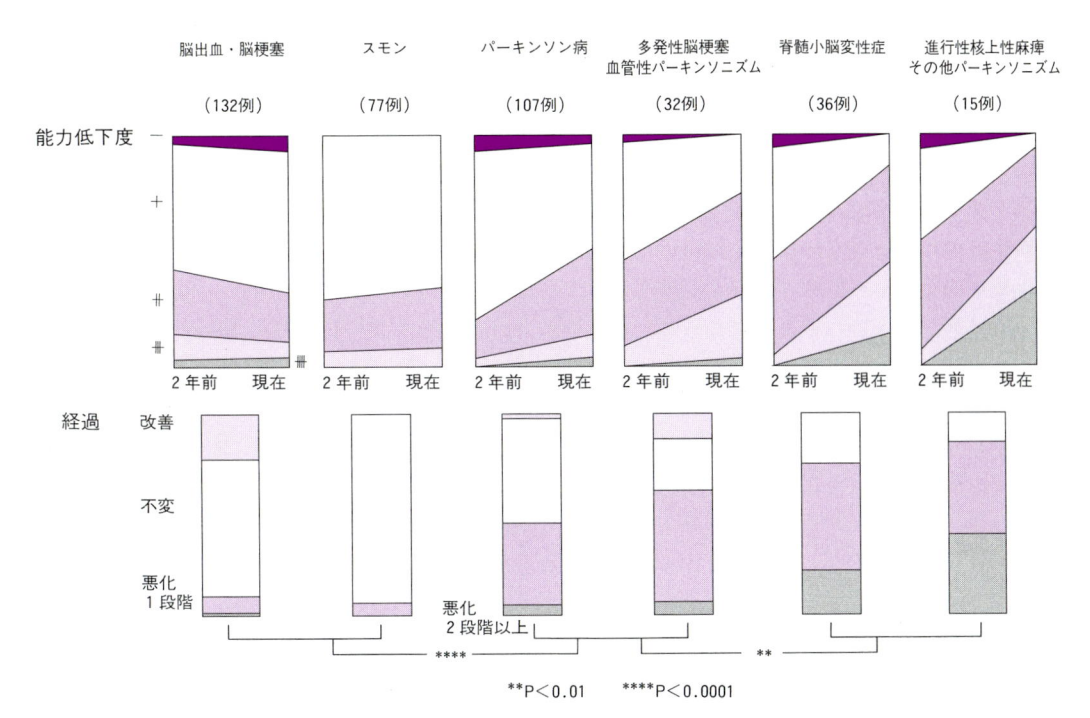

図6-3 疾患6分類の2年間の能力低下度の推移（安藤ほか　1996[4]より）

ある．とくに入院，入所の1，2週間以内に居室，トイレなどでの転倒率が高い．

　高齢者の転倒は姿勢反射障害，ひきずり歩行，注意力低下などが主な原因であるが，神経疾患患者の転倒では姿勢反射障害陽性のものが多く，すくみ足，下肢筋力低下，運動失調性歩行，起立性低血圧，視力低下，視野狭窄，認知症などを呈するものでは年間転倒率が一般高齢者よりさらに高い．

　パーキンソン病，スモンの年間転倒率の調査では男40％，女50％程度で，脊髄小脳変性症，アルツハイマー型認知症，脳卒中片麻痺，血管性認知症などでもかなり高い転倒率で，機能訓練室内での訓練中の転倒も少なくない．

　パーキンソン病やスモンの女性は更年期以降骨塩量が急速に低下し骨粗鬆症を生じるものが一般女性よりも高く，比較的緩和な転倒，転落でも大腿骨頸部骨折や脊椎圧迫骨折を生じやすい[7]．一般高齢者では転倒により骨折を生ずる率は5〜6％で，転倒時に上肢の保護伸展の働くものは上肢骨の骨折を起こすものも多いが，パーキンソン病の場合やあるいは脳卒中片麻痺で麻痺側に倒れる場合には，このような反射が働かないで体幹から倒れるため，側方ないし斜め側方に倒れると大腿骨転子部を強打して大腿骨頸部骨折が起こりやすい．

　神経疾患で大腿骨頸部骨折や脊椎圧迫骨折を併発すると本来の能力低下に加え，能力は著しく低下し，原疾患のリハビリテーションの大きな阻害因子となるので，十分にその予防対策が必要である．年2回以上の転倒者は frequent faller といわれているが，転倒しやすいものには安全で確実な移動方法の習熟，バランス訓練，下肢筋力の強化とともに，床の段差の解消，滑りにくい床，履き物の工夫，廊下・浴室・トイレの手すり，通路の置物の整理，明るさの確保などの環境整備も重要である．さらに易転倒者には，硬性の hip protector を装着すると，かなり高率に大腿骨頸部骨折の予防が可能となる．

8. 脳血管障害のリハビリテーション

　リハビリテーションの上で脳血管障害は最も重要な疾患群である．近年の画像医学などの診断法の進歩や病態研究の成果，さらに医療システムの変化がリハビリテーションにも大きな影響を及ぼしている．急性期リハビリテーションや早期居宅生活復帰に向けた ADL（p.151 参照）訓練が重要視されるようになり，回復期には入院生活のなかで総合的にリハビリテーションを展開し，集中的なリハビリテーション訓練を行うようになっている．リハビリテーションの場にクリニカルパスが導入されるようになって，家族や本人の心理的サポートに努めつつ，インフォームドコンセントをとって進めていくことが重要とされるようになってきた．

　(1)　脳血管障害のクリニカルパス

　クリニカルパスは疾患ごとのモデル治療計画を治療に携わる各職種を縦軸に置き，治療のための時間を横軸に置いて立案し，誰が何日までに何をするか（結果；アウトカム）を明確にしたパス（path）に基づいて立てられたチーム医療のための治療指針である（表 6-4）．クリニカルパスはチーム医療を行うスタッフのためのものであるが，アウトカムを明確にすることで患者や患者家族に対するインフォームドコンセントを得ることにも用いることができる．一例一例が重症度や経過に相違のある脳血管障害ではクリニカルパスを適応しようとするとパスからの逸脱（variance）が生ずる．そのために，いくつかの迂回路や短絡路を用意してパスをあくまで基本にしつつ個々の状態にも迅速，的確に対応できるようにしておくことが重要であるとされる．

　(2)　急性期のリハビリテーション

　脳卒中発症直後から意識状態やバイタルサインなどを十分考慮して，クリニカルパスに沿って実施する．意識障害が持続している時期にも関節可動域の維持や体位変換，良肢位の保持といったプログラムを行うことがその後の回復にとって重要である．

　意識状態が改善したら座位耐性訓練などの運動訓練のプログラムを開始する．他動的 ROM 訓練から介助自動関節運動，寝返り訓練，起座訓練，座位保持訓練などを十分なリスク管理下に行う．座位保持が可能になれば車椅子移乗訓練や起立・歩行訓練へと進めることができる．

　上肢機能回復訓練を介助自動運動を中心として行いつつ，状態の安定している場合は補助具を使用しての食事動作や着衣動作などの ADL 自立のための作業療法を離床前の早期から開始する．

　失語，構音障害，嚥下障害などが明らかであれば言語聴覚士（speech therapist）による評価と訓練を開始する．

　こうした機能訓練は患者の状態に注意しつつ，疲労しすぎないように，また心理的支援と本人・家族とのコミュニケーションを十分図ったうえでインフォームドコンセントをとって，クリニカルパスに沿って段階と手順を確認しつつ行う．この時期に機能回復の順調な患者ではその後の予後が良い場合が多く，意識障害が遷延したり，麻痺が重篤で回復がほとんどみられない場合や認知症や高次脳機能障害が重篤な場合などではその後の回復が思わしくないことが多い．

　(3)　回復期のリハビリテーション

　全身状態が安定し，座位保持から車椅子移乗が可能になれば，回復期の本格的リハビリテーション訓練が可能になる．回復は順調にいけば 3 カ月以内にほぼ終了するが重症の麻痺では 6 カ月以上を要することもある．

　この時期まずマット上の移動訓練，起きあがり訓練，いざり動作から始める．その後ベッドや椅子からの立ち上がり訓練，立位バランス訓練を行って転倒の危険性をできるだけ排除する．歩

表 6-4　クリニカルパスの実際—脳梗塞急性期

	発症日〜2日	発症3〜5日	発症5〜7日	発症8〜13日	発症14〜20日	退院週
他科医	□診断・治療 □併存症管理 □合併症予防 □家族説明・症状・予後 □リハコンサルト	→診断・治療	□訓練室リスク再検討	→（リハ科に転科）	→	□退院予定 □生活指導
訓練場所	ベッドサイド（BS）	ベッドサイド（BS）	訓練室・ベッドサイド	訓練室	訓練室	訓練室
リハ医	□リハ診療・評価 □リスク管理検討 （担当医と） □リハ処方[*2]（BS）	□座位開始（単椅子） □リスク管理 □モニター （EKG/BP/HR） □家族面談 □リハ治療計画	□リハカンファレンス（RCC）[*3] （ゴール・期間） □訓練室リハ処方[*4] □リハ進行チェック （モニター） □下肢装具処方 □家族指導	□（主治医として治療） □RCC □リハ処方 □リハ進行度チェック[*5] □家族面接・リハ期間 予後予測・リハ期間	□RCC □週末外泊計画 （家屋訪問評価）	□退院後指針 □生活指導 □外来リハ □ホームプログラム
看護師	（良肢位保持） （体位交換） □看護プラン作成 □ADL介助	□ADL指導介助	□ADL指導介助 □心理的支持	□ADL自立支援 □週末外泊[*6]	□ADL自立支援 □退院準備	
理学療法士（PT）	□評価	□座位耐性・バランス □車椅子駆動	□立ち上がり訓練 □基本動作訓練 □筋再教育訓練 □車椅子駆動 □装具クリニック □家族指導	□立ち上がり訓練 □基本動作訓練 □歩行訓練（訓練装具） □筋再教育・筋力強化 □家族指導	□立ち上がり訓練（装具使用） □歩行訓練・階段歩行 □応用歩行 □筋再教育 □筋力強化 □家屋評価 □家族指導	□ホームプログラム □家族指導
作業療法士（OT）	□関節可動域（ROM）	□ADL訓練 （移乗に重点） □家族指導	□ADL訓練 （移乗・排泄中心） □機能的作業療法 □高次脳機能評価・訓練 □家族指導	□ADL訓練 □機能的作業療法 □片手動作訓練 □高次脳機能障害訓練 □支持的作業療法	□ADL訓練 □機能的作業療法 （家事動作訓練） □片手動作訓練・利き手交換 □家屋（改造）評価 □高次脳機能障害訓練	□ホームプログラム □家族指導
言語聴覚士（ST）		□言語評価	□言語訓練 □嚥下評価	□言語訓練 （嚥下評価）	□言語評価 □言語訓練	□家族指導
ソーシャルワーカー（MSW）[*1]		□家族状況把握 家屋・介助能力 経済状態・雇用			□受け入れ体制整備 □社会資源利用 （ベッドなど）	□確認 受け入れ体制

[*1] ソーシャルワーカー（MSW）は専門職がいなければ医師が代行する
[*2] リハ処方は1週間に1度更新する
[*3] RCC（リハカンファレンス）：関わりをもつリハスタッフの意見交換
[*4] リハのプログラムは耐久性により，順次拡大する（例として理学→作業→言語）
[*5] リハ家族面談では，早期に予測される機能予後と訓練期間を明確にする（受け入れ準備のため）
[*6] 週末外泊は2週で開始（リハ：リハビリテーション）

（岡田・他　2001）

行訓練は平行棒歩行，歩行器歩行，杖歩行訓練，階段昇降訓練とそれぞれの回復状態に従って進めていく．適切な下肢装具は麻痺筋の筋力低下を代償し，痙性を抑制し，歩行機能の改善に有効な手段となる．

杖歩行ではT字杖，ロフストランド杖，四脚杖など適切な杖の選択と長さなどの調整，適切な使用法の指導と訓練を行う．

上肢では下肢に比べ実用機能を獲得することが困難になることが多い．障害側の残存機能によって可能な日常動作訓練を行うと同時に非利き手の場合は利き手交換を進め，健側の片手動作訓練を必要な補助具を利用しつつ行う．経過が経つにしたがって，亜脱臼や関節の拘縮，亜脱臼や拘縮による疼痛の防止のための他動運動，介助自動運動，自動運動なども重要になる．また急性期の運動減少により健側の筋力低下をきたしている場合は健側の筋力強化や患側の機能を補う健側の新たな筋力の強化が必要となる．

高齢者では機能回復が不良のことが多く歩行自立に至らない場合もある．したがって歩行パターンや筋力の回復にとらわれ過ぎないで，ともかく起立や歩行の自立を促し，安全の確保に留意することが重要である．そのためには装具，杖，歩行器などを早めに導入し，入り口や通路の段差を解消するなど住宅環境条件の整備を行うことがADLの自立に重要である．

(4) 維持期のリハビリテーション

回復期のリハビリテーションによって再獲得された機能はさまざまな因子によって変化していく．獲得した機能を維持していくために必要なリハビリテーション訓練を続けることが重要である．また退院して自宅に戻った障害者が実生活のなかで訓練室や病室とは違う環境条件に戸惑いを感じ，不安や恐怖から自立に障害を感じることも多い．こうしたことのために自宅の環境のなかで居宅生活でのリハビリテーションが必要になってくる．維持期のリハビリテーションではこのようなADLやQOLを重視した自立した居宅生活のための生活技術の獲得が重要である．

この時期に痙縮は経過にしたがってかなり改善してくる．そのため筋痛などはやや軽快するが，反対に膝折れなどが起き，本人も筋力の低下を自覚することになる．一方強い痙縮に対しては運動療法のほか，薬物治療，物理療法，神経ブロック，外科治療などが引き続き行われる．

なお，こうした維持期のリハビリテーションは，医療制度の改定によって介護保険を利用してサービスを受給するようになった．

(5) 高次脳機能障害のリハビリテーション

脳卒中では優位半球障害に伴って失語，失読，失書，失行などを生じ，劣位半球障害に伴って半側空間無視，半側身体失認，病態失認などを生じる．さらに広範な大脳皮質機能の喪失に伴って認知症化が生ずる．こうした皮質機能の障害は片麻痺のリハビリテーションを進めるうえで大きな阻害因子となるばかりでなく，それ自体が生活の重大な障害となる．

失語症では「刺激法」を基本に，認知心理学的アプローチを付加した方法が主体となっている．たとえば「こ」という言葉を再獲得するために子供の「子」を手がかりにする．そのため子供の写真や絵さらに実際の子供に会わせるなどの手段を併用し，「こ」という言葉が発語されていくように繰り返し発語の訓練がされる．「め」では「目」を用いるなどである．

失行・失認・半側空間無視などではリハビリテーションはさらに困難である．必要な刺激や基本動作を繰り返し，残存機能や代償機能が有効に利用されるのを促すことが主体である．

一般に高次脳機能障害のリハビリテーションは忍耐強く訓練を続けていく必要があり，予後予測については長期間かかってある程度機能が回復することもあり，正確な予測は困難である．一

般的にはかなりの障害を残して回復がやがて停止する．この場合は残存機能や代償機能を十分使用して生活を維持し，コミュニケーションを図るように代償機能の利用と能力障害の改善のためのリハビリテーションを展開する．

9. パーキンソン病のリハビリテーション

　パーキンソン病（PD）の薬物療法の効果は治療開始後数年間は著しく，運動に関するほとんどすべての症候は改善する（レボドパの honeymoon 期間）が，その後はしだいにすくみ足，姿勢反射障害，姿勢異常などの症候に対する効果が減退し，転倒しやすく，屋外移動には介助を要するようになる．

　こうした運動面での障害に加えて，抑うつ傾向や精神的無動症などの精神症状（皮質下性認知症）も伴いやすく，引込み思案で動きが乏しくなると，廃用による二次的障害として関節拘縮・変形，姿勢異常，骨粗鬆症，無気力などが増強してより依存的となる．この精神症状に対してはレボドパなどの抗パーキンソン薬の効果は乏しい．

　PDに対するリハビリテーションは訓練室におけるベッド上での寝返り，起上がり，体幹・四肢の回旋，歩行，バランス，耐久力，瞬発力，リラクセーション，ROM，姿勢矯正などの運動訓練と呼吸訓練，言語療法，ADL訓練，作業療法のほかホームプログラム，リクリエーション，簡単なスポーツなどを含む多面的な訓練と指導が必要である．患者は単純な運動はできてもそれを組み合わせた複雑な運動が困難で，学習した動作を随意的に遂行することもかなりむずかしい特徴がある．また，すくみ現象や体軸失行（p.188）のあるものも多いので，それを回避する訓練も必要である．

　PDの障害は多面的なもので薬物療法にしてもリハビリテーションにしてもその効果の評価には多面的な把握が必要となる．最近，欧米では表6-5に示した統一パーキンソン病評価スケール（Unified Parkinson's Disease Rating Scale：UPDRS）による評価が普及している．このUPDRSによる評価を理学療法，作業療法をかなり強力に行った前後で比較してみると，訓練終了時点では有意な改善がみられても，訓練を中止するとやがて元のレベルに戻るとする報告が多い[8]．同様にPDの構音障害に対する言語療法も訓練期間中のみ効果が認められるといわれている．

表6-5　統一パーキンソン病評価スケール（UPDRS）の項目

I	精神，行動，気分（知能，意欲など4項目）
II	活動性，日常生活（会話，嚥下，書字，着衣，転倒，歩行など13項目を on と off 相で）
III	運動（発語，振戦，固縮，タッピング，起立，姿勢，歩行，姿勢反射，無動など14項目を on と off 相で）
IV	治療による随伴症状 　A．異常運動（出現の持続時間，能力障害，早朝ジストニーなど4項目） 　B．症候の日内変動（off の予測，変動の速度，off 時間など4項目） 　C．他の症状（胃症状，睡眠，起立性めまいの3項目）
V	Hoehn & Yahr ステージ（0〜5の6段階に1.5と2.5を加えた8段階評価）
VI	Schwab & England の ADL スケール（on と off 相で完全自立を100%，寝たきりで嚥下，排泄もわるいもの0%とし11段階で%表示）

註：I〜IVの各項目は0（正）〜4（重度）の5段階評価

したがって，PDでのリハビリテーションは薬物療法と平行して長期に継続して行うことが重要である．また，薬物治療の効果が減退し，重症度ステージが進行してからリハビリテーションを行うのではなく，レボドパのhoneymoon期間から始めて，機能と能力維持のリハビリテーションを以後長期反復継続することが必要である．このためには介護保険制度も利用して多面的・効率的に維持期のリハビリテーションを継続し，自立支援とQOLの向上を計ることが望ましい．

PD患者では発症数年後からすり足歩行でのつまずきとすくみ足歩行および姿勢反射障害により転倒しやすく，骨粗鬆症の多いことと重なって，大腿骨頸部骨折や脊椎圧迫骨折の頻度が高く，これによって障害度が増悪する（p.183，281）．転倒防止のための歩行・バランス訓練，すくみ足回避訓練のほかに，眞野[9]（2002）は腸腰筋，大殿筋，中殿筋の筋力増強訓練が有効であるとしている．これらの下肢近位筋はPDでの活動低下により廃用性筋力低下を生じているため転倒のリスク要因になっている．

10. 脊髄小脳変性症のリハビリテーション

脊髄小脳変性症（SCD）は運動失調を主徴とし，脊髄と小脳を中心とする進行性の変性疾患群の総称であり，純粋な運動失調のほかに錐体路徴候，錐体外路症候，球麻痺症候，自律神経症候などを伴うものが多く，薬物療法の効果も乏しく，進行速度も異なるので，疾患ごとにその症候や障害度に応じたリハビリテーションのアプローチが必要である．

小脳は運動時の各種入力系からの情報により身体各部の位置を認知し，運動の速度，方向，大きさ，タイミングなどを監視し，目的に沿った運動が正確にできるように運動の出力系を制御している．このため小脳系が障害されると運動分解を生じ協調した運動ができなくなる．

運動失調のリハビリテーションで行われるPNF（固有受容性神経筋促通法），弾性帯緊縛，重り負荷などは末梢からの固有感覚の入力を増強し，小脳の運動のフィードバック作用の強化を目指している．しかし，PNFは熟練を要し，かなり訓練を反復しないと訓練後の持続効果が得がたく，弾性帯や重り負荷も日常生活での実用性に問題がある．

SCDのなかで非遺伝性の多系統萎縮症（オリーブ橋小脳萎縮症，線条体黒質変性症，シャイ・ドレーガー症候群）がわが国では全体の44％を占め，最も進行速度が速く，発症5年前後で自立性が失われ，平均7，8年で死亡するとされている．他の病型とくに遺伝性のものでは多系統萎縮症より進行は緩徐であるが，いずれにしても年単位で緩徐に進行する．

したがって，SCDのリハビリテーションはできるだけADLやIADLの自立性を維持できるようにPT，OT，ST訓練と並行して，家屋の段差解消，手摺装備，トイレ・浴室改造，自助具（食事用，整容用，調理用など），歩行器，車椅子，コミュニケーション機器などの補助具を確保し，介護が必要となれば介護保険の認定を受けて入浴サービス，ホームヘルパー派遣，訪問リハビリテーションなどの福祉サービスによりQOLの向上に努める必要がある．本症では移動，上肢動作障害のみならず嚥下，発語，排泄障害も起こり，寝たきりとなると褥瘡もできやすい．多系統萎縮症では起立性低血圧を起こすものも多く，ドロキシドパ，塩酸ミドドリンなどの薬物療法と下肢弾性ストッキングが用いられている．

11. 筋萎縮性側索硬化症のリハビリテーション

筋萎縮性側索硬化症（ALS）は上位運動ニューロンと下位運動ニューロンが広範な変性に陥り，四肢，体幹の筋力低下，筋萎縮，痙性麻痺と球麻痺症候，呼吸麻痺を呈し，比較的進行が速く，平均3年で死亡する予後不良の疾患である．経過中に寝たきりとなり，手の機能も廃絶するほか構音不能のためコミュニケーションが困難となり，嚥下不能で経管栄養や胃瘻が必要となり，さらに呼吸筋麻痺のため気管切開と人工呼吸器装着を要するようになる．

ALSはこのように進行性で生命予後の悪い重篤な疾患であるが，末期まで感覚障害，眼球運動障害，膀胱直腸障害，褥瘡は出現せず（陰性4徴候），知能も正常に保たれる．

本症のリハビリテーションは重症度（表6-6）に応じた対応が必要で，病初期（重症度1～3）では廃用性筋力低下の防止のため，疲れない程度の緩和な筋力強化訓練と手指によるADL動作訓練（energy conservation method training）を行う．訓練が過ぎると訓練後に疲労，筋痛，筋力低下を起こしてくる．移動動作が障害されてくる重症度4以降は残存筋力と関節可動域維持訓練に加えて，早めに歩行器，プラスチック製短下肢装具，さらに車椅子（駆動方法を工夫した電動式が望ましい），座位保持装置，頭の下垂を防ぐ頸のカラー，上肢保持のための装具や自助具などの支援機器を導入することが必要である．

重症度6，7では嚥下しやすい食品と調理および体位の工夫，経管栄養あるいは胃瘻による栄養確保，コミュニケーション保持のための瞬目や眼の動きでのyes，noの応答，カード，文字盤，眼球運動で入力できるワープロなどの工夫を要する．さらに呼吸不全に対しては気道内分泌物の除去のための体位変換，体位ドレナージ，分泌物の吸引と人工呼吸器装着が必要となる．

人工呼吸器には気管切開をしない非侵襲的人工呼吸器としてChest Shell中を陰圧にして胸を膨らませる陰圧式（体外式）呼吸器と鼻と口にマスクを付け人工呼吸器により，吸気のときは高い圧，呼気のときには低い圧がかかるように調整された間欠的陽圧換気BiPAPがある．

この非侵襲的人工呼吸器は操作も簡単で着けはずしも容易であるが，呼吸障害が進むと非効率的で限界があるので，気管切開による侵襲的人工呼吸器装着が必要となる．最近ではこの種の人工呼吸器の性能も良くなり，携帯用が普及して在宅でも外出時にも車椅子に搭載して使用できるようになり，機器の保守点検や往診と訪問看護により，家族の協力があれば在宅療養も可能となってきた．さらに全国神経内科ネットワーク構築により人工呼吸器を装着した長期療養患者の受入れ施設数も徐々に増加しつつある．

このような侵襲的人工呼吸器装着を長期にわたり可能にする条件が少しずつではあるが整ってきたことから，その装着を希望する患者数も漸次増加してきている．1998年の旧厚生省特定疾

表6-6 筋萎縮性側索硬化症の重症度分類

1度：筋萎縮をみるが，日常生活にまったく支障がない．
2度：精巧な動作のみができない．
3度：介助を要せずに自分でなんとか運動や日常生活をやっていける．
4度：介助をすれば日常生活がかなりよくできる．
5度：介助をしても，日常生活には大きな支障がある．
6度：bedridden状態であり，自分では何もできない．
7度：経管栄養または呼吸管理を要する．

（特定疾患調査研究班，1974）

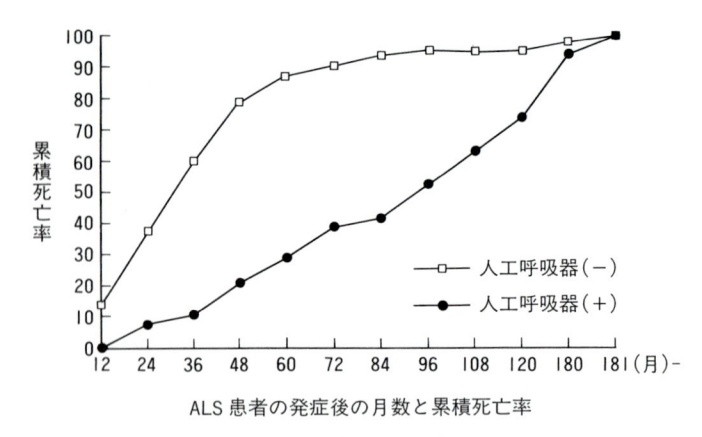

図6-4 人工呼吸器装着による延命とQOL向上（佐藤ら1998[10]より）

患調査研究班の調査では呼吸器未装着者では発病から3年以内に61％は死亡していたが，装着者では8年後でも累積死亡率は53％で，人工呼吸器装着は明らかに生存期間を延長する（図6-4）．しかし，呼吸器装着が長期化するほど，痰の吸引を頻繁に行うなどの介護者の負担増加，コミュニケーションのまったく不能な閉じ込め症候群（p.72）の高率化による患者本人の生きる意欲の低下など，さまざまな問題点も起きてきている．最近では，侵襲的人工呼吸器装着の希望者は約30％といわれている．

ALSに対するリハビリテーションを含む療養と生活の指導については，アメリカALS協会のALSマニュアル[11]，日本ALS協会のALSケアブック[12]が参考になる．

なおALSへの対応は患者のQOLへの援助に重点をおき，すべての段階でインフォームドコンセントに従ってリハビリテーションを含む医療を進めることが重要である．

12. 多発性硬化症のリハビリテーション

多発性硬化症（MS）は空間的多発性（多彩な神経症候）と時間的多発性（再発と寛解）を特徴とする自己免疫疾患で，図6-5に示したようなさまざまな経過を示す．何回か再発してもほぼ完全寛解に至るものが25％，再発を繰り返すうちに不完全寛解で，種々の程度の後遺症や障害を残すものが50％，再発の繰り返しないし慢性進行性に障害の増悪するものが25％の頻度とされている．

全体として再発は5年以内に3/4の症例で認められ，その頻度は平均半年に1回程度で，感染症，過労，温熱刺激（発熱，高温環境，入浴，高温シャワー，電気毛布など）で再発が起こりやすい．頻回の再発を起こすものと高齢発症者では重症化しやすい．

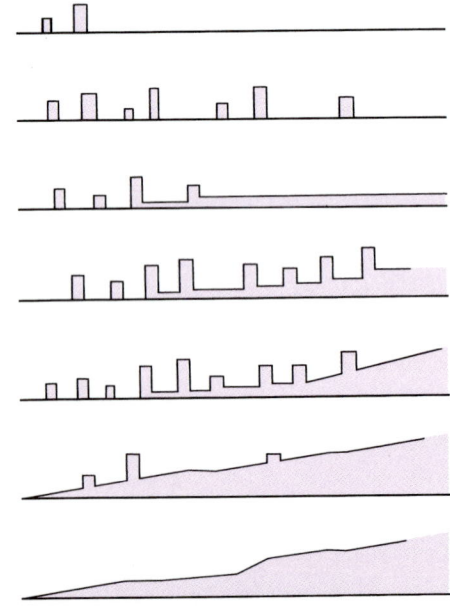

図6-5 多発性硬化症の経過

表 6-7 多発性硬化症の障害度評価

I　機能別障害度(Functional Systems：FS)	III　日常生活障害度(Incapacity Status)
錐体路機能：（グレード　0～6 で評価）	（全項目　0～4 の 5 段階評価）
小脳機能：（　〃　　0～5　〃　）	階段昇降　：約 12 段の階段
脳幹機能：（　〃　　0～5　〃　）	歩　行　：50 m 休まずに歩く
感覚機能：（　〃　　0～6　〃　）	移　動　：便座，車椅子，ベッドの移動
膀胱直腸機能：（　〃　　0～6　〃　）	排　便　：便秘処理，人工肛門処理も含む
視覚機能：（　〃　　0～6　〃　）	排　尿　：
精神機能：（　〃　　0～5　〃　）	入　浴　：シャワー，浴槽，洗身，補助具
その他：（　〃　　0～1　〃　）	着　衣　：
II　拡張総合障害度(Expanded Disability Status Scale：EDSS)	身づくろい：義歯操作も含む
0：正常	食　事　：
：	視　力　：
5：休息なしで 200 m 独歩可能，特別の設備があれば終日活動できる	言語・聴力(会話)：
：	身体的問題：医療の必要度
7.5：2，3 歩以上歩けない，車椅子駆動するが，移乗は介助	社会的活動：通学，家事，仕事，施設
：	疲　労　：程度と持続
9：寝たきり，意思疎通と摂食可能	精神機能　：情動と知能
9.5：寝たきり，意思疎通も摂食も不能	性機能　：以前と比べての能力
10：MS により死亡	総計(Incapacity Status)：□
（0～10 の間を 0.5 きざみで 20 段階で評価する．途中は省略してある．）	IV　環境状態(Environmental Status)
	（全項目 0～5 の 6 段階評価）
	職　業　：学業，家事を含む
	経済状態　：
	家庭生活　：
	人の介助　：）MS に関係したもの
	移動(交通)：
	社会的サービス：

　神経症候も視力低下，外眼筋麻痺，運動麻痺（単・片・対麻痺で痙性麻痺が多い），運動失調，感覚障害，疼痛を伴うスパズム，球麻痺症候，膀胱直腸障害，易疲労性など多彩で，ほとんどの中枢神経症候が出現しうる．

　本症は欧米では 20～50 歳代の生産年齢層での障害原因の第 3 位を占めるほど頻度が高いため，リハビリテーションの立場から機能障害，能力低下，社会的不利にわたって障害評価基準が作られ，広く利用されている（**表 6-7**）．これらの評価のなかで，拡張総合障害度（Expanded Disability Status Scale in MS：EDSS）は移動動作を中心に ADL を正常から寝たきりの全介助，さらに死亡まで 0.5 きざみで 20 段階で評価するもので，わが国でもかなり利用されている．

　本症のリハビリテーションは患者の神経症候と移動能力に応じた方法で施行するが，他の神経疾患に比べ視覚障害の多いこと，および易疲労性と温熱非寛容性に留意する必要がある．周囲の環境温度や体温が上昇すると神経の脱髄部での神経伝達が阻害され，疲労感を生じ，一時的に視力低下，脱力，異常感覚などが増悪しやすい．疲労を避けるため，機能訓練は短時間のセッションで休息をとっては繰り返し，また通常の温熱療法は施行せず，プール内の運動は 30°以下の低温で行うようにする．

　また，本症では関節拘縮，尿便失禁，褥瘡を生じやすく，長年の副腎皮質ステロイドや免疫抑制薬使用による副作用としての糖尿病，骨粗鬆症，大腿骨骨頭壊死，各種感染症などの二次的合併症も少なくないのでこれらの点にも配慮することが必要である．

MSは比較的若い成人期に起こりやすく2/3の症例は25年以上生存し，長期にわたりいつ再発するかわからない不安定な状態にあるので，患者のQOLの維持を念頭において，薬物療法とともにリハビリテーションの立場から廃用症候群に陥ることのないよう援助することが重要である．

13. 認知症のリハビリテーション

認知症は器質的脳病変によるもので，大多数のものは非可逆的で，緩急の差はあれ進行性の経過をとる．中核症状である知的機能低下を改善することはきわめて困難であるが，かなりの段階までは残存機能に対する働きかけは可能である．このような働きかけを怠り，不治の病として放置したり閉鎖環境におくと，患者は孤立状態で情動発現も抑制され，知的機能も低下し，本来の認知症に廃用性認知症が重畳して症候が悪化する．

また，認知症による誤った言動を叱ったり，矯正しようとして自尊心を傷つけると自信を失い混乱して情動不安定となり，さまざまな精神症状や問題行動を生じてくる．

認知症のリハビリテーションの目標は，①残された機能を活用することより脳の活性化を図ることと，②なじみの環境条件，適度な運動，作業，気晴らしなどにより情動の安定化を図ることにある．

このために趣味的作業（袋詰，編物，造花作り，折り紙，書字，描画など）やゲーム，カラオケ，合唱，体操，簡単なスポーツ，散歩，買い物などリクリエーションを含む作業療法や理学療法が行われている．また，reality orientation（RO）として場所，日付，人や物の名前，方向などを実際の場面や絵を見せて繰り返し教える方法，ROの効果には限界があるが，患者の間違いを正すよりもそれをまず受け入れ，言動の背景にある気持ちを察して共感し受容する是認療法（validation therapy：VT），グループまたは個人的に話し合って，過去の記憶を想起し，人生を回顧し，過去の感動を惹起し合って交流を図る回想法も行われている．回想法では昔の写真，新聞，本，玩具や歌，食物などを利用するとより回想効果をあげることができる．

認知症ではエピソード記憶や意味記憶は早期から失われるが，若い頃から体得し長年にわたり馴染んできた技能や仕事などの手続き記憶（p.82）はかなり後まで残りやすい．このことを利用して最近では昔使用した古い道具などを使っての家事や長年行ってきた趣味活動や仕事を回想しながら施行する作業回想法も試行されている．

こうしたリハビリテーションは施設内での多人数による集団としての施行では効果は不十分で，小集団による個別的対応でより効果をあげることができる．また生活環境としても落着いた家庭的雰囲気は小集団のほうがより適していることから，6〜9人単位の小規模のグループホームにより，利用者自身が家事を中心とする日常生活を営み，役割をもてるような支援と介護が行われてきている．さらに大規模施設も全室個室とし，12人以下の小規模単位に分割してグループホームと同様な介護形態をとるユニットケアが進められつつある．

14. 末梢神経疾患のリハビリテーション

末梢神経が一般に再生機能をもつことはよく知られているが，どんな刺激が再生を促進するのか，何が正確に標的組織にrenervation（再神経支配）を促すのか，そのメカニズムは必ずしも明確になっていない．しかし，末梢神経の再生は神経軸索の末端ほど活発で細胞体に近いほど再

生力が低下することがよく知られている．また神経周膜が再生の通路として重要で神経周膜が欠損したり著しく変性していると再生は困難になることも知られている．神経周膜内の環境条件も再生に大きく影響し，結合織化が進めば軸索の再生は困難になる．

　末梢神経疾患のリハビリテーションはまず神経再生を促進するような刺激を与えることである．この場合末梢神経がすでに再生困難な状況であれば効果はない．したがってリハビリテーション治療法の選択のために障害の種類，程度，損傷部位などの十分な障害状態の評価が必要である．

　神経再生促進法としては運動神経細胞や錐体路，脊髄前角細胞が健全であれば，随意運動刺激を与えることが神経再生に対する好刺激になると考えられている．しかしこれも近年過用性筋力低下（overwork weakness）の危険性が報告されているので，十分な観察を行いつつ，過用にならないよう注意が必要である．その他，四肢を冷やさないとか，マッサージ，他動運動などは神経への血流を促進して再生に好条件となると考えられている．

　神経再生が望めない場合，脱神経性の筋萎縮を生じ，また下垂手，鷲手，猿手，内反尖足などの不良肢位拘縮をもたらす．こうした場合，他動運動のみでは限界があって拘縮，変形を抑制できないことが多い．装具を適切に使用すると，変形を防止するだけでなく，機能的肢位に保つことで機能をある程度代償することもできる．

　近年コンピューター制御の電気刺激を筋に与えて主要動作に必要な筋を収縮させようとする試みが行われてきている．まだ十分実用化に至っていないが今後の発展が期待されている．

15. ミオパチーのリハビリテーション

1） 進行性筋ジストロフィーのリハビリテーション

　進行性筋ジストロフィーの筋萎縮・筋力低下とそれによる運動能力の低下や，関節拘縮・変形に対してリハビリテーションが実施される．疾患は長期にわたって進行を続けるので障害段階に応じたリハビリテーションが提唱されている．つまり障害が進行しても初期の運動機能訓練を漫然と続けるのではなく，各段階に応じて最も適切有効なリハビリテーション介入を行わなければならない．自動運動，自動他動運動，他動運動などの運動訓練を機能障害度に応じて選択して実施する．しかし変性過程にある筋に「過用性疲労症候群」を生じさせないように，十分評価や観察をしつつ行うことが重要である．初期には少しでも長く起立・歩行が維持できることが主眼となる．中期以降は筋萎縮と関節の拘縮変形を少しでも抑制するために運動療法が実施される．中期以降はさらに残存機能や補装具を利用してADLを維持することも重要となる．装具は筋力を代償し，関節や脊柱の変形の抑制に有用である．自力歩行が困難になったら電動車椅子で活動範囲を拡大する．上肢では肩や肘の変形や機能低下が著しいが手指動作は握力の低下にもかかわらず巧緻性はかなり保たれているのでパソコン操作などは可能である．学業，趣味，芸術や創作活動は生きがいの維持のために重要である．

　晩期には呼吸筋麻痺が重大な障害になる．人工呼吸器の装着が必要になるとベッドからの離脱も困難になる．死と対峙して生きるようになると精神・心理的サポートがリハビリテーションスタッフにとっても重要な働きとなる．少しでも生きがいのある生活を維持し，QOLを向上させるために各職種とのチームアプローチのなかで障害者を支援していくことが重要である．

2) 多発筋炎のリハビリテーション

多発筋炎のリハビリテーションについては急性期か，慢性期かによって対応が異なる．さらに各期とも疾患のさまざまな要因を考慮してリハビリテーションの質的，量的介入度を慎重に決定することが重要である．

急性期に関節可動域維持のための他動運動や体位変換などを行うことはどのような病状にあっても問題はない．筋力強化訓練をCKやアルドラーゼ，ミオグロビンなどが高値の急性期に行うことは筋の破壊が誘発されると考え避ける傾向にある．しかし，CKが高値の活動期に筋力強化訓練をするとADLスコアーや筋力が強化され，訓練後のCK値も低下するということもあり，活動期の筋炎の等尺性筋収縮訓練についてはCK値や筋痛筋力低下などの推移を見ながら慎重に行う．活動期が遷延・長期化したり，再燃を繰り返していると，廃用性筋萎縮が進行する．ステロイドの長期使用はステロイドミオパチーの合併をもたらす．この場合CK値が上昇しないにもかかわらず筋萎縮が進行するのでステロイドミオパチーの可能性を考慮する．ステロイドミオパチーに対しては適度な筋力増強訓練が適応になる．嚥下障害には嚥下時の頸位の指導や嚥下補助食品の使用を指導する．

慢性期とはCKが正常値か低値で安定しており，筋力低下が進行増悪しておらず，筋痛などが無いか軽い状態に対して，便宜的に呼ばれるものである．慢性期では症例により頭部の挙上も上体の起き上がりもできず，寝たきりの状態から，歩行不安定にすぎない場合まで，さまざまな筋力低下や筋萎縮を呈する．CK値や訓練後の疲労感，筋痛などの症状を把握しつつ，至適運動量の範囲内で筋力増強訓練を行う．またADLの改善のために住宅改造や電動車椅子や電動立ち上がり機の導入などを積極的に進める．廃用性筋萎縮，ステロイドミオパチー，肺線維症，嚥下障害，骨折の危険性などそれぞれリハビリテーションの対象になる．

文　献

第2章　主要神経症候

引用文献

1) 浅沼幹人，小川紀雄：生化学的な進歩（脊髄小脳変性症）．*Clin Neurosci* **11**：626～629，1993．
2) 眞野行生，祖父江逸郎：脊髄小脳変性症のリハビリテーション．総合リハ **6**：173～177，1978．
3) 間野忠明：筋電図による錐体外路症状の診断．臨床脳波 **14**：253～263，1972．
4) Serratrice G et al：Bent spine syndrome *J Neurol Neurosurg Psychiatry* **60**：51～54，1996．
5) Ghika J et al：Delayed segmental axial dystonia of the trunk on standing after lumbar disk operation. *J Neurol Sci* **152**：193～197，1997．
6) 安藤一也：心因性神経症候．神経症候—とらえ方と考え方（安藤一也，高須俊明編），中外医学社，東京，1986，p.280～288．
7) 当間　忍：振戦とミオクローヌス．神経症候—とらえ方と考え方（安藤一也，高須俊明編），中外医学社，東京，1986，p.200～205．
8) 眞野行生：小脳および基底核病変による運動障害．リハビリテーション基礎医学（上田　敏，千野直一ほか編），第2版，医学書院，東京，1994，p.134～148．
9) Thompson PD, Marsden CD：Walking disorders. Neurology in Clinical Practice, Principles of Diagnos and Management (ed Bradley WG et al), II ed, Butterworth-Heinemann, Boston, 1996, Vol 1, p.321～334．
10) Penfield W, Rasmussen T：The cerebral cortex of man. A clinical study of localization of function. MacMillan, NY, 1950．
11) 安藤一也：知覚障害．内科セミナー PNI「神経学的診断法」（織田敏次ほか編），永井書店，大阪，1979，p.115～138．
12) 高木博司：鎮痛の発現幾序—モルヒネを中心に．*Clin Neurosci* **7**：954～957，1989．
13) Classification and diagnostic criteria for headache disorders, cranial neuralgias and facial pain (Headache Classification Committee of the International Headache Society). *Cephalalgia* **8**, Suppl 7, 1988．
14) Patten J：Facial Pain. in Neurological Differential Diagnosis, 2nd ed, Springer-Verlag, London, 1996, p.372～379．
15) 才藤栄一：嚥下障害．リハビリテーション基礎医学（上田　敏，千野直一ほか編），第2版，医学書院，東京，1994，p.194～199．
16) 武田雅俊ほか：MCI—その概念の変遷と有用性—．老年精神医学誌 **12**：1253～1261，2001．
17) 本間　昭：痴呆における行動障害とその評価．老年精神医学誌 **11**：361～370，2000．
18) Hughes CP et al：A new clinical scale for the staging of dementia. *Brit J Psychiat* **140**：566～572，1982．
19) Cummings JL：Introduction. Subcortical Dementia (Cummings JL ed), Oxford Univ, NY, 1990, p.3～16．
20) 安藤一也：一般臨床医とデプレッション—神経内科における軽症抑うつ症を中心として—．医学の

あゆみ **95**：430〜437，1975．
21) Trimble MR：Depression and Psychosis in Neurological Practice. Neurology in Clinical Practice, Principles of Diagnosis and Management (ed Bradley WG et al), II ed, Butterworth-Heinemann, Boston, 1996, vol 1, p.107〜118.
22) 相馬芳明，杉下守弘：失行・失認．神経症候―とらえ方と考え方（安藤一也，高須俊明編），中外医学社，東京，1986，p.80〜92．
23) 小川秋実，冨田康敬：排尿機構における神経系．リハビリテーション神経学（福井圀彦編），第1版第10刷，医歯薬出版，東京，1997，p.50〜60．
24) Jennett B, Teasdale G：Aspect of coma after severe head injury. Lancet **1**：878〜881, 1997.
25) 太田富雄ほか：意識障害の新しい分類法試案，数量的表現（III群3段階方式）の可能性について．脳神経外科 **2**：623〜627，1974．

■第3章　臨床検査
引用文献

1) 進藤正臣，柳澤信夫：臨床検査 Mook　神経筋疾患の臨床検査（山中　学・他編集主幹，濱口勝彦編集企画），金原出版，東京，1990，p.96．
2) 加藤元博：電気生理学的検査．臨床神経内科学（平山惠造編），南山堂，東京，1986，p.222, 223．
3) 遠藤　実，円谷建治，後藤由夫：神経伝導速度．現代医療社（平田幸正，松岡健平編），東京，1991，p.117．
4) 江部　充，本間伊佐子：図解脳波テキスト．第2版，文光堂，東京，1989，p.13, 86．
5) 藤原哲司：筋電図マニュアル．金芳堂，京都，1984，p.95．
6) American Electroencephalographic Society：Guidelines for Clinical Evoked Potential Studies. *J Clin Neurophysiol* **3**（Suppl 1）：43〜92, 1986.
7) 柳澤信夫，柴崎　浩：神経生理学を学ぶ人のために．医学書院，東京，1990，p.233．
8) 加藤伸司，下垣　光，小野寺敦志ほか：改訂長谷川式簡易知能評価スケール（HDS-R）の作成．老年精神医学雑誌 **2**：1339〜1347, 1991．
9) Folstein MF et al：*J Psychiat Res* **12**：189, 1975.
10) 正門由久ほか：脳血管障害のリハビリテーションにおける ADL 評価．総合リハ **17**：689〜694, 1989．
11) Mahoney FI, Barthel DW: Functional evaluation：the Barthel index. *Maryland St Med J* **14**：61〜65, 1965.
12) Lawton MP et al：Assessment of older people：Self-maintaining and instructional activities of daily living. *Gerontlogist* **9**：179〜186, 1969.
13) Lawton MP：The Philadelphia Geriatric Center Morale Scale；A revision. *J Gerontol* **30**：85〜89, 1975.

■第4章　主な神経疾患
引用文献

1) 高木　誠：脳卒中再発のリスクと予防．臨床リハ 9（10）：953〜959, 2000．
2) Kahle K：Nervensystem und Sinnesorgane. Taschenatlas der Anatomie, Deutscher Taschenbuch Verlag, 1979.
3) Olsen TS et al：Blood flow and vascular reactivity in collaterally perfused brain tissue―

evidence of an ischemic penumbra in patients with acute stroke. *Stroke* **14**：332, 1983.
4) Fishman RA：Brain edema. *New Engl J Med* **293**：706, 1975.
5) 平山惠造：神経症候学．文光堂，東京，1971.
6) Duus P：Neurologisch-topische Diagnostik, Anatomie・Physiologie・Klinik. Georg Thieme Verlag Stuttgart, New York, 1987.
7) 高木康志ほか：遅発ウイルス感染．遅発ウイルス感染症とその類縁疾患（高橋　徹ほか編），メジカルビュー社，東京，1996, p. 2～10.
8) Nomenclature and research case definition for neurologic manifestations at HIV-I infection. *Neurology* **41**：778～785, 1991.
9) Belay E D et al：Monitoring the occurrence of emerging forms of Creutzfeldt-Jakob disease in the United States. Neurology **60**：176～181, 2003.
10) 安藤一也：Levodopa 時代のパーキンソン病の予後．神経治療 **14**：287～292, 1997.
11) Jellinger K: Overview of morphological changes in Parkinson's disease. Advances in Neurology, Vol 45, Raven Press, NY, 1986, p. 1～18.
12) Hughes AJ et al, : Accuracy of the clinical diagnosis of idiopathic Parkinson's disease : a clinicopathological study of 100 cases. *J Neurol Neurosurg Psychiatry* **55**：181～184, 1992.
13) Hughes AJ et al, : Improved accuracy of clinical diagnosis of Lewy body Parkinson's disease. Neurology **57**：1497～1499, 2001.
14) 金沢一郎：ハンチントン病－臨床と病体－．日内会誌 87 臨時増刊号：60～64, 1998.
15) 安藤一也：生理活性アミンと神経疾患．蛋白質・核酸・酵素 **26**：1772～1780, 1981.
16) 安藤一也：振戦．治療 **65**：851～855, 1983.
17) 今井幸充ほか：老年期痴呆の最近の疫学調査より－神奈川県－．老年期痴呆 **8**：313～320, 1994.
18) 山田正仁：高齢者の痴呆の原因と診断の実際．*Medical Practice* **12**：361～364, 1993.
19) Corder EH et al. : Gene dose of apolipoprotein E type 4 allele and the risk of Alzheimer's disease in late onset families. Science **261**: 921～923, 1993.
20) 佐々木健：老年期痴呆のケア．老化と疾患 **6**：527～533, 1993.
21) DSM-IV-TR, Diagnostic and Statistical Manual of Mental Disorders, 4th ed, text revision. Amer Psychiatric Association, 2000.
22) Mölsä PK et al : Longterm survival and predictors of mortality in Alzheimer's disease and multiinfarct dementia. *Acta Neurol Scand* **91**: 159～164, 1995.
23) Hachinski VC et al : Multi infarct dementia : A cause of mental deterioration in the elderly. *Lancet* **II**：207～209, 1974.
24) Vascular dementia : Diagnostic criteria for research studies－Report of the NINDS-AIREN international workshop. *Neurology* **43**：250～260, 1993.
25) Meguro K et al. : Prevalence of dementia and dementing diseases in japan. The Tajiri project. Arch Neurol **44**：43～48, 2002.
26) Bullock R：早期アルツハイマー病および血管性認知障害に対する治療選択肢の連携．老年精神医誌 **16**：603～613, 2005.
27) Mckeith IG et al：Consensus guidelines for clinical and pathologic diagnosis of dementia with Lewy bodies(DLB) ：Report of the consortium on DLB International Workshop. *Neurology* **47**：1113～1124, 1996.
28) Comission on classification and terminology of the International League Against Epilepsy：

Revised classification of epilepsies, epileptic syndromes and related seizure disorders. *Eplilepsia* **30**：389，1989.
29) 日本てんかん学会分類委員会訳：てんかん研究 **9**：84，1991.
30) 安藤一也：小脳の障害．リハビリテーション神経学（福井圀彦編），第1版第10刷，医歯薬出版，東京，1997, p.193〜203.
31) Hammond WA：A Treatise on Diseases of the Nervous System. 1st ed, Appleton, New York, 1871, p.655.
32) Dyck PJ et al：Diabetic Neuropathy. WB Saunders. 1987.
33) 杉村公也：多発ニューロパチー．日本医事新報，8月，1991.
34) Rowland LP：Merritt's Textbook of Neurolgy. 9th ed, Williams & Wilkins, Baltimore, Philadelphia, 1995.

参考文献（単行本）
・Duus P 著，半田　肇監訳，花北順哉訳：神経局在診断－その解剖，生理，臨床－．第3版，文光堂，東京，1988.
・杉田秀夫：進行性筋ジストロフィー．神経内科学（豊倉康夫編），朝倉書店，東京，1989.
・坂本信夫，堀田　饒（監）：ミクロアンギオパチー．糖尿病臨床ノートⅢ, 現代医療社, 東京, 1996.

■第5章　神経難病

参考文献（単行本）
・疾病対策研究会（監）：難病の診断と治療方針　改訂版1, 2, 3．六法出版，東京，2001.
・大野良之・他（総編集）：難病の最新情報，疫学から臨床ケアまで．南山堂，東京，2000.
・厚生省保健医療局疾病対策課（監）：開業医のための難病の診断と治療の手引き．改訂版，六法出版，東京，1990.
・宇尾野公義（編）：最近神経難病．金原出版，東京，1991.

■第6章　神経疾患のリハビリテーション

引用文献
1) 古谷野　亘ほか：地域老人における活動能力の測定．日公衛誌 **34**：109〜114, 1987.
2) 細川　徹：ADL 尺度の再検討－IADL との統合．リハ医学 **31**：326〜333, 1994.
3) 上田　敏：人生の質（QOL）の評価．目でみるリハビリテーション（第2版）．東大出版，東京，1994, p.56〜57.
4) Ware JE et al：The MOS 36-item short-form health survey (SF-36). *Medical Care* **30**：473〜481, 1992.
5) 上田　敏：新しい障害概念と21世紀のリハビリテーション医学─ICIDH から ICF へ─．リハ医学 **39**：123〜127, 2002.
6) 安藤一也ほか：高齢神経疾患の能力障害の経過についての調査．厚生省厚生科学研究費・長寿科学総合研究・平成7年度研究報告書 Vol 7「リハビリテーション・看護・介護」, 1996, p.22〜26.
7) 山田孝子, 安藤一也ほか：パーキンソン病における骨粗鬆症と骨折．日老医誌 **32**：637〜640,

1995.
8) 千田富義：パーキンソン病患者へのリハビリテーション医療の効果．リハ医学 **33**：719〜724，1996.
9) 眞野行生：WHO の新しい健康のとらえ方と神経疾患．神経治療 **19**：343〜345，2002.
10) 佐藤　猛，吉野　英：ALS 全国医療情報ネットワークと療養環境の整備．Clinic Neurosci **16**：935〜938，1998.
11) アメリカ ALS 協会（編）：ALS マニュアル－ALS と共に生きる－（遠藤　明・訳）日本メディカルセンター，東京，1997.
12) 日本 ALS 協会（編）：ALS（筋萎縮性側索硬化症）ケアブック（改訂新版），日本 ALS 協会，東京，2000.
13) 岡田恒夫，石神重信：脳卒中急性期クリニカルパス．臨床リハ　別冊：リハビリテーションクリニカルパス実例集，16〜21，2001.

参考文献（単行本）

- 中枢神経障害のリハビリテーション．綜合リハ（増大特集）15：No.10，医学書院，東京，1997.
- 福井圀彦（編）：リハビリテーション神経学．第 1 版第 10 刷，医歯薬出版，東京，1997.
- 平井俊策，江藤文夫（編）：神経疾患のリハビリテーション．第 2 版，南山堂，東京，1997.
- 加倉井周一，清水夏絵（編）：神経・筋疾患のマネージメント－難病患者のリハビリテーション．医学書院，東京，1997.
- Farber SD：Neurorehabilitation, A Multisensory Approach. W B Saunders, Philadelphia, 1982.
- Illis LS, Sedgwick EM et al（ed）：Rehabilitation of the Neurological Patient. Blackwe Scientific Pub, Oxford, 1982.
- Umphred DA（ed）：Neurological Rehabilitation. 4th ed., Mosby, St Louis, 2001.
- Kirshner HS（ed）：Handbook of Neurological Speech and Language Disorders. Marcel Dekker, NY, 1995.
- Spivack BS（ed）：Evaluation and Management of Gait Disorders, Marcel Dekker, NY, 1995.
- Dobkin BH：Neurologic Rehabilitation. FA Davis, Philaderphia, 1996.
- Mills VM, Cassidy JW, Katz DI（ed）：Neurologic Rehabilitation, A Guide to Diagnosis, Prognosis, and Treatment Planning. Blackwell Science, Malden, 1997.
- Carr JH, Shepherd RB：Neurological Rehabilitation：Optimizing Motor Performance. Butterworth Heineman, Oxford, 1998.
- Goldstein G. Beers SR（ed）：Rehabilitation（Human Brain Function, Assesment & Rehabilitation）. Plenum Press, NY, 1998.
- Lazar RB（ed）：Principles of Neurologic Rehabilitation. Mc Graw-Hill, NY, 1998.

和文索引

あ

α シヌクレイン　187, 193, 196, 218, 224
α 運動ニューロン　10
α-γ 連関　11
α-γ linkage　11
アーガイルロバートソン瞳孔　103, 186
アーチファクト　133
アーノルド・キアリ奇形　239
アウトカム　286
アセチルコリン　22, 211
アダムス・ストークス症候群　77
アディー症候群　103, 260
アテトーゼ　27, 203
アポリポ蛋白 E　211
アミノ酸代謝異常　264
アミロイドーシス　266
アミロイドカスケード仮説　211
アルガトロバン　165
アルコール性神経障害　269
アルコール性ニューロパチー　247
アルツハイマー型認知症　84, 208, 210
アルツハイマー型老年期認知症　208
アルツハイマー神経原線維　211
アルツハイマー病　208
あひる歩行　40
亜急性硬化性全脳炎　181
亜急性小脳変性症　226
亜急性頭痛　55
亜急性髄膜炎　180
亜急性汎自律神経異常症　259
足踏み検査　21, 74
脂顔　188
安静時異常筋放電　120

い

Eaton-Lambert 症候群　257
インターフェロン β　235
インフォームドコンセント　282, 286
インフルエンザ脳炎・脳症　181
位置覚　48
医原性 CJD　185
医薬品中毒　268
異常運動　27
異常感覚　47
異常突発波　132
異常脳波　132
移乗訓練　163
意識障害　69, 160
意味記憶　82
維持期のリハビリテーション　165, 288
遺伝性圧脆弱性ニューロパチー　245
遺伝性運動感覚性ニューロパチー　244
遺伝性感覚自律神経性ニューロパチー　246
遺伝性進行性ジストニー　204
遺伝性脊髄小脳失調症　223
遺伝性脊髄性筋萎縮症　233
遺伝性ニューロパチー　244

溢流性尿失禁　101
一過性全健忘　83
一過性脳虚血発作　83, 157, 169
一酸化炭素中毒　269
陰萎　102
陰性 4 徴候　291
陰性ミオクローヌス　34

う

ウイリス動脈輪閉塞症　170
ウイルス性髄膜炎　180
ウィルソン病　203, 265
ウエスト症候群　222
ウェルドニッヒ・ホフマン病　233
ウェルニッケ失語　93
ウェルニッケ中枢　90
ウェルニッケ脳症　83
ウェルニッケ・マン肢位　15, 29
迂言　91
運動エネルギー分析　138
運動維持困難　97
運動学的分析法　137
運動覚　48
運動関連脳磁図　118
運動関連脳電位　136
運動緩慢　25
運動減少　25
運動失調　16
運動失調性構音障害　65
運動失調性歩行　41
運動遮断　25
運動障害評価　149
運動神経伝導速度　38, 123
運動性言語中枢　90
運動性失語　93

運動単位　10
運動ニューロン疾患　230
　——のリハビリテーション　233
　——を伴う初老期認知症　217
運動分解　20, 290
運動麻痺　10
運動麻痺性膀胱　102

え

HIV-1 関連認知症コンプレックス　183
HIV 脳症　183
HTLV-1 関連脊髄症　182
H 波　125
H 反射　125
XeCBF 測定装置　113
F 波　125
F 波伝導速度　125
MR 灌流画像　113
エダラボン　165
エピソード記憶　82
エンドルフィン　54
円背姿勢　31
遠位型筋ジストロフィー　252
遠隔記憶　82
嚥下障害　66
嚥下性肺炎　165
嚥下補助食品　296

お

onion-bulb 形成　245
on-off 現象　191
オザグレル　165
オリーブ橋小脳萎縮症　224, 278
汚言　65, 206
折りたたみナイフ現象　15
凹足変形　245
黄斑回避　52

横断性障害　49
温度覚　44
温度眼振　74
温熱非寛容性　293

か

γ運動ニューロン　10
カウザルギー　59
ガンマーナイフ　3
下位運動ニューロン　10
下交叉性片麻痺　14
下肢静止不能症候群　80
下垂体腺腫　174
化膿性髄膜炎　180
加速言語　26, 65
加速現象　25
加速歩行　188
可逆性虚血性神経障害　157
可逆性認知症　85
仮性球麻痺　65
家族性アミロイド・ニューロパチー　276
家族性アルツハイマー病　210
家族性筋萎縮性側索硬化症　232
家族性自律神経異常症　246
家族性 CJD　184
過換気症候群　33, 88
過眠　79
過用性筋力低下　295
過用性疲労症候群　295
画像検査　106
画像診断　7
介護保険　7, 165, 277
介護老人保健施設　4
回想法　294
回転性めまい　73
回内外反復変換運動障害　188
回復期のリハビリテーション　165, 286

改訂長谷川式簡易知能評価スケール　82, 142
開眼失行　25, 96, 197
開放性鼻声　64
解離性感覚障害　241
外眼筋麻痺　61
外傷性健忘　83
咳嗽性失神　76
踵膝テスト　20
鏡現象　213
拡散強調画像　117
拡張総合障害度　293
核磁気共鳴画像　113
片麻痺　13, 160
肩手症候群　59
完全麻痺　10
間代性痙攣　32, 221
感覚解離　51
感覚消失性膀胱　102
感覚障害　44, 46
感覚神経伝導速度　124
感覚性運動失調　18
感覚性言語中枢　90
感覚性失語　93
感覚発作　220
関節可動域　286
観念運動性失行　96, 199
観念性失行　96
灌流 CT　113
眼科学的検査　148
眼球運動異常　161
眼球運動検査　148
眼球運動障害　60
眼瞼下垂　61
眼瞼痙攣　205
眼瞼攣縮　27, 32
眼瞼攣縮口下顎ジストニー　205
眼振　21
眼振検査　147
眼底検査　148
顔面肩甲上腕型　37

顔面肩甲上腕型ジストロフィー　251
顔面神経麻痺　62

き

ギラン・バレー症候群　243
企図振戦　20
気分障害　87
気分変調障害　87
利き手交換　288
記憶　82
記憶障害　83
起座訓練　163, 286
起立検査　147
起立時振戦　207
起立性低血圧　76, 98, 217, 225, 290
基礎律動　128
機能回復神経学　6
機能障害　280
機能障害評価　149
機能性尿失禁　102
機能的自立度測定　281
機能的肢位　249
偽性アテトーゼ　243
偽性球麻痺　65, 67, 164, 167, 194, 197, 215
偽性認知症　85
偽性ハンチントン型　228
吃逆　32
拮抗性失行　97, 199
逆シャンペンボトル型萎縮　37
客観的QOL　282
逆向性健忘　83
求心路遮断性疼痛　59
急性期のリハビリテーション　286
急性散在性脳脊髄炎　234, 236
急性出血性白質脳炎　234
急性神経疾患　284

急性頭痛　55
急性脳炎　180
急性汎自律神経異常症　259
球脊髄性筋萎縮症　36, 233
球麻痺　67
嗅覚消失　51
共同運動パターン　15
共同偏視　61
狂牛病　184
協調運動障害　20
協働運動不能　20
恐慌性障害　88
強制泣き　68
強制把握反応　199
強制笑い　68
強直性痙攣　32, 221
強迫性障害　89
局在覚　48
局所痙攣　32
局所ジストニー　204
局所性ジストニー　199
局所的なジストニー　31
局所発作　219
棘徐波複合　132
棘波　132
近時記憶　82
筋萎縮　36, 250, 252
筋萎縮性側索硬化症　36, 217, 230, 276, 291
　　──のリハビリテーション　291
筋強剛　24
筋強直現象　37
筋強直性ジストロフィー　37, 253
筋原性筋萎縮　37
筋生検　38, 139
筋性構音障害　64
筋電図　119
筋トーヌス低下　20
筋無力症様症候群　257
筋力検査法　137

筋力増強訓練　256
筋力低下　252
緊張型頭痛　57
緊張性瞳孔　103

く

クーゲルベルク・ウェランダー病　233
クモ膜下出血　157, 168, 195
クリニカルパス　165, 172, 286
クレアチンホスホキナーゼ　38
クロイツフェルト・ヤコブ病　184
クローヌス　12
グラスゴー昏睡尺度　72
グループホーム　294
グルタミン酸　23
草刈り歩行　41
屈曲拘縮　30
屈曲性脊髄症　241
屈曲対麻痺　30
首下り　31, 196
首下り症候群　31
群集萎縮　38
群発頭痛　57

け

ケアマネージャー　165
ケルニッヒ徴候　180
ゲノム新薬　7
ゲルストマン症候群　95, 97
ゲルストマン・ストロイスラー・シャインカー病　185
経皮的運動皮質刺激法　136
痙縮　12, 15
痙性運動失調性歩行　42
痙性片麻痺歩行　41

痙性構音障害　65
痙性斜頸　31, 204
痙性歩行　41
痙性麻痺　14, 28, 227
痙攣　32
軽度認知障害　83, 211
傾眠　70
頸椎症　37, 237
頸動脈造影　107
頸動脈洞性失神　77
頸部脊椎症　37
鶏歩　41
欠神発作　70, 222
血圧・循環機能検査　138
血液・尿生化学的検査　141
血管緊張低下性失神　76
血管性うつ病　88
血管性認知症　84, 167, 208, 214
血管性認知障害　84
血管性パーキンソニズム　29, 167, 194
血管造影　107, 108
血漿交換療法　235
血栓予防薬　167
血栓溶解治療　165
血栓溶解療法　165
結核性髄膜炎　180
結節性硬化症　263
健忘　83
健忘症候群　83
健忘性失語　94
牽引除圧　238
幻肢痛　58
言語聴覚士　286
限局性頸部伸展筋ミオパチー　31
原発性自律神経不全症　258
原発性頭痛　56

こ

コウノトリの肢　37, 245
コミュニケーションエイド　233
コリンエステラーゼ阻害薬　213
コルサコフ症候群　83
小きざみの歩行　164
呼吸循環系耐久性　277
呼吸性ジスキネジー　206
固縮　15, 24, 188
固有受容性神経筋促通法　224, 290
孤発性CJD　184
誤飲　66
語健忘　91
口舌ジスキネジー　27, 194, 205
口部失行　65
広汎性球麻痺　65
交叉性温痛覚消失　51
交叉性片麻痺　14
交叉性失語　94
交代性振戦　25
行動異常　213
行動神経学　4
抗凝固薬療法　165
抗痙攣薬　221
抗コリン薬　190
抗精神病薬　194, 202
抗パーキンソン薬　190
後索障害　21, 49
後縦靱帯骨化症　238
後天性免疫不全症候群　182
後方突進　25
高次脳機能　90
高次脳機能関連脳磁図　118
高次脳機能障害　90, 161, 167
高次皮質機能　90
高齢者の歩行　42
硬膜外腫瘍　240
硬膜内髄外腫瘍　240
硬膜内髄内腫瘍　240

項部硬直　180
項部ジストニー　31, 197
構音障害　64
構音障害・手不器用症候群　65
構音不能　64
構成失行　97
告知　231
国際障害分類　6, 283
国際頭痛学会　55
黒質線条体ニューロン　22
骨粗鬆症　285
昏睡　70
昏迷　70

さ

サザン法　141
サドル状感覚消失　49
サブスタンスP　56, 59
作業回想法　294
嗄声　65
座位保持訓練　286
再神経支配　294
在宅介護支援センター　165
作話　83
錯感覚　47
錯語　91
錯文法　91
錯乱　70
猿手　36, 245
三脚杖　288
三叉神経痛　57
三叉神経ニューロパチー　62
三次元CT血管造影法　112
三相波　132
散瞳　103

し

CAGリピート　223, 276
CTスキャン　38
シデナム舞踏病　202

和文索引

シャイ・ドレーガー症候群　99, 102, 225, 259, 277
シャルコー・マリー・トゥース病　37, 244
シャンペンボトル　245
ジスキネジー　24
ジストニー　27
ジストニー運動　204
ジストニー肢位　193, 204
ジストニー姿勢　204
ジストニー歩行　42
ジャクソン痙攣　32
ジャクソン発作　219
ジャルゴン　91, 93
ジル ド ラ トゥレット症候群　206
18 trisomy syndrome　262
13 trisomy syndrome　262
四肢麻痺　14
弛緩性麻痺　14
刺激法　288
肢節運動失行　96, 199
肢帯型　37
肢帯型筋ジストロフィー　251
姿勢異常　29
姿勢振戦　27, 206
姿勢反射障害　25, 28, 189, 197, 285, 290
姿勢保持困難　34
脂肪硝子様変性　164
視覚性幻覚　217
視覚性失認　95
視覚誘発電位　134
視覚誘発脳磁図　118
視床症候群　51
視床性失立　21
視床痛　51, 58, 162
視床変性症　185
視野異常　52
視力低下　51
歯状核赤核淡蒼球ルイ体萎縮症　228

自咬症　202, 203
自動症　70
自発眼振　74
自律神経機能検査　138
自律神経疾患　258
自律神経症候　98
自律神経発作　220
自律性膀胱　102
事象関連電位　135
磁石反応　28
磁石歩行　195
磁石様歩行　42
軸性ジストニー　31
失外套症候群　71, 184
失見当識　83
失語　90
失語症検査　143
失語「症」の分類　92
失語テスト　91
失行　96
失行検査　143
失行性構音障害　65
失書　91
失神　76
失神型めまい　73
失声　65
失読　91
失認　94
失認検査　146
失念　87
失文法　91
失立失歩　43
執筆者の手　31
質問紙法　146
実質型梅毒　186
島状萎縮　38
社会的不利　281
若年性一側上肢筋萎縮症　241
若年性パーキンソニズム　192

若年性ミオクローヌスてんかん　222
尺骨神経麻痺　249
手根管症候群　248
手指失認　95
手段的 ADL　281
主観的 QOL　282
周期性四肢運動症　81
周期性四肢麻痺　257
周期性同期性放電　184
周辺症状　212
重症筋無力症　256, 275
重心動揺計　19
重心動揺検査　137
縮瞳　103
熟眠障害　78
出血性梗塞　167, 168
純粋語唖　93
純粋語聾　93
純粋自律神経不全症　98, 258
純粋失書　94
純粋失読　94
純粋無動症　198
初老期認知症　82, 208
書痙　33, 89
書字検査　74
除脳硬直姿勢　29
除皮質硬直姿勢　29
小うつ病性障害　87
小字症　26, 188
小児神経学　5
小脳失調　162
小脳出血　76
小脳症候　19
小脳性運動失調　17, 29, 224, 227
小脳性失調性歩行　21, 41
小脳性振戦　20
小歩症　42, 164, 194
小発作　219
症候性三叉神経痛　62

焦点性てんかん　222
焦点発作　219
障害評価　149
上衣腫　174
上位運動ニューロン　10
上交叉性片麻痺　14
上行性網様体賦活系　69
情動失禁　68, 215
情動障害　87, 280
食事性低血圧　99
植物状態　71
植物人間　72
職業痙　33, 89
褥瘡　103
触覚　46
心因性神経症候　4
心因性頭痛　57
心気症　88
心気性頭痛　57
心原性失神　77
心身医学　4
心療内科　4
身体失認　95
身体表現性障害　88
侵襲的人工呼吸器装着　291
神経因性膀胱　100
神経眼科学　4
神経筋伝達試験　125
神経原性起立性低血圧　98
神経原性筋萎縮　36
神経原性筋萎縮症　250
神経膠腫　174
神経再生　249
神経再生促進法　249
神経細胞壊死　158
神経耳科学　4
神経耳科学的検査　147
神経鞘腫　174
神経心理学的検査　143
神経生検　140
神経線維腫症　263, 273
神経叢障害　48

神経痛　57
神経伝達物質　7, 17
神経内科　3, 6
神経内科学　2
神経難病　272
　　──に対する福祉施策　277
　　──の疫学　273
　　──の治療　274
　　──のリハビリテーション　276
神経梅毒　185
神経・皮膚症候群　263
神経泌尿器科学　4
神経泌尿器科学的検査　148
神経ペプチド　7
神経放射線学　4
神経リハビリテーション　6
振戦　27
振戦せん妄　71
振動覚　48
真菌性髄膜炎　180
深部感覚　18, 44, 46
深部反射　11
進行性核上性麻痺　29, 31, 196, 277
進行性筋ジストロフィー　31, 37, 250
　　──のリハビリテーション　295
進行性脊髄性筋萎縮症　232
進行性多巣性白質脳症　181
進行麻痺　186
人工呼吸器装着　291

す

3D-CTA　112
スタージ・ウェーバー病　263
ステロイドミオパチー　256, 296
スモン　270

すくみ足歩行　25, 42, 188, 290
すくみ言語　25, 65, 189
すくみ現象　25
すくみ手　25
すり足歩行　42
頭蓋咽頭腫　174
頭蓋単純X線　179
頭蓋底陥入症　239
頭蓋内圧亢進症候　160, 174
頭痛　55
垂直性注視麻痺　197
睡眠持続障害　78
睡眠時ミオクローヌス症候群　34, 80
睡眠時無呼吸症候群　80
睡眠ポリグラフ　78
睡眠発作　79
睡眠麻痺　79
錐体外路症候　22
錐体路徴候　13, 215
随意運動刺激　249
随意収縮時異常筋電図　121
髄液細胞診　141
髄液生化学的検査　141
髄芽腫　174
髄核吸引　238
髄膜炎　180
髄膜血管型梅毒　186
髄膜腫　174
髄膜脊髄瘤　239

せ

セロトニン　56, 59
ゼノンCT　113
せん妄　70
瀬川病　204
是認療法　294
正常圧水頭症　29, 195, 218
正常筋電図　120

正常脳波　130
生化学的検査　141
生活関連動作　281
生活機能，障害，健康の国際分類　283
生活機能分類　6
生理的ミオクローヌス　34
性格検査　146
星状細胞腫　174
精神運動発作　220
精神科　2, 4
精神活動緩慢　197
精神緩慢　87, 189
精神症状　82
精神的無動　87, 189
精神的無動症　289
精神発達遅滞　82, 203
静止振戦　24, 188
脊髄空洞症　37, 239, 241
脊髄後根障害　48
脊髄腫瘍　109, 240, 241
脊髄出血　238
脊髄小脳失調症1型　226
脊髄小脳失調症2型　226
脊髄小脳失調症6型　227
脊髄小脳失調症7型　228
脊髄小脳変性症　29, 31, 223, 276, 290
　　――のリハビリテーション　290
脊髄障害　49
脊髄性運動失調　186
脊髄性間欠性跛行　43
脊髄性失調性歩行　41
脊髄造影　108
脊髄造影法　108
脊髄動静脈奇形　238
脊髄癆　186
脊椎圧迫骨折　285
脊椎・脊髄疾患　237
脊椎前屈症候群　31
脊椎側彎　31

脊椎単純X線　106
脊椎椎間板ヘルニア　237
切迫性尿失禁　101
舌咽神経痛　58
舌下神経麻痺　63
仙部回避　49
先天異常　261
先天性筋ジストロフィー　31, 250, 252
先天性腫瘍　174
先天性ミオパチー　254
染色体異常症　261
閃輝暗点　56
線維性収縮電位　38
線維束性収縮　14, 36
線維束性収縮電位　38
線条体黒質変性症　29, 31, 195, 224, 278
全失語　93
全身痙攣　32
全般性不安障害　88
前下小脳動脈症候群　50
前向性健忘　83
前脊髄動脈症候群　238
前庭機能検査　147
前庭性運動失調　18
前庭ニューロン炎　74
前頭側頭型認知症　216
前頭葉性運動失調　19
前頭葉性歩行　42
前方突進　25

そ

咀嚼運動　62
組織病理学的検査法　139
早期離床　172
早朝覚醒　78
相貌失認　95
挿入電位　38
造影撮影　107
造影MRI　116
増強コンピュータ断層撮影

171
即時記憶　82
側頭動脈炎　57
側方突進　25
測定異常　20
測定過小　20
測定過大　20

た

ダウン症候群　261
他動的ROM訓練　286
他人の手徴候　199
田中・ビネー式知能検査　142
多系統萎縮症　196, 223, 276, 277, 290
多型膠芽腫　174
多シナプス反射　11
多発筋炎　38, 254
　　――のリハビリテーション　296
多発梗塞性認知症　214
多発性硬化症　234, 275, 292
　　――のリハビリテーション　235, 292
多発性単ニューロパチー　242
多発性脳梗塞　166
多発ニューロパチー　48, 242
代謝性疾患　264
体位変換　286
体幹運動失調　19
体軸失行　25, 188
体性感覚　44
体性感覚誘発電位　133
体性感覚誘発脳磁図　118
帯状ヘルペス後の神経痛　58
大うつ病性障害　87
大字症　20

大腿骨頸部骨折　285
大動脈炎症候群　77
大脳半球優位性　90
大脳皮質基底核変性症
　　　199, 217, 277
大発作　219
脱髄性疾患　234
脱髄巣　234
脱力発作　75, 79, 220
単シナプス反射　11
単純ヘルペス脳炎　181
単純Ｘ線検査　106
単神経の障害　48
単ニューロパチー　242
単麻痺　13
断綴性発語　21, 65

ち

チック　27, 89
治療可能な認知症　85
知的退行　82
知能検査　142
知能障害　82
致死性家族性不眠症　185
遅発性ウイルス感染症　181
遅発性ジスキネジー　205
遅発性尺骨神経麻痺　37
着衣失行　97
中核症状　84, 212
中心灰白質障害　49
中枢神経感染症　180
中枢性疼痛　58
中枢性麻痺　14
中枢性めまい　74
注視眼振　74
彫像現象　29, 189
超早期　165
超皮質性運動性失語　93
超皮質性感覚性失語　93
聴覚過敏　53
聴覚障害　53
聴覚性失認　95

聴覚誘発電位　135
聴覚誘発脳磁図　118
聴力検査　147

つ

対麻痺　14
椎骨脳底動脈循環不全　75
椎骨脳底動脈造影　108
通院リハビリテーション
　　　165
痛覚　44
痛覚過敏　47
痛認知　54
痛反応　54
継足歩行　21, 40

て

Ｔ字杖　288
デジュリン・ソッタス病
　　　245
デビック病　234
デュシェンヌ型　37
デュシェンヌ型筋ジストロフィー
　　　250
てんかん　32, 70, 175, 219
てんかん大発作　228
てんかん発作国際分類　219
手足攣縮　33
手口症候群　51
手続き記憶　82, 294
定位脳手術　3, 190
転移性腫瘍　174
転換障害　89
転倒　29, 191, 284, 290
伝導性失語　93
電気生理学的検査　119
電撃痛　186
電動車椅子　253, 295

と

トゥレット症候群　206
18トリソミー症候群　262

13トリソミー症候群　262
トリプタン系薬剤　56
トロンボキサンＡ２合成酵素
　　　阻害薬　165
ドパミン　22, 187
ドパミン受容体刺激薬　190
閉じ込め症候群　72
努力性発語　68
投影法　146
等尺性筋収縮訓練　256
統一パーキンソン病評価スケール　289
橈骨神経麻痺　248
糖尿病性神経障害　266
糖尿病性ニューロパチー
　　　246
頭位変換眼振　74
頭頂葉性運動失調　19
頭頂葉皮質障害　51
頭部外傷　177
　　──の分類　177
頭部外傷続発症　178
頭部単純Ｘ線　106
同語反復　65, 206
同名四半盲　52
同名半盲　52
動作性ミオクローヌス　35, 207
動揺歩行　40
瞳孔異常　103, 161
瞳孔検査　139, 148
特殊感覚　44
特殊MRI画像　116
特定疾患　7, 272
特定疾患医療給付受給者数
　　　274
特定疾患対策研究事業　273
特定疾患治療研究事業　272
特定疾病　277
特発性三叉神経痛　62
特発性全般性てんかん　221
特別養護老人ホーム　4

毒キノコ　268
突進現象　25, 29
突発性徐波　132
突発性難聴　75
突発波　129
鳥脚　37

な

ナルコレプシー　79
内因性の疼痛抑制機構　54
内因性麻薬物質　54
内臓感覚　44
鉛中毒　268
軟口蓋ミオクローヌス　35
難聴　53

に

二次性てんかん　220
二点識別覚　48
二分脊椎　239, 240
日本脳炎　180
日本リハビリテーション医学会　6
日常生活動作　150, 272, 280
入眠時幻覚　79
入眠障害　78
尿意切迫感　101
尿失禁　101
尿毒症性神経障害　267
尿毒症性ニューロパチー　267
尿閉　101
人形の目現象　197
認知症　82, 84, 191, 195, 198, 201, 208, 294
　——の行動心理学的症候　85
　——の有病率　208
　——のリハビリテーション　294
　——を伴うパーキンソン病　217
認知症高齢者の日常生活自立度判定基準　85
認知症高齢者治療・療養病棟　4
認知障害　198

ね

ネクタイ汚し徴候　197
年間転倒率　284
年齢相応の記憶障害　83
捻転ジストニー　31, 204

の

ノルアドレナリン　24
ノルエピネフリン　76, 98, 187
ノンレム睡眠　78
能力テスト　281
能力低下　280
能力評価　150
脳幹障害　50
脳灌流画像　116
脳機能画像　116
脳血管障害　156
　——の症候　159
　——のリハビリテーション　172, 286
脳血管造影法　107
脳血栓症　156, 163
脳梗塞　156
脳酸素消費量　70
脳磁図　118
脳磁場計測　118
脳腫瘍　174
脳出血　156, 163
脳循環障害　158
脳静脈血栓症　171
脳静脈洞血栓症　171
脳神経外科学　2
脳神経痛　56
脳塞栓症　156, 167

脳卒中後うつ病　88
脳卒中後の認知症　215
脳底動脈梗塞　165
脳動静脈奇形　171
脳動脈瘤　168
脳内性塞栓症　164
脳波　127, 221
脳波波形　128
脳浮腫　159, 179
脳ヘルニア　160

は

Harvey-Masland 試験　125
ハラーフォルデン・シュパッツ病　203
ハンチントン病　200
ハンチントン病固縮型　202
バーセル・インデックス　151, 281
バイタルサイン　286
バビンスキー反射　12
バリズム　27
パーキンソニズム　192, 199
パーキンソン型構音障害　65
パーキンソン型手　31
パーキンソン型歩行　42
パーキンソン症候　22, 24, 215, 224
パーキンソン症候群　30, 192
パーキンソン病　24, 28, 187, 217, 273, 276, 289
　——のリハビリテーション　289
　——を伴う自律神経不全症　259
パーキンソン病関連疾患　277
パーキンソン・プラス症候群

192
パス　286
パリノー徴候　103
パルス療法　235
はさみ脚歩行　41
歯車様固縮　24
胚性幹細胞　7
排尿筋括約筋協調不全　101
排尿困難　101
排尿障害　99
排尿性失神　76
排便障害　102
廃用症候群　6, 30, 37, 276, 280, 284
廃用障害　165
廃用性筋萎縮　15, 37, 256, 296
廃用性認知症　294
爆発性発語　21, 65
発汗障害　99
発汗・皮膚血管反応試験　138
発語失行　65
発声振戦　207
針筋電図　119
反響言語　65, 91, 206
反響行為　206
反射性交感神経ジストロフィー　59
反射性膀胱　101
反復回内外変換運動　26
反復変換運動障害　20
半切性障害　49
半側感覚障害　162
半側空間失認　95
半側空間無視　95
半側身体失認　95
半側病態失認　95

■ ひ

PCR法　142
ヒステリー　89
ヒステリー性歩行　43
ヒッペル・リンドウ病　263
ヒトゲノム　7
ヒト免疫不全ウイルス　182
ヒポクレチン-I　80
ビタミン欠乏症　266
ビンスワンガー型認知症　214
ビンスワンガー病　172
ピサ徴候　31
ピックウィック症候群　80
ピック小体　217
ピック病　217
ピン先瞳孔　103
びっくりまなこ　197, 227
びまん性レヴィ小体病　198, 217
皮質下性血管性認知症　216
皮質下性認知症　86, 189, 197, 217, 289
皮質性小脳萎縮症　225
皮質性認知症　86
皮質リボン　112
卑猥行為　206
腓腹筋クランプ　33
微小神経電図　127, 139
鼻声　64
表在感覚　44
表在反射　11
表面筋電図　122
標準失語症テスト　91, 143
病的反射　12
描画法　146
頻尿　100

■ ふ

FLAIR画像　116
フィッシャー症候群　244
フグ　268
フリードライヒ足　31, 229
フリードライヒ運動失調症　31, 228
ブラウン・セカール症候群　49
ブルジンスキー徴候　180
ブルンストロームのステージ　15
ブローカ失語　93
ブローカ中枢　90
プリオン　7
プリオン病　183, 273
プリン代謝異常　264
プロトン密度強調画像　116
不安障害　88
不穏脚症候群　80, 267
不随意運動　22, 26, 162
不随意運動症　200
不随意運動性構音障害　65
不全麻痺　10
不眠　78
不良肢位拘縮　249
浮動性めまい　73
賦活法　133
部分発作　219
舞踏病　27, 200
舞踏病アテトーゼ　201, 228
舞踏病歩行　42
舞踏病・有棘赤血球増多症　202
副神経麻痺　63
副腎白質ジストロフィー　234
腹圧性尿失禁　101
複合型球麻痺　68
複合感覚　44
複視　61
輻輳　60
分子遺伝学　7
分子遺伝学的検査　141
分枝アテローム性梗塞　164
分回し　41

へ

β アミロイド　211
β アミロイド前駆体蛋白　211
ヘリカル CT　112
ベッカー型筋ジストロフィー　251
ベッツ巨細胞　231
ベル麻痺　63, 247
平坦脳波　132
片頭痛　56
片側顔面攣縮　32
片側バリズム　202
変異型 CJD　184
変形性筋ジストニー　204
変形性脊椎症　237

ほ

Hoehn と Yahr のステージ　190
BOLD 法　117
bolus 静注法　113
ホルネル症候群　103
ホルムズの反跳現象　20
ボツリヌス毒素　205, 207
ポルフィリン症　265
歩行失行　42, 195
歩行障害　40
歩行能力　40
歩行パターン　40
歩行分析　40, 137
歩行偏倚　147
保続　91
訪問リハビリテーション　165
乏突起膠腫　174
本態性振戦症　27, 206
本態性軟口蓋振戦　35

ま

マイネルト基底核　211
マシャド・ジョセフ病　227
マリー・フォア後退徴候　30
麻痺性構音障害　64
麻痺性認知症　186
麻痺性歩行　40
麻薬中毒　269
末梢神経疾患　242
　──のリハビリテーション　249, 294
末梢神経障害　48, 242
末梢神経伝導速度検査　123
末梢性麻痺　14
末梢性めまい　74
慢性炎症性脱髄性神経根ニューロパチー　244
慢性硬膜下血腫　157, 170, 218
慢性進行性神経疾患　284
慢性頭痛　55
慢性チック　206
慢性疼痛症候群　59
慢性脳循環不全　169
慢性脳循環不全症　76

み

ミエリン塩基性蛋白　234
ミオクローヌス　32, 34, 199, 228
ミオクローヌス発作　220
ミオクロニー発作　70
ミオパチー　250
　──のリハビリテーション　295
ミトコンドリアミオパチー　254
味覚障害　52
水俣病　268

む

矛盾性運動　25, 188
無症候性脳血管障害　157, 167
無動　25, 188
無動性無言　71
無抑制膀胱　101

め

メージュ症候群　27, 32, 205
メニエール症候群　74
メニエール病　74
めまい　73
迷路刺激検査　147
酩酊歩行　21, 41
免疫学的検査　142
免疫グロブリン大量静注療法　235

も

モヤモヤ病　170
もうろう状態　70
物盗られ・嫉妬妄想　212
問題行動　84

や

夜間せん妄　71
薬剤性パーキンソニズム　193
薬剤性排尿障害　102
薬剤性めまい　75
薬剤性抑うつ状態　88

ゆ

ユニットケア　294
有機水銀中毒　268
有機溶剤中毒　270
有機リン中毒　269
有痛性強直性攣縮　33
有痛性痙攣　32
誘発眼振　74
誘発筋電図　125
誘発電位　133
優位半球　90

指鼻テスト　20
弓なり反張　33

よ

よろめき歩行　21
陽性支持反応　28
陽性ミオクローヌス　34
腰部脊椎管狭窄症　238
抑うつ状態　87, 189
抑うつ性頭痛　57
翼状肩甲　37

ら

ライソゾーム病　273
ラクナ梗塞　164, 166
ラクナ症候群　164
ラセーグ徴候　237, 240
ラビット症候群　27
ランス・アダムス症候群　35, 207

り

Riley-Day 症候群　246
リハビリテーション科　6
リピドーシス　264
リルゾール　231

リンケージ解析法　141
離断症候　93
立体覚　48
立体覚消失　48
流涎　189
両側アテトーゼ　203
両側耳側半盲　52
両側麻痺　14
良肢位の保持　286
良性発作性頭位めまい　74
良性老年健忘　83

れ

レイノー現象　99
レッシュ・ナイハン症候群　203, 264
レトロウイルス感染症　182
レノックス・ガストー症候群　222
レヴィ小体　187, 198, 218
レヴィ小体型認知症　198, 217
レボドパ治療　190, 191
レボドパ療法　7
レム睡眠　78
レム睡眠行動障害　81

劣位半球　90
連合反応　15
攣縮　32

ろ

ロールシャッハテスト　146
ロフストランド杖　288
ロンベルグ徴候　19, 229
ロンベルグ徴候陽性　21, 186
老研式活動能力指標　281
老人斑　211
老年科　6
老年期うつ病　85
老年神経学　6
老年性振戦　207
老年期認知症　82, 208
老年期認知症検査　147
老年舞踏病　202

わ

wearing-off 現象　191
ワーファリン　167
ワレンベルグ症候群　50, 75
鷲手　37

欧文索引

A

absence 70
acquired immunodeficiency syndrome 182
action myoclonus 35, 207
activation 133
acute disseminated encephalomyelitis 234, 236
acute encephalitis 180
acute pandysautonomia 259
AD 208
Adams-Stokes syndrome 77
ADEM 234, 236
adiadokokinesis 20
Adie syndrome 103, 260
ADL 151, 280, 282
adrenoleukodystrophy 234
adrenomyeloneuropathy 236
AEP 135
agnosia 94
agraphia 91, 94
AIDS 182
akinesia 25
akinetic mutism 71
alcoholic neuropathy 247
alcohol intoxication 269
alexia 91, 94
alien hand sign 199
ALS 217, 230, 291
Alzheimer disease 208
Alzheimer type dementia 84, 208, 210

amino acid metabolic disorder 264
amnesia 83
amnestic syndrome 83
amyloidosis 266
amyotrophic lateral sclerosis 36, 230
anarthria 64
anterior spinal artery syndrome 238
anxiety disorders 88
apallic syndrome 71
APDL 151, 281
ape hand 36, 245
aphasia 90
aphonia 65
apraxia 96
Argyll Robertson pupil 103
Arnold Chiari malformation 239
artifact 133
asomatognosia 95
associated movement 15
astasia-abasia 43
asterixis 34
asynergia 20
ataxic hemiparesis 164
ATD 208, 210, 216
athetosis 27
atonic (astatic) seizure 220
auditory evoked potentials 135
automatism 70
autonomic nerve disease 258
autonomic seizure 220

axial apraxia 25

B

Babinski reflex 12
ballism 27
Barthel index 150, 151, 281
basic rhythm 128
basilar impression 239
Becker type of muscular dystrophy 251
behavioral and psychological symptoms of dementia 85
behavioral neurology 4
Bell palsy 63, 247
bent spine syndrome 31
Binswanger disease 172
blepharospasm 32
blepharospasm oromandibular dystonia 205
BPSD 85, 212
bradykinesia 25
bradyphrenia 87
brain attack 165
brain edema 159
brain tumor 174
Broca aphasia 93
Broca center 90
Brown-Séquard syndrome 49
Brudzinski sign 180
Brunnstrom recovery stage 15
bulbospinal muscular atrophy 36, 233

C

CAG repeat   200
carbon monoxide poisoning   269
carpal tunnel syndrome   248
carpopedal spasm   33
cataplexy   79
causalgia   59
CBD   199
CBF   117
CBV   117
CCA   225
CDR   85
central pain   58
cerebellar tremor   20
cerebral embolism   167
cerebral hemorrhage   156, 163
cerebral infarction   156
cerebral thrombosis   163
cervical spondylosis   237
cervical spondylotic myelopathy   237
Charcot-Marie-Tooth disease   37
chorea   27
chorea-acanthocytosis   202
choreoathetosis   201
chromosomal abnormality syndromes   261
chronic inflammatory demyelinating polyradiculoneuropathy   244
chronic pain syndrome   59
chronic subdural hematoma   157, 170, 218
CIDP   244
CJD   184
CK   38
clasp-knife phenomenon   15
claw hand   37
clinical dementia rating   85
cluster headache   57
coma   70
computed tomography   109
congenital anomalies   261
congenital muscular dystrophy   252
congenital myopathy   254
conversion disorder   89
convulsion   32
coprolalia   65, 206
copropraxia   206
cortical cerebellar atrophy   225
cortical dementia   86
corticobasal degeneration   199
cramp   32
craniopharyngioma   174
Creutzfeldt-Jakob disease   184
CT   109, 179, 221

D

deafferentation pain   59
decomposition   20
decubitus   103
delirium   70
dementia   82, 84
dementias   208
dementia with Lewy body   198, 217
demyelinating disease   234
dentato-rubro-pallido-luysian atrophy   228
depressive state   87
Devic disease   234
diabetic neuropathy   246, 266
digital subtraction angiography   108
diplopia   61
disability   280
disconnection syndrome   93
disorientation   83
distal muscular dystrophy   252
disturbance of consciousness   160
disuse syndrome   37
dizziness   73
DLB   217
DLBD   198
doctor shopping   88
Down's syndrome   261
drop attack   75
dropped head syndrome   31
DRPLA   228
DSA   108
Duchenne muscular dystrophy   250
DWI   117
dysarthria   64
dysarthria-clumsy hand syndrome   164
dysesthesia   47
dyskinesia   27
dysmetria   20
dystonia   27
dystonia musculorum deformans   204

E

early CT sign   112
echolalia   65, 91, 206
echopraxia   206

EDSS　293
EEG　127
electroencephalography　127
electromyography　119
emotional disorders　87
emotional incontinence　68
enhanced CT　171
epilepsy　219
essential palatal tremor　35
essential tremor　206
état criblé　118, 167
event-related potential　135
evoked potential　133
experimental allergic encephalomyelitis　234
explosive speech　21

F

facioscapulohumeral muscular dystrophy　251
fall　284
FALS　232
familial Alzheimer disease　210
Familial amyotrophic lateral sclerosis　232
festination　25
FIM　151, 281
Fisher syndrome　244
flat EEG　132
flexion myelopathy　241
focal epilepsy　222
focal seizure　219
fogging effect　112
freezing phenomena　25
frequent faller　285
Friedreich ataxia　228
frontotemporal dementia　216

FSH　251
FTD　216

G

GABA　17, 23
ganglionopathy　242
generalized anxiety disorder　88
general paresis　186
geriatric neurology　6
Gerstmann-Sträussler-Scheinker disesae　185
Gerstmann syndrome　95
Gilles de la Tourette syndrome　206
glioma　174
glossopharyngeal neuralgia　58
grand mal　219
Guillain-Barré syndrome　243

H

Hallervorden-Spatz disease　203
HAM　182
handicap　280
HDS-R　82, 142
head injury　177
hematomyelia　238
hemiballismus　202
hemifacial spasm　32
hemiplegia　160
hemispatial agnosia　95
hereditary motor and sensory neuropathy　244
hereditary progressive dystonia　204
hereditary sensory and autonomic neuropathy　246

hereditary spinal muscular atrophy　233
herpes simplex encephalitis　181
higher brain function　90
Hippel-Lindau disease　263
hip protector　285
HLA　234
HNPP　245
Holmes-Stewart phenomenon　20
Horner syndrome　103
HTLV-1 associated myelopathy　182
human immunodeficiency virus　182
human leukocyte antigen　234
Huntington disease　200
hypermetria　20
hyperpathia　47, 51
hyperventilation syndrome　33, 88
hypochondriasis　88
hypokinesia　25
hypometria　20
hypotonia　20

I

IADL　152, 281
ideational apraxia　96
ideomotor apraxia　96
impairment　280
impotence　102
influenza encephalopathy　181
informed consent　283
intention tremor　20
intervertebral disc herniation　237
involuntary catalepsy　199

involuntary movement disorders　200
ischemic penumbra　158

J

Jacksonian convulsion　32
Jacksonian seizure　219
Japan Coma Scale　72
Japanese encephalitis　180
jargon　91
juvenile myochronic epilepsy　222
juvenile parkinsonism　192
juvenile unilateral muscular atrophy　241

K

Kernig sign　180
kinésie paradoxale　25
Korsakoff syndrome　83
Kugelberg-Welander disease　233

L

Lance-Adams syndrome　35, 207
Lasegue sign　237
lead poisoning　268
Lennox-Gastaux syndrome　222
Lesch-Nyhan syndrome　203, 264
Lewy boby　187
limb-girdle muscular dystrophy　251
limbkinetic apraxia　96
lipidosis　264
lipo-hyalinosis　164
locked-in syndrome　72
lumbar spinal canal stenosis　238

M

Machado-Joseph disease　227
macrographia　20
magnetic resonance imaging　113
marche à petit pas　42
MCI　83, 211
MCV　123
medulloblastoma　174
MEG　118
Meige syndrome　27, 32, 205
memory　82
Ménière's disease　74
meningioma　174
meningitis　180
meningomyelocele　239
mental deterioration　82
mental retardation　82
mental symptoms　82
metabolic disease　264
MG　256
micrographia　26
microneurography　127
MID　214
migraine　56
mild cognitive impairment　83
Mini-Mental State Examination　82, 142
mitochondrial myopathy　254
MJD　227
MMSE　82, 142
mood disorders　87
MOS　282
motor block　25
motor nerve conduction velocity　123
movement-related cortical potential　136
MR-angiography　116
MRI　113, 179, 221
MS　234, 292
MSA　196, 223
multi-infarct dementia　214
multiple cerebral infarction　165
multiple mononeuropathy　242
multiple sclerosis　234
multiple system atrophy　196, 223
muscle biopsy　139
myasthenia gravis　256
myasthenic syndrome　257
myelin basic protein　234
myoclonic seizure　220
myoclonus　32, 34
myopathy　250
myotonia　37
myotonic dystrophy　253

N

narcolepsy　79
narcotic intoxication　269
nasal voice　64
nerve biopsy　140
neuralgia　57
neurocutaneous syndrome　263
neurofibromatosis　263
neurogenic bladder　100
neurology　2
neuronopathy　242
neuroophthalmology　4
neurootology　4
neuroradiology　4
neurorehabilitation　6
neurosurgery　2
neurosyphilis　185

neurourology　　*4*
normal pressure hydrocephalus　　*195, 218*
NPH　　*195*
nuchal dystonia　　*197*
nystagmus　　*21*

O

obsessive-compulsive disorders　　*89*
occlusive disease in circle of Willis　　*170*
ocular bobbing　　*61*
olivopontocerebellar atrophy　　*224*
OPCA　　*224*
opistotonus　　*33*
OPLL　　*238*
organic mercury poisoning　　*268*
organic phosphorus poisoning　　*269*
organic solvent poisoning　　*270*
orolingual dyskinesia　　*27*
orthostatic hypotension　　*76, 98*
orthostatic tremor　　*207*
ossification of posterior longitudinal ligament　　*238*
overwork weakness　　*295*

P

P 0　　*245*
PAF　　*258*
palatal myoclonus　　*35*
palilalia　　*65, 206*
panic disorder　　*88*
paraplegia in flexion　　*30*
paresthesia　　*47*
Parkinson disease　　*187*
parkinsonian syndrome　　*192*
Parkinson plus syndrome　　*192*
paroxysmal discharge　　*129*
paroxysmal slow wave　　*132*
path　　*286*
pediatric neurology　　*5*
perfusion CT　　*113*
periodic paralysis　　*257*
periodic synchronous discharges　　*184*
peripheral nerve disease　　*242*
PET　　*118, 221*
petit mal　　*219*
PFLPs　　*141*
Pick body　　*217*
Pick disease　　*217*
Pisa sign　　*31*
pituitary adenoma　　*174*
plaque　　*234*
PM　　*254*
PMD　　*250*
PML　　*181*
PMP 22　　*245*
PNF　　*224, 290*
polymerase chain reaction　　*142*
polymyositis　　*254*
polyneuropathy　　*242*
porphyria　　*265*
positron emission tomography　　*118*
poststroke dementia　　*215*
poststroke depression　　*88*
postural instability　　*25*
presenile dementia　　*82, 208*
prion disease　　*183*
progressive multifocal leucoencephalopathy　　*181*
progressive muscular dystrophy　　*250*
Progressive Paralyse　　*186*
progressive supranuclear palsy　　*196*
proprioceptive neuromuscular facilitation　　*224*
pseudobulbar palsy　　*65*
pseudodementia　　*85*
PSP　　*196*
psychiatry　　*2*
psychic akinesia　　*87*
psychomotor seizure　　*220*
pulsion　　*25*
pure akinesia　　*198*
pure autonomic failure　　*258*
pure motor hemiplegia　　*164*
pure sensory stroke　　*164*
purin metabolic disorder　　*264*
purulent meningitis　　*180*

Q

QOL　　*153, 277, 282*

R

rabbit syndrome　　*27*
radial nerve palsy　　*248*
reality orientation　　*294*
redundant myelin　　*245*
REM　　*78*
resting tremor　　*24*
restless legs syndrome　　*80, 267*
restorative neurology　　*6*
retrovirus infection　　*182*
reversible dementia　　*86*
reversible ischemic neur-

ological deficit　157
rigidity　15, 24
riluzole　231
RIND　157, 194
Romberg sign　19

S

SCA　223
SCA-1　226
SCA-2　226
SCA-3　227
SCA-6　227
SCA-7　228
scanning speech　21
scapula alata　37
SCD　223
schwannoma　174
scissor gait　41
SCV　124
SDAT　208
secondary epilepsy　220
senile chorea　202
senile dementia　82, 208
senile dementia of Alzheimer type　208
senile depression　85
senile gait　42
senile tremor　207
sensory dissciation　51
sensory nerve conduction velocity　124
sensory seizure　220
SEP　133
shoulder hand syndrome　59
Shy-Drager syndrome　99, 259
single photon emission computed tomography　117
sleep apnea syndrome　80
slow virus infection　181

SLTA　92, 143
SMON　270, 272
SND　195
somatoform disorders　88
somatosensory evoked potential　133
spasm　32
spasmodic torticollis　204
spasticity　12
SPECT　117, 221
speech therapist　286
spike　132
spike and slow wave complex　132
spina bifida　240
spinal cord tumor　240
spine and spinal cord disease　237
spinocerebellar degeneration　223
spinocerebellar ataxia　223
spinocerebellar ataxia type 1　226
spondylosis deformans　237
SSPE　181
steal 現象　239
steppage gait　41
striatonigral degeneration　195
Sturge-Weber disease　263
subacute meningitis　180
subacute pandysautonomia　259
subacute sclerosing panencephalitis　181
subarachnoid hemorrhage　157, 168
subcortical dementia　86
subcortical vascular dementia　216

sural cramp　33
Sydenham chorea　202
syncope　76
synergy pattern　15
syringomyelia　241

T

tabes dorsalis　186
tandem gait　21
tardive dyskinesia　205
tension type headache　57
thalamic pain　51, 58
thalamic syndrome　51
thyrotropine-releasing hormone　17, 224
TIA　157, 169, 194
tic　27
toe clawing　28
tonic clonic seizure　221
torsion dystonia　204
Tourette syndrome　206
t-PA　165
transcranial motor cortex stimulation　136
transient global amnesia　83
transient ischemic attack　157, 169
treatable dementia　85
TRH　17
trigeminal neuralgia　57
triphasic wave　132
truncal ataxia　19
tuberous sclerosis　263

U

ulnar nerve palsy　249
UPDRS　289
uremic neuropathy　267
urinary incontinence　101
urinary retention　101

V

VaD *208, 214*
validation therapy *294*
variance *286*
vascular cognitive impairment *84*
vascular dementia *84, 208, 214*
vascular depression *88*
vascular parkinsonism *194*
VCI *84*
vegetative state *71*
VEP *134*
vertigo *73*
viral meningitis *180*
visual evoked potentials *134*
vitamin deficiency *266*
vocal tremor *207*

W

waddling gait *40*
WAIS *142*
Wallenberg syndrome *50*
Wechsler adult intelligence scale *142*
Werdnig-Hoffman disease *233*
Wernicke aphasia *93*
Wernicke center *90*
Wernicke encephalopathy *83*
Wernicke-Mann posture *15, 29*
West syndrome *222*
Wilson disease *203, 265*

【著者略歴】

安藤一也（あんどうかずや）
- 1952 年　名古屋大学医学部卒業
- 1971 年　モントリオール臨床研究所留学
- 1972 年　岐阜県立多治見病院神経内科部長
- 1978 年　国立武蔵療養所神経センター研究部長
- 1986 年　国立精神・神経センター神経研究所部長
- 1987 年　国立療養所中部病院長
- 1993 年　同名誉院長，長寿医療研究センター技術顧問
- 2000 年　介護老人保健施設ルミナス大府施設長
- 2007 年　死去

杉村公也（すぎむらきみや）
- 1970 年　名古屋大学医学部医学科卒業
- 1978 年　米国 Mayo Clinic, Neurology 部門，Research Fellow
- 1982 年　名古屋大学医学部第一内科助手（神経内科研究室）
- 1987 年　名古屋大学医学部神経内科講師
- 1993 年　名古屋大学医療技術短期大学部教授（作業療法学科）
- 1997 年　名古屋大学医学部保健学科教授
- 2007 年　中部大学生命健康科学研究所教授
- 2008 年　中部大学生命健康科学部教授
- 2014 年　中部大学生命健康科学部特任教授

リハビリテーションのための神経内科学
第2版　　　　　　　　　　　　　　　ISBN 978-4-263-21150-2

1999 年 3 月 25 日　第 1 版第 1 刷発行
2003 年 3 月 20 日　第 1 版第 5 刷発行
2003 年 10 月 10 日　第 2 版第 1 刷発行
2018 年 1 月 10 日　第 2 版第 16 刷発行

著　者　安　藤　一　也
　　　　杉　村　公　也
発行者　白　石　泰　夫
発行所　医歯薬出版株式会社

〒113-8612　東京都文京区本駒込 1–7–10
TEL．(03) 5395–7628（編集）・7616（販売）
FAX．(03) 5395–7609（編集）・8563（販売）
https://www.ishiyaku.co.jp/
郵便振替番号 00190-5-13816

乱丁・落丁の際はお取り替えいたします　　　印刷・壮光舎印刷／製本・明光社
© Ishiyaku Publishers, Inc., 1999, 2003, Printed in Japan

本書の複製権・翻訳権・翻案権・上映権・譲渡権・貸与権・公衆送信権（送信可能化権を含む）・口述権は，医歯薬出版（株）が保有します．
本書を無断で複製する行為（コピー，スキャン，デジタルデータ化など）は，「私的使用のための複製」などの著作権法上の限られた例外を除き禁じられています．また私的使用に該当する場合であっても，請負業者等の第三者に依頼し上記の行為を行うことは違法となります．

JCOPY ＜（社）出版者著作権管理機構 委託出版物＞

本書をコピーやスキャン等により複製される場合は，そのつど事前に（社）出版者著作権管理機構（電話03-3513-6969，FAX 03-3513-6979，e-mail：info@jcopy.or.jp）の許諾を得てください．